U0397499

国家出版基金项目
NATIONAL PUBLICATION FOUNDATION

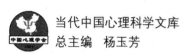

当代中国心理科学文库

总主编 杨玉芳

"十三五"国家重点出版物出版规划项目

Psychotherapy

心理治疗

赵旭东 张亚林 等著

华东师范大学出版社

图书在版编目(CIP)数据

心理治疗/赵旭东等著. —上海:华东师范大学
出版社,2020
(当代中国心理科学文库)
ISBN 978 - 7 - 5760 - 0690 - 2

Ⅰ.①心… Ⅱ.①赵… Ⅲ.①精神疗法—
研究 Ⅳ.①R749.055

中国版本图书馆 CIP 数据核字(2020)第 133673 号

当代中国心理科学文库

心理治疗

著　者　赵旭东　张亚林　等
责任编辑　彭呈军
责任校对　王丽平　时东明
装帧设计　陈军荣　倪志强

出版发行　华东师范大学出版社
社　址　上海市中山北路 3663 号　邮编 200062
网　址　www.ecnupress.com.cn
电　话　021 - 60821666　行政传真 021 - 62572105
客服电话　021 - 62865537　门市(邮购)电话 021 - 62869887
地　址　上海市中山北路 3663 号华东师范大学校内先锋路口
网　店　http://hdsdcbs.tmall.com

印刷者　上海商务联西印刷有限公司
开　本　787×1092　16 开
印　张　31.5
字　数　552 千字
版　次　2020 年 10 月第 1 版
印　次　2020 年 10 月第 1 次
书　号　ISBN 978 - 7 - 5760 - 0690 - 2
定　价　98.00 元

出版人　王　焰

(如发现本版图书有印订质量问题,请寄回本社客服中心调换或电话 021 - 62865537 联系)

总主编序言

《当代中国心理科学文库》(下文简称《文库》)的出版,是中国心理学界的一件有重要意义的事情。

《文库》编撰工作的启动,是由多方面因素促成的。应《中国科学院院刊》之邀,中国心理学会组织国内部分优秀专家,编撰了"心理学学科体系与方法论"专辑(2012)。专辑发表之后,受到学界同仁的高度认可,特别是青年学者和研究生的热烈欢迎。部分作者在欣喜之余,提出应以此为契机,编撰一套反映心理学学科前沿与应用成果的书系。华东师范大学出版社教育心理分社彭呈军社长闻讯,当即表示愿意负责这套书系的出版,建议将书系定名为"当代中国心理科学文库",邀请我作为《文库》的总主编。

中国心理学在近几十年获得快速发展。至今我国已经拥有三百多个心理学研究和教学机构,遍布全国各省市。研究内容几乎涵盖了心理学所有传统和新兴分支领域。在某些基础研究领域,已经达到或者接近国际领先水平;心理学应用研究也越来越彰显其在社会生活各个领域中的重要作用。学科建设和人才培养也都取得很大成就,出版发行了多套应用和基础心理学教材系列。尽管如此,中国心理学在整体上与国际水平还有相当的距离,它的发展依然任重道远。在这样的背景下,组织学界力量,编撰和出版一套心理科学系列丛书,反映中国心理学学科发展的概貌,是可能的,也是必要的。

要完成这项宏大的工作,中国心理学会的支持和学界各领域优秀学者的参与,是极为重要的前提和条件。为此,成立了《文库》编委会,其职责是在写作质量和关键节点上把关,对编撰过程进行督导。编委会首先确定了编撰工作的指导思想:《文库》应有别于普通教科书系列,着重反映当代心理科学的学科体系、方法论和发展趋势;反映近年来心理学基础研究领域的国际前沿和进展,以及应用研究领域的重要成果;反映和集成中国学者在不同领域所作的贡献。其目标是引领中国心理科学的发展,推动学科建设,促进人才培养;展示心理学在现代科学系统中的重要地位,及其在我国社会建设和经济发展中不可或缺的作用;为心理科学在中国的发展争取更好的社会文化环境和支撑条件。

根据这些考虑,确定书目的遴选原则是,尽可能涵盖当代心理科学的重要分支领域,特别是那些有重要科学价值的理论学派和前沿问题,以及富有成果的应用领域。作者应当是在科研和教学一线工作,在相关领域具有深厚学术造诣,学识广博、治学严谨的科研工作者和教师。以这样的标准选择书目和作者,我们的邀请获得多数学者的积极响应。当然也有个别重要领域,虽有学者已具备比较深厚的研究积累,但由于种种原因,他们未能参与《文库》的编撰工作。可以说这是一种缺憾。

编委会对编撰工作的学术水准提出了明确要求:首先是主题突出、特色鲜明,要求在写作计划确定之前,对已有的相关著作进行查询和阅读,比较其优缺点;在总体结构上体现系统规划和原创性思考。第二是系统性与前沿性,涵盖相关领域主要方面,包括重要理论和实验事实,强调资料的系统性和权威性;在把握核心问题和主要发展脉络的基础上,突出反映最新进展,指出前沿问题和发展趋势。第三是理论与方法学,在阐述理论的同时,介绍主要研究方法和实验范式,使理论与方法紧密结合、相得益彰。

编委会对于撰写风格没有作统一要求。这给了作者们自由选择和充分利用已有资源的空间。有的作者以专著形式,对自己多年的研究成果进行梳理和总结,系统阐述自己的理论创见,在自己的学术道路上立下了一个新的里程碑。有的作者则着重介绍和阐述某一新兴研究领域的重要概念、重要发现和理论体系,同时嵌入自己的一些独到贡献,犹如在读者面前展示了一条新的地平线。还有的作者组织了壮观的撰写队伍,围绕本领域的重要理论和实践问题,以手册(handbook)的形式组织编撰工作。这种全景式介绍,使其最终成为一部"鸿篇大作",成为本领域相关知识的完整信息来源,具有重要参考价值。尽管风格不一,但这些著作在总体上都体现了《文库》编撰的指导思想和要求。

在《文库》的编撰过程中,实行了"编撰工作会议"制度。会议有编委会成员、作者和出版社责任编辑出席,每半年召开一次。由作者报告著作的写作进度,提出在编撰中遇到的问题和困惑等,编委和其他作者会坦诚地给出评论和建议。会议中那些热烈讨论和激烈辩论的生动场面,那种既严谨又活泼的氛围,至今令人难以忘怀。编撰工作会议对保证著作的学术水准和工作进度起到了不可估量的作用。它同时又是一个学术论坛,使每一位与会者获益匪浅。可以说,《文库》的每一部著作,都在不同程度上凝结了集体的智慧和贡献。

《文库》的出版工作得到华东师范大学出版社的领导和编辑的极大支持。王焰社长曾亲临中国科学院心理研究所,表达对书系出版工作的关注。出版社决定将本《文库》作为今后几年的重点图书,争取得到国家和上海市级的支持;投入优秀编辑团队,将本文库做成中国心理学发展史上的一个里程碑。彭呈军社长是责任编辑,他活跃机敏、富有经验,与作者保持良好的沟通和互动,从编辑技术角度进行指导和把关,帮助作者少走弯路。

在作者、编委和出版社责任编辑的共同努力下,《文库》已初见成果。从今年初开始,有一批作者陆续向出版社提交书稿。《文库》已逐步进入出版程序,相信不久将会在读者面前"集体亮相"。希望它能得到学界和社会的积极评价,并能经受时间的考验,在中国心理学学科发展进程中产生深刻而久远的影响。

杨玉芳

2015 年 10 月 8 日

目　录

前言 / 1

上编　心理治疗概述 ·· **1**
  1　心理治疗的现状 / 3
    1.1　国内心理治疗现状 / 3
    1.2　国际心理治疗现状 / 11
    1.3　心理治疗发展趋势 / 14
  2　心理治疗与人文社会科学 / 20
    2.1　心理治疗的学科属性 / 20
    2.2　心理治疗与哲学 / 23
    2.3　心理治疗与文化 / 29
  3　心理治疗的神经生物学基础 / 37
    3.1　概述 / 37
    3.2　心理治疗的神经影像学研究 / 38
    3.3　神经可塑性：大脑与环境的相互作用以及心理治疗对大脑影响的可
        能机制 / 43
    3.4　结论 / 45
  4　心理治疗的相关研究 / 47
    4.1　心理治疗的理论研究 / 48
    4.2　心理治疗的实验研究 / 54
    4.3　心理治疗的临床实践 / 60
  5　中医心理学与心理治疗 / 66
    5.1　中医心理学的诞生与形成 / 67
    5.2　中医心理学的快速发展 / 69

中编　心理治疗的流派与方法 ·························· **77**
  6　主流的心理治疗 / 80

6.1 精神分析及心理动力学治疗 / 80

6.2 行为疗法 / 92

6.3 认知疗法 / 102

6.4 系统及家庭婚姻疗法 / 115

7 中国及东方文化特色的心理治疗 / 125

7.1 中国道家认知疗法 / 126

7.2 移空技术 / 136

7.3 钟氏领悟疗法 / 151

7.4 心理疏导疗法 / 159

7.5 主客观分析疗法 / 162

7.6 佛学与精神分析心理治疗 / 166

附录：移空技术记录纸 / 172

8 其他心理治疗方法 / 176

8.1 森田疗法与森田式心理疗法 / 177

8.2 正念疗法 / 182

8.3 接纳承诺疗法 / 188

8.4 表达性艺术治疗 / 194

8.5 格式塔疗法 / 207

8.6 焦点解决治疗 / 217

8.7 团体心理治疗 / 222

8.8 基于电话、网络的心理咨询 / 235

下编 心理治疗的临床运用 ………………………………… 247

9 儿童人际创伤的治疗干预 / 249

9.1 儿童性侵犯："家庭为本"关系取向治疗模式 / 249

9.2 家庭养育逆境相关心理创伤的治疗 / 260

10 儿童青少年期心理障碍的心理治疗 / 272

10.1 概述 / 273

10.2 儿童心理治疗发展简史 / 275

10.3 儿童心理治疗的特点、原则及家长的作用 / 277

10.4 儿童心理治疗的基本步骤和选择及影响因素 / 282

10.5 儿童心理治疗中的常用方法 / 286

10.6 常见儿童心理障碍的治疗 / 301

11 精神病性障碍的早早期心理社会干预 / 309

11.1　精神病的早早期识别 / 309

11.2　精神病的早早期社会心理干预 / 311

12　精神分裂症的认知行为治疗 / 317

12.1　精神分裂症 CBT 发展历史 / 318

12.2　认知行为治疗精神分裂症的循证医学证据 / 319

12.3　CBT 对精神分裂症症状的理解 / 321

12.4　精神分裂症 CBT 的总体安排 / 324

12.5　精神分裂症 CBT 的主要技术 / 327

12.6　精神分裂症 CBT 与其他心理治疗 / 337

12.7　精神分裂症 CBT 的局限性及发展方向 / 340

13　老年期精神障碍的心理治疗 / 343

13.1　引言 / 343

13.2　老年期的心理变化 / 344

13.3　早期表现及临床特征 / 345

13.4　躯体治疗的原则和方法 / 347

13.5　心理治疗 / 348

13.6　小结 / 357

14　精神活性物质滥用者的心理治疗 / 359

14.1　精神活性物质使用的流行状况 / 360

14.2　精神活性物质依赖的成因 / 360

14.3　精神活性物质使用、滥用和依赖的心理行为理论 / 361

14.4　精神活性物质滥用者的行为治疗 / 363

14.5　物质滥用心理行为治疗的发展 / 366

14.6　我国心理治疗在治疗精神活性物质滥用者中的现状 / 368

14.7　面临的挑战 / 369

14.8　建议 / 370

15　人格障碍的心理治疗 / 374

15.1　人格及人格障碍的定义 / 374

15.2　人格障碍的临床意义 / 375

15.3　人格障碍的治疗 / 376

15.4　不同类型人格障碍的心理治疗 / 379

16　心身性障碍的心理治疗 / 398

16.1　引言 / 398

16.2　心身性障碍的概述 / 399

16.3　心身性障碍的心理治疗实践 / 399

16.4　心身性障碍心理治疗中尚需要注意的若干问题 / 404

17　婚姻与性治疗 / 408

17.1　婚姻与性治疗的概念 / 409

17.2　婚姻与性治疗的治疗原则 / 410

17.3　性治疗的理论与模式 / 411

17.4　婚姻与性治疗的研究方法 / 412

17.5　婚姻与性治疗的生物学基础 / 412

17.6　婚姻与性治疗的主要技术 / 413

17.7　性功能障碍的病因学 / 414

17.8　性功能障碍的治疗 / 415

18　家庭暴力的系统综合干预 / 421

18.1　家庭暴力概述 / 421

18.2　家庭暴力的干预 / 424

19　家庭暴力的心理干预 / 428

19.1　家庭暴力的定义 / 429

19.2　家庭暴力的流行学数据 / 429

19.3　家庭暴力的发生因素 / 430

19.4　施暴者与受虐者的社会心理学特征 / 431

19.5　夫妻暴力心理治疗的主要理论 / 432

19.6　家庭暴力的危机干预 / 433

19.7　家庭暴力"三结合"心理干预模式 / 434

19.8　针对新婚夫妻暴力"两教育三训练"干预 / 435

19.9　有儿童虐待史抑郁症患者的针对性"3R"心理治疗 / 436

19.10　家庭暴力的异质性团体心理干预 / 438

附录 ‥‥‥‥‥‥‥‥‥‥‥‥‥‥‥‥‥‥‥‥‥‥‥‥‥‥‥‥‥‥‥‥‥‥‥‥ 441

附录1　《中华人民共和国精神卫生法》与心理治疗、心理咨询相关的内容 / 443

附录2　《心理治疗规范》(2013年版) / 450

附录3　关于国外及港台地区心理健康服务管理现状的报告 / 467

附录4　心理治疗的中国故事:精神科医生的见闻和人类学家的观察 / 479

前　言

心理治疗的出现恐怕比药物治疗与手术治疗还早,但作为独立的专业门类来说,却只有不长的历史。如果按照这个专业的定义,我国的心理咨询与心理治疗起步较晚,眼下还处于自发的、启蒙的、不均衡的,却又充满生机的发展阶段。

心理治疗是以助人为目的的专业性互动过程。治疗师通过言语和非言语的方式影响患者,使其产生心理和躯体功能的积极变化,达到治疗疾病、促进康复的目的。

心理治疗是一门实践性很强的学科,不论是理论架构还是操作技术,总是与社会发展息息相关。每一种心理治疗都产生于特定的社会文化,同时也可能适用于特定的社会人群。

心理治疗门派众多,据说世上流行的心理治疗方法就有数百种之多,我国现行的也有五六十种,而且还在与日俱增。各种心理治疗似乎都称技术独特且行之有效。

好在了解一点心理治疗历史的人都会发现这样一种现象:一种新的心理治疗方法的出现,不是简单地对以往心理治疗的颠覆和取代,而是增添和补充,它是一个不断丰富的过程。不太像药物治疗,新药的产生总是意味着旧药的淘汰,那是一个不断更新的过程。

好在临床实践告诉我们:没有哪一种心理疗法能包打天下,能单独地应对这错综复杂的世界,能单独地解决形形色色的心理问题。心理治疗的领域足够大,容得下千奇百怪的种种疗法。

古人云:医者意也!(《后汉书·方术传下·郭玉》)可以说医学和艺术有着灵性的交融和精神的共振,心理治疗既带有极强的医学使命也包含着极强的人文属性。心理治疗是一项科学的艺术,要倾注毕生的精力和时间,不断地思考和实践,不断地否定和肯定,不断地摒弃和积累。心理过程变化多端,再多的经验与再好的悟性都有用武之地。有时貌似不同却殊途同归,有时表现相似却结局各异。时而显示科学的规律,时而似有艺术的变幻。

期望如此:化解人类的苦难,有史以来就不乏仁人志士。有人从宗教、哲学价值观切入,我们探索心理学、医学病理学的模式。

期望如此：心理治疗不是一项简单的操作技术。心理治疗至少包括三个重要的部分，即治疗师、患者，及医患关系。训练有素的治疗师，有着期望、信任与悟性的患者，和谐同向与共同努力的医患关系，三者共同决定了治疗效果。

期望如此：学习心理治疗的人，自身心理素质的修炼也特别重要。设想一下，如果给你治疗牙病的口腔科大夫张口就是一嘴烂牙，你有何感想？所以心理治疗对治疗者有很高的要求。从业者的心理素质就是心理治疗的形象，就是心理治疗的效应。因此，治疗师不仅要学会治疗别人，也要学会反省自己、提升自己。

期望如此：完美的心理治疗在于能明确探查、准确评估并及时有效地矫正病人的异常心态和行为。心理治疗涉及生活的方方面面、科学的各个领域，真是经纬万端、无所不至。每一个患者都可能是这百川交汇之点。因此，除了救死扶伤、助人为乐的良好医德之外，博大精深的理论知识和丰富厚实的生活经历无疑是心理治疗家不可多得的优势条件。沟通是心理治疗的主要手段，练就恰到好处地看、听、说，进行大量的心理治疗实践，并永远保持探索、创新的欲望才会有更多的心得体会，也才会收到满意的治疗效果。

心理治疗师不是匠人，不能刻板；当然也不是巫师，不可无迹可寻、信马由缰。他应综合利用患者带来的信息以及动力，让其发生积极的改变。因此必须量体裁衣，一人一方。如果你能在心理治疗过程中发现疑问并饶有兴趣，且勤于思考、乐于思考、善于思考；如果你不是死磕"科学规则"、按图索骥、削足适履、因噎废食，而是穷究于心理的复杂与多变；如果你既有科学的思维又有艺术的感悟且钟情于不断实践、不断修正，最终你将成为心理治疗的大家。

本书兼容并蓄，试图包罗中国万象、世界万象。聪明的读者自会各取所需，从不同的治疗流派中寻求到有利健康的"精神活性物质"。没有门户之见，脚踏实地地进行心理治疗的人也许能体会到：真正影响疗效的最后恐怕只是患者的人格特征和医者的人格魅力，剩下的都是形式、招牌和包装，那些必须的或者是未必的形式、招牌和包装。

本书分上中下三编。上编是概述，论述心理治疗国内、国际的现状，生物学、社会学基础，理论研究、实验研究和临床实践。中编是心理治疗的流派与方法，包括经典心理治疗、中国特色心理治疗，及其他各种心理治疗。下编是心理治疗的临床应用。对于各章节的结构编排，强调形式服从内容，不搞削足适履，不求千篇一律；有话篇幅不限，无话惜墨如金。如此别具一格，编者的用心良苦和匠心独具，均维系于本书的作者多是大家。不同于一般写书人的东拼西凑，他们的文字或许是几十年甚至终生研究的结晶。编者希望原汁原味原生态地呈献给读者。

本书的编写吹响了我国当今心理治疗的集结号。旨在反映我国心理治疗领域的历史积淀、当代创新、理论探索和实践成果。不仅展现了近年来心理治疗的国际前沿与发展趋势,更着重展示和集成了中国学者在心理治疗领域的成果和贡献。

感谢国内同行们的鼎力支持与积极奉献。感谢陈欢博士、曾洁博士、杨岖博士技术含量很高的协助工作。感谢邹歆、薛玲二位老师细心整理全文书稿。

赵旭东　张亚林

2020 年 3 月 5 日

上编 心理治疗概述

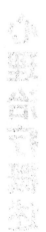

1　心理治疗的现状

1.1　国内心理治疗现状 / 3
　　1.1.1　心理治疗的从业人员 / 4
　　1.1.2　心理治疗的服务需求 / 6
　　1.1.3　心理治疗专业的培训、准入和管理 / 7
　　1.1.4　心理治疗技术及服务领域/ 10
1.2　国际心理治疗现状 / 11
　　1.2.1　美国的心理治疗 / 11
　　1.2.2　国际心理治疗的特点/ 13
1.3　心理治疗发展趋势 / 14
　　1.3.1　由专门心理治疗理论趋向"通用原理" / 14
　　1.3.2　治疗目标由个体趋向扩展到个体以外 / 15
　　1.3.3　治疗领域趋向于扩大化 / 15
　　1.3.4　治疗形式由面晤发展至远程(网络) / 16
　　1.3.5　疗程趋向缩短 / 16
　　1.3.6　对心理治疗师的要求与时俱进/ 17

1.1　国内心理治疗现状

我国当代的心理治疗起步较晚,但起点较高、进步较快,自 20 世纪 80 年代以来不断得到发展。

通常,心理治疗与心理咨询是合二为一、相提并论的。没有分化的原因可能反映了学术观点上的见解,也可能是因为发展尚处于初级阶段。因此,虽然本文的主题是心理治疗,但引用以往文献的很多调查数据,未必是单指心理治疗。

以下几个标志性事件显示中国心理治疗的发展正在跑步加入现代化、职业化、规范化的进程之中:

(1) 1990 年中国心理卫生协会心理咨询与心理治疗专业委员会成立;

(2) 2002 年卫生部和人事部对在卫生部门从事心理治疗的人员作出心理治疗师资格考试方面的规定,同年劳动和社会保障部颁布了心理咨询师国家资格的试行规定;

(3) 2007 年 2 月中国心理学会建立了临床与咨询心理学专业机构和专业人员注册系统;

(4) 2012 年 10 月 22 日,全国人大常委会通过《中华人民共和国精神卫生法》,该法及与其配套的《心理治疗规范》于 2013 年 5 月 1 日起同时生效;

(5)"十一五"期间,国家科技支撑计划项目资助了十一个心理疾患诊疗领域的应用推广研究,成果累累,其中包括《心理咨询与心理治疗技术操作规范》面世,以及《我国家庭、婚姻、亲子关系问题的综合筛查评估与干预示范研究》。

1.1.1　心理治疗的从业人员

从业者数量　通盘看来,我国受过系统心理治疗专业培训的从业人员十分匮乏,名副其实的心理治疗师在人口中的比例非常低,但进入 21 世纪以来增长趋势非常明显。

统计数据表明,从 2003 年至 2009 年底,有 16.4 万人次通过了人力资源和社会保障部的心理咨询师考试,获得咨询师证书。但无法估计在这些获得证书的人当中有多少人真正从业,因为很多人出于各式各样的动机参加了学习和考试,却并非真正要以此为业。曾有人估计 2009 年全国约有 7.3 万专业从业人员,其中,获得咨询师证书的人员中有 5.3 万人从事该方面的相关工作,但这些人大多数并不是专职从事心理治疗与咨询。

2007 年对不同机构心理咨询与治疗专业人员状况调查显示,平均每个大学有 7.26±4.871 名专业人员,综合医院有 4.82±6.803 名,精神病专科医院有 7.22±5.451 名。一项根据心理治疗与心理咨询相关机构负责人所估计的专业人员与被服务的居民比例进行的研究显示,至 2007 年我国在综合医院、精神病专科医院工作的心理咨询/治疗专业人员在 11 725 人左右。卫生部统计,2011 年底全国有精神科执业医师 2.05 万人(平均 1.49 人/10 万),精神科注册护士 3.53 万人(平均 2.58 人/10 万),精神科其他卫技人员 1.30 万人(平均 0.95 人/10 万)。心理治疗师、康复治疗师、社会工作者等专业人员极少,几乎空白。[①] 在世界卫生组织(WHO)的各种文件中,有关中国的后几种专业人员的数据长期阙如,或者提供不全。与世界卫生组织公

---

① 数据来源于中华人民共和国精神卫生法医务人员培训教材。编写组编,北京:中国法制出版社,2013.3。

布的 2005 年全球人均 GDP 为中高收入的国家每万人有精神科床位 7.7 张,每 10 万人拥有精神科执业医师 2.03 人、精神科注册护士 9.72 人、其他卫生技术人员 13.94 人;相比之下,我国精神卫生服务在资源数量上的差距极为明显。

到了 2015 年左右,上述数据指标有的已经发生了大幅度的变化。根据专题研讨会资料,通过国家人力资源与社会保障部二级心理咨询师考试的人数已达 90 余万。但在医疗机构内,由于设置了比较严格的准入条件,精神科医生、心理治疗师人数的增长比较缓慢。根据《全国精神卫生工作规划(2015—2020 年)》,精神科医师数要从 2 万多名增加到 4 万名。到 2018 年 9 月,国家卫健委疾控局领导会议发言时宣布,精神科医师数已经增至 3.34 万人;与此同时,已经有约 10 000 人在医疗机构获得初级、中级心理治疗师职称。2020 年,精神科医生数已达 4 万人。

心理咨询师资格证书考试的制度在 2017 年发生了一个突然的变化——在 2015 年、2016 年两年间,获得二级、三级证书者已达 130 万人次(有人拥有两个证书)。但是,该项考试在国务院清理整顿各种考试、发放证照工作的过程中,于 2017 年被取消。对此,心理学、医学界的专业人员普遍认为此项考试制度在我国心理健康服务的起步阶段发挥了一定的积极作用,但由于门槛太低,不符合心理咨询行业的专业要求,应该予以取消。现在,大家都期盼用更好的注册、执照制度来促进和规范心理咨询领域的发展。

总体来看,我国现有的专业人员的比例相对于我国 13 亿多的人口而言数量太少,目前的从业人员数目还远远不足以满足民众对专业化服务日益增长的需求。

从业者质量 资料显示我国心理咨询与心理治疗从业人员主要来源为:医院的医务人员,多为精神科、神经科及全科医生背景;学校的教育工作者,多为教育学或心理学背景;以及在社会机构中从事相关服务的人员,多为对心理学感兴趣的其他专业背景。2009 年北京 272 家综合医院中共 369 人从事心理卫生工作,其中 63.9% 仅有初级或不具备专业水平;69.9% 目前没有达到本科学历;41.9% 从事心理卫生服务工作的年限不足 5 年;11.6% 未接受过专业培训,44.2% 接受专业培训不足一年。与一、二级医院相比,三级医院提供心理卫生服务人员接受的培训更多。

国家科技支撑计划"十种心理咨询与心理治疗技术的规范与示范研究"项目组在 2010 年—2011 年期间,采用多级分层抽样方法对我国六大行政区正在从事心理咨询和治疗的从业者进行了横断面调查。共抽样调查 1 325 位从业者,有 1 232 位完成调查问卷。其中大专及以下学历者占 15.0%,本科学历者占 53.0%,硕士学历者占 28.1%,博士学历者占 3.9%。从业者从事心理咨询和心理治疗的时间为 0.5—43 年,平均从业时间为 5.82 年,其中≤5 年者占 60.3%。从业者中兼职者占 52.8%,有职业证书者占 76.8%。继续教育学时差距很大,为 0—1 200 个学时,平均不足 70

学时。

在督导方面,在发达国家如英国实行咨询督导终身制;成为咨询师后,必须坚持每月接受督导,个体督导一般维持在每月1到1.5小时。我国的调查研究显示,从业者中有87.3%的人希望有督导,而现实中只有28.0%的人接受过督导。而另一项对全国29个省市1 392名心理健康从业者的调查研究显示,42%的从业人员从来没有接受过专业人员的督导,71.5%的从业人员目前没有心理督导师。

在职业伦理方面,2006年对我国心理咨询与心理治疗从业者的伦理意识现状的调查研究显示,我国从业者职业伦理意识总体较强,但在知情同意方面需加强培训。而专业培训是增强职业伦理意识的重要途径。

有资料表明,在没有充分的教育、培训和督导的情况下开展工作,常会给病人带来意想不到的伤害。美国1976—1991年临床工作者被指控渎职的原因中,不妥当的治疗占14%,而造成这种后果的主因是心理工作者缺少充分的教育、培训和督导,没有资格在临床领域工作,导致治疗时不能胜任。正因国内心理治疗与咨询的职业化建设起步晚,整体专业水平不高,国外的前车之鉴提示我们正规的系统化培训对于心理卫生职业化发展之重要,建立职业认证和系统化培训迫在眉睫。

1.1.2 心理治疗的服务需求

随着社会经济的发展,生活节奏的加快,竞争压力的增加,社会、民众对于心理健康专业工作的需求日益增加。

根据2007年相关机构负责人的报告,不同机构每月接待来访者数量分别为:大学平均为184.91人,综合医院平均为735.50人,精神病专科医院平均为1 455.39人。在大学中,主要接待一般心理问题(66.85%);综合医院中则是一般心理问题、抑郁症和焦虑障碍三种类型最多(20%—22%);在精神病专科医院中,以精神病性疾病为主(33.27%),其次是抑郁症病人(22.25%)。

通过对1 159名群众进行心理咨询态度的调查,结果显示74.2%的人认同"当今社会不少人需要心理咨询";62.7%否认"心理问题解决完全取决于咨询师";42.8%认为"心理咨询给人神秘感觉"。2013年对500名上海社区居民的调查研究显示,61.4%的居民表示非常需要和比较需要心理健康服务;而居民最希望获得心理健康服务的场所依次为社区卫生服务中心(50.5%)、心理/精神专科医院(16.5%)和综合医院心理科(13.3%)。其中,社区卫生服务中心是就诊居民首选的心理健康服务机构。在心理健康服务形式方面,心理健康教育宣传手册或资料、心理健康内容的黑板报或专栏、心理保健电视教育课程是就诊居民最愿意接受的三种形式。

另一项针对来访者对心理咨询的态度调查研究中,受访者认为心理咨询及心理治疗中突出问题依次为：不普及、质量和效果不好、不方便、担心保密问题及收费太高等。而在出现问题时，55%的人对咨询师/治疗师不十分信任，32%的人对咨询师/治疗师是否能为其保密表示担忧。这些数据表明受访者对从业人员的品质及能力水平的认可度不容乐观。

从以上的研究可以看出，民众对心理咨询的需求较大，并且已经逐步认识到心理健康服务的重要性；同时也对心理健康的看法依然存在误区，对心理卫生服务仍然存在不信任。因此在加强心理健康知识的普及的同时，应当加强心理治疗师的从业水平，以提高心理咨询与治疗在民众心中的满意度。

1.1.3 心理治疗专业的培训、准入和管理

从业人员认证 2002年7月，原国家劳动和社会保障部联合中国心理卫生协会和中国心理学会，宣布正式启动心理咨询师职业资格培训鉴定工作，规定"只有获得全国统一颁发的《中华人民共和国职业资格证书》的心理咨询师方可从事相关心理咨询活动"。同年卫生部出台了对卫生系统内心理治疗师的培训和考核办法，迈出了职业化认证制度的第一步。但此项制度有较多问题，其中，"心理治疗师"并非心理治疗师的资格证书或执照，而是医疗机构四大职称系列中的"技师系列"下的一个新类别；一直到2014年底只有"中级职称"，"心理治疗师(初级职称)"直到2015年才开始设置；原本开设这个制度的初衷是为了让心理学人员进入医疗机构成为心理治疗师，但大多数地方的管理部门都只让医学背景的人员申报。

2004年10月国务院办公厅以"国办发〔2004〕71号"文件的形式，转发卫生部等部门《关于进一步加强精神卫生工作指导意见的通知》。该通知有关"加快精神卫生工作队伍建设"的意见提出：应"逐步建立专业技术人员资格认定制度。卫生部要会同有关部门和单位研究建立心理治疗与咨询的职业资格制度，加强对从事心理治疗与咨询工作人员的职业准入管理"。2005年10月，原劳动和社会保障部正式颁布了新的《心理咨询师国家职业标准》。2011年4月卫生部出台《医疗机构临床心理科门诊基本标准(试行)》，提出"有条件的医疗机构，可按照适当比例配备心理咨询师参加临床心理科门诊工作"。

迄今为止，对心理治疗、心理咨询最有力的规定来自《中华人民共和国精神卫生法》的以下条款：

第二章　第二十三条　心理咨询人员应当提高业务素质，遵守执业规范，为社会公众提供专业化的心理咨询服务。
心理咨询人员不得从事心理治疗或者精神障碍的诊断、治疗。

心理咨询人员发现接受咨询的人员可能患有精神障碍的,应当建议其到符合本法规定的医疗机构就诊。

心理咨询人员应当尊重接受咨询人员的隐私,并为其保守秘密。

第三章 第二十五条 开展精神障碍诊断、治疗活动,应当具备下列条件,并依照医疗机构的管理规定办理有关手续:

(一)有与从事的精神障碍诊断、治疗相适应的精神科执业医师、护士;

(二)有满足开展精神障碍诊断、治疗需要的设施和设备;

(三)有完善的精神障碍诊断、治疗管理制度和质量监控制度。

从事精神障碍诊断、治疗的专科医疗机构还应当配备从事心理治疗的人员。

第五十一条 心理治疗活动应当在医疗机构内开展。专门从事心理治疗的人员不得从事精神障碍的诊断,不得为精神障碍患者开具处方或者提供外科治疗。

心理治疗的技术规范由国务院卫生行政部门制定。

精神卫生法中的"心理治疗",使用的是专门的、狭义的定义,即:心理治疗是一种以助人、治病为目的,由专业人员有计划地实施的人际互动过程。心理治疗师通过言语和非言语的方式积极影响患者,达到改变行为、减轻痛苦、健全人格、适应社会、治疗疾病、促进康复的目的。而"心理治疗人员"则是指接受过医学或心理学系统学习,通过培训、考试取得国家特定资质,从事心理治疗的专业人员。目前,按照心理治疗师职称晋升的有关规定,医疗机构的医生、临床心理学人员可以成为心理治疗师。

虽然我国已经有了法律条文,但是进一步的行政法规、专业准入标准及考试制度还不完善,仅仅与精神卫生法配套出台了一个行政法规——《心理治疗规范》,总体上对从业资格的管理仍然较为混乱,与发达国家相比仍具有较大的差距。如美国心理学会(APA)规定取得心理学博士学位后,在专家督导下经过一年的临床实践,才可以申请"临床心理学家"的资格。随着各项政策法规的逐步落实,我国心理咨询师认证制度也将逐步走向正规化。

从业人员培训 在培训内容方面,我国目前的培训缺少基础理论知识和技术的培训。因此,学员可能在缺少基础的情况下学习高级的咨询和治疗理论、技术。培训者和受训者方面,目前国内的培训者无论从专业背景或是自身实践方面,均与国外相比有很多欠缺和差距。受训者的资格方面,大部分培训对受训者的资格审查没有落实,很多学员并没有系统学习过心理学等基础知识。据调查,我国目前从业的大部分专业人员只参加过短期培训班,仅有很少数的人受到过系统的培训。

在继续教育方面,在美国即使是专业人员已经获得从业资格,每年还要取得30—50个继续教育的学分。而我国虽有89.4%从业人员认为专业机构对其工作人员应该有继续教育的要求,但只有15.4%填写其所在专业机构对专业人员有该项要求。对心理咨询与心理治疗从业人员继续教育途径的调查显示,45.7%的被调查者选择会议,55.9%选择进修,86.1%选择培训班,46.7%选择案例督导,75.0%选择自学,28.8%选择网络培训。

因而,在未来对从业人员的培训方面,应当不断加强学历教育,使其逐步成为心理咨询与治疗专业发展和人才培养的主要途径;加强对培训师资的资质审查,严格对培训对象的资格和培训效果的审查,保证培训效果;注重基础理论和方法、专业伦理、个人成长方面的教育和培训。

心理治疗费用保障 多数发达国家心理治疗费用由病人的保险公司支付,一般都规定了心理治疗的报销比例及每年的就诊次数。至2012年,我国仅有4个省(市)将心理治疗项目纳入了诊疗项目报销目录,但各省归属的报销类别(甲类、乙类)和报销标准有所差别。例如,心理治疗每次报销金额最低为30元,最高为60元。中国医疗保险研究会2010年全国参保住院患者医疗服务利用调查数据显示:全国参保住院患者心理治疗的使用人次为900.78万人次,涉及费用17 689.40万元;使用者人均费用为536.28元;职工医保基金平均支付比例为68.93%,居民医保基金平均支付比例为65.02%。然而,实际用于支付心理治疗的费用或未可知。除政府政策的影响之外,在医院管理方面似乎也不尽如人意。从业者对医院管理的态度调查显示,约半数(48.1%)受调查者认为医院对心理卫生服务缺乏重视、经费投入不足。

法制化、规范化 令人可喜的是,随着国家法制化进程的逐步加强及《精神卫生法》的颁布,心理治疗行业逐步呈现出法制化及规范化的发展趋势。《精神卫生法》第二十三条规定"心理咨询人员不得从事心理治疗或者精神障碍的诊断、治疗。心理咨询人员发现接受咨询的人员可能患有精神障碍的,应当建议其到符合本法规定的医疗机构就诊";更明确了心理咨询人员从事心理治疗是违法行为,在法律责任中应给予处罚。第五十一条规定"心理治疗活动应当在医疗机构内开展。专门从事心理治疗的人员不得从事精神障碍的诊断,不得为精神障碍患者开具处方或者提供外科治疗"。按此规定,在综合性医院的精神科或心理治疗门诊,由精神科执业医师给出精神障碍的诊断和治疗方案,心理治疗人员只能配合精神科执业医师开展工作。《精神卫生法》的上述规定严格界定了心理咨询和心理治疗的工作范围,促进了我国心理咨询与心理治疗的法制化与规范化的建设。

2013年以来,有些省、市在医疗机构的心理治疗项目及价格方面也有调整,举措包括:增加收费项目、提高价格、纳入医保范围、允许开展特需或特诊服务。例如,上海市近几年已经多次调整了收费目录中的心理治疗收费标准,并且可以全部或大部分由医保支付。江苏、广东等省鉴于心理治疗供需关系的变化,分别于2015年、2017年将心理治疗项目规定为医疗机构自主定价项目,允许医疗机构在医保范围之外提供服务并收取较高的费用。

针对我国心理咨询与心理治疗行业目前存在的上述问题,有学者提出以下几方面的建议。(1)在管理方面,确立相应的政府管理部门,制定有关心理治疗的管理条例,包括专业人员的准入标准及后续管理等内容;发挥心理学专业组织的作用,制定和应用临床心理学工作的伦理规范,组织继续教育培训;以政府和专业组织双重管理的模式,促进心理治疗领域专业化发展进程。(2)在心理治疗人才培养方面,明确心理学的学科地位,明确心理学工作者的职业地位。如确立临床与咨询心理学作为心理学科的二级专业,按照专业需求,系统进行临床心理学研究生的培养,以真正培养出具有胜任心理治疗工作能力的人才,以满足国内日益增长的心理健康服务的需求。(3)在心理治疗理论和方法方面,需要紧跟国际研究发展方向,让西方的心理治疗理论技术更好地为我国人民服务,另一方面也要注意结合我国的文化及民众特点进行心理治疗理论模型的改进及创新,在建立有中国特色的心理治疗理论模型方面作出积极尝试。(4)在研究方面,提倡开展多中心的合作研究,提倡与不同学科的研究者进行合作,以促进中国的心理治疗整体科研水平的提升和发展。

1.1.4 心理治疗技术及服务领域

国家科技支撑计划项目"十种心理咨询与心理治疗技术的规范与示范研究"在2010—2011年调查了我国目前心理咨询与心理治疗从业者最常使用的心理治疗方法。调查结果显示,从业者首选的十种疗法依次是:认知疗法(41.9%)、精神分析(15.7%)、认知行为疗法(CBT)(10.3%)、行为疗法(6.5)、当事人中心疗法(4.0%)、整合疗法(3.8%)、一般心理治疗(3.2%)、沙盘疗法(2.4%)、家庭治疗(1.9%)、催眠疗法(1.6%)。而在我国各种心理治疗方法的使用频率依次是:认知疗法(59.2%)、行为疗法(38.1%)、精神分析(29.4%)、家庭治疗(16.0%)、认知行为疗法(15.6%)、当事人中心疗法(15.6%)、沙盘疗法(9.4%)、催眠疗法(8.6%)、整合疗法(5.7%)、森田疗法(5.6%)。

该研究同时发现,从业人员在选择心理治疗方法时呈现以下趋势:发达及中等发达地区的从业者中≥31岁、从业≥7年、继续教育≥65学时、专职和有督导者首选精神分析者多;而欠发达地区≤30岁、从业≤3年、继续教育≤64学时、无督导者首选认知疗法者多。

同时,我国心理治疗的领域已不再局限于单纯有精神或心理问题困扰的来访者,而是逐步向内外科等其他领域扩展。2009 年三级综合医院提供心理会诊服务次数表明,近几年内科患者心理会诊的需求巨大,尤其是内科的心理会诊次数明显高于2001 年。然而,国内的心理治疗不仅在内科系统疾病如冠心病、脑卒中等应用相对成熟,在其他专科如皮肤科疾病(神经性皮炎)、外科系统疾病(骨折)、口腔科疾病(灼口综合征)、器官移植等领域中也逐步得到运用。这也从侧面反映了医务人员对心理健康认识度的提高以及患者对心理卫生服务需求在逐步增加。

1.2 国际心理治疗现状

在发达国家,尽管心理治疗已发展得相对成熟,并且已经成为精神疾病患者重要的医疗组成部分,但是,科学技术的进步、信息系统的发展、健康管理的革新、医疗制度的改革、基于实证的治疗以及文化多样性的发展,都对心理治疗产生影响。随着社会日新月异的发展,心理治疗仍然面临许多机遇与挑战,以下以美国为例详述。

1.2.1 美国的心理治疗

家庭结构 美国家庭发生了结构性的改变,传统的每个家庭有两个或者更多孩子的家庭结构已经不再是主流。目前,超过 50% 的首次婚姻以离婚结束,大约 20% 的成年人独自生活,接近 55% 的人未婚同居,超过 1 千万的家庭是单亲母亲家庭。现如今的家庭中包含收养的儿童、"试管婴儿"、与父母有不同的种族背景及宗教信仰的子女、同性恋者家庭、单亲家庭等。这种家庭结构的改变对心理治疗产生的影响可能包括单亲家长的压力,与不同种族的孩子如何相处,以及如何处理性取向不同所带来的歧视等诸多问题。这就要求临床心理治疗更加对这些问题敏感,并且有足够的能力来应对及处理。

多元文化 美国一直是个多种族的国家。在将近 3 亿的人口中,12% 为非洲裔,15% 为拉丁裔,5% 为亚裔,甚至有文章称在 2050 年美国将有一半的人口会是少数民族。而近些年学者也越来越关注多文化及文化多样性的问题,心理学家自然也关注到了由此产生的行为发展差异及行为问题差异。鉴于社会背景及文化差异能够对个体的行为产生至关重要的影响,因此,对文化的理解是理解心理及生理症状的关键因素,也是发展治疗措施的根本依据。在与文化相关的精神障碍中,其症状的发生、发展及内容表现体现独特的文化因素的影响。甚至一些在所有民族中都存在的精神疾病在不同的文化中也会显现出不同。比如,精神分裂症似乎在所有的种族中都会发生,但是来自美国及其他西方工业化国家的患者大多有听幻觉,而拉丁裔美国人及非裔美国人则大部分为视幻觉。虽然这一现象是否与文化相关并不清楚,但是作为心理治疗师及精神卫生工作者,对文化保持适当的敏锐性是十分必要的。

美国心理学会鼓励心理治疗师能够"熟悉来访者本土文化并且能够尊重其信仰"。而由美国心理学会编写的指南中强调,无论是研究者还是临床工作者必须在"社会—文化框架"下展开工作。因此,来访者的社会学背景,如种族及文化,现在被认为是临床心理治疗工作中需要重点考虑的方面。并且不仅需要对不同文化背景的来访者提高敏锐性,对待不同的人群亦应当如此(如同性恋者、妇女、患有躯体疾病者、宗教信仰),对这些人群的关注利于发展出新的治疗策略以帮助来访者处理情绪及行为问题。因此,治疗师需要意识到在不同的种族、文化及宗教群体中其观点、需要及需解决的问题都是千差万别的,故而,用一成不变的评估体系、治疗方式及研究方法对待形形色色的群体显然是不合适的。

科技进步 科学技术以及医学上发生的日新月异的变化无疑对心理治疗产生了巨大影响。如现在用计算机保存患者的信息,这对于保证患者隐私的私密性带来很大的争议。同样地,运用网络及电话进行心理治疗也是备受争议的。一些人认为利用网络是简便快捷的方式,而另一些学者认为利用这些存在安全隐患的手段可能会违反伦理的原则,并且在危机时刻可能产生事与愿违的效果。但是,毋庸置疑的是科技进步极大地促进了心理治疗的发展。如虚拟现实(Virtual Reality,VR)就被用作治疗焦虑及其他精神障碍的手段,能够帮助患者体验一系列的问题感受,从而学会更有效的应对技巧。再如,心理治疗家使用虚拟现实结合认知行为治疗更好地帮患者解决恐惧症以及创伤后应激障碍。

财政支持 20世纪六七十年代经济的飞速发展带动了美国政府及国立精神卫生研究所对临床心理研究的支持,培养了大批的心理治疗师,从而将心理卫生服务作为民众的必需品。随着近些年世界经济的波动,如财政的缩减,对心理治疗也不可避免地产生了影响。数据表明:2004年只有15%从事心理治疗的申请人被资助,2008年从事心理治疗的青年博士平均债务为6.7万美元,并且仅仅有很小一部分人能够获得政府的资助,因此他们必须用自己的资金来支付毕业所必须的训练。而在他们毕业之后,当年的平均工资水平仅为5万美元/年,因而毕业后产生的债务以及较低的工资水平也给年轻的心理治疗师带来不小的压力。

医保变化 在20世纪70年代,法律规定对拥有执照的心理治疗师在精神卫生机构进行的治疗予以保险赔付,通常保险公司能够赔付总治疗费用的50%—80%。在此后的十多年间心理治疗得益于这一法律规定,使得治疗师能够按照自己恰当的方式治疗来访者,而来访者也能够减少接受治疗的诸多顾虑。但是随着保险费用的逐年剧增,保险制度逐步发生转变成为管理型医疗保健(managed health care),这使得治疗师在施行治疗方案之前必须经过保险公司的审查。这一政策变更使得90%

的心理治疗师认为管理型医疗保健对心理治疗产生了负面的影响。虽然关于管理型医疗保健未来将何去何从，心理治疗又在该如何参与其中等问题上尚具有很大不确定性，但是毋庸置疑的是心理治疗必须积极地调整自己以适应发生变化的医疗保险政策，否则将会被排除在外。

培训方式　在过去，心理治疗从业者的培训模式包括科学家—实践者模式、学术—实践者模式、哲学博士及心理学博士培养、大学或独立的专业学校等。而今天，专业学校经过 35 年的发展，超过 50% 的临床心理学博士毕业于独立的专业心理学校，而非传统的大学心理学系。独立的专业心理学校以及近期的完全在线学校都是备受争议的。因为独立专业学校的准入标准通常要低于传统的大学标准，而一些调查中很多心理治疗家认为独立专业学校的出现已经让行业标准有所下降；同时美国心理学会不认可相当一部分的专业学校。除此之外，社会的需求、行业的专业化等因素也同样会对培训的模式产生影响。比如，当社会聚焦于暴力、文化多样性、技术进步，以及成本效益时，都会对培训产生影响。训练的模式以及环境在过去的几十年间都发生了巨大的变化，并且仍将根据周围的环境作出调整。

1.2.2　国际心理治疗的特点

纵观国外近期心理治疗的文献，心理治疗除呈现出规模化的特点之外，主要还呈现出以下几个方面的特点。

深入化　主要体现在针对患精神疾病的患者，心理治疗者们不止满足于降低患者的症状总分，而是更聚焦于患者的某一方面；心理治疗不止针对某种疾病，更倾向于针对疾病的某种亚型或某种症状。如对难治性抑郁的心理干预、用认知疗法改善精神分裂症患者阴性症状及幻觉、用认知疗法改善患者的病耻感、用行为治疗方法改善双相情感障碍患者的失眠等。

广泛化　(1)心理治疗干预不仅集中于已患病者，更扩大至高危人群。例如，针对精神分裂症高危人群的认知行为治疗。又如，英国开展一项为期两年的对存在焦虑、无望感等个性风险的青少年的行为干预以预防其物质滥用，证明采取短程行为干预能显著降低高危青少年物质滥用的概率。(2)心理治疗不仅针对精神科患者，更扩大至内外科及其他领域。心理治疗在过去的很多年间都集中于精神卫生领域。然而，越来越多的心理学家认识到心理治疗本身是一种重要的医疗手段，在其他领域也具有很大的运用潜力。比如，很多的健康问题都与问题行为相关，而心理治疗家认为心理治疗能够广泛应用于其他领域以纠正高危行为。再如，心理治疗被用作对躯体疾病患者的焦虑、抑郁等进行心理干预。(3)心理治疗不仅针对成年人进行干预，更扩大至青少年、老年，甚至儿童等其他年龄层，并针对特定的人群制定具体的治疗方案。例如,对患有胎儿酒精谱系障碍(Fetal Alcohol Spectrum Disorder, FASD)的儿童进行心理干预;认知行为疗法联合药物治疗干预青少年抑郁;家庭疗法联合药物治疗干预青少年双相情感障碍。

便捷化 随着科技的进步、信息的发展,心理治疗已不局限于传统的面对面的形式,大量的自助式心理治疗逐步涌现。何谓"自助式"心理治疗,2004 年英国国家临床规范研究所(National Institute for Clinical Excellence, NICE)曾这样描述:"自助是患者运用一系列基于实证研究并且针对解决这一问题的书籍或自助手册自行设计干预的方案。"除此之外,基于计算机程序及其他音频、视频及多媒体的形式的干预方案亦是自助式心理治疗。对于自助式心理治疗的疗效众说纷纭。某些荟萃分析认为,自助式心理治疗对抑郁症疗效肯定,对神经性贪食症同样有效,对神经性厌食症疗效不确定;而另一项对酒精依赖患者的荟萃分析表明,基于网络的治疗方法虽有效,但与面对面心理治疗相比疗效逊色且不持久。

长期化 国外的心理治疗研究随访时间普遍较长。一项比较认知疗法与常规治疗对边缘型人格障碍患者的效果研究进行了为期 6 年的随访。另一项对伴有广场恐惧症的惊恐障碍患者的认知和引导掌握疗法进行了为期 18 年的研究。

1.3 心理治疗发展趋势

在世界各国中,心理治疗的发展程度各有不同。有些国家如美国、加拿大、英国、德国、奥地利、瑞士、北欧诸国、法国及日本的心理治疗相当发达。而许多发展中国家则正处于起步初段,还有一些国家尚未开展心理治疗的工作。心理治疗的发展要求一定的社会条件,只有当一个国家经济发展到相当程度后,心理治疗的工作才可能被重视。在贫困落后的国家,人民衣不蔽体,食不裹腹,战火不断,瘟疫流行,生命都朝不保夕,当然谈不上心理治疗。发展中国家急于改善物质生活,偏重经济发展,心理治疗也容易被忽略,常常没有被当做重要的民生事业来发展。如果不谈心理治疗在世界范围内发展的不平衡,只是站在这一学科的前沿,仍可观察到以下几个主要的发展趋势。

1.3.1 由专门心理治疗理论趋向"通用原理"

越来越多的学者主张,将不同心理学派的理论、技巧整合成一套可遵循的通用原理。有了这一套原理,心理治疗师就不会拘泥于任何一派学说的限制而在临床工作中灵活处置。因为越来越多的研究支持这样一个观点,就是任何一种心理治疗流派的理论(包括认知的、情绪的、行为的或生理的),均不足以解释心理障碍的复杂原因和心理治疗产生疗效的机制。有经验的心理治疗者都会感觉到,不论是"精神分析""行为科学"或"人本主义"的理论,都无法单独对应这个极其复杂的社会、极其复杂的患者和极其复杂的心理现象。所以,顽强地坚持某一种学说而对其他的学说不屑一顾是不明智的。所以,一个好的心理治疗家应根据患者的具体情况,灵活界定自己在众多心理学理论、技巧上的取向或取舍。几十年来的大量研究证明,各种心理治疗均各有自身的适应证和治疗效果,而且至今也没有令人信服的资料证明哪一种心理治疗独特地优于其他的心理治疗。心理治疗的整合可以是战略性的,也可以纯粹是战术性的甚至是权宜性的。尽管有不少专业治疗者认为这种倾向是导致理论结构松懈的"折衷手法",但"通用原理"仍不失为一个大胆合理的设想。

"通用原理"虽然是一种发展趋势,但也有学者认为可能会存在一些隐患。在不了解各种理论及其疗效的特异性因素之前,盲目地"通用"并不能提高治疗效果,就像有些医生喜欢开药"大杂烩",是因为对疾病的诊断没有把握,对药物的作用不甚了解。所以,只有在熟知各种心理治疗的理论、操作规程及其特异成分,了解了何种治疗对何种疾病或症状可能更为有效的前提之下,再根据来访者的具体情况,进行有的放矢、合理选择配伍,才可能做到"通用",达到"法无定法"的境界。

1.3.2 治疗目标由个体趋向扩展到个体以外

传统的心理治疗都是针对求治者本人的。治疗者和患者"一对一"的形式至今仍然是心理治疗最经典的方法。但是临床实践的经验告诉我们,虽然每一个接受治疗的人看起来都是一个独立存在的个体,但他必定属于某一个系统,即必定来自某一个特定的家庭、团体、社会阶层。他是这个系统的组成部分,是这个系统的一分子,系统制约着每一分子的变化,而每一分子的变化也会反作用于这个系统。根据这个原理,来访者的心理、行为,包括疾病一定会受到周围环境和人际关系的深刻影响,同时也影响着他周围的环境和人际关系。心理治疗师们越来越认识到,如果对这种情况不甚了解或视而不见,撇开患者与其周围的互动关系而孤立地去治疗患者常常是事倍功半的。心理治疗的对象有时候必须扩展开去,延伸到那些相关的人们。于是,除了最经典的"一对一"的心理治疗之外,一些心理治疗方法如婚姻治疗、家庭治疗、团体治疗正是基于系统理论的观念相继诞生的,统称为"系统治疗与咨询"或"系统式干预"。

1.3.3 治疗领域趋向于扩大化

求助于心理治疗的对象越来越多,其问题已由以往单一的精神病学逐渐扩展到临床各科;从临床医学扩展到预防医学和康复医学;甚至从医学扩展到医学领域之外的诸如人际关系、婚姻家庭等一般性心理卫生问题。

因此，心理治疗的从业人员将迅速增多，除精神科医师以外，还有专门的临床心理工作者，以及获得心理治疗师执照的各科医务工作者以及相关的社会工作人员。心理治疗的方法也将继续增多。各种经典的心理学派，各种学派不同形式的拼接融合，以及带有浓厚民族文化色彩的各国特有的治疗形式都将拥有用武之地。

1.3.4 治疗形式由面晤发展至远程（网络）

随着电脑科技的快速发展，网络电子信息已经迅速走进了现代人的生活。"足不出户知天下"，网络的发展，给人们创造了一个新的生活方式、一种新的人际沟通桥梁，自然也为心理治疗与心理咨询创造了一个新的平台与空间。通过互联网开展的远程心理咨询与心理治疗也将成为一种新的需求和服务领域。

远程交流的常用方式有：电话、电子邮件和网络音频、视频等等。远程交流具有其独特优势。由于突破了时空限制，一台电脑/电话和网线，一端连接着治疗师，一端是来访者，就可以进行咨询和治疗了。这样可解决因路途遥远、交通受限、行动不便等原因造成的阻碍，扩大了服务范围。但由于网络的局限性，让某些治疗技术难以有效实施也是显而易见的。所以，远程心理治疗不仅对设备有要求，对治疗师和来访者均有较高的要求，比如没有摄像头，治疗师则无法观察到来访者的肢体语言和情绪变化，来访者无法看到示范动作等；来访者不会使用电脑或网络，治疗师或来访者因打字速度不够快而无法流畅地用文字表达自己的思维等等，均可能达不到预期的效果。尽管如此，远程心理治疗仍不失为传统的面对面治疗形式的有益补充，只是其操作及相关因素还需进一步研究与规范。

1.3.5 疗程趋向缩短

随着许多国家的工业化、现代化，生产与生活节奏在不断地加速。传统上那种旷日持久的心理治疗可行性越来越小。调查发现，一次心理治疗后的脱落率很高，如拉扎尔(Lazare, 1972)就曾报道过第一次交谈后的脱落率超过50%。而且疗程越长，脱落情况越严重。尽可能缩短疗程已成为所有心理治疗师所关心的问题。长程的治疗计划，虽然周全而且理想，但难以付诸实施因而变得毫无意义。因此，有学者提出所谓"开放性一次性治疗"(opened single-session therapy)。

所谓"开放性"，即来访者是有可能再来求助的，应敞开大门，力争来访者再诊。所以治疗师除了向来访者明确表示一次治疗对他的帮助是有限的，更要表示希望他继续治疗。当然，最好是让来访者从每一次治疗中获得一些立竿见影的效果，使他心悦诚服，感觉不虚此行，因而更有可能慕名再来。

所谓"一次性",即治疗师必须想到这位来访者接受一次治疗之后将不再来了,因而尽量利用这仅有的时机使出浑身解数对来访者施加影响,不留尾巴、不期待下次。因此,心理治疗的发展不仅使每位治疗师都有一种符合时代的紧迫感,而且对他们的治疗技巧有了更高的要求。

人们早已意识到,漫长的经典的精神分析治疗过程已不再适应现代人的生活节奏了。缩短疗程对传统的精神分析治疗是一大挑战。对于此,有人提出"短程治疗",即为一种有理论依据的,同时伴有治疗目标改变的系统的治疗方法,而不仅仅只是疗程的缩短。这种短程治疗包括五个基本特征:(1)及时干预;(2)治疗师的水平要求相对较高;(3)明确、有限的治疗目标;(4)焦点问题的确认;(5)与来访者共同商议治疗时限。这些特征在所谓"开放性一次性治疗"中是可以借鉴的。

1.3.6　对心理治疗师的要求与时俱进

专业化发展　有学者认为,随着心理治疗的发展逐步需要心理治疗师进一步专业化,一个"通科"心理治疗师就如一名全科医生,在挖掘专业问题的深度方面受到明显的限制。随着越来越多有关人类行为的知识积累,心理治疗师应当逐步细化为神经心理学、老年心理学、健康心理学、短程治疗、婴幼儿心理学及法医心理学等。未来,更近一步的专业细化(如儿童神经心理、老年神经心理等)也将开始。事实上,美国专业心理学委员会在近几年已经将专业类目由四个增加至九个,表明心理治疗师也在逐步地专业化。当然也有一些学者表达出对过度专业化的担心,他们认为心理治疗是通用的,只不过是运用于不同的领域。

实证化、循证化发展　过去,心理治疗师能够按照他们认为恰当的方式为患者提供心理治疗,治疗时间可长可短,可以是认知疗法也可以是行为疗法,可以有研究支持也可以没有研究支持,并且很长一段时间以来临床工作者很少利用研究所得到的结果。站在临床工作者的角度,他们认为研究根本没有解决他们实际操作中真正面临的问题。在研究与实践之间一直存在着间隙,临床工作者与研究者似乎生活在不同的专业世界中。但是,在医疗保健领域及临床研究中发生的巨大的变化发现,运用随机临床研究结果能够迫使精神卫生专家更加认真地选择更为有效的、更能让来访者满意的治疗策略,并且导致了只运用实证支持的治疗手段,也就是说是实证研究支持的结构化、手册化的治疗方法。实证支持的治疗方法近年来受到广泛的重视,并且得到了美国心理学会及其他专业机构的支持。而临床心理一直走在为研究者及临床工作者制定指南的前列。但是,也有一些专家认为由于个体是独一无二的,并且拥有不同的人格、症状、应对方式,统一的实证研究支持的治疗策略想要适用于各式各样的患者是不可能的,因此很多治疗师拒绝使用认为对患者不适合的治疗方法。然而赞成在实证研究基础上发展治疗策略者仍然占大多数。以上这些发展催生出了循证实践(evidence-based practice)。所谓循证实践是指利用高质量的研究结果，并且针对不能完全套用结构化治疗方案的复杂来访者给治疗师留有运用个人经验的空间；把最好的研究证据、治疗师的临床经验以及对病人的选择和评估这三个方面结合起来，作为对某个病人制定治疗方案的依据。比如，针对恐惧症的实证研究适用于只存在恐惧症的患者，而不包括与其他情况共病的患者(如酒精依赖、人格障碍等)。临床工作者不能照本宣科，而必须与来访者共同解决存在的多种问题。再如，每位来访者有独特的社会背景，在治疗时必须考虑到其不同的背景因素，如家庭情况、文化背景等。因此，在未来循证实践能够最好的将研究结果与现实的复杂因素相结合。

跨文化、跨专业 东方的心理治疗师应将西方的心理治疗理论和方法与东方的哲学思想相结合。其中国际上大量对正念(mindfulness)疗法的运用及相关研究便是一个突出的例证，如将基于正念的认知疗法(mindfulness-based cognitive therapy, MBCT)运用于抑郁症、强迫症等的治疗。更加理智的对待心理治疗中的诸多问题，更为谨慎地评估来访者并选择治疗的方案，并且思考心理治疗伴随的卫生经济学等问题。

虽然心理治疗未来的发展仍然面临很多挑战，但是心理治疗作为一种专业仍将富有朝气，仍将充满吸引力，仍将致力于帮助个体的成长以及社会的进步。

（杨　岠　张亚林）

本章参考文献

Association, A. P. (2003). Guidelines on multicultural education, training, research, practice, and organizational change forpsychologists. *American Psychologist*, *58*: 377 - 402.

Boisert, F. D. (2003). Leading researcher's consensus on psychotherapy research fingidngs: Implications for theteaching and conduct of psychotherapy. *Professional Psychology: Research and Practice*, *34*: 508 - 513.

Brown, R. (2003). Introduction: Training in pediatric psychology. *Journal of Pediatric Psychology*, *28*: 81 - 84.

Carey, K. B., Scott-Sheldon, L. A, Elliott, J. C, et al. (2012). Face-to-face versus computer-delivered alcohol interventions for college drinkers: a meta-analytic review, 1998 to 2010. *Clin Psychol Rev*, *32*(8): 690 - 703.

Cavanagh, K., Strauss, C., Forder, L., et al. (2014). Can mindfulness and acceptance be learnt by self-help?: a systematic review and meta-analysis of mindfulness and acceptance-based self-help interventions. *Clin Psychol Rev*, *34*(2): 118 - 129.

Conrod, P.J., Castellanos-Ryan, N., Strang, J. (2010). Brief, personality-targeted coping skills interventions and survival as a non-drug user over a 2-year period during adolescence. *Arch Gen Psychiatry*, *67*(1): 85 - 93.

Davidson, K. M., Tyrer, P., Norrie, J., et al. (2010). Cognitive therapy v. usual treatment for borderline personality disorder: prospective 6-year follow-up. *Br J Psychiatry*, *197*(6): 456 - 462.

Deleon, P. (2003). What will the 21th century bring?. *International Journal of Stress Management*, *10*: 5 - 15.

Dimidjian, S., Hollon, S.D. (2010). How would we know if psychotherapy were harmful? *Am Psychol*, *65*(1): 21 - 33.

Dubicka, B., Elvins, R., Roberts, C., et al. (2010). Combined treatment with cognitive-behavioural therapy in adolescent depression: meta-analysis. *Br J Psychiatry*, *197*(6): 433 - 440.

Gardemil, Ev B. C. (2003). Guess who's coming to therapy? Getting confortable with conversations about race and ethnicity in psychotherapy. *Professional Psychology: Research and Practice*, *34*: 278 - 286.

Goldfried, M.R. (2013). What should we expect from psychotherapy? *Clin Psychol Rev*, *33*(7): 862 - 869.

Grant, P.M., Huh, G.A., Perivoliotis D, et al. (2012). Randomized trial to evaluate the efficacy of cognitive therapy for low-functioning patients with schizophrenia. *Arch Gen Psychiatry*, *69*(2): 121 - 127.

Hoffart, A., Hedley, L.M., Svanoe, K., et al. (2016). Cognitive and Guided Mastery Therapies for Panic Disorder with Agoraphobia: 18-Year Long-Term Outcome and Predictors of Long-Term Change. *Clin Psychol Psychother*, *23* (1): 1-13.

Kaplan, K. A., Harvey, A. G. (2013). Behavioral treatment of insomnia in bipolar disorder. *Am J Psychiatry*, 170(7): 716-720.

Kulz, A., Landmann, S., Cludius, B., et al. (2014). Mindfulness-based cognitive therapy in obsessive-compulsive disorder: protocol of a randomized controlled trial. *BMC Psychiatry*, *14*(1): 314.

Matcham, F., Rayner, L., Hutton, J., et al. (2014). Self-help interventions for symptoms of depression, anxiety and psychological distress in patients with physical illnesses: a systematic review and meta-analysis. *Clin Psychol Rev*, *34* (2): 141-157.

Meadows, G. N., Tylee, A. T. (2014). Socioeconomic disadvantage and psychotherapy [J]. *Br J Psychiatry*, *202*: 86-88.

Miklowitz, D. J., Schneck, C. D., George, E. L., et al. (2014). Pharmacotherapy and family-focused treatment for adolescents with bipolar I and II disorders: a 2-year randomized trial. *Am J Psychiatry*, *171*(6): 658-667.

Morrison, A. P., Birchwood, M., Pyle, M., et al. (2013). Impact of cognitive therapy on internalised stigma in people with at-risk mental states. *Br J Psychiatry*, *203*(2): 140-145.

Plante, T. G. (2011). *Contemporary clinical psychology* [M]. 3rd. ed, *Wiley*.

Pots, W. T., Meulenbeek, P. A., Veehof, M. M., et al. (2014). The efficacy of mindfulness-based cognitive therapy as a public mental health intervention for adults with mild to moderate depressive symptomatology: a randomized controlled trial. *PLoS One*, *9*(10): e109789.

Richards, D., Richardson, T. (2012). Computer-based psychological treatments for depression: a systematic review and meta-analysis. *Clin Psychol Rev*, *32*(4): 329-342.

Sommer, I. E., Slotema, C. W., Daskalakis, Z. J., et al. (2012). The treatment of hallucinations in schizophrenia spectrum disorders. *Schizophr Bull*, *38*(4): 704-714.

van der Gaag, M., Nieman, D. H., Rietdijk, J., et al. (2012). Cognitive behavioral therapy for subjects at ultrahigh risk for developing psychosis: a randomized controlled clinical trial [J]. *Schizophr Bull*, *38*(6): 1180-1188.

Williams, C., Ridgway, N. (2012). Psychological interventions for difficult-to-treat depression. *Br J Psychiatry*, *201* (4): 260-261.

Wilson, G. T., Zandberg, L. J. (2012). Cognitive-behavioral guided self-help for eating disorders: effectiveness and scalability [J]. *Clin Psychol Rev*, 32(4): 343-357.

安静,杨甫德.北京市三级综合医院心理卫生服务8年变化[C].中国北京,2013.

安静,张亚利,李献云,等.北京市综合医院心理卫生服务现状[J].中国心理卫生杂志,2013,27(02):87-92.

曹巍巍,于建敏,孙淑艳,等.团体心理治疗在脑卒中后抑郁治疗中的应用[J].中国心理卫生杂志,2009,23(02):100-104.

陈瑞云,钱铭怡,张黎黎,等.不同机构心理咨询与治疗专业人员状况及工作特点调查[J].中国临床心理学杂志,2010,18(05):667-670.

葛琴.武汉市综合医院心理门诊医务人员现状研究[D].华中科技大学,2008.

李晓虹,杨蕴萍.心理治疗与心理咨询的职业化发展及现状[J].国外医学.精神病学分册,2005,32(02):93-96.

梁毅,陈红,王泉川,等.中国心理健康服务从业者的督导现状及相关因素[J].中国心理卫生杂志,2019,23(10):685-689.

刘晓敏.我国心理咨询和心理治疗从业者的流行学调查与分析[D].中南大学博士论文(导师:张亚林),2013.

钱铭怡,陈瑞云,张黎黎,等.我国未来对心理咨询治疗师需求的预测研究[J].中国心理卫生杂志,2010,24(12):942-947.

钱铭怡,钟杰.心理治疗:理论学派、研究及发展[J].中国科学院院刊,2012,27(S1):183-190.

王雨吟,钱铭怡,姚萍,等.心理健康专业服务人员对机构管理和建构的看法及实际情况[J].中国心理卫生杂志,2011,25(03):164-169.

熊先军,李静湖,王丽莉,等.心理咨询和心理治疗国内外管理基本情况分析[J].中国医疗保险,2012(05):40-43.

徐立.我国第一部《精神卫生法》的特点与启示[J].人民军医,2014,57(01):27-28.

张爱莲,钱铭怡,姚萍.心理咨询与治疗伦理调查及与美国相关调查的比较[J].中国心理卫生杂志,2007,21(01):55-61.

张宁,李箕君,袁勇贵.对心理咨询及咨询师的期望与要求的研究[J].中国心理卫生杂志,2001,15(04):250-252.

张瑞岭,李福民,许志亮,等.冠心病患者负性情绪的心理干预及其意义[J].中国临床心理学杂志,2000(03):139-142.

张亚林,曹玉萍.心理咨询与心理治疗技术操作规范[M].北京:科学出版社,2014.

赵旭东,丛中,张道龙.关于心理咨询与治疗的职业化发展中的问题及建议[J].中国心理卫生杂志,2005,19(03):221-225.

卫生计生委、中央综治办、发展改革委、教育部、公安部、民政部、司法部、财政部、人力资源和社会保障部、中国残联.全国精神卫生工作规划(2015—2020年).

中华人民共和国全国人民代表大会常务委员会.中华人民共和国精神卫生法[S].北京:中国法制出版社,2012.

中华人民共和国卫生部.心理治疗规范,2013.

编写组编.中华人民共和国精神卫生法医务人员培训教材[M].北京:中国法制出版社,2013.

2 心理治疗与人文社会科学

2.1 心理治疗的学科属性 / 20
    2.1.1 软科学与硬科学之间的心理治疗 / 20
    2.1.2 心理治疗在学术文化中的定位/ 22
2.2 心理治疗与哲学 / 23
    2.2.1 与心理研究有关的"方法论之争" / 24
    2.2.2 两种心理学——解释的心理学与理解的心理
          学对客观的心理学与主观的心理学 / 25
    2.2.3 主干心理治疗流派对"有意义的心理联结"的
          理解 / 26
    2.2.4 看法决定心理治疗的做法:基于科学的艺术,
          基于理解的人道行动/ 28
2.3 心理治疗与文化 / 29
    2.3.1 文化对专业人员的影响 / 30
    2.3.2 文化对患者的影响 / 31
    2.3.3 文化对临床治疗的意义 / 33
    2.3.4 发展有文化适应性的心理治疗/ 34

2.1 心理治疗的学科属性

从应用的领域而言,心理治疗既是心理学之下临床心理学的分支,又是精神卫生服务的有机组成部分,与精神病学密切相关。所以,与心理治疗有关的学科属性问题,其实与精神病学及精神卫生的学科属性问题高度重合。

2.1.1 软科学与硬科学之间的心理治疗

心理治疗是一个处于心理学与医学之间的交叉领域,具有多重的学科属性。从科学史角度看,心理学和医学都来自古希腊时期的哲学源头,其中,医学从中较早独立出来,成为自然科学的领域;而心理学在很长时间里从属于哲学,直至1879年冯特开创的科学心理学诞生将其剥离。

不过,由哲学心理学向科学心理学的发展并不是一个非此即彼的过程,也不是一厢情愿。由于人性研究的复杂性,心理学谋求成为独立的实证科学的目标,并非已经全面实现;把心理学客观化的做法虽然已成主流,但仍有其局限性,也并不是心理学界普遍接受的做法,因为它放弃了对人的精神的探索,使心理学的一些分支变成了没有心理的心理学,甚至不再是心理学。

医学内部,笛卡尔的心身二元论在很长时间里主宰了对精神障碍的心理现象和机制的探索,其影响持续至今;在当代以生物医学为主流的医学体系中,心理疾患还是被当成躯体(中枢神经系统)疾病的一个类别。即使到了现在的神经科学时代,心理治疗的学科地位依然处在边缘地带。

发生在心理学和医学的这些现象对心理治疗的处境和发展水平产生了重大的影响。国际上,总体上心理学学科地位已经比较明确、稳定、相对独立,各个分支各得其所。其中临床心理学势力强大,严格规范的教育、培训和执业执照制度使临床心理学工作人员有自己的职业身份,促进了心理治疗与心理咨询的发展。

在我国,心理学的学科定位较为混乱、不清晰。1949—1978年,心理学曾经无所归依,被当作体现资产阶级意识形态的"伪科学"遭压制、取缔。1978年以来,心理学作为一门学科得到恢复,但在不同的学术及管理分类系统中归属却不同——在教育部学科门类目录中属于"教育学",是一个二级学科,其下仅有三个分支(三级学科):基础心理学、发展与教育心理学、应用心理学,临床心理学属于应用心理学之下的四级学科,心理治疗与心理咨询的层级更低。在国家自然科学基金会的学科分类中,心理学属于"生命科学";而在中国图书分类法里,心理学图书主要归于"哲学、宗教"类,另外还有其他多个类别收录心理学图书。在国家研究机构中,中科院下设了心理学研究所,中国社会科学院没有专门机构。

学科地位不确定,导致心理学人员职业地位不确定,心理治疗专业人员队伍发展不顺利。我国的职业分类里至今没有"心理学工作者"这样的职业类别。但由于社会上对于心理治疗有巨大需求,我国的医学教育和服务体系对心理治疗越来越重视,正在从医学心理学、临床心理学、精神医学角度促进其发展。作为职业化发展的第一步,我国自2002年以来已经在医疗卫生机构正式设置"心理治疗师"专业技术职称,将其归于"技师"系列中。总体上看,将心理治疗当作医疗服务中的"硬科学、硬技术",对于行业生存、社会接纳有好处,但对其本身的发展、进步及有效利用未必有利。

本章的目的,就是对长期被忽略的心理学的人文、哲学传统进行简要的复习,对心理治疗所处的精神卫生领域的多学科背景、轮廓进行描绘,对其中的重点相关学科如伦理学、文化人类学、社会学进行关联性的介绍,以厘清心理治疗的学科特性和地位,以期对未来发展定向提供参考。

2.1.2　心理治疗在学术文化中的定位

卡根(Kagan, J.)把所有学术领域分为三大类,即自然科学、社会科学和人文学科,并认为它们从属于三种"文化"(Kagan, 2009)。依据九个指标对"三种文化"进行的划分(见表2.1),比既往史诺(Snow, C. P.)的"自然科学 + 社会科学"的两分法,或是我国的"理科 + 文科"的分法更加细化,特别是将人文学科与社会科学又区分开来。

表2.1　对三种文化的九维度比较(Kagan, 2009)

维度	自然科学	社会科学	人文学科
基本兴趣、基本问题:包括探究的主要成果在多大程度上对一种现象进行预测、解释或描述	预测、解释所有自然现象	预测、解释人类行为和心理状态	理解人对事件的反应;理解人们对经验所赋予的,作为文化、历史纪元和生活史的功能的意义
证据的基本来源,对条件的控制	对物质实体在实验室条件控制下进行的观察	行为,言语陈述,以及有时在并不总是能够控制的情境条件下收集的生物学测量指标	书写的文本,在最不能控制的条件下收集的人类行为
基本词汇	语义学及数学概念,所指对象是物理、化学、生物学的物质性实体,且被认为超越了特定情境	指称个体和群体心理特征、状态的构想;接受观察背景对普遍性造成的限制	指称人类行为及激发这些行为的事件的概念。推理受到严重的情境限制
历史条件的影响	最小	中等	严重
伦理的影响	最小	重大	重大
对外在支持的依赖	高度依赖	中度依赖	相对独立
工作条件	可大可小	小型的合作,孤独	孤独
对国家经济的贡献	重大	中等	最小
美的标准	从使用机器产生的证据而得出的、符合数学语言描述的结论要涉及大自然的最基本的物质成分	得出支持一种关于人类行为的广泛的理论观点的结论	语义上严密一致的,用优雅的散文描述的论点

在这个分类中,心理学整体上被归于社会科学,与语言学、社会学、人类学、政治学、经济学并列。不过,心理学学科范围极广,如果拿各个分支来对号入座的话,有的可以归入自然科学,有的可以归入社会科学,而心理治疗其实更接近人文,即与哲学、文学、历史靠近。按照这个分类,精神医学也与心理学的情况类似,虽然在很大程度上偏向生物科学,但有些方面却延展到了社会科学和人文学科。心理治疗处于心理

学与医学最具实质性意义的交叉点上,是最典型的"软硬兼具"的枢纽领域,而不应该是边缘地带。在这里,医学与心理学共用精神病理学的现象学方法论,共同进行临床诊断与干预,医学背景的和心理学背景的专业人员也高度共享人文学科的学术文化。

2.2 心理治疗与哲学

哲学的本义是"爱智慧",其最初的功用是应对人类生活的困境。古希腊、罗马时期的哲学是一种处理人类生命中问题的方法,其本身具有疗愈心灵的属性。

中世纪,哲学主要针对宗教及人生进行思辨,用来发展生活伦理。文艺复兴之后,特别是康德之后,哲学成了纯粹思辨之学,逐渐远离了大众,偏离了与鲜活的生活世界的实际关联。19 世纪中叶之后,心理学和哲学逐渐分离,哲学似已和现实的生活世界渐行渐远,失去了原有的关注人们日常生活的热情和"治疗"的属性。少数哲学家如尼采和维特根斯坦,关注哲学的"治疗"功能,但他们的哲学治疗思想都是针对宏大的关乎人类的文化疾病、时代疾病作出的理论探索,这种形而上的"治疗"没有也无法发展成为具体的操作模式,更遑论对个体日常生活困境的关注。

进入 20 世纪之后,各学科持续分化发展,哲学在专门化的趋势中,产生了许多以研究对象命名的哲学分支,也逐渐恢复了对现实生活的重视。其中哲学心理咨询(philosophical counseling)就尝试对哲学的理念与方法进行可操作性的改造,把哲学知识应用于心理健康服务的实践。1981 年阿亨巴赫(Gerd Achenbach)以哲学实践的名义开展咨询活动,开启了哲学以咨询的形式回归它作为灵魂疗法的古老传统(McGinn, 1997)。

现代语境下的心理治疗作为专业的学科门类,其与哲学的关系复杂而紧密,既有本体论层面的关于人性的假设和借鉴,也有来自方法论层面的研究和实践指导。

通常而言,心理治疗所处理的内容(事实),属于科学技术的层面;而其形式(概念、观念),以及内容、事实在其中得以被理解和解读的一般性的观念框架,属于哲学问题。心理治疗工作随时都涉及的哲学问题有以下三类(Fuiford, Thornton, 和 Graham, 2008):

1. 世界观、人生观、价值观。心理治疗师不仅要了解服务对象的"三观",也要对自己的价值立场有清晰的自觉。

2. 哲学中的一些特殊分支,如:(1)伦理学及其四大原则——善行、不伤害、公平、自主;(2)认识论——关于专业知识的理论;(3)现象学——关于如何描述、理解心理体验的理论和方法;(4)法学及法医学——关于患者行为能力、责任的理论;(5)政治哲学——关于医疗机构及治疗师权力、权益、责任的理论;(6)思想史——专业理论发展历程及对当下的启示;(7)形而上的问题,如心身关系。

3. 概念分析:心理学家、哲学家威廉·詹姆斯(William James)说:"哲学就是一种固执地想把事情想清楚的努力。"心理学、精神医学中大量的概念没有取得共识,心理治疗不同流派之间"各吹各打、对牛弹琴、鸡跟鸭讲"的现象长期、普遍存在。一定程度上可以说,心理治疗的几大主干流派都是在"制造概念—互相攻讦—辩解及证明—争取共识—扩大共识"的哲学论战中存活、发展的。

本章重点论述精神病理学中的现象学及其对"有意义的心理联系"的强调。这是心理治疗的重要哲学基础,是反映心理治疗人文价值取向的核心认识论和方法论。

2.2.1 与心理研究有关的"方法论之争"

在19世纪末、20世纪初,与研究人类心理相关的心理学和精神病学经历了一场"方法论之争"。这个时期正是西格蒙德·弗洛伊德(Sigmund Freud)创建精神分析话语体系的时期,也是心理学开始走上实验研究道路的时期。当时的精神病学则正经历第一次生物医学暨神经科学的热潮,"脑神话"盛行,精神疾病被认为是脑病,弄清"why"(为什么)好像比弄清"what"(发生什么)、"how"(如何)重要。德国精神病学家、哲学家卡尔·雅斯培尔斯(Karl Jaspers)当时就反对这样的"生物学还原主义"(Stanghellini和Fuchs,2013)。

在如何看待精神障碍的本质这个问题上,人们对"客观"与"主观""脑"与"心理""疾病"(disease)与"病痛"(illness)、"因果关系"与"意义联结""医学模式"与"道德模式"等矛盾论题争论不休,持续至今。这些论题既是精神病学、心理学领域里的基本哲学问题,也是很具体的技术问题,在国外学术界的争论已持续上百年。如果往近现代精神病学、心理学诞生之前的时代回溯,约2500年前希波克拉底、柏拉图时代的人们就已经对此开始认真、严肃的辩论了(见图2.1)。可以说,精神病学就这样一路走来,矛盾、斗争促进了发展。

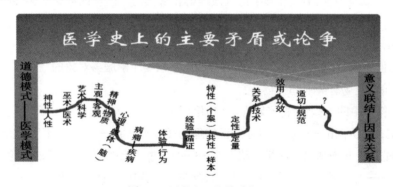

图2.1 医学史上的矛盾论题

2.2.2 两种心理学——解释的心理学与理解的心理学对客观的心理学与主观的心理学

对于上述论争,卡尔·雅斯培尔斯的思想最为关键。他在 1913 年初次出版、后来不断再版的《普通精神病理学》(Jaspers, 1923,1946,1965,1973)一书中提出,精神病理学需要两种心理学,一种是"解释的心理学",一种是"理解的心理学"。

解释的心理学(explanatory psychology,亦译"说明的心理学")相当于"客观的精神病理学",关注的是精神和精神病理现象发生的机理和物质基础,解释因果关系。通过重复的经验,我们发现大量现象有规律地联系在一起,以此为基础来解释因果。而理解的心理学(understanding psychology)重点则在于精神世界内部的"有意义的心理联结"。临床医生、治疗师需要将自己沉入心理情境,从发生学上,通过共情(同理心)去理解,何以一个(心理)事件出自另一个事件。比如,研究动机"为了什么而产生"和"如何产生",研究情绪与意志、认知与外显行为的关系。治疗师一方面作为客观的观察者,要判断患者有无"投入的理解"——也就是"共情"——方面的损害,另一方面,为了理解患者症状的意义,自己就要有共情的能力。

互相理解心理事件的意义联接是一种基本的人类活动。但只具备自然科学头脑的研究者并不喜欢这种"心理学解释";他们发现的因果关系其实只是对外部因果关系的解释,没有进入心理的世界。

对心理治疗师来说,卡尔·雅斯培尔斯 100 多年前的话仍然极有价值:"如果没有进入到内容(象征、形式、想象、观念)的共情(同理心),如果没有看到表达、没有分享体验到的现象,我们就不可能有心理学的理解。所有这些有意义的客观和主观的体验构成了理解的实体,只有如它们存在的那样,理解才能发生;它们通过我们发生学的理解而进入到一种情境里来。在有意义的现象的心理学中,对一个个案运用直接感知的、可理解的联系,永不会导致演绎性的证明,而只可能提供可能性。心理学理解不可以被机械地当作一种概括、泛化的知识来使用,它是鲜活的、随时需要个人直觉的。正如布洛伊勒(Bleuler)所说的,'解释只是原则上的科学,它的应用永远是艺术'。"(Jaspers, 1963)

艺术性地应用心理学的理解是各种心理治疗流派的任务,而不论其是否声称自己有科学性还是偏爱人文。心理治疗主要在理解的心理学领域里进行,需要理解心理事件的意义,并通过人际互动,为对方寻找、固化、重新赋予或扩展意义,甚至构建、创造新的意义。这与解释的心理学不同,也与生物医学的方法不同。虽然生物医学非常重要、伟大,但只强调精神活动物质基础的生物医学模式对精神科医生、心理治疗师是有害的,因为药物等躯体治疗能消除个体的躯体症状、精神症状,但却无法取代患者在病态之中与环境的互动,无法取代个体在正常状态下对于生命意义的追求。

精神病理学本来属于精神卫生专业人员"须知"的范围,但在我国现有教育培训中被简化为精神病学里的精神症状学,或是心理学专业学生的变态心理学课程,这些看似抽象实则很具体的哲学问题很少得到讨论。现在的两种偏向是,一些人认为只有自然科学才有价值,只有生物精神病学才是科学的,而另一些人则认为生物精神病学冷漠,只有动力性的或人本主义的心理学才会有人性关怀。

持前一种看法的精神科医生和心理学家认为,自然科学能解释和解决所有问题,心理问题的根源完全可以用分析—还原的方法加以探究和澄清。他们很大程度上放弃了理解心理学的方法,发展了不重视整体、不重视个体及其生命意义系统的临床思维模式,相信单纯躯体治疗就可以解决包括神经症在内的临床问题,轻视对病人千差万别的社会处境、文化背景进行深入的理解和个体化的处理。这种过分简单化的认识方法是降低精神卫生服务质量的原因之一。精神医学、心理健康服务在我国处于不受青睐、重视的境地,与部分专业人员在医学模式上作茧自缚,在服务范围上画地为牢,因而在服务方法上简单粗糙,有着密切关系(赵旭东,2011)。

后面一种观点的偏颇之处在于否定精神疾患的生物学因素,可能会因为缺乏自然科学的基础而成为"过于主观的主观心理学"。在西方,由于后现代主义哲学,特别是德里达(Derida)、萨斯(Szasz)的思想的影响,在这个方向上走得更加极端的思潮引发了"反精神病学运动",全面否定精神病学的价值(Costa 和 McCrae,2005)。在中国,这种观点有三种可能的后果:(1)心理学专业人员可能对医学模式比较抵触,不喜欢与精神科医师合作;(2)心理学业余爱好者容易迷失在依靠常识、说教、民间疗病术,甚至神秘主义、超自然力来对人做心理影响的热情中;(3)自负的治疗师可能会自说自话,发明、推广一些既缺乏自然科学也缺乏哲学理论根基的理论和疗法。

为了心理治疗在中国的健康发展,上述两种偏颇都应避免。精神科医生和心理治疗师、咨询师、社会工作者,不仅要用实证的方法关注精神现象的物质基础和因果关系的解释,而且应该借鉴哲学、社会科学的方法,尤其是现象学、主观心理学的观点,以及合理而非片面地使用"后现代"理论,加深对于精神现象的意义以及精神过程内部因果关系的理解。

2.2.3 主干心理治疗流派对"有意义的心理联结"的理解

经典的精神分析、人本主义、系统思想,都是重视意义的心理治疗。甚至现代的认知行为治疗,都有了很强的对于理解意义的兴趣(赵旭东,2000)。

精神分析治疗师通过自由联想、释梦的方法,努力理解症状的象征性意义。不过,雅斯培尔斯曾批评早期的精神分析混淆了两种心理学——想要用自然科学去解释,却好像是用了理解的方法,以致其学说常常被一些人批为泛性论、生物学化,而被另一批人视为漫无边际、牵强附会的臆断,两头不讨好。不过,一百多年以来精神分析不断发展、适应,可以被视为在两种心理学之间的矛盾斗争中的成长。例如:通过依恋理论,精神分析现在与神经科学发生了结合;而前述"反精神病学运动"的部分倡导者其实是几位精神分析师,他们推崇后现代解构主义思想,虽然因推动那场矫枉过正的激进运动而备受争议,但在有些方面却"歪打正着",促进了精神卫生领域的人权保护,也为打破精神科医生"话语霸权"、改善与其他精神卫生工作者之间不平等的关系作出了贡献,促进了心理治疗的发展。通过这些与科学和哲学的整合,精神分析在西方社会生活中得到广泛应用,大量概念成为西方精神病学、心身医学理论和实践中不言自明的术语、原则;通过它激发起来的学术探索、辩论过程,促进了其他流派的诞生、自我矫正与发展。

系统治疗,是当代的重视意义的治疗形式。只不过它所选择的靶子,已不再是以西方神话为基础的意义和象征系统,而是超越了具体内容的、认识论层面上的逻辑前提。治疗师先是像听故事的人那样,努力理解咨客、病人讲诉的充满麻烦、苦恼的"问题故事",然后接着又像小说家那样,提出关于"例外情况"的问题,动员家庭成员一起"集体创作新故事"。这是在"发明现实",而不是"发现现实""验证现实"。通常,病人的故事下面都存在着狭隘、悲观的前提。这些前提引导出僵化、低效的适应策略和行为,进而塑造着他们的生活。也就是说,他们对现实的构想,变成了现实。这是所谓"构建主义"对于现实的相对主义观点。按此观点,心理治疗的目的,是给病人及其人际系统建构一套新故事,或者一套对于现实的解释,使他们能重新描述自己,并接着写主题、风格完全与以前不同的生活篇章。

在如何对待意义这一点上,早期行为治疗是持竭力排斥的态度,力图以此标明自己的纯粹科学性。但20世纪七八十年代以来,这种偏颇态度有了很大改变。行为治疗现在与认知治疗发生了自然而然的融合,也开始接纳理解的心理学和系统思想。

著名行为治疗家伊萨克·马克斯在其《对神经症的治疗与关怀》(Marks, 1988)一书中,虽然对"理解的心理学"的概念有批评性看法,但还是从临床的角度对神经症症状的五种意义作了区别和讨论。他提醒治疗师注意:(1)症状对于病人本人有何牵连性意义?如由强迫症状而引起的联想、幻想和回忆等;(2)症状问题对于治疗师有何诊断意义?如症状主诉提示治疗师注意实际正在发生的心理活动,这些症状后面的活动有些是被病人知觉到的,有些是他们自己并不清楚了解的;(3)病人是否故意通过症状传达某种信息?症状行为是完全无意,完全有意,还是模棱两可?如挠头的动作是搔痒,还是对抗冒出来的害人冲动的仪式行为,抑或是妄想使然?(4)理解了病人的意义之后,治疗师的目标是什么?是继续以此为线索挖掘过去经历,还是以此引导其产生领悟,使之做到通过意志去控制不合意行为? 或者不一定让他知其所以然,只是训练他自动化地形成条件反射? (5)治疗后形成的当前行为对未来的行为有什么意义? 能否解脱痛苦? 能否有效地适应环境?

从伊萨克·马克斯的论述可以看出,他作为强调客观性的行为主义者,实际并不反对理解的心理学,反对的只是漫无边际的联想与解析。他提倡,在讨论诸如象征、意义这些问题时,要仔细定义讨论的是特定时刻特定患者的哪些方面的意义。这样,就可以避免治疗师牵强附会,进入不切实际的虚玄境界。

2.2.4 看法决定心理治疗的做法: 基于科学的艺术,基于理解的人道行动

体现生物—心理—社会医学模式的精神医学及心理健康事业,应该是一套以对全人类有普遍适用价值的生物医学知识为主干,融合有跨文化普适性的心理学和社会文化知识而形成的体系,用以说明精神卫生问题的一般规律,提出心身关系和人与环境关系的一般模型。但人们比较信任生物医学,因为对于精神活动的物质性基础,以及心理活动的基本形式比较容易取得共识;人们对心理学及心理治疗还不够信任,是因为大家对人格发展,对个体与社会文化环境之间的互动,包括对于行为的正常与否如何判断,对偏常行为应不应该及如何矫治等方面的观点差异较大,有时难以达成共识。

从前述心理治疗涉及的哲学问题看,哲学上的"看法"和心理治疗技术层面的"做法"大有关系。缺乏共识,对问题的看法和说法不同,自然会引出不同的干预方法。行为治疗师可能会设计暴露疗法或厌恶疗法,精神分析治疗师可能会帮助分析童年创伤。

但临床上可以看到,患者系统其实往往对治疗师的意向做出"投桃报李"式的相应反应,常呈现出治疗师在"透镜"下想要看到的东西。治疗师如果抱着精神病学、精神分析及行为主义流派的缺陷取向,那么透镜下可能就是满目疮痍。所以,理论取向不仅仅是治疗师自己的事,它在无意中可能"制造"出一批符合理论构想的病人来,理论因此而可能成为"自我应验的预言"。

从哲学认识论角度看,这些差异本身就是有意义的,正是心理学、精神医学的研究内容。但用现在流行的研究方法,处理受试之间、研究者之间的这些差异又很不容易。比如:难以做实验,难以进行定量分析;必须更多地使用描述、思辨甚或体验、隐喻的方法。这就使人对心理治疗这样一些难以形成共识的学术领域容易产生"不科学"的误解,因为人们往往把"科学的"研究方法理解为对象和结果可观察、可预见、可控制和可重复,而心理、精神科学领域里的许多问题,尤其是与文化、心理相关的现象却有着自身的一些特点,这就使一部分精神科医生和心理学家青睐前述的"见林不见

树"的临床思维,倾向于将人笼统地看成完全同一、千人一面,而对于人群之间、个体之间的差异所具有的意义视而不见。

面对这种情况,系统治疗可以说是"站在巨人的肩膀上",后来居上,整合了来自自然科学的系统思想、来自后现代主义的解构与建构、叙事等理念,将治疗关系的双方都纳入了观察、理解的范围,进一步利用了心理治疗能够"无中生有"的特性,做出了积极方向上的努力,推出很多堪称惊世骇俗却又如行云流水般潇洒飘逸的创新性治疗技术。基尼(Keeney,1983)在其著作《变的美学》中,从系统思想、控制论角度介绍了系统式心理干预的认识论,被控制论创始人之一海因茨·冯·福斯特(Heinz Von Forster)称赞为对"理解的理解"。从这本书可以看到,系统式干预体现了心理治疗"促进变化技术"后面的哲学的价值;它的兴起,是科学与人文结合的结晶。

通过复习与心理治疗相关哲学问题的文献,期望我国的心理治疗事业在以下几个方面取得进步:

(1) 重拾哲学心理学中对现代有益的传统,使心理治疗成为有科学基础、哲学内涵、道德境界和伦理规范的人文实践。

(2) 心理治疗的理论和技术,"既要见林,也要见树";人文关怀既要体现在对社会、对人类利益的关注上,也要能够见诸具体个人的生活环境、治疗关系和生动丰富的内心体验之中,将普遍性与特殊性、群体与个体统一起来。

(3) 对心理治疗学科属性的新认识能够带来对于这个专业领域的理解和支持,使其得到适合其特性的社会地位和学术定位,让来自心理学、医学两种背景的人员可以和谐合作。

2.3 心理治疗与文化

文化的概念十分广泛,综合多种多样的定义,文化是指人类适应和改造自然的过程中出现的,与自然存在和自然现象相对的人文性存在和现象,包括作为群体的人的活动方式,以及为这种活动所创造,并为这种活动方式所凭借的物质财富和精神产品,如一个群体的成员所共有的语言、传统、习惯和制度,有激励作用的思想、信仰、价值,以及它们在物质工具和制造物中的体现。

心理治疗学作为一套知识和技术体系,本身是文化的一个部分,它所研究的内容也当然包括文化在内。离开了文化这一概念,"心理""心理障碍"或者"心理治疗"就无从谈起。

文化与心理治疗的关系,可以从心理治疗服务对象和心理治疗专业人员两种角度,探讨文化维度理论及文化对精神病理的影响效应,结合社会变迁现象,探讨心理治疗的干预层次,以利于发展具有文化适应性的心理治疗。

2.3.1 文化对专业人员的影响

2.3.1.1 文化维度与临床风格、治疗关系

霍夫斯泰德(Hofstede,1991)曾将文化比喻为人的"心理程序"(mental programming),即个人内在的思维、感情和潜在的行为模式,并指出这种意义层面上的文化"只能部分地决定人的行为举止",并提出文化维度理论。这五个维度分别为:个人主义/集体主义、权力距离、回避非确定性、刚性/柔性倾向,以及短期/长远取向(汤新煌和关哲,2006)。将此分析应用于个人即咨询师,也可以看出他们的个人文化维度在不同程度上影响着心理治疗的效果。

在临床上文化可以影响治疗师所形成的不同个人风格。部分治疗师强调理性和逻辑思维,过于求实求真、具体化,排斥和压抑情感的作用;而部分治疗师则更强调抽象和情感逻辑,更加感性,求善求美。前者社会控制的角色较强,对物质性地解决精神科问题乐观,但对待具体的病患却是严肃的悲观主义,或冷漠的玩世不恭,不想把病人当作平等伙伴。后者个人影响欲较强,虽然知道非物质性的助人方式有局限性,常常出力不讨好,但还是盲目的乐观,或轻信利他主义。

在心理治疗中,治疗关系指医生与患者的人际互动联系,表现为有一定界限及限制的规范和行为(陈向一和刘铁榜,2001)。有学者提出:"医患关系始终表现为文化关系。"(周惠芳和张燕,2006)这在本质上是将医患两者当做是拥有不同文化的主体,而不同的文化主体在医患交往中都按照自身不同的文化习惯去表达,这是导致医患冲突的关键。

2.3.1.2 中国文化多样性的影响

中国是地域广阔、传统悠久的多民族国家,精神文化上有着丰富多彩的发展和成果。三大传统文化——佛家、儒家、道家分别经历过极其辉煌的时期以及现今被其他文化平分秋色的情况;进入近现代以来,中国打开国门之后,引进各种外来文化,其中包括学习、实践共产主义理论,发展到今天的中国特色社会主义市场经济。同时,医学也从传统的中医为尊,配合民间疗病术,到现今的西方医学占据主流。

不同地域、接受不同文化熏陶的心理治疗师将会产生不同的世界观、价值观,在心理治疗中,医生自身的视野、境界、格局以及对对错、好坏的看法,将影响他对患者说什么、做什么,对患者的情绪、心理产生严重影响。在治疗师过于局限于个人文化而不尊重病人时,有时候好心好意甚至可能造成"医源性损害"。例如,传统医学中对疗病者的权威十分强调,对于寻求不平等依赖关系的求助者是合适的,但对于强调平等、民主的人际关系,更重视理智解决问题,任务取向而非关系取向的咨客可能就是

不合适的。

2.3.2　文化对患者的影响

2.3.2.1　文化对病理心理的影响

文化能够从生理、心理等多方面对患者产生影响。著名华裔文化精神医学家曾文星(Tseng,2001)从精神病理角度提出以下七种影响效应：

(1) 病因效应(pathogenic effects)：某种文化因素对一种疾病的发生有着非常显著的病因学作用,比较直接地触发、导致了病理现象的发生。

(2) 病理选择效应(pathoselective effects)：在发生应激反应时,文化因素可能会影响个体对心理防御机制、应对方式的选择性使用。

(3) 病理塑型效应(pathoplastic effects)：个人所持有的思想、价值观,以及敬畏、信仰或惧怕的对象,严格遵从的规则等等文化因素,对所患疾病的内容和表现产生影响。

(4) 病理修饰效应(pathoelaborating effects)：有些普遍存在于各种文化中的疾病,基本心理机制及表现形式大体相同。但在某种文化背景中,一种疾病会由于受到强调、关注而容易被诱发,内容、表现变得复杂化、"精致化"。

(5) 病理促进效应(pathofacilitative effects)：有些社会文化因素,会对某些精神障碍、心身障碍的患病率的波动产生影响。

(6) 病理判别效应(pathodiscriminating effects)：文化价值观直接影响人们对心理行为正常与否的判断标准。

(7) 病理反应效应(pathoreactive effects)：许多疾病有较明确的器质性基础,文化因素发挥不了太直接的作用。但是,文化因素却决定了周围人对待患者的态度和行为。

对这七种方式的不同程度的偏好、应用,既可以反映在普遍性规律层面,大致区别出不同的文化群体的特点,同时又适用于识别、解释不同文化下具体患者个体的疾病行为。

例如,在我国广东省雷州半岛、海南岛等地曾有"缩阳症"(亦称"缩阴症")流行。发作时有人表现出类似惊恐发作的症状,而这些症状在其他人身上引发"感应性",以致可以多人相继出现相似症状。1984—1985 年间黎立勋等曾对此进行现场调查(黎立勋、欧励华、丘岳等,1987),发现在当地人中长期存在一种说法,认为男性生殖器、女性乳房这样的器官如果缩入体内就会致人死亡。首个患者发病前,出现过相关迷信传言,同时易感素质的人(暗示性高、敏感、焦虑、神经质者)也出现感知过敏、情绪焦虑,当听到或看到旁人发病即受到暗示,担心到自己要发病,并对性器官乳房、阴茎等部位过分注意。从精神病理角度分析,上述案例即是病因效应的具体表现,发病与社会文化因素有密切关系,是一种心因性神经症性精神障碍。

其他几种效应在日常生活和临床工作中也非常常见。例如,"怕上火"或"畏寒症"的流行信念,以及"坐月子"习俗,有一些其他民族文化所没有的临床心理学后果,有时甚至形成有器质性改变的心身疾病;中国无神论传统悠久而强大,患者中宗教色彩的幻觉、妄想较少,患者的症状正好就反映了这种文化—社会—经济的大背景。另外,近30多年来中国人的精神障碍患病率增加明显,既有专业人员方面诊断标准、流行学研究方法变化的原因,也有人群中因文化变迁(如环境、生活及工作方式改变、人口学)方面原因而导致的实质性变化。与这些变化相应,中国人对待自己和别人的心理问题的看法、态度在不断改变,继而塑造新的帮助行为或回避、歧视的行为。

2.3.2.2 社会流动性产生的文化—亚文化适应压力

随着全球化的进展,社会流动越来越频繁。广泛、深刻的社会流动性包括物理空间意义上的人口流动和社会阶层的流动,而两种流动之间又有重叠。空间的流动主要有自愿或被迫迁居海外的移民、涌向大城市的国内移民及近年来大量增加的海外留学生等。与此相对应,文化应激(再)适应障碍也越来越突出。

文化休克(culture shock,又称为文化应激适应障碍,acculturative stress disorder)是由美国人类学家奥伯格(Oberg,1960)提出的,指当一个人失去熟悉的社会交流的符号和手段时产生的一种紧张、焦虑甚至恐惧的感觉。文化休克发生在奥伯格的跨文化心理适应四个阶段的第二个阶段,发生于所有处于较大幅度的空间及社会阶层流动过程中的个体,常见于出国与留学的人群。但在中国这样幅员辽阔的国家,跨省、市的迁居移民也同样会发生不适应甚至文化休克的现象。

社会阶层流动指子代与父母之间社会经济地位的差异。优于上一辈,为向上的社会流动,反之则为向下的社会流动。具体可以体现于岗位的升迁或降职、财富的增加或减少等等。这样一些社会改变与一些临床心理问题有关,尤其是与患者的家庭—婚姻背景有关。例如,在有些家庭,夫妻之间的婚配按照世俗标准不够"般配",有可能出现所谓"穷小子或灰姑娘综合征"——这指的是一些出身贫寒或生长发育经历过逆境的聪明人,在奋斗过程中,或功成名就之后,常感身体不适,对身体健康缺乏信心,有神经质、疑病倾向、述情障碍,反复为躯体症状求医,但找不到医学上合理的因果关系解释。这个现象在我国城市地区的有所谓"医学无法解释的躯体症状"的人群中比较常见,但它并不是一个医学名词,而是与国际精神障碍诊断分类 ICD-10 里的"躯体形式障碍"或现在 DSM-5 里的"躯体症状障碍"及其下的"疾病焦虑"有关。

2.3.3 文化对临床治疗的意义

2.3.3.1 心理治疗的干预层次

劳伦斯·科迈尔(Kirmayer,2004)在其论文中谈到,针对心理疾患的心理干预发生在多个层面,可以从生物到社会的不同层面达到治愈的目的。

生物学的层面主要是按照中枢神经系统的结构来划分,有脑干—网状上行激活系统、边缘系统以及大脑皮质。

脑干司自主功能、唤醒、疼痛系统的调控,心理干预的调节、中介作用可以通过内源性疼痛控制机制、习惯化、条件化来实现;网状结构是控制大脑非特异性应答,比如觉醒或对刺激的反应的区域。这个层面的疗愈模式其实比较原始、简单,但并非不重要——通过触摸、按摩、减少感觉、控制环境、满足本能需要等方式可以改变整个大脑的觉醒状态,让个体对许多刺激降低或者提高敏感度。

而边缘系统是大脑中较为古老的区域,它要影响人的情绪、共情及依恋。这个层面的调节、中介作用主要是依恋、黏结、抚慰、社会支持,疗愈模式可以归结为关系(支持)性的心理治疗。一些非言语性的体验性、表达性艺术性治疗,包括一些自然疗法,在这一层面作用于唤起情感或者重新建立共情与依恋来达到治愈的目的。

大脑皮质,尤其是较晚进化而来的新皮质,主要负责复杂的自我意识、认知和言语功能,是目前主流的心理治疗模式,如认知行为疗法、领悟取向的疗法(如精神动力性的心理治疗、人本主义治疗、存在主义治疗等)作用的对象区域。这些治疗模式从引发和改变体验的概念模型入手,通过领悟、认知重建、隐喻性转换、分离等调节和中介机制取得疗效。不过,这类比较"高级"的机制并不只是发生于优势大脑半球,而是双侧大脑半球横向协同以及与"低级"区域之间上下关联的结果。许多实验性证据支持非优势半球可能在阐述意象中有着特殊的作用。非优势半球与海马有着更强的神经解剖学和功能的联系,尤其在情感意义的加工中。联想、冥想或者催眠可以作用于这一领域;作为一种心理治疗方法的"发泄",则是发生于皮质网络与边缘系统之间的过程。

社会层面则包含从家庭、社区到整个社会几个层级的社会系统。家庭作为人类生活的最基本社会系统,其中或明或暗的规则对一个人的心理冲突造成的影响很大。解决此类心理冲突,需要的调节、中介作用旨在促进整个家庭结构的改变或者是互动规则的改变。家庭系统是通过家庭成员的交流沟通而形成和发展变化的,家庭成员之间互相影响。所以,心理疗愈的模式是家庭治疗、家庭仪式。家庭中哪怕只有一个成员因为心理治疗而发生了改变,都可以广泛地改变相互交流的模式。而在社会文化层面,参加一些宗教仪式,还原社会规则和与自然的关系,甚至扩大到与宇宙的关系也会有所帮助。

2.3.3.2　从传统疗病到心理治疗：按文化影响分类的三类心理治疗

全世界范围内的各种文化中,有史以来的疗病行为都可以被认为是发生在上述多个层面上,包括针对躯体疾病进行的很多治疗方法,以及看上去与健康或疾病现象关系不大的社会管理举措,其实都在各个层面发生或多或少的影响。而这些影响常常要结合患者及疗病者双方的文化背景才能够发生。

曾文星认为,视现代心理学理论和方法被使用以及与传统文化的结合、彰显程度,可以把心理治疗分为三大类:

(1) 本土文化里的心理治疗:在本族群自己的传统文化中一直存在,不使用心理学概念、术语、理论的疗病术。很多民族的系统化医学体系,如中医,以及没有被系统化总结的比较原始的疗病术,对本文化群体的人有巨大的心理影响。但大家通常并不认为、不承认这些方法是通过心理的机制发挥效用。

(2) 受文化影响的独特心理治疗:在逐渐受到西方文化影响的东方文化或其他文化中,有意采用了现代心理学的理论和方法,并紧密结合本族文化而发展出来的心理干预方法。例如,日本的森田疗法,是在 20 世纪上半叶日本高速现代化的进程中,针对那个时代常见的神经症性障碍,将富有佛学、道家哲学色彩的东方文化与西方心理学的基本原理做了很好的结合,继而发展出来的方法,曾经对大量的患者发挥了良好的治疗作用。与之类似,中国的道家认知治疗则是基于中国道家哲学思想和认知治疗基本原理进行的有益尝试。

(3) 文化相关的"通用心理治疗":主要指近一百多年来出现的主要心理治疗流派和技术,如精神分析及心理动力性心理治疗、行为治疗、认知治疗、系统治疗、催眠治疗等。这些理论和方法的奠基人及主要推动者基本都是西方人,似乎都不太在意各自方法涉及的文化问题,有意无意间从"欧美中心主义"立场出发,以为自己的学说有"普适性"。其实,任何一种心理治疗,在使用的时候都涉及文化因素,不论在发源地的文化还是在异族文化中。所以,提高心理治疗的文化亲和性,克服文化屏障是非常重要的。

2.3.4　发展有文化适应性的心理治疗

在心理治疗中,文化不是虚玄、无用的空谈,增强文化意识的价值在于扩展心理卫生服务的范围与内容,提高服务质量与效益。心理治疗师须设法与病人建立较持久而有效的治疗关系,在对方生活的多种方面引起持久的变化。

但是相较于其他躯体医学的临床服务而言,心理治疗当前在中国人中的知晓度、利用度却还不够高。其中最重要的原因就是这门学科与人民的巨大需求之间存在着文化屏障。用医学人类学的一个理论来说,这道屏障就是患者头脑里的"医学体系"。

择其要者,可以浓缩为"AKBP"四个字母开头的单词(吴文源,2013)。它们分别代表着四种较重要的文化因素:

（1）Attitude：态度,指人们对医疗理论和服务技术抱有的观点和内在情感取向。

（2）Knowledge：知识,指人们对医学信息的了解程度,以及这些信息的内容。

（3）Belief：信念、信仰,指对医学知识和服务带有情感倾向性的接纳、坚持。

（4）Practice：实践,指在保健、疗病过程中实际采用的策略和方法。

治疗师需要克服上述文化屏障,提高心理卫生服务的文化亲和性,可以通过了解与病人相关的语言、邻里关系、家庭背景,同时在自身建设上克服自我中心思想,摈弃偏见与刻板印象,在社会文化变迁迅速的现代社会把握好交流的背景,改善交流质量,减少误解及冲突。

心理治疗并非一成不变、墨守成规,当今社会需要发展有文化适应能力的心理治疗,而在发展的同时平衡五对矛盾——包括心理问题的普遍性与独特性、集体主义与个性化、和谐与扰动、本土化与全球化、理解的心理学与解释的心理学。

例如,系统家庭治疗是20世纪60年代西方出现的心理治疗流派,1988年由德国治疗师施蒂林(Stierlin)和西蒙(Simon)介绍到我国(史靖宇、Jochen和赵旭东,2014),在引入及发展过程中,逐渐发现家庭治疗理念中存在与中国传统文化相符合的部分,即可以洋为中用的部分。有研究认为(李灵,2004)正是这一部分,决定了家庭治疗在中国心理咨询与治疗中应用的意义所在。中国家庭文化为家庭治疗理论与技术在中国的应用提供了发展的契机和基础;而家庭治疗则进一步发扬了中国传统文化中的人文精神和家庭本位的思想,二者的有机结合才是家庭治疗在中国的真正出路。

综上所述,生物精神病学与社会—文化—心理取向并非互相排斥对立,而是互为补充、互为促进的。而现在仍有部分精神科医生和心理学家盲目地追求科学理性,放弃了理解的心理学的方法,发展了不重视整体及病人意义系统的临床思维模式,相信单纯躯体治疗就可以解决包括神经症在内的临床问题,轻视对病人千差万别文化背景进行深入的理解和个别化的处理。但是大量研究成果表明,理解与解释的心理学之间需要求同存异、取长补短才能更好地进行有效的心理治疗。

（赵旭东）

本章参考文献

Costa, P., & McCrae, R. (2005). Approaches derived from philosophy and psychology. In B. Sadock, & V. Sadock, *Kaplan & Sadock's Comprehensive Textbook of Psychiatry. 8th Edit* (pp. 778 - 780). Philadelphia: Lippincott Williams & Wilkins.

Fulford, K., Thornton, T., & Graham, G. (2008). *Textbook of Philosophy in Psychiatry* (pp. 143 - 159). Oxford: Oxford University Press.

Hofstede, G. (1991). Culture and Organizations: software of the mind. *Administrative Science Quarterly*, *23*(*1*),113 - 119.

Jaspers, K. (1963). *General Psychopathology*. Chicago: University of Chicago Press.

Jaspers, K. (1923, 1946, 1965, 1973). *Allgemeine Psychopathologie* (pp. 250 - 260). Heidelberg: Springer-Verlag Berlin.

Kagan, J. (2009). *The three cultures: natural sciences, social sciences, and the humanities in the 21st century*. New York: Cambridge University Press.

Keeney, B.P. (1983). Aesthetics of Change. New York: The Guilford Press.

Kirmayer, J.L. (2004). Cultural Diversity of Healing: Meaning, metaphor and mechanism. *British Mecal Journal*, *69* (*1*): 33 - 48.

Marks, I. (1988). *Cure and care of neuroses. Theory and practice of behavioral psychotherapy* (pp. 217 - 248). Washington: American Psychiatric Press Inc.

McGinn, M. (1997). *Wittgenstein and the Philosophical Investigations*. London: Routledge.

Oberg, K. (1960). Cultural shock: adjustment to new cultural environments. *Pract Anthropol*, *7*,77 - 182.

Stanghellini, G., & Fuchs, T. (2013). *One century of Karl Jaspers' General Psychopathology* (pp. XIII-XV). Oxford: Oxford University Press.

Tseng, W. -S. (2001). *Handbook of Cultural Psychiatry* (pp. 177 - 183). San Diego: Academic Press.

陈向一,刘铁榜.心理治疗中治疗关系利用状况的初步调查[J].中华精神科杂志,2001,34(2): 117 - 120.

黎立勋,欧励华,丘岳,等."缩阳症"流行的社会心理因素[J].中国神经精神疾病杂志,1987(5): 263 - 265.

李灵.论家庭治疗在中国的文化适应性——从传统家庭文化的转变看家庭治疗在中国的应用[J].教育科学,2004,20(2): 57 - 60.

史靖宇,Jochen, S.,赵旭东.中德家庭治疗师对系统家庭治疗应用的评价[J].中国心理卫生杂志,2014,28(01): 15 - 21.

汤新煌,关哲.试析霍夫斯泰德的文化维度理论——跨文化视角[J].辽东学院学报(社会科学版),2006,8(4): 62 - 66.

吴文源.心身医学[M].上海: 同济大学出版社,2013.

赵旭东.心理治疗[M]//张亚林,神经症理论与实践.北京: 人民卫生出版社,2000.

赵旭东.精神病学的两条路、两条轨与两个轮: 读曾文星教授述评有感之一[J].中国心理卫生杂志,2011,25(1): 1 - 4.

周惠芳,张燕.医患冲突原因探析及其弱化路径探讨[J].江苏卫生事业管理,2006,17(2): 17 - 79.

3　心理治疗的神经生物学基础

3.1　概述 / 37
3.2　心理治疗的神经影像学研究 / 38
　　3.2.1　强迫症心理治疗的神经影像学研究 / 38
　　3.2.2　焦虑症心理治疗的神经影像学研究 / 40
　　3.2.3　抑郁症心理治疗的神经影像学研究/ 41
3.3　神经可塑性：大脑与环境的相互作用以及心理治疗对
　　大脑影响的可能机制 / 43
3.4　结论/ 45

3.1　概述

　　心理治疗为受过专业训练的治疗师，通过与来访者建立一种职业性的关系，进而帮助来访者解决情绪上的困扰、纠正其错误认知、改变不良行为、促进其人格的成长和发展的过程。尽管心理治疗已经历了漫长的发展，但是，从实证的角度证明心理治疗对重性精神疾病的有效性还是最近十几年的事情。近年来，心理治疗在临床上广泛使用，已被证明对多种精神障碍具有显著的效果。例如，通过临床试验研究发现认知行为疗法以及人际关系疗法能够有效地治疗轻、中度的抑郁症，而且，心理治疗合并药物治疗比这两种治疗方法中任何单一治疗都更有效，疗效也更持久。再如，即便是针对比较严重的精神障碍，如精神分裂症，心理教育或者认知—行为治疗也能增加患者服用药物的依从性从而减少患者住院的频度。

　　然而，我们对心理治疗的神经生物学机制仍然所知甚少。近几十年来，神经科学已经有了迅猛发展，这些知识增加了我们对精神疾病的病因、病理学以及药物治疗学机制的理解，同时，也为开发新型有效的治疗药物作出了重大贡献。但是，心理治疗如何作用于大脑，通过大脑内的哪些神经生物学机制影响个体的认知信念、情绪情感以及意志行为,心理治疗是否与药物治疗作用于相同的脑区,如何把心理治疗与药物治疗整合到临床实践中等问题仍充满未知数,也极具挑战性。因此,研究心理治疗的神经科学基础,具有以下三个方面的意义:第一,从神经科学的角度客观地评价心理治疗的过程及效果;第二,理解心理治疗的神经科学机制;第三,从神经科学的角度为心理治疗寻找新的治疗靶点和途径。

最近几十年的研究显示,成年期大脑依然具有产生新的神经细胞的能力。这一发现,打破了固有的成年脑细胞一旦丧失便不可逆转的陈旧观念。研究表明,即便在成年期,海马和嗅球等部位仍然会产生新的神经细胞,而且,这一现象可以在所有哺乳类动物大脑中发现。另外,环境刺激能够调节成年大脑的神经再生,例如,自发性运动、与海马有关的学习活动、丰富的环境等"积极的体验"以及抗抑郁药等都能够增加海马的新生细胞的数量。相反,严重的或慢性持久的应激、生命早期的创伤体验以及很多精神疾病都可能破坏大脑的神经再生的能力。从这个意义上讲,环境可以引起大脑神经可塑性的变化。

神经可塑性是指由于经验而引起的大脑结构和功能的改变。近年来,不良的环境刺激对大脑的消极影响的研究已经愈发深入,同时,人们也认识到,良好的环境、积极的心理体验以及适度的情绪挑战也可以视为对大脑的良性刺激从而优化神经可塑性。心理治疗对个体的信念、情绪状态与行为的影响核心机制是学习的过程。因此,有人将心理治疗称之为"发生在治疗关系中的一种可控形式的学习",而且,从神经生物学的角度看,心理治疗的神经生物学机制就是学习的生物学机制的"一个特殊例子"。有学者推测,心理治疗的学习过程可能引起大脑突触活性和相关的神经生理活动的改变。例如,对焦虑症有效的心理治疗可能在大脑中产生新的知觉和新的协同记忆以替代以往产生焦虑反应的神经连接。

最近几十年来,神经影像学技术获得了长足的发展,能够无创地研究大脑结构和功能。这些技术包括磁共振(MRI),正电子放射断层造影术(PET)、单光子发射计算机化断层显像(SPECT)等。利用这些技术,研究者对心理治疗产出的大脑神经可塑性的变化进行了一系列研究,增进了我们对心理治疗效果的神经生物学机制的理解。限于篇幅,下文只就强迫症、焦虑症以及抑郁症的心理治疗的神经影像学研究作一简要介绍。

3.2 心理治疗的神经影像学研究

3.2.1 强迫症心理治疗的神经影像学研究

以往诸多研究显示,强迫症与眶额叶皮质、前扣带回及尾状核的代谢亢进相关。

在大量针对强迫症心理治疗的脑影像学研究中,L·R·巴克斯特(Baxter, L. R.)第一个证实行为治疗和药物治疗一样,可以改变上述脑区的活性。该研究利用 FDG-PET 检测了 18 例患者在接受行为治疗(9 例)或氟西汀治疗(9 例)前后静息状态下脑代谢率的变化,同时,该研究还设计了 4 名未接受过任何治疗的健康受试者作为对照组。研究者发现,在行为治疗和氟西汀治疗的有效者中,右侧尾状核的糖代谢率与治疗前相比是下降的,而在治疗无效者及健康受试者中并没有发现这种改变。因此,作者推测,这种下降可能是良好愈后的特异性指标。此外,在氟西汀治疗有效的患者中,强迫症状的改善程度与右侧尾状核代谢率的改变具有显著的相关性;在行为治疗有效的患者中,也可发现类似的倾向性,虽然未达到统计学差异。而且,在治疗有效的患者中,眶额叶皮质与同侧的尾状核和丘脑的活动性在治疗前具有显著的相关性,这种相关模式也是治疗有效性的特异性指标。这些结果表明,心理治疗的影响可能类似于药物治疗,不仅影响不同脑区的激活,而且也影响于脑区间的连接。在随后的一项研究中,该研究小组追加了 9 例行为治疗的患者,再次发现了右侧尾状核的糖代谢率的减少。此外,如果将这两部分研究数据合并起来分析,还可以发现左侧尾状核的糖代谢率减少,与右侧尾状核的改变相类似,这些结果仍然只表现在治疗有效的患者中。

有趣的是,在另一项研究中,却发现了完全相反的结果。艾薇拉·阿波斯托洛娃(Ivayla Apostolova)等使用 PET 比较了 16 例诊断为强迫症的患者采用盐酸帕罗西汀(9 例)或认知行为治疗(7 例)在静息状态下及症状活跃期的脑局部糖代谢率。研究显示,随着治疗的进展,治疗有效者右侧尾状核的糖代谢率增加,并且增加的程度与症状的改善程度相关。作者认为,右侧尾状核活性增强可能与这些早发的强迫症患者伴有抑郁症状有关。随后一项研究也得到类似的结果,作者使用 PET 联合事件相关设计,分析了 10 例强迫症患者及 10 例健康受试者在认知行为治疗前后,在概率反转学习任务中的脑区活性的变化。结果显示,与健康受试者相比,强迫症患者在治疗后眶额皮质及右侧壳核活动反应性降低,而右侧尾状核活性增高;与部分改善的患者相比,有明显改善的患者在苍白球区域的激活程度上有小幅度的增加。

山西智明(Tomoaki Yamanishi)等采用 SPECT 联合静息状态范式,探索有效与无效的认知行为疗法对强迫症患者脑区代谢的改变,这些患者在入组前至少使用了3 个月 SSRI(5-羟色胺再摄取抑制剂)类药物治疗,但无明显疗效。在认知行为疗法治疗前,治疗有效者与无效者的脑区代谢无明显差异。在治疗后,有效者左侧内侧前额叶皮质及双侧额中回的活性降低。而且,有效者在认知行为治疗前双侧眶额叶皮质的相对血流量与强迫症状改善程度显著相关。作者推测,认知行为治疗可能改变内侧和中部额叶皮质的相对血流量,治疗前眶额叶皮质的激活程度可以预测认知行为治疗的预后效果。这一假设被 J·奥尼尔(O'Neill, J.)等的研究所支持,他们运用磁共振波普技术(Magnetic resonance spectroscopic, MRSI)研究了高强度的认知行为疗法对强迫症患者扣带回神经化学的影响。强迫症患者在经过每周 5 天的认知行为治疗 4 周后,强迫症状明显好转。其治疗后左侧前中扣带皮层的谷氨酰胺显著减少。另外,其右侧前扣带回前膝部的 N-乙酰天门冬氨酸和 N-乙酰天门冬氨酰谷氨酸在治疗前明显低于健康受试者,但治疗后显著增加,而且治疗前的量与治疗后强迫症严重程度的改变呈负相关。

总之,尽管影像技术的不同可能导致结果的差异,大部分的研究支持心理治疗改变了尾状核、眶额叶皮质的活动模式,这种改变效应在治疗有效者的大脑尤为明显。

3.2.2 焦虑症心理治疗的神经影像学研究

大量的基础研究和临床研究都表明,杏仁核在恐惧和焦虑反应中扮演着重要角色,同时,海马也是焦虑和恐惧的神经回路中的重要组成部分,参与创伤记忆的巩固和恢复、行为抑制及痛苦情境的分析。大脑杏仁核和海马是传统抗焦虑药物治疗的主要目标。对焦虑症心理治疗的神经影像学研究显示,心理治疗改变了这些脑区的活性。影像学研究还表明,心理治疗同时也影响了其他的一些脑区,如前脑岛、背侧和前喙扣带皮质、躯体感觉区及枕顶叶等。弗马克·托马斯(Furmark Tomas)等研究了 18 例社交恐怖障碍患者,观察认知行为治疗或西酞普兰治疗对局部脑血流量变化的影响,发现两组治疗后症状的改善程度与双侧杏仁核、海马及海马旁皮质激活的减弱具有相关性,表明心理治疗和药物治疗作用于共同的与疾病相关的重要脑区。这项研究中还设置了一组等候治疗组,研究未发现该组患者有症状及脑神经功能的改变。另一项研究也得到类似的结果,R·戈尔丁·菲利普(Goldin Philippe, R.)等采用静观减压法(mindfulness-based stress reduction)治疗 16 例社交焦虑症患者,经过治疗后,发现患者症状明显改善,且右侧杏仁核的激活程度显著降低。在心理治疗应用于特殊恐怖症治疗的研究中,安妮·席恩(Anne Schienle)等采用认知行为治疗对蜘蛛恐怖症的患者进行了 2 周的治疗,其中 26 例恐怖症患者被随机分为治疗组(12 例)和等候治疗组(14 例),此外,还有 25 例健康受试者作为对照组。在治疗前,fMRI 显示在暴露于恐怖对象时,蜘蛛恐怖症患者与健康受试者相比,杏仁核和纺锤体激活增加,内侧眶额皮质激活减少,治疗后,蜘蛛恐怖症治疗者暴露于恐怖对象时与等候治疗者相比,内侧眶额皮质激活增加,杏仁核及脑岛激活减少。同研究小组在之后进行的随访研究显示,上述研究中接受认知行为治疗的 10 例患者再次观看同样的恐怖照片时,临床相关症状明显减少,说明认知行为治疗的长期改善效果明显。另外,这些患者内侧眶额叶皮质激活程度显著增强。而内侧眶额叶皮质恰恰是情绪自我调节和强化刺激—反应联结的关键;因而,席恩等人推测,认知行为治疗持久的效果主要是由于对内侧眶额叶皮质功能改善所致。

此外,还有一些研究报道了心理治疗在惊恐障碍患者治疗中的研究结果,例如,J·布拉格(Prasko, J.)等利用 PET 联合静息状态范式研究了认知行为治疗或抗抑郁药物治疗惊恐障碍患者引起的脑区糖代谢的变化。在这项研究中,12 例惊恐障碍患者被随机分为认知行为治疗组(6 例)和抗抑郁药物治疗组(6 例)。治疗后,两组患者症状明显改善且两组间改善程度无显著性差异。两组脑区糖代谢的改变结果也类似,包括右侧后扣带回、左侧前额叶、左侧颞顶叶及左侧枕叶的糖代谢率升高;与之相对,双侧额叶、右侧颞叶及右侧枕叶糖代谢率降低。在随后的一项重复研究中也得到类似的结果,酒井康由纪(Sakai, Y.)等同样采用 PET 联合静息状态范式研究 12 例认知行为治疗对惊恐障碍患者成功治疗后,发现双侧内侧前额叶皮质活性升高,而右侧海马、左侧腹侧前扣带皮质、左侧小脑及脑桥活性降低。由于这两项研究缺少正常对照组,一定程度上影响了结果的解释。此外,曼弗雷德·E·贝特尔(Manfred E. Beutel)等采用心理动力学疗法治疗惊恐障碍患者,并用 fMRI 联合内隐联想测验进行了 GO/NO-GO 的范式研究。在治疗前,惊恐障碍患者(9 例)负性词汇引起的海马与杏仁核激活程度高于健康受试者(18 例),而前额叶激活程度低于健康受试者。作者推测,在危险情境下,边缘系统功能亢进及额叶皮质功能低下导致的额叶—边缘系统回路的功能失调,可能是造成情绪和行为调节失常的基础。治疗后,惊恐障碍患者的恐惧相关症状显著改善,额叶—边缘系统激活模式恢复正常。上述这些研究的结果表明,心理治疗干预焦虑症的机制主要是减弱了边缘系统的活动水平,增加了额叶皮质的活动。

3.2.3 抑郁症心理治疗的神经影像学研究

亚瑟·L·布罗迪(Arthur L. Brody)等在 2001 年第一个采用脑影像学研究心理治疗对抑郁症患者脑功能的影响,并报道了帕罗西汀或人际疗法治疗对抑郁症患者脑区糖代谢的变化。他们使用帕罗西汀或人际关系疗法对抑郁症患者治疗 12 周,结果表明两种方法对抑郁症均有效,而帕罗西汀治疗的改善程度更大。研究还发现,治疗前抑郁症患者前额叶皮质、尾状核及下丘脑活动水平比健康受试者高,使用上述两种方法治疗后,患者前额叶皮质(帕罗西汀改善双侧,人际疗法主要改善右侧)、左侧前扣带回活动水平降低至正常,而左侧颞叶代谢水平升高至正常水平。另外,戈尔达普尔·金伯利(Goldapple Kimberly)等采用认知行为治疗也报道了类似的结果。在该研究中,抑郁症患者被分为认知行为治疗组或帕罗西汀治疗组。在认知行为治疗干预后,患者背侧、内侧及腹侧前额叶皮质活性降低,海马、背侧扣带皮质活性增加。H·肯尼迪·西德尼(Kennedy Sidney, H.)等在一项认知行为治疗与文拉法辛治疗对抑郁症患者大脑糖代谢率影响的随机对照研究中,得到类似的结果。该研究使用认知行为治疗和文拉法辛分别治疗 12 例抑郁症患者,并持续 16 周。结果显示,认知行为治疗有效率为 7/12,文拉法辛治疗有效率为 9/12。PET 结果表明,治疗有效的患者双侧眶额回以及左侧内侧前额皮质的糖代谢率有所减少,右颞顶叶的糖代谢率则有所增加。作者推测,认知行为治疗可回调皮质—边缘系统联合区的糖代谢率,而文拉法辛治疗还调整了其他皮质区及纹状体区的糖代谢率。相比之下,在 D·马丁·斯蒂芬(Martin Stephen, D.)等关于人际关系疗法(13 例)或盐酸文拉法辛治疗(15 例)对抑郁症患者脑区血流变化影响的研究中,没有发现治疗前后额叶皮质活性的改变。该研究采用上述两种方法,并持续治疗 6 周,结果表明,两种治疗方法对抑郁症患者均有效,但文拉法辛治疗症状改善更多。文拉法辛治疗后,激活了右侧后颞叶和右侧基底核;而人际疗法治疗后,激活了右后扣带回以及右侧基底核。另外,还有研究报道短期精神动力学疗法对抑郁症患者中枢神经传导的影响。例如,H·卡尔森(Karlsson, H.)等比较了氟西汀(15 例)与心理治疗(8 例)对 5 - HT1A 受体密度的影响。治疗后,两组患者抑郁症状明显改善,心理治疗组患者背外侧前额叶皮质、腹外侧前额叶皮质、腹侧前扣带回、颞下回、岛叶皮质及角回的 5 - HT1A 结合力升高。在接下来的一个类似研究中,J·海沃恩(Hirvonen, J.)等报道了短期精神动力学治疗与氟西汀治疗对抑郁症患者纹状体及丘脑多巴胺受体 D2/3 的影响。结果显示,两组治疗对抑郁患者的症状均有显著改善作用,但两种治疗方法对腹侧纹状体及纹状体亚结构的 D2/3 受体结合力无显著影响。此外,氟西汀治疗增加了丘脑 D2/3 受体的结合力,但是增量与抑郁症状的改善无显著相关。布希姆·安娜(Buchheim Anna)等报道了 15 个月长期心理治疗对抑郁症患者额叶—边缘系统功能的影响。他们采用心理动力学治疗抑郁症患者 15 个月,fMRI 结果显示,治疗后与治疗前相比,抑郁症患者前部的海马、杏仁核,扣带回膝上部、内侧前额叶皮质激活减少,尤其是内侧前额叶皮质活性的下降与抑郁症症状的改善呈密切相关。吉村信培(Shinpei Yoshimura)等研究表明,认知行为治疗改变了抑郁症患者与自我参照加工过程相联系的内侧前额皮质和腹侧前扣带回的活性。他们采用认知行为治疗(抑郁症患者 23 例,健康受试者 15 例)治疗患者 12 周,通过 fMRI 观察情绪特征词语的自我参照加工任务。结果发现,认知行为治疗对抑郁症患者普遍有效:治疗前,抑郁症患者在自我参照加工"消极词语任务"中,比正常人在内侧前额叶皮质中激活程度高;治疗后,抑郁症患者的内侧前额叶皮质及腹侧前扣带回在自我参照加工的"积极词语任务"中,比正常人的激活程度要高,而对消极词语激活程度减低。综上,心理治疗可恢复单相抑郁症患者额叶—边缘回路的功能失调。而且,心理治疗与药物治疗似乎是通过不同的神经回路发挥治疗作用的。

总体而言,心理治疗倾向影响上游的额叶皮质等脑区,减少信息处理过程的功能失调,而药物治疗主要调节下游的边缘系统及腹侧区,调节情绪以及对环境刺激的关注。

3.3 神经可塑性：大脑与环境的相互作用以及心理治疗对大脑影响的可能机制

美国哥伦比亚大学教授、神经生物学家、精神科医生、2000 年诺贝尔医学及生理学奖获得者埃里克·坎德尔(Eric Kandel)曾经提出"精神医学新的思维框架",通过对近年来重要的神经科学研究进展的回顾,指出指导精神医学未来发展以及关于大脑与环境关系的几个重要的思考原则,包括：1. 所有的精神过程都是大脑运作的结果；2. 基因及其产物是大脑中神经元相互连接方式的重要的决定因素；3. 基因本身并不能解释所有精神疾病的不同表现方式；学习和经验能够改变基因的表达；4. 通过学习而产生的基因表达的改变影响了神经元连接的类型；5. 心理治疗产生了长期的行为变化,这种改变是通过学习发生的,它使基因表达产生变化,其结果影响了突触结合的强度,导致大脑结构的改变。

在这个思维框架中,明确地肯定了学习和经验对大脑神经可塑性的影响。它包含着以下几个方面的重要信息：大脑不是一成不变的,它不断地接受来自外界的信息(好的或坏的)并积极地进行调整；好的信息和经验(例如心理治疗)可以对大脑的功能甚至结构产生积极影响,为大脑适应环境的挑战作出贡献；大脑与环境、生物学与心理、器质与功能实际是一个统一体,它们相互依赖、相互影响；自古以来,横亘于生理与心理的壁垒可能因为神经生物学研究的进展而被打破,并将生物—心理—社会这三个层面统合在脑科学的框架之中。

那么,心理治疗究竟是通过怎样一种机制,来影响大脑的呢？目前,这个领域的研究还刚刚起步,正如前文介绍的那样,研究者目前还主要是通过神经影像学的技术来比较施与心理治疗和没有施与心理治疗患者大脑功能改变的差异,但是,具体到更深入的神经生物学机制,还需要检测手段和技术的不断发展。另外,心理治疗的类型、强度更能够引起哪一类患者以及哪一类疾病的脑功能的改变,心理治疗中的哪些要素在促进大脑功能改变中发挥主要作用,心理治疗和药物治疗的关系如何等问题,还亟待深入研究和解决。这里,我们尝试着将心理治疗与脑功能改变的机制的关系进行一些假设。

路易斯·科佐利诺(Louis Cozolino)曾经提出心理治疗影响神经成长和整合的

一些机制,包括:心理治疗中安全和信任关系的建立;在整个认知、情绪、感觉和行为维度上获得新的信息和体验;整合不充分或解离的神经网络;在平和安全的环境中,中等水平的应激或情绪唤起;通过与治疗师共同构建的叙事过程,将概念性的知识与情绪和身体体验整合到一起;形成获得和组织新的经验的方法,持续地成长并在治疗环境之外融会贯通等。

众所周知,心理治疗流派纷呈,种类繁多,每一种流派都宣称自己具有独特的改变人的心理与行为的角度和方法。例如,心理动力学治疗强调无意识冲突的意识化;认知行为治疗主张通过识别并纠正一个人错误的信念,通过教育、压力调节、恐惧的脱敏、认知改变等技术来纠正不恰当的情绪与行为;人际关系疗法则着眼于人与人之间有效的沟通、情绪表达、寻求社会性支持等方面;家庭治疗将家庭视为一个动态的系统,强调个人与整个系统的相互作用关系。然而,近年来的心理治疗的发展也表明,越来越多的心理治疗师倾心于整合性心理治疗,即暂时抛开各种心理治疗流派的理论差异,寻找各种治疗在一些基本要素和技术上的共同点。

从神经科学的角度,我们认为,所有的心理治疗事实上都包含着以下不可或缺的要素,例如:安全与信赖关系的建立;获得新的信息和经验;对环境的适当挑战;认知—情绪—行为的整合等。上述这些要素可能强调了心理治疗中的不同维度,但是,它们都可以归结为以下两个更基本的要素,即"学习"以及通过学习做出的"适应和改变",这两个概念既可以是心理学的,也可以是神经科学的。正如前文所述,在应对外界环境刺激时,大脑处于不断地学习与适应改变的过程,这个过程包括一系列生化学和电生理学的改变,如神经元突触强度的增大、神经元棘突的强壮和长度的增强、神经元之间信息流通的增强、胶质细胞、神经生长激素、中枢神经递质、囊泡活性、基因表达等方面的积极的适应性的变化。同样,所有心理治疗的改变也无一例外地通过个体自觉或不自觉、有意识或无意识地学习以及通过学习做出的适应性调整来达到治疗目的。这两个概念在心理治疗和神经科学表达的一致性,不仅仅是语义学的,同时它们也可以在更微观的层次上相互转化。

神经生物学的改变(即神经可塑性)进一步促进了大脑神经网络的整合和神经细胞的成长,由此进一步改变了大脑的结构和功能,这些结构和功能的改变在人的认知、情绪以及行为等方面发挥了重要作用,使得一个人能够应对挫折和压力、改变既往的对自己和对他人以及世界的认知方式、激发积极的情绪并作出行为上的努力,而所有这些心理行为上的变化,又进一步促进了大脑神经生物学水平的正向调整,从而形成一个良性循环。也就是说,我们的大脑变得更加健康,同时我们的心理也变得更加健康,反过来,更健康的心理也进一步促进了更健康的大脑,如此持续反复。埃里克·坎德尔(Eric Kandel)曾经说过:"当治疗者和患者交谈时,他们之间发生的不仅仅是眼神的接触和声音的交流,在治疗者大脑中发生的神经学作用过程正在以间接的方式,或许,长时期地作用于患者大脑的神经结构。我们的语言使患者的心灵发生了改变。"

3.4　结论

　　心理治疗作为一个学习的过程,为患者提供了大脑神经生物学改变的基础。神经影像学的研究充分证实,心理治疗可以影响大脑的功能,从而改变大脑的神经可塑性。这些研究,进一步增进了我们对心理治疗的神经生物学机制的理解,从而也为开发更有效的心理治疗的方法以及客观地检测心理治疗的疗效提供了科学基础。当然,这个领域的研究还刚刚起步,需要更多的研究结论来强化证据,并能够找到心理治疗影响神经可塑性的特异性生物学指标。大脑不是一个被动消极地接受外界信息的器官,它充满弹性地、适应性地对外界刺激做出应对和调整。心理治疗既是一个从心理学层面学习和适应的过程,也是一个从神经科学层面学习和适应的过程。越来越多的研究表明,心理治疗的改变毋庸置疑地具有生物学基础。这一认识,既有助于我们从神经科学的角度来理解心理治疗并为心理治疗的效果找到相对客观的证据,也有助于我们正确理解大脑与心灵的关系:心与脑是统一的、一体的。

(李晓白)

本章参考文献

Apostolova, I., Block, S., Buchert, R. (2010). Effects of behavioral therapy or pharmacotherapy on brain glucose metabolism in subjects with obsessive-compulsive disorder as assessed by brain FDG PET. *Psychiatry Res*, 184(2): 105 - 116.

Baxter, L. R., Schwartz, J. M., Bergman, K. S. (1992). Caudate glucose metabolic rate changes with both drug and behavior therapy for obsessive-compulsive disorder. *Arch Gen Psychiatry*, 49(9): 681 - 689.

Beutel, M. E., Stark, R., Pan, H. (2010). Changes of brain activation pre-post short-term psychodynamic inpatient psychotherapy: an fMRI study of panic disorder patients. *Psychiatry Res*, 184(2): 96 - 104.

Brody, A. L., Saxena, S., Stoessel, P. (2001). Regional brain metabolic changes in patients with major depression treated with either paroxetine or interpersonal therapy: preliminary findings. *Arch Gen Psychiatry*, 58 (7): 631 - 640.

Buchheim, A., Viviani, R., Kessler, H. (2012). Changes in prefrontal-limbic function in major depression after 15 months of long-term psychotherapy. *PLoS One*, 7(3): e33745.

Campbell, R. J. (2009). *Psychiatric dictionary. Ninth edition*. Oxford University Press.

Cozolino, L. (2002). *The Neuroscience of Psychotherapy. Building and Rebuilding the Human Brain*. W. W. Norton & Company, New York, London.

Elkin, I., Shea, M. T., Watkins, J. T. (1989). National Institute of Mental Health treatment of depression collaborative research program: General effectiveness of treatments. *Arch Gen Psychiatry*, 46(11): 971 - 982.

Eric Kandel, et al. (2005). *Psychiatry, Psychoanalysis, and the New Biology of Mind*. American Psychiatric Publishing, Inc. Washington, DC, London, England.

Etkin, A., Pittenger, C., Polan, H. J. (2005). Toward a neurobiology of psychotherapy: basic science and clinical applications [J]. *J Neuropsychiatry Clin Neurosci*, 17(2): 145 - 158.

Freyer, T., Klöppel, S., Tüscher, O. (2011). Frontostriatal activation in patients with obsessive-compulsive disorder before and after cognitive behavioral therapy. *Psychol Med*, 41(01): 207 - 216.

Furmark, T., Tillfors, M, Marteinsdottir I. (2002). Common changes in cerebral blood flow in patients with social phobia treated with citalopram or cognitive-behavioral therapy. *Arch Gen Psychiatry*, *59*(*5*): 425 – 433.

Goldapple, K., Segal, Z., Garson, C. (2004). Modulation of cortical-limbic pathways in major depression: treatment-specific effects of cognitive behavior therapy. *Arch Gen Psychiatry*, 61(1): 34 – 41.

Goldin, P. R., Gross, J. J. (2010). Effects of mindfulness-based stress reduction (MBSR) on emotion regulation in social anxiety disorder. *Emotion*, *10*(*1*): 83 – 91.

Hirvonen, J., Hietala, J., Kajander, J. (2011). Effects of antidepressant drug treatment and psychotherapy on striatal and thalamic dopamine D2/3 receptors in major depressive disorder studied with [11C] raclopride PET. *Journal of psychopharmacology*, *25*(*10*): 1329 – 1336.

Kandel, E. R. (1998). A new intellectual framework for psychiatry. *American journal of psychiatry*, *155*(*4*): 457 – 469.

Karlsson, H., Hirvonen, J., Kajander, J. (2010). Research letter: psychotherapy increases brain serotonin 5-HT1A receptors in patients with major depressive disorder. *Psychol Med*, 40(03): 523 – 528.

Kennedy, S. H., Konarski, J. Z., Segal, Z. V. (2007). Differences in brain glucose metabolism between responders to CBT and venlafaxine in a 16-week randomized controlled trial. *Am J Psychiatry*, 164(5): 778 – 788.

March, J., Silva, S., Petrycki, S. (2004). Fluoxetine, cognitive-behavioral therapy, and their combination for adolescents with depression: Treatment for Adolescents With Depression Study (TADS) randomized controlled trial. *JAMA: the journal of the American Medical Association*, *292*(*7*): 807 – 820.

Martin,. S. D., Martin, E., Rai. S. S. (2001). Brain blood flow changes in depressed patients treated with interpersonal psychotherapy or venlafaxine hydrochloride: preliminary findings. *Arch Gen Psychiatry*, *58*(*7*): 641 – 648.

Messina, I., Sambin, M., Palmieri, A. (2013). Neural correlates of psychotherapy in anxiety and depression: a meta-analysis. *PLoS One*, *8*(*9*): e74657.

O'Neill, J., Gorbis, E., Feusner, J. D. (2013). Effects of intensive cognitive-behavioral therapy on cingulate neurochemistry in obsessive-compulsive disorder. *J Psychiatr Res*, *47*(*4*): 494 – 504.

Paquette, V., Lévesque, J., Mensour, B. (2003). "Change the mind and you change the brain": effects of cognitive-behavioral therapy on the neural correlates of spider phobia. *Neuroimage*, *18*(*2*): 401 – 409.

Prasko, J., Horacek, J., Zalesky, R. (2004). The change of regional brain metabolism (18FDG PET) in panic disorder during the treatment with cognitive behavioral therapy or antidepressants. *Neuro Endocrinol Lett*, *25*(*5*): 340 – 348.

Rauch, S. L., van der Kolk, B. A., Fisler, R. E. (1996). A symptom provocation study of posttraumatic stress disorder using positron emission tomography and script-driven imagery. *Arch Gen Psychiatry*, *53*(*5*): 380 – 387.

Rector, N. A. (2005). Cognitive behavioural therapy reduces short term rehospitalisation compared with psychoeducation in inpatients with schizophrenia. *Evid Based Ment Health*, *8*(*1*): 8.

Sakai, Y., Kumano, H., Nishikawa, M. (2006). Changes in cerebral glucose utilization in patients with panic disorder treated with cognitive-behavioral therapy. *Neuroimage*, *33*(*1*): 218 – 226.

Schienle, A., Schäfer, A., Hermann, A. (2007). Symptom provocation and reduction in patients suffering from spider phobia. *Eur Arch Psychiatry Clin Neurosci*, *257*(*8*): 486 – 493.

Schienle, A., Schäfer, A., Stark, R. (2009). Long-term effects of cognitive behavior therapy on brain activation in spider phobia. *Psychiatry Research: Neuroimaging*, *172*(*2*): 99 – 102.

Schwartz, J. M., Stoessel, P. W., Baxter, L. R. (1996). Systematic changes in cerebral glucose metabolic rate after successful behavior modification treatment of obsessive-compulsive disorder. *Arch Gen Psychiatry*, *53*(*2*): 109 – 113.

Yamanishi, T., Nakaaki, S., Omori, I. M. (2009). Changes after behavior therapy among responsive and nonresponsive patients with obsessive-compulsive disorder. *Psychiatry Res*, *172*(*3*): 242 – 250.

Yoshimura, S., Okamoto, Y., Onoda, K. (2013). Cognitive behavioral therapy for depression changes medial prefrontal and ventral anterior cingulate cortex activity associated with self-referential processing. *Soc Cogn Affect Neurosci*, *9*(*4*): 487 – 493.

李晓白,翁史旻,中川伸.成年期大脑的神经再生:一个理解精神疾病的新机制[J].上海精神医学,2005,17(05):46 – 48.

4 心理治疗的相关研究

4.1 心理治疗的理论研究 / 48
　　4.1.1 精神分析疗法 / 48
　　4.1.2 行为治疗、认知治疗 / 50
　　4.1.3 人本主义疗法 / 52
　　4.1.4 网络心理治疗 / 53
4.2 心理治疗的实验研究 / 54
　　4.2.1 量化研究 / 55
　　4.2.2 质化研究 / 56
4.3 心理治疗的临床实践 / 60

心理治疗被定义为受过专业训练的治疗师帮助来访者解决认知偏差、情绪困扰、行为不当等问题，以及促进成长和成熟的过程。通过治疗师和来访者建立职业性的关系，使来访者达到对自身认知、情感、言行、意志根源有所了解；修正错误的、不合理的认知模式，改变自我挫败或不适应社会的行为，扭转固着的不能成长的幼稚意志；对自身过去经验的重新认识，批判地继承过去的自己、链接未来的更好的自己；使个体能与他人建立和维持有意义的人际关系；调整内心和大环境的冲突，达到相对理想的稳态；在稳态的基础上，整合自我成为一个有活力的整体。

心理治疗的对象可以是任何年龄段的任何个体。例如，口欲期婴儿的丧失经验和亲密关系建立，肛门期与反抗意识和成年强迫观念形成，少年期人际关系适应、亲子关系、社会化和人格发展，青春期行为问题与成年期躯体形式障碍，成人期丧失创伤与转移反应，中老年人心理适应与调整。有上述问题的个体都可以通过心理治疗得到部分甚至完全的解决。因此，只要有积极动机、存在寻求帮助的期望，具备被启发、被调整的可能，掌握一定的宣泄和情感表达技巧，拥有一定的洞察力、自省力，愿意信任并贯彻治疗中的任务，那就是一个适合接受心理治疗的个体。

心理治疗的流派众多，但业内早已认可不同取向的治疗方法，即使存在不同的策略、不同操作手法,但最终成功率是相似的。抛除具体技术差别,心理治疗中的非特殊要素,如治疗师自身素质,治疗中认可、尊重、共情等因素有重要的价值。

本章将从心理治疗的理论研究、实验方法论及实践经验等三方面做一概述。虽是管中窥豹,也希望从零星斑斓之处令读者感受心理治疗的奇妙。

4.1　心理治疗的理论研究

4.1.1　精神分析疗法

谈起心理治疗,即使是非业内人士也不会对西格蒙德·弗洛伊德(Sigmund Freud, 1856 - 1939)的大名太过陌生。这位犹太裔神经精神科医生开创的精神分析(psychoanalysis)疗法,在 19 世纪末 20 世纪初席卷西方学界。之后的数十年间,弗洛伊德对自己学说批判地修订和后续者批判地继承,使得该学说不断扩充和调整。尽管 20 世纪 90 年代后,精神分析学派存在日渐分散的趋势,但该学说历经的时间洗涤和变革充满了时代精神和价值增值。因此,即使某一天该学说已彻底改头换面,也无法掩盖其曾在人类心理学和精神医学进步中熠熠生辉的瞬间。

学说的创立总是离不开创始人的生平分析。然而盖棺定论谈何容易? 部分认为,弗氏源自犹太血脉,犹太民族崇尚用理性思考解决感性问题。因此,其所创立的"精神分析"本质即将看似无规律、无形、无状的东西以规律化、可分析、可比较的方式沉淀下来。坊间流传的轶事则称弗氏恋母情结深重,且基于维多利亚时代对性的禁锢,激发弗洛伊德铸就其原始家庭三角关系论调的基石。还有一些传记文学称,弗氏在年轻时深受达尔文(Charles Robert Darwin)进化论学说影响,对于备受争议的进化论观点,弗洛伊德意兴盎然。达尔文著有《一个婴儿的传略》(Darwin, 1877)以观察人类婴孩的进化表现;弗洛伊德著有《性学三论》,此书视角也是从婴儿期展开,用动态演变的观点衡量人类知情意的演变。因此,所谓的"psycho dynamic"可以看作是"心理进化论",因为进化是不断演变的,演变是不断成形又分散的,而成形又分散再聚合则是混沌理论的基础设置。因此,与其说这是物理学、生物学、心理学的一种奇妙又难以言表的巧合,不如说是一种成规在不同学科中的墨守,只是这种规律被不同的人发现了而已。

种种说法有些无从精准考据,有些难以再探究竟,但弗氏的动力学观点确实体现在从经典精神分析到现代精神分析理论体系的过渡中。其中突出的几种理论分别是:内驱力理论、自我心理学、自体心理学、客体关系理论等。

(1) 内驱力理论:弗洛伊德认为内驱力为人的生理唤起、冲突爆发提供了动力。若表达这些冲动可能受到惩罚,就会形成心理冲突压抑进入潜意识。当这些冲动得到表达释放时,个人需求被满足、内驱力降低,遂停止反应。因此,精神分析理论在实践操作中特别重视冲突。来访者因情绪问题就诊,却对自己内心的冲突毫无自知,往往需要治疗师用一系列解释、澄清、面质、阻抗处理、移情和反移情处理来揭开面纱。同时,这也是心理动力学理论中最为经典的根基、研究着重考察的对象。治疗师应从来访者描述中找到其情绪症状的特点,并让来访者认识到自己的情绪症状。再帮助从外显的情绪症状分析其深层次的内心冲突,让来访者知晓自己为什么会爆发情绪。通过让来访者深入理解自己如何使用情绪作为表达方式或自我保护,以达到对自身状态的领悟和修通。

(2)自我心理学:第二次、第三次工业革命带来社会政治经济的重大变革,也让精神分析的追随者们对其理论进行了大幅拓展。自我心理学不再过于强调生物性本能或攻击驱力在人的精神活动和行为中的特殊重要性,转而重视社会、文化、人际关系在人格发展和形成中的重要性。在个体生涯中,外界(社会)的影响和他人的互动都会对人格产生影响;这种影响并不局限于童年和原生家庭,而社会的影响力度或许更大。精神分析大师凯伦·霍妮(Karen Horney, 1885－1952)认为,时代造就了神经症。个体的自怨自艾、自我贬损、自吹自擂、自大自夸、自以为是、自相矛盾等问题的症结其实不是根源于"自己",更是社会(社会即他人)对自身施加的影响导致的;因此,社会制度和个人的相互关系才是最核心的问题。

(3)自体心理学:其创始人海因兹·科胡特(Heinz Kohut, 1913－1981)认为每个人都渴望被欣赏。个体在幼年时期的需求若得到照料者的积极响应、热情赞扬、由衷欣赏(镜映),会让个体形成恰当的自尊、安全感和内聚感。个体可能因儿时父母对其自我价值的不肯定,因而无法维持整体感和自尊心,表现为自我凝聚的丧失和低自尊。在生活中,为博得父母亲的嘉许,个体会极尽所能力求完美。在治疗中,个体也会取悦治疗师以博取赞同和推崇。另一种情况则是,因为个体需要一个值得模仿的理想化对象,以至于将治疗师认为是全能的父母亲,能够给予其无所不能的安抚。

(4)客体关系理论:英国精神分析学家温尼科特(Donald W. Winnicott, 1896－1971)的客体关系理论是衔接精神分析和家庭治疗的桥梁。即通过精神分析挖掘个体和其深层的动力(依恋的驱力和需要);通过家庭治疗对个体形成社会关系进行演习。其原理是:个体与社会他人人际交往是基于其早期体验。与早期客体的关系记忆已经内化成为具有个人特色的人际关系模式,并被个体应用于当下的人际交往中。因此,个体会反复重温自己早期生命阶段建立起来的对自己和他人的心理图像的经验。与自体心理学理论的区别在于,客体关系理论强调人际交往记忆内化而成主观经验,而后者则强调外在的关系如何影响个体的自尊及自我凝聚。

(5)依恋理论:该理论将来访者与早期照料者之间形成的依恋模式(安全型、回避型、矛盾型、混合型)作为成年后个体人际交往、为人处世的模板。基于这种理论的动力性心理治疗,旨在理顺早期和父母的三角关系,特别是俄狄浦斯前期、俄狄浦斯期、性蕾期的亲子关系。由于此理论对人格的研究力度很大,常常用于治疗边缘性人格障碍的来访者。

4.1.2　行为治疗、认知治疗

上述精神分析疗法的变迁史并非心理治疗演变舞台的独角戏,行为治疗(behavior therapy)和认知治疗(cognitive therapy)也在不同的历史时期萌芽、发展、繁荣、演化至互相渗透,最终达到有机结合。

行为治疗带着与生俱来的生物学取向,且常与行为矫正(behavior modification)密切关联,但两者也存在明确的不同之处。"实验神经症"(experimental neurosis)的动物们构成了行为治疗基础研究的基石:因无法辨认椭圆和圆形而暴怒狂吠的狗,因害怕再次被电击而保持前腿蜷缩的羊,想吃东西又怕被电击而无法抉择的猫,高警觉性引发胃溃疡发作致死的猴。具体推敲,从巴甫洛夫(Pavlovich, I. P.)的狗流涎实验,到行为治疗应用于临床治疗情绪障碍、心身疾病的实验基础,从斯金纳(Skinner, B. F.)驯养出的会按电杆的老鼠,到探索社会适应问题的惩戒和奖赏的实验来源,均可见其生物性本质。而行为治疗和行为矫正的不同之处在于,经典条件反射衍生出行为治疗,操作性条件反射抽离出行为矫正。

另一个值得注意的问题是行为治疗的经典性条件作用(classical conditioning),中国成语中"望梅止渴""谈虎色变""一朝被蛇咬,十年怕井绳"等都是应答性条件反应的例子。其基本原理即从条件刺激反复与非条件刺激的不断重复组配中使个体获得行为。再通过与条件刺激类似的刺激引起泛化或分化反应。而操作性条件作用(operant conditioning)则在环境意义刺激引发反应的基础上,让个体建立和强化自发性反应。其基本原理为正负强化和正负惩罚机制。

从理论原理可知,行为治疗的关键一步是对问题行为的分析,即分别考察行为的前提事件(A, antecedent events)、结果行为(B, resultant behavior)和行为后果(C, consequence)。其中,前提事件需要满足发生时间上的前设,但却未必满足"环境刺激—行为反应"的因果关系。因此,在实际治疗场景中,治疗师要在有限的晤谈现场挖掘出符合时间先后顺序且最好也符合刺激—反应因果关系、或至少真正与后续行为有直接关系的前提事件,需要相当的剖析力。

然而,人类是兼具生物性和社会性的特殊物种。单纯从实验科学发现行为的表象不足以解答人类社会属性的问题。而埃尔弗雷德·阿德勒(Alfred Adler)在20世纪初创立认知学说时,同样认为精神分析对自我、本我、超我的区分是人为的割裂。

同时,他也认为"心理问题的本质不在于这些割裂,而在于个人作为统一体与外界事物之间的联系出了问题",即社会化异常。艾伦·贝克(Beck, A. T.)在20世纪中后期所著《认知治疗与情感障碍》一书中鲜明展示了如何从"认知"角度改变自己所持有的看法、见解、信念,从而改变个体的情感与行为。贝克认为的不良认知包括五种形式:草率推断(arbitrary inferences)、偏倚抽提(selective abstraction)、泛化推论(overgeneralization)、夸大或贬损(magnification or minimization)、非黑即白二元论(all-or-none thinking)。因此,认知治疗的核心内涵即通过识别自动性思想导出认知性错误,借由真实性检验,使患者主动监测自身被关注度、焦虑水平或郁闷程度等。尽管该治疗方法的具体技术手段或表现手法多种多样,但万变不离其宗。

20世纪中叶,阿尔伯特·艾利斯(Albert Ellis)提出的合理情绪疗法(rational-emotive therapy, RET)即为其中一种,总结为ABC理论:即诱发事件A(activating event)只是引发情绪和行为后果C(consequence)的间接原因,而引起C的直接原因则是个体对A的认知和评价而产生的信念B(belief)。

然而心理治疗是一门实践性很强的学科,无论是它的理论构建、价值取向还是操作方式都受到社会文化的深刻影响。东方文明与西方社会的文化差异是不言而喻的。中国人习惯的思维方式、表达方式和接受方式与西方人也不尽相同。心理治疗应该本土化。由此,张亚林、杨德森整合西方认知理论和中国道家思想的中国本土化心理治疗"中国道家认知疗法"应运而生(张亚林和杨德森,1998),自90年代逐步登上国内和国际舞台。其操作方法总结为"ABCDE"技术,即寻找精神刺激因素A(actual stress factors),调整人生信仰和价值系统B(belief system),分析心理冲突和应对方式C(conflict & coping style),导入道家哲学思想D(doctrine direction),进行疗效评估E(effect evaluation)。其中抽提的道家哲学思想"利而不害,为而不争""少思寡欲,知足知止""知和处下,以柔胜刚""清静无为,顺其自然"等32个汉字开启了本土特色的认知治疗之旅。其精妙之处在于其可理解性和可操作性都符合国人的实际情况。

除了道家认知治疗带着东方文化的特殊属性,来自日本吉本伊信氏的"内观疗法"(NaiKan therapy)和森田正马的"森田疗法"(Morita therapy)也是带着东瀛民族色彩的治疗瑰宝。

顾名思义,"内观"即"向内看",以便回答人际互动的三个主题:"别人为我做了什么?""我为别人回报了什么?""我做了什么不该做的以至于给别人带去麻烦?"在广义上,内观疗法和中国传统文化中"生不带来,死不带去""本来无一物,何处惹尘埃"等有本质的相通:两者均认为每个人其实都不是属于自己的,人们是彼此支撑才构成社会的,因此每个人应该冷静思考自己和他人无时无刻不在的制约、支持、融合。在方法上,中国佛教的"闭关""打坐",道教的"辟谷""修真"均与内观治疗的操作非常类似。初期,来访者处于与外界隔绝的环境中,独坐一隅,完成治疗师布置的任务——对自身成长的各阶段的全面反思。所谓"全面",具体而言,可以是玩伴的友爱和争吵、父母的爱护和责骂、师长的教诲和训诫等。笼统而言,包括从儿时到成年的人生经历的积累,从作为单一个体到作为集体一员的心理应对方式的变化,从懵懂时代的人类动物性到成熟时期的人类社会性的扩充。经过这种全面反思,来访者灵魂似乎被彻底洗涤、生命被跌宕轮回一般,从而产生审视自身、审视自身和外界的关系、审视外界的全新视角。

不少来访者经内观疗法后产生了耻辱感,笔者认为,这种耻辱感(shame-feeling)并非等同于精神病学术语中的"病耻感"(stigma)。内观疗法所致的耻辱感,主要基于其唤醒或开启了来访者的心灵罪恶感(guilty feeling)的闸门。但这未必全然是好事,对于自罪、自责、存消极观念或消极言行的人而言,罪恶感的引发甚至会加重病情。另一个反面例子则是,对于超我功能不完善者而言,内观疗法不亚于对牛弹琴的效果。

尽管都来自一衣带水的国度,在 20 世纪初日本精神病学家森田正马开创的"森田疗法"和"内观疗法"在操作方向上却采取的是"一个向外、一个向内"的近乎反向模式。"顺其自然、为所当为"的森田疗法着重于从外界看自己,用客观自然来度量主观虚无,以阐明主观在客观面前的渺小和无足轻重。反之,实修内观则由内探外,从内源找症结,以主观对质主观。

4.1.3 人本主义疗法

卡尔·罗杰斯(Carl Rogers, 1902 - 1987)倡导"以就诊者为中心"的人本主义疗法也给来访者带来了真挚的尊重(Roger, Lyon, Harlod,和 Tausch, 2013)。彼时,以美国为首的西方国家正在经历多次工业和科技革命浪潮。机器的大规模使用导致人力的贬值,被传统人力资源管理体制浸淫的西方人首当其冲接受了工业革命的打击,造成"以机器为本"的社会化浪潮。正如霍妮在《我们时代的神经症人格》所言,时代造就了人的心理。罗杰斯乘着时代之风,酝酿出人本主义也算是顺势而为。由此看来,时代的风气会造就专业风潮的偏转。20 世纪末,台湾精神病学家曾文星认为,罗杰斯的人本主义心理治疗方法"从学理上看来,对于患有轻微心理困难的人,特别是知识分子,但缺乏自信心者,较为合适。但是假如把这种辅导的学理与技巧,一五一十地搬移运用在中国的社会里,恐怕对不少人不能适用"。因为"根据我们的文化想法,所谓治疗师乃是专家、权威者,有经验与办法,可以替病人或就诊者解除问题。但假如此专家、有经验的权威者,倒过来说病人自己有方案可救自己,自己有能力自省解决困难,这种以就诊者为中心、本位的辅导方式,还得多多考虑修改,否则难被国人接受"。虽然此处形容的是 20 年前的人本主义治疗方法在中国市场的应用,但其中蕴藏的国人特性和治疗方法对仗被描述得栩栩如生。幸运的是,近 20 年中,中国人本主义治疗专家们确实没有仅仅"一五一十地搬移运用"这一技术,而是作了中国化改良,例如鼓励来访者自由表达情感、促进来访者成长和接收真实自我等,是中国人本主义治疗师关注的几个关键节点。

由此产生的叙事疗法(narrative therapy)(Chase, 2005),即来访者陈述自身经历的过程,中国民间也有"说病"一谈。"说病"的过程即为个体经验再现,以及个体经验自我诠释再加工。其本质是一种再呈现(representation),是在个人的故事中建构过去的认知、情绪、行为经验,开诚布公地道出个体的认同,从而塑形自己的生命。某种意义上,叙说疗法与其说是一种心理治疗方法,不如说是蕴藏在各个方法内的一种逻辑。无论从理论和实践操作中,叙说是心理治疗中最为普遍也是出现频率最高的方式。治疗师对叙说内容进行分析,其本质是对个体经验进行二次系统性重构。允许治疗师解析个体发生某件事的来龙去脉,允许治疗师动用个人情感去触摸来访者深埋的内在体验。对治疗师而言,叙说分析就像自己进入到来访者的庞贝城,通过留下的民居、街道、房子、灶台、器皿、图腾等还原当年人们在这个版图里生存的图景。这正是叙说治疗独一无二的魅力所在。其本质是来访者通过对过去经验的描绘,重新探索、思考、处理生命故事中困扰的部分;而在"再呈现"过程中,治疗师通过协同参与叙说来帮助个体改写之前的经验。因此,叙说的内容不只关于过去的事件,同时也包括个人是如何理解这些事件的,即意义。叙说过程中的意义不仅是其内容,更在于讲述者是如何叙述某件事,讲述者对自己的叙述有何感受,倾听者对叙述的感受如何,倾听者是如何理解这些事情的,以及倾听者和讲述者之间的角色互动。显然,"再呈现"的过程深深打上了大脑再加工的烙印。正因为心理治疗的叙说中,治疗师无法预设个体会如何再呈现经验,因此直接进入来访者的经验中是一种莫大的挑战。

4.1.4　网络心理治疗

随着互联网高速公路的搭建,全球化已经不是一个抽象的词汇。通过电缆光纤,人类信息的获取、传递、散播都达到了前所未有的速度、频度、广度,自然也为心理咨询与心理治疗创造了一个新的平台与空间,远程(网络)心理治疗,以其便捷、高效、自主、隐私保障等众多优势,在传统面对面(face-to-face)心理晤谈的领域里分了一杯羹。网络心理治疗的方式多种多样,可以是论坛(BBS)、通告栏(Bulletin)、群组(QQ group)、博客(Blog)、微博(Microblog)、微信等任何形式的即时通信工具。网络心理治疗不受时空局限、个人隐私得到极大保护、非治疗代价减少、记录便于分析和回顾。

但这些优势也伴随着相应的弊端,让某些治疗技术难以有效实施是显而易见的。网络心理治疗不仅对设备有要求,对治疗师和来访者均有较高的要求。比如没有图像,治疗师则无法观察到来访者的肢体语言和情绪变化,来访者无法看到示范动作等;来访者不熟悉电脑和网络,治疗师或来访者可能无法流畅地用文字表达自己的思维等,均可能达不到预期效果,引起治疗依从性下降。尽管硬币有正反面,但硬币本身的价值不容忽视;网络心理治疗仍不失为传统面对面治疗形式的有益补充。国内外已有不少尝试将现实治疗环境下的公约应用到网络中,以达成网络心理咨询和心理治疗守则。

任何一种心理治疗理论均不足以解释复杂的心理现象,任何一种心理治疗方法也不足以解决复杂的心理问题(Bernard,2000)。几十年来的大量研究证明,各种心理治疗均各有自身的适应证、疗效及适应人群,有如科学文化发展的社群化。比如,对于某些擅长内心戏的文艺青年而言,精神分析或认知治疗或许是他们所渴望的;对于文化程度不高的人而言,行为治疗也许是简便易行的方法;对于或主动或被动遁世的知识分子而言,道家疗法、森田疗法也许是解脱的办法。当然,任何一种心理治疗理论的兴起,均需要经得起假以时日的临床实践的检验。

4.2 心理治疗的实验研究

从早期弗洛伊德对歇斯底里患者进行自由联想这一精神分析雏形,到利用认知与情绪、意志、行为的相互关系进行认知纠正从而达到情感和言行的拨乱反正;从归因于生物学力比多等内驱力到归因于社会化进程;从经典的精神分析及心理动力学治疗、行为疗法、认知疗法,到本土特色的道家疗法、气功疗法、钟氏领悟疗法等,心理治疗江湖的大大小小支流一直在不断扩充疾病适应谱、改良操作方式、整合理论和实验差异,从而日渐显著地与药物治疗并驾齐驱。

从最早的分离性障碍、神经症性障碍,到创伤相关障碍、人格障碍、物质依赖,各种心理治疗方法均有所涉猎,甚至连早先难以涉及的重性精神病也被心理治疗囊括其中。关于不同心理治疗方法在各类疾病中的实验研究,将在本书剩余各章节进行详细讨论;因此,笔者此处仅对实验研究方法论概况作一简述。

横亘在心理治疗领域实践者和研究者之间的一个问题是,长期以来很多实践中的技术操作未接受过系统检验;而经检验的方法技术其结论却往往与实践经验背离(Falzon,Davidson,和 Bruns,2010)。为加强心理治疗学科实践操作和科学研究之间的联系,2005 年美国心理学会(APA)提出"循证心理治疗"(evidence-based practice psychotherapy,EBPP)的概念(2005),即治疗师在意识到来访者的人格、文化与偏好的情况下,将最好的可供使用的研究证据与临床的专业操作整合起来。这一理念,一方面倡导心理治疗的研究应以临床实践为取向;另一方面,要求心理治疗的实践遵循研究证据而开展。

4.2.1 量化研究

量化实证研究在心理治疗研究的标准化方面的确有着自身优势:其研究的信度和效度可以进行相对准确的检验,其研究流程可以固定化、模板化,以利于不同的研究者进行验证,其研究结果可通过客观的数理统计进行判别。

经过精良设计的心理治疗研究,已经超越了具体治疗方法、病种、适应人群的限制。比如,早期认为精神分析不适合自知力缺如者,现在的研究已经发现,部分自知力缺如的精神分裂症患者也可以从动力性心理治疗中获益。对于摄食障碍患者进行认知行为治疗已经取得确凿证据。强迫症患者的厌恶疗法或暴露治疗也获得多种循证证据。在不少药物治疗合并心理治疗作为实验组的研究中,对比单纯给药方案,伴心理治疗组的住院时间、病情改善程度、复燃或复发等结局事件发生率等方面均有不俗表现。各心理治疗方法在针对儿童、青少年、壮年、老年人等不同人生阶段人群的心理治疗也各有侧重,调整过的操作方式更重视各年龄段人群的心理普遍性,本质上是尊重人性的体现。

虽然恰当的心理治疗可以使来访者获益,已是得到学界公认的事实;并且,无论何种心理治疗方法,都已积累了大量效果研究的证据。然而,当一种干预方法被证明有效之后,何种干预方法效果更好、干预方法中哪些成分最有效、起作用的机制是什么等问题就凸现出来。探索这些问题需要从心理治疗过程入手开展研究。分析诸如治疗关系、治疗技术卷入与抽离、治疗方式插入、治疗目标达成等治疗过程中各因素。

此外,量化研究人员发现简单地将数据推导为数学公式或方程模型对于心理治疗的实践应用帮助甚微。同时,人为控制的实验环境与现实心理治疗情景设置的本质不同,也让大量实证结果和结论只能停留在实验中理想化条件的温室而无法接受自然的洗礼。

以随机对照实验(randomized clinical trial, RCT)为例,假设要做一项药物和心理治疗的疗效对比研究,通常要求不同干预组的治疗时间必须一致,即排除时间这一干扰因素。例如(Walkup 等人,2008),在认知行为疗法与舍曲林对儿童焦虑症的治疗效果比较研究中,为确保两者作用时间一致,把本应进行 24 周的认知行为疗法缩短到 12 周。如此一来,严苛的研究设计即对临床实践产生了干扰。机械的实验流程破坏了治疗师本应基于来访者实际情况、及时调整治疗策略的操作。并且,RCT 的设置通常只能提供少量的治疗机制信息。因为不可能将产生疗效的隐性因素一个个剥离成独立的研究对象,因此 RCT 所得结果的内部有效性也值得商榷。但隐性因素又恰恰是心理治疗中相当重要的因子,如治疗联盟、来访者依从性、治疗师技术水平等。因此,当这些因素无法标准化设置时,所谓心理治疗试验中 RCT 的设置往往无法成为真正意义上的随机对照试验。

此外,即使某心理治疗方法通过 RCT 实验证实有效,仍旧有足够多数量的来访者是不能获得任何临床意义的治疗效果的。心理学家库珀(Cooper)认为这是 RCT 结果解读的硬伤。比如,RCT 结果显示某疗法效应度为 0.8,数理学的解读反而提示了 20% 的来访者即便接受该治疗,也会与根本没参加治疗的路人一样,毫无斩获。并且,由于研究者倾向于重视 $P < 0.05$ 或 0.01 的研究结果,造成数理意义的差异无法带来现实来访者获益的同时,还导致了报道偏倚。尽管通过量化研究得出的"渡渡鸟"效应确立了心理治疗不同学派并不会造成治疗结果的差异,但对于来访者在不同学派治疗过程中的改变机制,量化研究却一直未给出满意的回答。

富尼耶(Fournier)等心理学家试图对治疗机制的相关因素(Norman 和 Yvonna,2011),如发生变化的介导因素或中间因素等,进行多变量研究,却因无法解释个体差异的复杂性而导致劳而无功。治疗过程中诸如治疗师的技术操作是如何贯彻的,治疗师和来访者的治疗联盟是如何建立的,双方的人际沟通和信息交流特点如何,是否存在促发治疗成败的关键点等系列问题,则更是超出了量化实证研究力所能及的范围。

4.2.2 质化研究

之所以量化方法论不适合回答此类问题,是因为量化实证数据难以描述具体变化的细节信息。即使采用时间序列重复测量某个或某几个时间点的治疗效果,也无法真实还原治疗室中事件发展的全过程。面对上述困境,贝克(Baker)等心理治疗专家提出"研究方法的选择唯一标准是是否最合适回答所要研究的问题"。每一位心理治疗从业者应致力于找到最有力的证据来支持自己的实践操作。同样,每一位心理治疗研究者应尽可能地以实际操作场景作为研究对象,减少人为的干预,摒弃不现实的固化实验设计,转而以开放的、多元的思维来探寻心理治疗过程中的秘密。这种思想既承认基于证据的实践(evidence-based practice),也承认基于实践的证据(practice-based evidence)。

于是,研究者们启用了一种源自社会科学领域的、注重详实的描述和基于证据的解释的方法——质化研究(qualitative research)(Cohen, 2005)。与量化方法"花开两朵,各表一枝"的质化研究,一直以经久不衰的魅力占据新闻学、人类学、心理学命题。量化研究,大多遵循实证主义的原则,以自然科学的科学观作为标准,努力量化、客观地评价心理活动及其治疗。但心理活动具有独特性、复杂性，用单纯量化的方法尚无法解释与个人经验相关的生活事件的意义，因此质化研究的方法越来越受到重视。为此，由张亚林领衔并由清华、北大等12所国内知名大学参与的国家十一五科技支撑计划项目"十种心理咨询与心理治疗技术的规范与示范研究"，即采取质化和量化研究相结合的方法对多种心理治疗技术进行研究，得到了国家科技部、财政部的大力资助。目前，研究数据正在整理之中，相关结果将对制定我国心理治疗的操作指南或规范提供参考与指导(艾小青、曹玉萍和张亚林，2012a，2012b；曾洁，2014)。

质性数据大多是带有个人色彩的信息摘取和颇具个人特色的信息解读，因而，无法如同量化研究那样提前设置假设检验。质性研究也没有高度标准化的方法步骤、可供重复的结果、推而广之的结论。但是，质性研究的魅力在于其尊重人性，尊重天性，尊重研究者的个性，尊重被研究者的本性；因此，任何涉及性格、心理、思维、逻辑、动机、愿望、意图等人的因素的研究，都能在质性研究中获得尊重。尤其是心理治疗的过程研究，需要涉及抽象理论的具体化操作，或解构病态的心理动力学机制，或重建受损的内在动力学体系。

质性研究使用录音、录像、信件、日记、笔记、照片、登记簿、调查表、评估报告等作为研究材料，重在考察人的因素。并且，此处所指"人"的因素，不仅仅是被研究对象中的人物，还包括研究者本身；即质性研究注重研究人员的"参与性"以彰显人文关怀。

目前心理治疗质性研究热点集中在来访者与治疗师的治疗联盟。针对治疗关系的质性研究可以来访者为研究对象，询问其对治疗师的看法，或让其分析治疗过程哪些因素有治疗作用等；也可以治疗师为研究对象，通过质性访谈等形式，将其经验外化成质性资料加以分析；同样，也可同时收集治疗师和来访者双方对某些问题的态度和观点进行对比研究。

既然两者关系被专业人士共同认为是心理治疗首要的影响因素，那么除了从治疗师实践角度作一分析外，从来访者角度思考两者关系也应得到实践的考量。来访者与治疗师的关系，可分为以下几种：

(1) 治疗关系。心理治疗的本质是关系的重塑，这是共识的命题。在治疗室内，经由一段时间内相对固定、相对无干扰、相对宽容、相对自由的治疗师和来访者互动，达到对来访者既往人生经验中所形成的各种关系的再认知、再探寻、再建设、再重构。因此，治疗关系的初衷就是为达到治疗目的，在实践中特地操作出来的关系。例如，对于依赖性人格障碍的来访者，治疗师也许会以被动形象示人，由此激发来访者的主动性。

良好治疗关系的考核因素有：共情(Arthur，2007)、正向关注、尊重和温暖、诚恳可信。

早年,罗杰斯提出"共情"(empathy)要求治疗师能换位思考、设身处地体验他人的精神世界。共情高手通过对共情进行因素分析,运用参与技术、把握言谈中的非语言成分、重视目光交流、肢体语言等,做到体验别人如同体验自己一般投入和深刻。这是一种理解、分担客体个体精神世界负荷的能力。

正向关注(positive regard)要求治疗师对来访者投去正向眼光,从来访者优点入手,找到他们的长处,在治疗中始终强化和突出这些积极方面。来访者往往因现实与个性心理特征的冲突倍感痛苦,由此展示出一个"被屈辱和被损害的人"的形象。治疗师在建立联盟关系初始,就应该详细分析其心理品质,将闪光点从废墟中挖掘出来。

尊重(respect)和温暖(warmth)讲究治疗师和来访者双方在交流中的平等姿态。无论是多么难以启齿的话题,多么看似卑劣的动机,多么无法理解的行为,当来访者进入治疗室的那一瞬间起,治疗师和来访者的关系必须以尊重和温暖为前提。但这并不要求治疗师无原则宠溺来访者,而是要求在合理合法合情合规的前提下,达到最大化的不评价、不预设、不判断。

诚恳可信(genuineness and authenticity)与其说是对良好治疗关系的诠释,不如说是建立治疗关系的基石。脆弱、迂回、心思众多、难以沟通的关系纽带,在心理治疗过程中随时可能被松绑、断裂。治疗师应该考虑自己的言行是否让来访者感到坦诚、安全、值得信赖。如果能达到这一要求,也要时刻警惕这样的关系或许不经意会失去或转变。这就是为何治疗师在全程心力不仅要关注技术操作,更要集中于信任纽带的维护。

在实际操作中,治疗师和来访者双方对治疗目标的设定是治疗关系的一个前提。许又新等认为,心理及行为的境界中所谓的"正常"和"异常"界定问题,同样是心理治疗关系最终导向的终极问题。而这一问题衍生的子问题其实更为复杂。比如,对于精神分裂症的阳性症状,如幻觉、妄想、明显的激惹行为,此类症状经过心理治疗后消除或锐减,可以看作对"异常"治疗有效。但如果对于阴性症状患者,症状的改善就更难显现。又比如,对心理治疗效果的统计学差异和临床差异的解读,如何达到医患双方的满意。再比如,类似社会功能的好转或者自知力的改善等个体差异极大的指标,如何在治疗信度和效度上给予实践以指导?

(2) 实际关系。一万个人眼里有一万个哈姆雷特。同样,在来访者看来,每一个治疗师都是不同的。甚至面对同一个治疗师,来访者对两者实际关系的判断也是随心理治疗进程在变化的。只是实际关系的变迁很少被纳入研究的课题。大部分研究者都关注于治疗关系(上文)和移情关系(下文)的建设和调整。实际关系受客观条件制约,如医患双方的性格、年龄、性别;同时也受到主观互动因素的影响,如治疗过程中治疗师态度、来访者领悟修通能力等。

(3)移情关系。移情关系对来访者而言,是单一取向的,即来访者向治疗师投射出一种心理应对模式,这个模式所反映的关系在来访者日常和长期人生中反复出现,是问题的症结。但治疗师接收到这种移情后的处理是双向的,双向的极端分别是纯粹的反移情和纯粹的不移情。这与教科书理论部分所述"治疗师产生的两种移情方式分为正向移情和负向移情"并非一码事。在实践中,这恰恰是治疗师最容易出现的极端反应。纯粹的反移情,可以理解为"简单粗暴"的反移情。纯粹的不移情,可以理解为共情不能。这些都是某个节点可能产生的问题。这样的纯粹的移情和反移情节点往往会被治疗师遗漏,但却容易被来访者敏锐地感觉到。因此,在理论中才会特别强调正性和负性反移情的重要之处,即不走极端,这确实是在心理治疗实践中减少这方面问题的利器。

正是基于这些复杂因素,心理治疗的实践才大多以个案研究为主流方法;事实上,近百年来,方法论的沿革并未有大刀阔斧的改变,个案研究作为目前最适合心理治疗实践报道的方式,这是科学的选择,也是明智的选择。

个案研究方法以单一实体(单一个案研究)或多个实体(多重个案研究)为考察对象。通过对个案信息的深刻挖掘,获得对某个事件、情景、人物、组织、经验等充满独特性的经验。对于社会学、人类学、精神分析学等崇尚个体角色的学科而言,个案研究有着天然的优势。

个案研究可以分为描述型个案研究(descriptive case study)和解释型个案研究(explanatory case study)。描述型个案研究的优势为着墨于事件的描述,带来细节的强大体验,即"何时""何地""发生何事"的信息。描述一方面可以作为事实阐述的依据;另一方面可以作为后续现象解释的推理基础。解释型个案研究的优势在于阐释事情发生发展转轨结局的内在逻辑,即"为什么"和"怎么做"的信息。通过解释,一方面可以将蕴藏在描述路径中的内在逻辑勾勒出来,另一方面可以由此及彼地将此推广模式应用到其他领域,突破个案的内在限制而达到外在延伸。

一个完美的个案研究将描述性和解释性融于一体,充分尊重现象的细节本源,同时深度挖掘细节证据的逻辑链。显然,这种融合非常适合以"人"为考察对象的研究。个案研究对考察对象倾注极大的耐心,不是量化研究中做横断面调查的一刀切,而是具有时间历程、主题历程、因果历程的纵深追踪。

这也可以解释为什么个案研究一直深得心理治疗大师们喜爱。精神分析鼻祖弗洛伊德通过《少女杜拉》案例揭开了梦境流露潜意识,为窥探心理世界打开了一扇窗。人本主义大师罗杰斯在示范性会谈中遭遇"不说话的来访者",作为经典案例写进他的每本教科书。女性精神分析大师凯伦·霍妮通过观察一个个神经症来访者,分析出社会文化对人类心理的作用。达尔文以其子为观察对象,通过一个婴儿的传略来研究初生个体的变化历程。个案研究之所以在心理学界备受簇拥的另一个解释是,个案研究一方面包含对个体经验的抽取和分析,因此符合科学中归纳法的本质;另一方面,又可将规则投注到观察对象中去运行,因此又符合科学中演绎法的逻辑。将归纳和演绎通过个体作为研究对象的往来,可以有效地形成对人类心理既有普遍性又有独特性的认识。

4.3 心理治疗的临床实践

曾经一度盘踞于传媒的头条新闻引发全国热议:"豆腐花是咸的还是甜的","粽子应该裹着豆沙还是肉"。如果说,衣食住行都充斥着个体化原则,那么心理治疗临床实践中的个性化的重要性更是不言而喻。杨德森(2004)将中国人的心理融入中国特色的心理治疗,捕捉到国家民族的个性特征,即中华民族的群体环境和中国人的人格基础塑形的密切联系。郑仰澄通过从中国神话即文学作品挖掘中国人的俄狄浦斯情节及透射出的中国传统家庭结构中父权、夫权影响。严和骏则从传统观念探讨过中国特色心理治疗中整合孔子和老子的思想,以便更好适应中国社会现实与国人自我概念的冲突,并让这种适应成为双向、非单线程的过程(曾文星,1997)。

不同治疗方法、不同治疗师、不同治疗对象都是导致个体化的因素。但在心理治疗临床实践中的一个显著特点为,当下早已不是单纯靠一个治疗师自身修为或刻意忽略双方关系仅仅指令式操作的时代——即使讲究无为、修通、顿悟的本土疗法,如认识领悟疗法、悟践疗法、道家认知疗法,也开始强调治疗关系的建立——因此,无论上述几个因素如何迥异,通过和来访者缔结良好的治疗联盟是受到普遍认同和重视的。另一个治疗实践中的鲜明特点是,各治疗方法的蓬勃体现在临床应用谱的扩大,例如将认知行为治疗从早期应用于焦虑等神经症到现在应用于贪食症、物质依赖;将精神分析法从癔症拓展到轻症精神分裂症,而在 20 世纪精神分裂症患者被认为是不适合采取精神动力疗法的人群。在我国,还存在第三个特点,即西学东渐,西方心理治疗模式的改良和本土化已经相对成熟,同样,西方心理治疗研究的量化和质化并重也开始在国内风靡。

尽管存在着上述共同特点,然而术业有专攻的中国心理治疗学家们也在自己青睐的领域印刻个人的印迹。

对于精神分析学派而言,在伴有人格障碍或创伤后应激障碍等人群中实施动力性心理治疗,最需要精准拿捏来访者精神病理学模型成因及解构。这一过程犹如庖丁解牛,必须游刃有余才能起效,否则生搬硬套操作规程只能无济于事。施琪嘉(2005)、杨蕴萍等(2010)致力于心理动力学取向和药物联合治疗边缘型人格障碍,确证使用心理动力学治疗为主、药物治疗为辅的治疗方法更适合治疗合并人格问题的来访者。另外,对于创伤记忆的心理治疗也进行了特意改良,如采用稳定化、暴露和重建纵横化等举措,使得陈述性的外显记忆和非陈述性的内隐记忆与创伤的主要记忆表现(空白记忆和闪回记忆)进行链接。

从客体关系的角度来看,精神分析的过程就是一个新客体出现并逐渐被来访者内化的过程。童俊(2005)、丛中等(2007)特别注重来访者依据自身经验对新客体进行的歪曲性解释。他们对这种歪曲并不批判,也不是无谓纵容,而是鼓励来访者坚持治疗,以此达到旧歪曲的减少。尽管,可能取而代之的是越来越多的新的“歪曲”,但新的“歪曲”比旧的歪曲具有更完备的现实性。唐登华、张天布等(2005)从经典的精神分析、客体关系和自体心理学角度来为大家解读自杀的真相。

依恋理论的应用是对青少年心理健康问题进行家庭动力治疗的基础。缪绍疆等(2005)观察到青少年动力性心理治疗中家庭气氛、个性化维度、家庭动力与心理健康状况之间的中介效应。简述之,母亲、父亲及同伴依恋在青少年个性化成长中发挥重要作用。例如,神经性厌食症多见于青少年女性,以病态的执着于低于正常低限的体重标准,对自身变化的关注极端化为特点。心理治疗中发现,这些患者常有各种家庭问题,有可能是父母对其过度控制,而个体自我觉醒意识尚不成熟则以进食行为的自我控制作为自我独立的标志或反抗父母的手段。因此,重新审视与文化、社会、心理因素相关的疾病机制和治疗方式,在心理治疗实践中值得特别重视。

钱铭怡(1994)作为国内早期从事认知行为治疗的专家,对于中国文化下的抑郁症、社交焦虑、心理创伤、中国人的羞耻感等领域临床实践广泛涉猎。例如,其团队从羞耻感角度通过认知行为治疗对社交焦虑大学生进行团体干预;通过剖析电脑游戏成瘾与网络关系成瘾倾向相关因素构造患者认知行为病理模型;通过采集焦虑个体对威胁性信息的注意偏向获取焦虑症认知模式;通过中文情绪形容词检测表的编制与信效度研究,对中学生进食行为及相关心理因素的调查获取区域性群体的体象认知。

中国道家认知治疗的“ABCDE”操作技术已推广至美国、新加坡等地华人,广泛应用于治疗焦虑障碍,尤其是广泛性焦虑症、老年抑郁、某些心身疾病,以及对某些群体的心理健康进行预防性干预。而且研究显示年龄偏大、文化程度偏高者总体效果相对较好些。目前道家认知治疗常与行为治疗、催眠治疗联合,以达到认知重建,行为重塑的目的。多年来,该团队还就理论依据、治疗模式、疗效、治疗参与性以及成本效益分析等方面全面考量该法的应用;并从量化、质化多方面进行系统考察,从单个质化研究病例上见微知著,辐射群体治疗。

与中国文化契合之处颇多、国人相当讲究的,是"家"。从血缘关系的小家庭到集体融合的大家庭,本质而言是由纷繁人际关系缔结的社群,而联系节点往往可以复杂得超乎想象。赵旭东、陈向一等多年致力于国内家庭治疗的推进。家庭治疗将亲密关系的绳索在治疗过程中打开、扣上,调整松紧度,而这一切都发生在各个作为节点的家庭成员身上。因此,在这种语境下塑造的"系统"关系稳定性胜过既往只做现实模拟但本质仍是虚拟的"一对一"人际关系重塑的结局。此处所言"系统关系",宏观指的是社会系统内各个成员之间的相互交流,如夫妻、家庭、邻居、医患关系、小组、机构、照顾系统等;微观则包括由这些交流所引发的生理心理过程,如思维、情感、激素分泌等。

研究显示家庭治疗的五步督导,即建立督导关系、案例报告、探索系统、反馈环节和督导效果评估,是由双督导师协同对被督导者和团体进行督导,可以帮助被督导者"触摸"来访者及其家庭、强化家庭治疗个案概念化、运用系统理论拓展咨询空间、促进被督导者的自我觉察、督导者专业能力提升和职业认同感增加、激发其他团体成员的替代性学习。

气功修炼在中国有数千年的悠久历史,是中华民族文化的重要组成部分。刘天君等(2013)此方面作了大量的临床实践,其临床操作"三调合一"即调身、调息、调心。在中医心理治疗方面,该团队致力于来访者具象思维这一中医特征性思维形式的脑电特征,以区别于抽象、形象思维作业的电信号,从而指导中医心理治疗的过程操作。

樊富珉等(2003)采用团体心理辅导的方法对高校有心理危机状况的大学新生进行干预。团体辅导每周一次,每次2个小时,总共持续10周。辅导后,躯体化、抑郁、焦虑与敌对因子上的得分有显著下降。祝卓宏等认为个体通过创伤后不断成长,将衍生生命的存在感和意义感,同时经验性回避程度可以对存在感、意义感与创伤后成长进行调节。

国人对于森田疗法的治疗核心"顺应自然"接受度颇高,肖泽萍、张海音等(1996)将中国化的森田奥义解释为:接受症状,不有意排斥;发挥主观能动性,而不是消极忍耐,达到"尽管忍受痛苦,仍需为所当为";再进一步的要求不仅为所当为,更要积极行动,主动推进。甚至,越痛苦、越要用力,最终达到自愿接触引起恐怖、焦虑、紧张、强迫的对象,即"寻找痛苦,为所怕为"。这种奥义的演变,已经将早期森田核心内涵和外延都进行了拓展,通过教导接受自身的各种症状和烦恼,积极从事有意义的活动;克制回避行为和错误行为,放弃主观臆断,主动行动,成为症状的主人。森田疗法最初适用人群为"神经衰弱"患者。针对"精神易兴奋、脑力易疲劳"的症状特征,森田疗法采用"撂挑子"的办法,即让患者不堪重负的脆弱神经在短时期内卸下所有任务,不思、不想、不分辨、不执着、不承担、不谈论、不劳作。待此阶段过后,再逐渐添加各种任务,按照由简单到繁琐,由轻松到沉重,由单一到多项的原则。与此同时,令患者对任务的重新执行撰写病程日记,并由治疗师点评一二,以便患者获得全新的体验。

贾晓明等(2002)则醉心于远程心理咨询与心理治疗的推广,通过网络、电话等完成原本需要面对面的治疗过程。针对实际网络咨询关系过程呈现倒 U 形发展模式的特点,挖掘网络沟通方式如文字语言、网名、个性签名等的影响,并进一步对于把握受众的网络心理咨询需求、焦点解决方法在网络心理咨询中的应用、网络心理咨询的进程、建立网络心理咨询关系的特殊技巧、网络心理咨询的干预技巧、网络心理咨询的伦理等方面有着丰富的实践积累。

杜亚松、陈一心等将心理治疗对象重心放置于儿童期心理障碍人群。儿童青少年阶段最常见的行为障碍为破坏性行为障碍(DBD),它包括对立违抗障碍(ODD)、注意缺陷障碍(ADHD)等。这些行为障碍在不同年龄阶段都有较高的发生率,会影响到他们的身心发展、学业成绩和日常生活质量,及时矫治和干预对防止行为障碍的进一步发展及培养良好的行为规范非常重要(张建新等,2012)。

江光荣等(2001)将视角集中在"咨询期望",即当事人带入心理咨询的预先的认知与情感态度,包括对于咨询过程、效果、咨询师和当事人自身,以及有关咨询的其他任何方面(如时间设置)的认知与情感态度等进行深入实践。对于建立人本的、建设性的治疗关系,倾听和接纳来访者以培养安全感。通过治疗关系在情感层面的互动,协助来访者矫正体验。

近年来,从归因方式入手对认知、情绪和行为问题进行治疗的认知行为治疗方法——"归因疗法"——在前期研究的基础上,发展为团体归因训练技术。张宁、王纯等(2009)根据归因理论、归因治疗的理念、结合团体治疗理念,构架出一套符合中国文化的模块化团体归因治疗的程序和方法。在精神分裂症、神经症、物质滥用、生理心理问题及家庭暴力等精神卫生领域,归因训练都在提供着新的治疗实践思路。

钟友彬等(2012)以动力性心理治疗理论为基础,佐以中国文化底蕴进行完善,创立了钟氏认知领悟心理疗法。即治疗师和来访者共同分析目前困扰自己的症状,使来访者自己认识到现存的病态言行、病态情感的不合理之处。再通过启发,使来访者领悟到这些言行、情感的产生和发展是基于幼年时自身的心理和行为模式,换言之,自己的心理年龄并未跟随身体年龄变大,而是固着在幼稚的年代。一旦来访者产生这种意识,就能尝试主动放弃这些不成熟的想法和行为。

时下越发被重视的危机干预也是众多治疗师目前实践的重点和热点。从汶川地震到马航失联,从非典到矿难、车祸,从性侵犯到恐怖袭击;尽管中国国情下的危机和西方国家大不相同,但危机干预心理急救的重要程度已经上升到相当层面。笼统而言,灾情的变化分为急性期和恢复期。灾后急性期,是指受灾人群的生命受到极大的威胁,由于人们基本的生存资源被毁,如水、食物、居所、卫生设施、基本卫生服务等的缺失,加之传染病控制困难,使死亡率不断上升的时期。急性期后处于恢复期,相对于灾害发生前,人们的基本生存需要得到了保障或者达到了周围地区人口的保障水平。在灾情发展的不同阶段会有不同的心理社会干预方法。例如在汶川地震后,很多心理治疗业内人士组建团队奔赴极重灾区社区居民聚集地,为进一步开展灾后心理卫生服务提供精神动力和智力支持。目前,对于危机中的心理支援,即灾后心理重建,已经成为救灾工作中不可避免的环节。

横向而言,不同派别的治疗方法其理论根源各有千秋,对人的健康与病态的揣摩存在各自独到视角。尽管每一种学派各有拥趸,但学界通识是人类心理过程之错综复杂本绝非仅通过一种理论、展现一个侧面就能透视完全的。同样,各"存异"的流派间"求同"也很显著。不同的治疗方法不仅存在理论基础的共通方面,在实践操作中,带有各自特色的治疗技术都讲究诸如良好的治疗关系、情绪的疏导、旧模式的自我剖析和新模式的不破不立等模式(肖世富、严和骎和陆余芬,1997)。因此,尽管横向来看,不同心理治疗流派都高举着各自鲜明的旗帜:精神分析派找寻被压抑的童年,偶尔触动一座力比多的死火山;依恋理论派还原原生家庭,把掩埋的痕迹重新搅和一番;认知派挖掘思考模式,再像捏橡皮泥一样,调整成一套模式;行为派总是先做再说,甚至只做不说;森田派培养隐居者,要求卸下肩膀的担子;道家派干脆逍遥地眼中压根没有"担子"一说;团体派像个专拍集体照的相机,个体总是在集体里塑形;人本主义派总是侧耳倾听,每一个人都是最大的珍宝。

纵向看来,治疗方法的折衷和整合是人类发展的趋势所致。各治疗理论的诞生都是与当时社会文化政治生活等历史背景密切关联的。世界大战、工业革命、文艺复兴、互联网地球村、个性化社群时代的到来,贯穿在包括心理治疗等一切科学、文化、艺术等变迁史中。因此,不仅各个流派与生俱来的本质存共通之处,且客观环境的渗透也要求各门派"变化比保守更合理、融通比隔断更明智"。只要蕴藏在其中的价值观和伦理原则,恪守如倾听、尊重、反馈,如隐私维护,如非恶性、善行、公平等原则(李晓驷、施琪嘉和曾奇峰,2006)。不同心理治疗流派在不断整合、共通、共荣中展示自身的魅力,所谓"和而不同",善莫大焉。

(曹玉萍　曾　洁)

本章参考文献

APA Presidential Task Force on Evidence‐Based Practice. (2005). Evidence‐Based Practice in Psychology. *American Psychologist*, 61(4): 271‐285.

Arthur, J.C. (2007). Empathy in counseling and psychotherapy: perspectives and Practices. Routledge.

Bernard, J. (2000). The Unknown Karen Horney: Essays on Gender, Culture, and Psychoanalysis. New Haven: Yale University Press.

Chase, S. (2005). Narrative inquiry: Multiple lenses, approaches, voices. In N. Denzin, & Y. Lincoln, *The stage handbook of qualitative research (3rd ed)* (pp. 651 - 679). Thousand Oaks, London: Sage Publications.

Cohen, D. (2005). Clinical psychopharmacology trials: "Gold standard" or fool's gold. In S. A. Kirk, *Mental disorders in the social environment: Critical perspectives* (pp. 347 - 367). New York: Columbia University Press.

Darwin, C. (1877). A biographical sketch of an infant. Am J Dis Child, . *Am J Dis Child*, 2(7): 285 - 294.

Falzon, L., Davidson, K. W., & Bruns, D. (2010). Evidence searching for evidence-based psychology practice. *Professional Psychology: Research and Practice*, 41(6): 550 - 557.

Norman, K. D., & Yvonna, S. L. (2011). Handbook of qualitative research (4th ed). Thousand Oaks, CA: Sage.

Roger, C., Lyon, H., Harlod, C., & Tausch, R. (2013). *On becoming an effective teacher: Person-centered teaching, psychology, philosophy, and dialogues with Carl R. Rogers and Harold Lyon*. London Routledge.

Tong J, Miao SJ, Wang J, & et al. (2005). Five cases of male eating disorders in central China. International Journal of Eating Disorders, *37(1)*: 72 - 75.

Walkup, J. T., Albano, M. A., Piacentini, J., Birmaher, B., & Compton, S. N. (2008). Cognitive behavioral therapy, sertraline, or a combination in childhood anxiety. *New England Journal of Medicine*, *359 (26)*: 2753 - 2766.

艾小青,曹玉萍,张亚林.心理治疗的临床研究方法[J].中国临床心理学杂志,2012a,20(1):125 - 128.

艾小青,曹玉萍,张亚林.内容分析方法在心理治疗研究中的应用[J].中国心理卫生杂志,2012b,26(5):373 - 376.

陈丽云,樊富珉,官锐园.身心灵互动健康模式:小组辅导理论与应用[M].北京:民族出版社,2003.

郭万军,曾勇,赵旭东,许秀峰.系统式心理治疗紧急干预某集体癔症的回顾性分析[J].中国临床康复,2005,9(40):8 - 9.

黄建军,杨蕴萍,武江,等.边缘型人格障碍与早年创伤性经历的关系研究进展[J].中国临床心理学杂志,2010,18(6):769 - 771,768.

江光荣.心理咨询与治疗[M].合肥:安徽人民出版社,2001.

[美]克莱尔.现代精神分析"圣经":客体关系与自体心理学[M].贾晓明,苏晓波,译.北京:中国轻工业出版社,2002.

李晓驷,施琪嘉,曾奇峰.精神分析词典[M].上海:上海科学技术出版社,2006.

鲁小华,霍莉钦,丛中,等.依恋及其评估方法概述[J].中国心理卫生杂志,2007,21(3):204 - 207.

钱铭怡.心理咨询与心理治疗[M].北京:北京大学出版社,1994.

施琪嘉.精神分析导论[M].北京:中国轻工业出版社,2005.

王纯.团体归因训练对抑郁症、焦虑症、强迫症患者的心身作用及神经生物学机制[D].长沙:中南大学博士论文(导师:张亚林),2009.

魏玉龙,夏字欣,吴晓云,周正坤,刘天君.具象思维与具身心智:东西方认知科学的相遇[J].北京中医药大学学报,2013,11:732 - 737.

肖世富,严和骎,陆余芬.世界卫生组织初级保健病人心理障碍合作研究的上海样本结果[J].中华精神科杂志,1997,30(2):90 - 94.

肖泽萍,董力力,张海音,王祖承.森田疗法在神经症治疗中的应用[J].中国心理卫生杂志,1996,10(1):30 - 32,45,41.

杨德森.中国人的心理解读[M].合肥:安徽科学技术出版社,2004.

曾洁.动力性心理治疗过程的质性个案研究[D].长沙:中南大学博士学位论文(导师:张亚林),2014.

曾文星.华人的心理与治疗[M].北京:北京医科大学,中国协和医科大学联合出版社,1997.

[美]詹姆斯.危机干预策略[M].肖水源,等,译.北京:中国轻工业出版社,2000.

张建新,杨玉芳,赵国秋,车宏生,丛中,樊富珉,……许燕."心理科学与文化建设"研讨会发言纪要[J].心理科学进展,2012,20(4):476 - 492.

张亚林,杨德森.中国道家认知疗法——ABCDE 技术简介[J].中国心理卫生杂志,1998,12(03):61 - 63,65.

钟友彬.认识领悟疗法[M].贵阳:贵州教育出版社,2012.

5 中医心理学与心理治疗

5.1 中医心理学的诞生与形成 / 67
    5.1.1 中医心理学的诞生 / 67
    5.1.2 中医心理学学术组织的建立 / 67
    5.1.3 中医心理学的学术积累和人才培养 / 68
5.2 中医心理学的快速发展 / 69
    5.2.1 重点学科的建立 / 70
    5.2.2 学科体系逐步形成 / 70
    5.2.3 重点专科建设 / 70
    5.2.4 创新理论、方法和技术不断涌现 / 71
    5.2.5 科研水平不断提高 / 73
    5.2.6 国际交流 / 74

中医心理学(Psychology of Traditional Chinese Medicine)为 20 世纪后期在祖国医学与心理学交叉发展中形成的一门新兴学科,至今已走过 30 年的风雨历程。中医心理学是以中国传统文化为背景,以中医理论为指导,积极汲取现代科学尤其是现代临床心理学和精神病学的知识,研究人类的心理活动规律,并用以指导临床实践的一门学科,是中医学基本内涵的重要组成部分。

中医药学在几千年的发展过程中,蕴含着丰富的心理学思想,积累了深厚的心理学知识,形成了系统的心理治疗理论与技术,不过原本并没有形成独立的临床心理学体系。如形神学说、情志学说、元神识神学说、五态人格理论等,往往融合在整个中医学理论体系之中,并与临床各科紧密地联系在一起,这与中国古代哲学中心身一元论有关。

20 世纪 80 年代后,中国的部分中医学者们开始尝试着用西方临床心理学的研究思想和方法研究中医学中的临床心理学理论、方法与技术。1985 年,"中医心理学"这一名词被成都中医药大学王米渠教授首先提出,随着各种学术交流的广泛开展,以后被广泛采用。从以上中医心理学的基本概念中不难看出,"以中国传统文化为背景,以中医理论为指导"是形成中医心理学理论的基本前提,但它又"积极汲取现代科学尤其是现代临床心理学和精神病学的知识"。因此,中医心理学既不是原始意义的中医学,也不是完全的西方心理学,而是二者的有机结合;可以认为是一个传统的思想,但又是一个全新的理论。可从中医学(含中国传统文化)的角度研究心理学,又可从心理学的角度研究中医学。既互相借鉴,又互相融合。就此形成一个与西方临床心理学有很大不同的、新的临床心理学理论分支,也形成一个与原有的中医学有很大不同的、中医学新的理论分支;这即是中医心理学面临的双重任务。因此,中医心理学既是本土化的临床心理学,也是本土临床心理学,还是创新的中医学临床理论分支之一。

由于文字与篇幅的限制,现在对中医心理学作为一个中医学中的独立学科的形成与发展过程分两阶段做一简单介绍。

5.1 中医心理学的诞生与形成

5.1.1 中医心理学的诞生

1985 年是中医心理学诞生之年,在中国的中医药领域和心理学领域,发生了几件大事,预示着一门新兴学科正在"分娩"过程当中:

(1) 天津科学技术出版社 1985 年出版王米渠所著我国第一本《中医心理学》专著。

(2) 中国中医研究院研究员薛崇成教授的"五态性格测量"由卫生部批准并获得资助正式开展了全国性的协作组抽样调查,研制中国原创的第一个人格心理学的量表。

(3) 四川省心理学会与成都中医院联合举办全国性的"中医心理学研讲班"。

(4) 成都中医学院首次在大学里开设"中医心理学"选修课。

(5) 成都中医学院召开"首届全国中医心理学的学术研讨会",在学术会上,组织 14 所中医院校及研究机构编写高等中医院校试用教材《中医心理学》,一年后由湖北科技出版社出版。

(6) 福建中医学院首先建立了"中医心理学研究室"。

自 1985 年成都会议宣告中医心理学的诞生后,平均每两年召开一次中医心理学学术会,每次会前都刊行一辑《中医心理学论丛》。

5.1.2 中医心理学学术组织的建立

中医心理学的学术组织的建立和事业发展经历了曲折的过程。

1992年"中国民间中医药研究开发协会"批准成立二级分会"中医心理学专业委员会",学术活动不间断地开展。中国中医科学院广安门医院副院长汪卫东教授于2005年向世界中医药联合会秘书处李振吉副主席兼秘书长呈交建立"中医心理学"二级学会的申请,并很快得到了批复。2006年2月世界中医药联合会向国家民政部报批,2006年4月18日得到了国家民政部正式的文字批复。至此,历经20年的努力,终于有了一个圆满的结局。中医心理学学术组织的正式建立,大大地促进了中医心理学的全面发展。

5.1.3 中医心理学的学术积累和人才培养

有关中医心理学前20年的学术发展从以下几个方面可见一斑。

(1) 论文计量与比较研究。为了对中医心理学相关论文内容的整体把握,我们分为学科概论、医史各家、形神观、思维、七情学说、人格体质、心理诊断、心理治疗、睡眠障碍、郁证、精神病、各科心理、养心益智、其他等14个项目,分两个阶段统计如表5.1,中医心理学的学术发展从论文数量可见其基本情况。

表5.1　中医心理学相关论文计量分析

	学科概论	医史各家	形神观	思维	七情学说	人格体质	心理诊断	心理治疗	睡眠障碍	郁证	精神病	各科心理	养心益智	其他	合计
1949—1989 内部期刊	163	70	51	40	108	42	45	120	94	71	152	102	62	13	1 133
1985—1989 公开杂志	92	46	41	51	76	30	13	39	129	115	126	99	189	79	1 125
1949—1989 合计	255	116	92	91	184	72	58	159	223	186	278	201	251	92	2 258
1990—2004 内部期刊	17	19	15	21	62	14	19	174	26	43	86	110	35	84	725
中国期刊全文数据库 1990—2004	0	5	33	65	42	5	11	449	20	12	20	0	4	0	666
合计	17	24	48	86	104	19	30	623	46	55	106	110	39	84	1 391

20世纪80年代,全国公开发行的中医期刊约有60多种,几乎每种都刊载有中医心理学有关论文,共发表1 125篇论文,平均每种杂志20篇,平均每期1—2篇;可见中医的心理学思想的普遍性。其中全国性刊物如《中国医药学报》《中医杂志》《中华气功》等,还有一些地方性刊物,如《北京中医》《福建中医药》《四川中医》等。另外,薛崇成教授、汪卫东教授等撰写的一些有关中医心理学的研究论文在美国、日本的杂

志或刊物上发表。

（2）著述丰富。"中医心理学"的概念在 20 世纪 80 年代提出后，经过这些年对传统心理学思想的发掘、整理、提高，以至发展，并与心理学、心身医学、精神病学、医学心理学等学科结合、嫁接、引入，以至融合，逐渐建立了中医心理学较为系统的知识体系，出版了一批中医心理学专著。1985 年出版《中医心理学》著作以来，目前已经有 150 种左右书籍公开出版。这些出版物本文分三类列其主要的书目：①以"中医心理学"这一术语命名书名的出版物；②以中医心理学的理论与实践为专题命名的著作；③与中医心理学相关的专著或中医学者编写的心理学著作。

（3）教育工作与人才培养。早在 1985—1987 年间，成都、南京、福建、黑龙江、广西、辽宁、山东、北京、天津等中医学院都先后开设心理学、或中医心理学、或医学心理学、或应用心理学等的选修课程，或专题讲座，后来上述学校也多成立了心理学、或中医心理学教研室（研究室）。至 90 年代中后期全国中医院校基本上都开设心理学相关课程，多有心理学专职教师，尤其是开办有护理、管理学系或专业的大学。

进入 21 世纪以后，在中医院校的心理学的学历教育、应用（临床）心理专业，有突破性的发展。南京中医药大学、安徽中医学院率先于 2001 年建立了"中医学（临床心理学方向）""中医学（医学心理学方向）"专业，2001 年 11 月，贵阳中医学院建立了医学人文系，并建立了"应用心理学（临床心理学方向）"专业，于 2002 年秋季招生 70 多人。在 2002 年，贵阳中医学院向教育部申报并批准了应用心理学（临床心理学方向）的第二学士学位的资格，在全国中医院校是第一个心理学第二学士学位。

目前在中医药院校中，已设置心理学系的仅有南京中医药大学一所，开设有临床医学专业，培养心理卫生方向的学生，2001 年在全国招收中医学（医学心理方向）5 年制本科生；2003 年又申报获批应用心理学学科点，招收应用心理学（医学心理方向）5 年制本科生。2000 年，由贵阳中医学院发起，河北、新疆中医学院参加编写了一本《中医心理学》教材。"全国中医药高等教育学会中医心理学教学研究会"于 2002 年 7 月在贵阳成立，为全国中医心理学教育发展奠定了良好基础。

从 1985 年至 2005 年 20 年间，也有一些中医药高等院校建立了中医心理学硕士点和博士点，但对于中医心理学的高级人才的培养还处在零星进行阶段，刚刚起步。

5.2　中医心理学的快速发展

下面对中医心理学近十年来的重点发展进行介绍。

5.2.1 重点学科的建立

2009 年末,国家中医药管理局人事教育司首次将中医心理学作为中医药学的二级学科,中国中医科学院广安门医院心理科被确定为重点学科建设单位,这预示着中医心理学作为一个独立学科逐渐走向成熟,并且已经得到国家的认可。2012 年,国家中医药管理局人事教育司又将中医心理学重点学科发展为 8 个,使这个原来并不存在的中医学和心理学交叉的新型学科得到了扶持性发展。

2012 年到 2014 年间,全国有中国中医科学院研究生院、黑龙江中医药大学、湖南中医药大学等经过论证,将中医心理学自主设置为二级学科,这是中医学发展史上的重要突破,预示着中医心理学已经作为独立学科迅速发展,并有着良好的发展势头。

5.2.2 学科体系逐步形成

过去,中医心理学的专著虽然不少,但主要以王米渠和王克勤老师早期编写的《中医心理学》为蓝本,中医临床心理学则以近年来的张孝娟会长编写的《中医临床心理学》为蓝本,虽然内容略有差异,但鲜有突破。近年来,随着中医心理学的理论研究和临床工作进一步开展,中医心理学理论取得了重要进展。

在世界中医药联合会中医心理学专业委员会的组织下,经过中医心理学专家的共同努力,对中医心理学的历史,中医心理学的文献,中医心理学的理论、方法、技术种类和特点进行了系统的梳理与研究。中国中医科学院广安门医院心理科在汪卫东教授主持下,策划编写了《中医心理学丛书》。该《丛书》包括《中医心理学史略》《中医心理学基础理论》《中医心理学临床基础》《新祝由论》《中医心理学科研方法》《中医心理评估与测量》《中医心理治疗》《中医心理督导理论与方法》《中医心理护理》《中医心理治疗技术》《中医心理脉象》《中医象诊》《针灸与心理治疗》《推拿疗法与心理治疗》《中医气功与心身治疗》《气功与催眠》《中医禁忌与行为心理治疗》等三十种左右的分册,基本反映了中医心理学从古代发展到现代的全部面貌与整体理论体系。

5.2.3 重点专科建设

重点专科建设,是中国医学临床发展的重要特色,也是该专业在临床发展方面得到行业认可的重要标志之一。由于种种原因,中医心理科重点专科融于中医学重点专科"神志病科"当中,全国共有 35 个重点专科建设单位,尽管这并不合理,但也在某种程度上推进了中医心理专科的发展。

5.2.4 创新理论、方法和技术不断涌现

近十年来,中医心理学研究从两个方向发展。一是延续着应用中医药传统理论和技术如中药、针灸、按摩、气功等方法治疗精神和心理疾病和心理保健的临床研究。更重要的是,中医心理学理论研究正在突破原有的中医学理论如阴阳五行模式,只是借用其中的合理内核如整体思维、辩证思维、动态思维、发展思维、平衡思维等理论来研究心理学,研究人类的心理现象,研究心理健康与生命规律。这是东西方临床思维的又一次大碰撞、大融合,中医心理学在这次碰撞与融合中,正在形成一系列具有中国本土心理学或中医心理学理论特色的新的理论与方法、技术。

理论方面

(1)具象思维理论:北京中医药大学刘天君教授于1994年在《禅定中的思维操作——剖析佛家气功修炼的心理过程》一书中,对他提出的"具象思维理论"及其操作方法,进行了系统的论述,后来他与学生一起又发表了若干理论文章,进一步对"具象思维理论"进行了阐述。进入21世纪以后,针对"具象思维理论",他又在基础研究方面进行了一系列的研究,试图从实验科学角度对"具象思维理论"进行科学验证,这在世界范围研究中并不多见,可以说是一次对人类思维形式再认识的探索和补充。"具象思维理论"从提出,到形成理论,至今已经历了20多年的历程。

具象思维是个体对其意识中的物象资料进行有目的加工(构建、运演、判别)的操作活动。首先,物象是具象思维操作的媒介。物象不同于形象思维的表象,也不同于抽象思维的语言,它是感知觉本身,是具象思维区别于形象思维和抽象思维的本质特征。其次,是有目的的操作活动,即主动操作。具象思维是动作思维发展提高的结果,而原本的动作思维可以向两个方向转化,只有对物象资料进行有目的的加工操作,动作思维才可能转化为具象思维,有目的的操作体现了主动性。

在传统中医药学术体系中以具象思维形式捕捉来的主观体验有两个发展方向:一是继续保持思维的感性性质,对感知觉本身进行被动或主动操作。这一发展方向体现在切脉、推拿等诊断和治疗的操作技术上,而其发展的高级阶段则以传统中医养生保健领域的自我调节技术为代表。例如中医气功学中调心、调息、调身的种种操作技术,无不建立在具象思维形式的基础上。不懂得这一高级阶段的具象思维就无法科学地理解气功。另一个发展方向是将捕捉的主观经验抽象化使具象思维转化为遵循辩证逻辑的抽象思维。这个方向的发展形成了传统中医基础理论和临床辨证论治体系。

(2)系统发展理论:中医心理学的系统发展理论是中国中医科学院广安门医院汪卫东教授在临床上研究中医、气功、催眠、心理治疗的基础上,根据中医学的整体论思想和发展心理学理论,以中医学、中医心理学、系统论和临床心理学理论为基础,并

经过长期临床心理治疗实践中所产生的。中医"整体论"与"辨证论治"是系统发展理论产生的思想基础;中医心理学基础理论是系统发展理论形成的理论基础;"系统论"是系统发展理论产生的方法学基础;发展心理学和临床心理学为系统发展理论产生奠定了现代科学基础。《发展治疗学》是中医心理学"系统发展理论"的代表性著作,目前正在构思更加成熟的《异常发展心理学》理论,系统发展理论即是异常发展心理学的核心理论;低阻抗意念导入疗法(TIP技术体系)是代表性的治疗技术;回溯性研究方法是其主要的研究方法。

(3) 中医认知理论:中医认知疗法以来访者认知活动为主要操作对象,治疗认知、情绪情感、行为等心理障碍,对躯体疾病也有直接或间接治疗作用。与西方认知疗法相比,其操作手段较为丰富,不仅注重语言疏导,而且有假戏真做的迂回伴攻法、以行为促动认知的行为开导法、追究病由的祝由法等。在语言疏导方面,根据《内经》概括出擒、纵、切入、突破四步法。

其他本土心理学理论,由于篇幅所限,不再一一介绍。

研究与测量方法方面

(1) 回溯性研究方法:所谓临床回溯性研究方法,是汪卫东教授在几十年的临床研究过程中逐步发现、总结提炼而成的,现在逐步形成了规范化的操作过程。是指在心理学临床研究中,患者按照医生提出的某些特定要求提供其自身回顾性的病史资料,或者医生用特殊的资料搜集方法对患者患病的"过去的过程"进行信息采集和挖掘而得到的病史资料后,对其精神与心理疾病形成的原因与过程进行深入详细的筛选、分析与研究,并得出临床治疗思路、方法并提高疗效的过程;或者从个案和群体的角度对这些疾病发生、发展的病因,发病机制,病理,治疗方法等理论和临床进行研究的方法。这种回溯性研究方法,与现有的回顾性研究方法,从研究目的、研究内容和研究方法与形式等方面是截然不同的。

(2) 双向关联实验方法:这是北京中医药大学针灸学院气功研究室刘天君教授专门针对气功的研究提出来的研究方法。关于气功研究方法有两种不同观点:一种是认为,现代科学的研究方法有局限性,从根本上讲不适用于气功研究,如果想要在气功研究上获得突破,必须提出新的、具有超越意义的方法论;另一种观点认为,气功的现代研究必须且只能在现代科学方法论的框架内实现,否则就是不科学的。实际上,就气功研究的历史发展和研究水平看,其在现代科学方法论的框架内尚有相当大的发展余地。现代科学的方法论不是不可以打破,但目前还不具备提出新的方法论的条件。北中医气功研究室在总结半个多世纪以来气功实验研究中一些普遍性问题的基础上,提出"双向设计、关联检测、相互释义"的实验研究模式,为气功的现代科学研究方法提供了新思路。

（3）测量方法：心理测量是中介于理论与临床的重要桥梁，近十年来，中医心理学在心理测量方面也做了大量工作，不仅形成了一定的测量学理论，传统中医学的五态人格问卷日渐成熟，具有中医特色的证候测量、体质测量等方法应运而生，同时也形成了各种本土化的心理评估与测量方法，如北京广安门中医心理研究院研究开发的异常发展分析技术（GDAD）、人格发展测量方法与量表（GMPI）等。各种相应的本土化问卷和中国式心理量表也相继问世，它必将进一步促进我国的本土临床心理学和中医心理学的快速发展。

治疗技术方面

（1）中医身心调节技术（中药、针灸、按摩、气功）在治疗精神与心理疾病方面的研究日趋增多；

（2）中医传统情志治疗技术（情志疗法）：中医心理疗法中传统情志疗法得到了进一步重视、挖掘与整理；

（3）低阻抗意念导入疗法（TIP技术）、中医认知疗法、中医意象对话技术、移空技术、中医箱庭疗法等；另外，一些本土化的心理疗法也被广泛吸收到中医心理疗法当中，从而体现了中医心理学的巨大包容性；

（4）中医心理医疗设备、药物与专利技术：中国中医科学院广安门医院心理科在低阻抗意念导入疗法（TIP技术）基础上形成的多功能睡眠治疗仪正在申请医疗许可证；异常发展分析技术软件正在申请专利；全国多种治疗与预防精神、心理疾病的中药、设备与专科技术都在研究开发当中。

5.2.5　科研水平不断提高

过去十年，中医心理学已经有了一批国家级的科研项目，并且出现在理论、临床等各个领域，从而体现了中医心理学开始步入中医药学科研的主流队伍。

（1）基础研究：中国中医科学院临床基础研究所杨秋莉教授主持的国家科技部课题"中医精神病学与心理学名词术语研究"是一项有关中医理论研究的基础性项目。中国中医科学院汪卫东教授在总结20多年从事气功与催眠心理治疗过程中，发现了人的异常发展和心理疾病的形成过程必然包含着偏移性异常发展与缺失性异常发展两大方面；缺失性异常发展又包含着成长要素缺失（主要为空间维度）和成长阶段缺失（主要为时间维度）两个方面；明确提出"童年创伤"和"成长缺失"可能是异常心理发展的两大核心病理机制；提出"再成长治疗"的理念与方法和发展治疗学这一全新的理论，这可能是中医心理学与西方心理学结合的产物，已经引起同行学者的关注。山东中医药大学乔明崎教授承担的国家自然科学基金课题，在"肝郁"研究的基础上，对应激刺激的初、中、后期三类基本证候的动态研究，引入系统生物学和信息融合等前沿方法,去探索应激反应的早、中、晚期三阶段的三类基本证候(肝、心、肾)的复杂性科学问题。成都中医药大学王米渠教授进行的"恐伤肾"的行为遗传及恐惧的功能基因组研究,将"恐伤肾"推向情绪心理学、心身医学、中医心理学和功能基因组学的研究前沿,连续获得国家自然科学基金五次资助。中国中医科学院心理学研究室薛崇成、杨秋莉的"五态性格测验量表和常模的建立",根据《内经》"五态人"分类制定了具有我国本土特色的性格测定量表。这一工作先后经历了 20 年的研究,填补了中医心理学人格测定量表的空白。中国中医科学院广安门医院汪卫东教授主持的国家自然基金项目——"中医非药物疗法治疗轻中度抑郁症伴失眠的机制研究",选择抑郁症伴发睡眠障碍的患者为研究对象,通过 PSG 检测方法,获得针灸、中医心理系统疗法干预前后的 PSG 数据,分析中医非药物疗法治疗抑郁症的 PSG 波形变化规律,验证中医非药物疗法调整抑郁症患者睡眠结构的假说,初步揭示中医非药物疗法治疗抑郁症的电生理机制。

(2) 临床研究:近十年来中医心理学的发展,逐步纠正了 2005 年以前那种偏理论而轻临床的现象,临床研究更加活跃,大量临床心理研究论文出现。中国中医科学院广安门医院心理科"创新中医睡眠调控技术治疗失眠的临床规范化研究与疗效评价"获 2014 年中国中医科学院科技进步二等奖,研究成果丰富,在此不再详述。

5.2.6　国际交流

在中国大陆兴起的中医心理学新兴学科,较快地传播到港、台、澳地区,如香港大学心理学系将中医学心理学的内容纳入新教材的教学中。香港大学专业进修学院中医药专业课程中有《医学心理学》,教学常涉及中医学心理学的内容。香港大学、浸会大学、威尔尼斯亲王医院精神科等也邀请过成都、南京等地中医学心理学学者讲学。香港地区一些博士论文选题也有与中医学心理学有关的内容。香港学界与中医学心理学研究者在科研上,关于书法、气功、临床、中药、药膳等方面,都有不同程度的合作,如曾用王米渠的《中医心理学》作教材及教参。

除此之外,中医心理学也缓慢地向国际学术界拓展。如新加坡中医学院高级讲师黄信勇个人著作有《中医—气功—心理学》,反复邀王米渠到新加坡中医学院、新加坡中医研究院、新加坡康民中医学院传授中医心理学;李启海自建"新加坡中医心理学中心",以尝试辅导孩子考试、矫正不良行为、治疗心身疾病;新加坡的中医期刊等都能不时见到郁证、烦躁、心疗、音疗、睡死证、热入血室、小儿自闭、口吃矫正等心理方面的文章。在日本,东洋医学会小野正弘自 1986 年起开始收集中医心理学的相关著作、论文、资料等数百件,进行系统全面的研究,出版了《中医心理学:中国汉方心身医学》。中医心理学在美国范围的传播、应用、发展,主要有两方面途径,一是国内学者短期讲学,如上海秦伟、成都王米渠、哈尔滨黄炳山等中医心理学专家曾到西雅图、洛杉矶、旧金山等讲授"中医心理学"及有关理论与临床问题。另一方面,在中国对中医心理学学习研究有素的年轻人,求学、行医、移居于美国后,传播发展中医心理学。如现旧金山美洲中医学院讲师吴平、亚特兰大中医诊所医师罗永樵、弗吉尼亚州立工业大学博士生杨欢、加州东针灸中心针灸师周曲利等,他们均为 80 年代成都中医药大学"中医心理学研究会"的骨干成员,到美国后在不同条件下,不同程度地发展中医药及中医心理学,如吴平则重于中医心理学教学,及妇科心理研究。

在美国加州发展推广中医心理学的还有《美国中医科学》的主编包克新教授、第一篇"中医心理学说"论文的作者之一的傅兴国教授。值得一提的是黑龙江中医学院前副院长黄炳山教授,他也是 20 世纪 80 年代中医心理学的创建人之一。是时,中医心理学也开始传播到法国等其他国家,如一些法国西医的博士发表了中医心理学的论文如《太极拳与心理疗法的联合点》《中医疼痛理论对西医疼痛理论的启发和补充》等。

(汪卫东)

本章参考文献

刘天君.禅定中的思维操作[M].北京:人民体育出版社,1994.

汪卫东.发展治疗学[M].北京:人民卫生出版社,2011.

王米渠.中医心理学[M].天津:天津科学技术出版社,1985.

王米渠,马向东,段光周,严石林."肾为先天之本"行为遗传中关于"恐伤肾"的表征[J].中国中医基础医学杂志,1997,3(4):25-27.

王米渠,薛嘉莲,王刚,等."恐伤肾"基因心理学的前沿研究[J].中国中医药现代远程教育,2005,3(1):35-37.

张孝娟.中医临床心理学[M].北京:中国医药科技出版社,2006.

中编

心理治疗的流派与方法

现代心理治疗的起点一般是从弗洛伊德 19 世纪末创立精神分析学说算起。仅就一百多年以来看,就先后诞生过无数的心理治疗学说、疗法,在文献中有比较明确记载的可能有几百种。不过,本编主要是集中介绍目前在理论和临床实践中比较有影响、比较受到认可的心理治疗流派。

需要说明的是,本编不专门用很多篇幅讨论人本主义治疗(humanistic therapy,又称咨客中心治疗,client-centered therapy),只是在这里简要介绍。

人本主义治疗是以 20 世纪 60 年代出现的人本主义心理学为基础的一类治疗方法,重视人的自我实现理想、需要层次,重视人的情感体验与潜能,提倡治疗师应该具有高度的同理心(empathy),以平等、温暖、关切、真诚和开放的态度对待咨客或病人。代表性先驱人物是卡尔·罗杰斯(C. Rogers)。2007 年,美国有一项针对 2 598 名心理治疗师、咨询师进行的网络调查,旨在了解 25 年以来最有影响的心理治疗师。结果显示,罗杰斯排名为第一,说明其影响最大、最深远。正是由于这样广泛的影响,人本主义理论和技术已经成为一般心理治疗的基础,而且也被其他流派广泛采纳,自己反而不再作为一个独立的流派而存在了。

相对于接下来要首先介绍的精神分析理论对潜意识的关注和行为主义对学习过程的强调,人本主义对于意识领域的冲突感兴趣,首先倡导"以人为本""以咨客为中心"的思想,心理治疗对象被称为"咨客"而非"病人",故意弱化对心理病理的关注。人本主义者认为,心理障碍只是成长过程受阻碍的结果,是实现自我的能力相对于可能性而言显示出不足;不能高估过去的潜意识经验和环境中的条件化学习因素对人的影响,也不能高估智力、理性对于其他心理过程和行为的控制;每个人都有其独特性,心理治疗师不是万能的权威,而只是一面"镜子"而已,让咨客"看见"自己的行为和不能用言语表达出来的情感体验。因此,心理治疗的目标是扩展、增加体验,增强自由意志,提高自我确定、选择和满足的能力,促进非理性的体验能力,如敏感性、情感表达、自发性、创造性及真诚性等方面的成长。为达到这些目标,治疗干预显得自然而然,治疗师有高度的情感投入。

另外值得提及的是,比精神分析、行为治疗出现得晚,比人本主义出名也晚的家庭治疗,经历六七十年的发展,有点"后来居上"的气象。既往在家庭治疗内部竞争的小流派,逐步汇聚到系统理论的麾下,在近年来的文献里被统称为"系统式治疗",因其影响已经扩至婚姻家庭治疗之外的个体治疗和团体治疗。特别重要的一个进展是,该种治疗先是通过了德国国家层面的"心理治疗科学评定委员会"的漫长审核,被认定为继精神动力学心理治疗、行为治疗之后的第三种"有科学证据的心理治疗",继而于2018年被认定为可以由保险机构支付费用的心理治疗。

6 主流的心理治疗

6.1 精神分析及心理动力学治疗 / 80
    6.1.1 概述 / 80
    6.1.2 操作方法及程序 / 81
    6.1.3 注意事项 / 91
6.2 行为疗法 / 92
    6.2.1 基本理论 / 92
    6.2.2 主要治疗方法 / 94
    6.2.3 行为治疗的评价 / 100
6.3 认知疗法 / 102
    6.3.1 基本概念和特点 / 102
    6.3.2 理论根基和发展过程 / 106
    6.3.3 核心技术简介 / 109
    6.3.4 治疗过程和形式 / 111
    6.3.5 专业组织机构和活动 / 113
    6.3.6 治疗师成长和认知治疗展望 / 114
6.4 系统及家庭婚姻疗法 / 115
    6.4.1 概述 / 115
    6.4.2 中国的家庭治疗研究 / 119
    6.4.3 中国的家庭治疗实践 / 121

6.1 精神分析及心理动力学治疗

6.1.1 概述

    精神分析治疗或心理动力学治疗是指由著名的奥地利精神病学家西格蒙德·弗洛伊德(Sigmund Freud, 1856 - 1939)及其后继者所发展出的一种治疗取向。

    一般来讲,两个术语是在相同的意义上使用。只是精神分析治疗更加特指弗洛伊德发展出来的经典精神分析疗法,它以完善人格结构、促进心理发展为目标。弗洛伊德最初将精神分析特指于一种治疗类型,在其中"被分析者"(病人)以口头形式来表达他的思维,包括他的自由联想、幻想和梦,分析师则从中归纳出引发病人症状和性格问题的无意识冲突,并将其解释给病人,以便让他们获得对问题解决的内省。分析师会对病人的病理性防御、愿望和内疚进行面质和澄清。通过分析冲突——其中包括那些促进阻抗和强化对分析师的移情的冲突——精神分析治疗会假设病人怎样在无意识中变成自己的最大敌人:由经验所激发的无意识的、象征化的反应是如何导致症状的。它的基本治疗观包括:1. 除了一些人格的内在机制,一个人的发展是由童年早期经历所决定的;2. 人的态度、行为习惯、体验和思维都会受到非理性驱力的影响;3. 非理性驱力即是无意识;4. 将这些驱力代入觉察会满足防御机制形式下的心理阻抗;5. 意识与无意识或被压抑的材料之间的冲突会以精神或情感障碍的形式呈现,如神经症、神经症特质、焦虑症、抑郁症等;6. 从无意识材料的影响中解放出来可以通过将这些材料代入到意识之中(例如,通过技术性指导,即治疗)。

心理动力学治疗由经典精神分析疗法发展而来,但区别于经典疗法的是它采用相对短程、低频次的治疗方法,通过处理潜意识冲突,来消除或减轻症状,从而解决现实生活情境中的问题。而在更为宽泛的意义上,心理动力学是指这样的一种心理学取向:它强调对作为人类行为、情感和情绪的心理动力以及与之相关联于早期经历的方式的系统性研究。最初,弗洛伊德受到热力学理论的启发,使用"心理动力学"这个术语来描述复杂大脑中的心理能量(力比多)流动的心理过程,即便在物理学中"能量"这个术语实际上是与心理工作相关的能量的术语是完全不同的。在心理动力学的治疗中,病人会对那些在他们的生活中表现为症状的动力性冲突和张力变得越来越有觉察力。病人会与治疗师一起探索,将他们自我的冲突部分代入到觉察之中,并通过时间来整合冲突部分,解决张力部分。当然,这在每种心理动力学的心理学理论中都会以不同的方式有所描述,但这些理论的共同目标是:尝试去描述冲突部分间的张力的动力学性质,帮助来访者与张力达成妥协,并开始整合与治愈的过程。

6.1.2 操作方法及程序

6.1.2.1 治疗设置

精神分析和动力学治疗是在稳定的设置下进行的。从弗洛伊德最初要求治疗师必须让来访者躺在沙发上,不让来访者看见他/她,到现在心理治疗的设置已在各方面都很完善和成熟。而弗洛伊德将精神分析建制化之后,精神分析的设置也逐渐变得规范化。通过后继的精神分析师的不断修正与发展,精神分析的治疗设置也渐趋合理与丰富。法国精神分析家拉康曾因为自己在治疗中所运用的"弹性时间"违反了国际精神分析协会对精神分析治疗设置的规定而被"逐出精神分析的大门"。可见治疗设置在精神分析中占有举足轻重的地位。

治疗设置的具体定义是治疗师对治疗的实际操作过程的具体安排，也是经过治疗师为治疗实施所做出的精心设计、事先安排好了的、要求治疗师与病人均要遵守的基本规则。它主要包括：总疗程的长短（短程或长程）、事先规定结束时间还是无具体限期的开放性疗程，治疗师与病人会面的频率、具体会面的时间、每次会面时间的长短、收费标准及收费方式、休假和违约的处理、治疗室内治疗师与病人的座位安排、是否采用躺椅、是否允许他人在场、治疗以外的时间能否继续接触、治疗无效时的转诊、是否同时使用药物、在何种情况下以及如何更改设置等等。根据治疗设置的这些内容，可以看出治疗设置有这些特征：（1）先于治疗而存在；（2）具有相对的固定性和模式性；（3）规则的制定虽然是由治疗师单方面做出的，但所制定出的规则却是针对双方的，即要求治疗师和病人均要共同遵守；（4）规则所包含的具体内容，主要取决于治疗师的理论取向，部分取决于具体病人的实际情况；（5）治疗设置的目的在于保证心理治疗的健康进行。

精神分析与心理动力学治疗的区别是相对的，前者一般为长程、高频次的精神分析，每周3—5次、每次45—50分钟；后者则为低频，通常为每周1—2次，每次45—50分钟，治疗疗程相对灵活。对于精神分析治疗的收费的波动很大，随着地域之间的区别，治疗师之间的区别而有所不同。低收费的分析时常出现在精神分析临床培训中。而其他的收费情况则依分析师的不同培训背景和经历而变化。因为在美国大多数地区，经典精神分析治疗（时常需要一周3—5次治疗）不被医保所承担，所以很多分析师可能都会与那些感觉自己需要帮助但经济上有困难的病人讨论费用问题。对精神分析的修正，包括动力性治疗，短程疗法和一些团体治疗在更为低频的模式中得以展开——时常是每周1—3次——而病人与治疗师也采用面对面的方式。许多研究也在短程"动力性"治疗中展开；这些研究更容易进行，更有助于在某种程度上理解治疗过程。短程关系治疗、短程动力性治疗和限时动力性治疗将治疗限制在20—30次以内。而经典精神分析平均时程达5.7年，但对于自我缺陷或客体关系缺陷所致的惊恐症和抑郁症，分析可能会相对较短。长程的分析主要指向那些客体关系受损更严重、更多症状和更深层次的病理学特点的病人。

治疗设置在精神分析和动力性治疗中的意义是多方面的。1.治疗设置是一种心理测量的工具。可以将治疗设置比作一个框架，并假设治疗过程中治疗师与病人的行为都正好与这个框架符合。但实际治疗过程中，不可能出现所有的行为都绝对正好符合这个框架的情况，但由于事先已经有了这个框架，有了一个可供比较的正常值，治疗师可以较为容易地观察和感受到治疗过程中所发生行为是否吻合于这个框架或超出与不足于这个框架的程度如何。由此治疗师可以对治疗过程中发生的行为进行定性。2. 治疗设置是一种技术。精神分析和动力性心理治疗过程中病人的行为改变主要通过两个治疗过程,理解病人在儿童时期形成的认知和情感模式(防御机制);理解病人在医患关系中再次体验到的其在儿童时期与某位重要人物的冲突性关系(移情)。探索和理解病人的防御机制以及移情是治疗技巧的关键。因此,治疗设置的所有安排,都应有利于这些模式的再现,使它们易于被分析,而不会因设置不良,导致治疗师和病人之间的现实关系的混乱,或是导致病人的防御机制和移情模式容易被视为琐事而被忽视。因此良好的治疗设置,既是治疗取得疗效的重要保证,也是一种治疗的技术。3. 治疗设置是保护治疗师的有效手段。临床经验表明,寻求心理治疗的病人,多为长期处于情感饥饿状态以及缺乏同他人有效交流者,同时也常具有"非此即彼"的认知方式。由于长期缺乏他人对自己的真实关爱。面对关心自己和愿意倾听自己的心理医生,他们往往在内心的深处将心理医生当成救命的稻草,恨不能将自己的一切痛苦告诉医生(将自己的医生奉若神明),但是由于他们现实冲突和潜意识的冲突均难以很快解决,受潜意识的影响,他们会把心理医生当作潜意识中的爱的分配者,并会通过"继发性获益""移情""退行""付诸行为"等一系列心理学机制,以症状持续存在、症状变化、症状恶化、"不行了"等为由,反复纠缠医生,甚至会以声称要自杀等手段变相地要挟治疗师。如果没有良好的"治疗设置",病人会在医生工作和非工作时间,甚至在任意时间通过到医院找医生、打电话、给医生写信直至晚上直接到医生的家中求助。长此以往,便会严重影响治疗师的正常工作和日常生活,甚至影响到治疗师的整个家庭。良好的治疗设置可以在很大程度上避免上述情况的出现。即使是面对最棘手的病人,治疗师也只需忍耐有限的 50 分钟,而在其他时间则可以充分获得休息,得以调整自己的情绪,整理自己的思维,并通过对自己对待病人的态度、言行举止的认真审视,由此体察出自己对病人的反移情,并进而识别病人的移情及其相关的阻抗。当治疗师感到自己的反移情过于强烈,影响到治疗时,也可以及时请求得到同行的督导。4. 良好的治疗设置有利于病人的成长。良好的治疗设置,尽管不能满足病人得到额外关注和爱的需要,但是却提供了一个让病人自己看清自己的机会,认识自己的移情和潜意识冲突的机会,认识到阻碍自己发展以及需要额外关注的原因,从而有利于病人的成长和达到真正意义上的对病人的关心和帮助。5. 便于合理收费。从事过心理咨询工作的人,都有这样的经验,对有些求询者,十几分钟就可以使他们满意而去。而对有些求询者,几个小时的"苦口婆心"的解说,也不见他们有离去的意思。显然,仅仅是论次收费是不合理的,必须还有其他的限制,即单位时间的限制。6. 便于医患双方合理安排时间。传统的就医方式是医生早早坐堂接诊,病人早早到医院候诊。医生不知道今天有没有病人,有多少病人;病人不知道今天何时轮到自己以及医生有多少时间可以用于自己。因此医患双方的行为有很大的随意性和不确定性,只能以时间为代价来保证治疗行为的实施。良好的治疗设置,可以从根本上避免上述医疗行为的盲目性,可以保证医患双方都能根据预约的日期来安排自己的时间,从而提高双方的工作效率。

6.1.2.2 治疗联盟

弗洛伊德最早在《癔症研究》(1895)中就提到要让患者和医生"合作"。后来在1912年的《移情动力学》中,他提出"非客体性正性移情"是不作分析的,并且承认友好和关爱是精神分析成功的工具。这算是对治疗联盟最早的描述。费伦奇(Sándor Ferenczi)提出,分析师的人格对治疗有影响,分析师要作为真正的人存在,并且要认识到分析师对移情—反移情的影响。这相当于看到了治疗联盟中分析师的作用。斯特巴(Richard Sterba)认为,分析师要帮助患者形成自我观察和参与之间的"治疗性分裂"(1934,1940),费尼切尔(Otto Fenichel)称此为合理移情(1941),斯通(Leo Stone)称此为成熟移情(1961)。格里纳克(Greenacre,1968)和桑德拉(Sandler,1969)提出"基本或者原始移情",包括温尼科特(Donald W. Winnicott)说的"抱持",克莱因学派说的"包容",都有指治疗联盟的意义。蔡策尔(Elizabeth Zetzel)第一个提出治疗联盟是任何治疗成功的关键(1956)。格雷森(Greeson,1965)第一个提出治疗联盟的概念,认为治疗关系包括了移情关系和真实关系。治疗联盟是两人朝着目标的努力,主要是真实关系。

如今,在精神分析和心理动力学治疗中,治疗联盟也被称为工作同盟,是指在病人与分析师相互作用过程中建立起来的一对一的、非神经症性的、互动的操作性和建设性的现实合作关系。其核心是病人与治疗师之间的信任。这种相互作用是病人与治疗师之间的真实人格特征的相互作用。病人对这种关系的扭曲或错误知觉并不全是移情的作用,还部分由病人人格结构中一些相对稳定的特质所决定,病人人格结构的这些特质与他们自身建立并保持稳定的客体关系的能力直接相关。治疗师自己的人格对建立治疗联盟同样有着重大影响。治疗师是作为一个真正的人,而不只是一个移情客体进入到分析治疗过程与治疗情境里来的。为此,就应该明确识别治疗师在分析关系中的过度主动或不当参入。不仅如此,还应该认识到,治疗师的真实人格特征还可能干扰基本关系的建立,还会干扰在分析过程中取得双方满意的修通。要维持这种治疗联盟,还要求病人有能力区分在与治疗师的关系中体验到的成熟与幼稚的方面。治疗联盟有其双重作用。一方面,它对分析过程中所发生的自我退行起着阻碍作用;而另一方面,治疗联盟作为分析情境的一个基本构成,会阻碍对由移情性神经症所激起的对于治疗师欲望、感情和幻想的评估和测量乃至分析。治疗联盟的质量会受到诸多因素的影响。在实证研究中可以看出,病人与治疗师的个人史都会影响建立良好的治疗联盟的能力。无论病人还是治疗师,他们的一些品质会互相作用,从而会产生出非常合适的或者非常差劲的联盟模式。霍瓦斯(Horvath, A. O.)总结了11项研究,将这些品质分为三类:人际技能、个体动力学以及诊断特征(2011)。人际技能包括病人的社会关系和家庭关系的质量以及应激性的生活事件。个人动力学主要指病人的动机指标、心理状态、客体关系的质量以及态度。诊断特征指病人在治疗初期的症状严重程度或预后的指标。研究表明,病人的个人和人际变量对治疗联盟有着相似和显著的影响。因此,那些在维持社会关系方面有障碍或有着糟糕家庭关系的病人更加不可能形成良好的治疗联盟。同样,如果病人对成功没有希望,有着糟糕的客体关系,防御较多,没有心理学头脑的话,那么就会时常面临着糟糕的治疗联盟。然而,在另一方面,症状的严重程度却对治疗联盟的影响较小。但是在这些研究之中仍然有着一个重要而又无可避免的问题:病人的这些变量究竟是在治疗的起始阶段还是在整个治疗中都影响着治疗联盟呢? 这个问题带来了很重要的实践性影响:治疗师的工作取决于糟糕的客体关系只是在联盟建立的初期有影响还是在接下来的治疗中都会有影响? 此外,治疗师影响治疗联盟的特质也得到了研究。研究(Henry 和 Strupp, 1994)表明:"构成治疗联盟的人际定义的基础核心理论机制显然是对治疗师的内射——借助对治疗师的内射表现出过往的人际关系——的过程。对他人的外在表象不仅将行为导向自体,而且也会重塑当下关系的原始人际模型。"当然,也有研究考察了治疗师—病人变量对联盟形成的共同影响。有证据表明,成功的治疗联盟可能并不在于治疗师—病人的直接匹配,而在于两者的互补(Gaston, 1990)。

6.1.2.3 初始访谈与诊断评估

在谈到精神分析和心理动力学取向的初始访谈时,必须从最根本的医患关系的重要性开始谈起。治疗师与病人初次会面时,其实就是两个陌生人,彼此带着种种期待而展开接触。对于动力性访谈来说,建立关系以及共同的理解必然是第一要务。访谈的第一个任务,就是把这个讯息传达给病人:病人将会被接纳、被尊重,且被认可是具有其独特性的独特个体。想要深入了解病人经验的访谈者,可以借由彰显他想要了解病人观点的企图,来增进彼此的联结。这种方式并不需要借由一些保证的话语,如"别担心,不会有问题的"来表达,这些空洞的再保证注定失败,因为它们和以往来自家人和朋友的评论一样,无法减轻病人的焦虑:它们只会让病人觉得访谈者并不重视他们真正的痛苦。如果想要建立更好的关系,访谈者可以这么说:"从你所经历的这些事情,我可以了解你现在的感受。"在访谈早期就质疑病人的陈述,会使得病人更加确信既有的恐惧:精神科医生就是专横独断,就如同父母一般的角色。

精神分析和动力学治疗在初始访谈中有以下几个特点:(1)动力取向的治疗师在访谈时所采用的理念是:询问病史本身就可能具有治疗效果。动力取向的观点将诊断和治疗紧紧联系在一起,其深具同理心的特质源自它考虑病人的看法。就如门宁格(Menninger)等人所说的:"病人来到这里是要接受治疗的。所有为他而做、和他有关的事情,不论治疗师怎样称呼它,都是一种治疗。因此,在某种意义上,治疗是先于诊断的。"(2)动力取向的治疗师会避免病人的被动参与同治疗师的主动询问这种角色的区分:相反,动力取向的评估会主动邀请病人共同合作、一起进行探索。在获得最终诊断性理解的过程中,病人被视为贡献颇多的重要角色。倘若一个病人在访谈开始时显得焦虑,治疗师不会试图去除它来促进访谈进行。相反,治疗师也许会试着邀请病人一起寻找焦虑的来源。(3)对于动力取向的治疗师来说,病人的内心世界是资料库中极为重要的一项。这完全不同于一般精神科医生在问到足以作出描述性诊断、并足以开立药物治疗处方的症状清单后,就停止进一步收集资料。瑞瑟(Reiser)给出了他的提醒:DSM诊断仅是诊断过程中的数个质疑,医生如果没有兴趣以"了解一个人"的方式来了解病人,就会对治疗关系的建立造成阻碍。(4)强调在整个精神分析和动力性访谈的过程中自己的感觉。对治疗师来说,访谈之中产生的感觉是重要的诊断资料:它们使治疗师了解病人会引发他人出现什么样的反应。这些考量会直接引领治疗师步入动力性评估中的最重要的两个方面,即移情与反移情。

与描述取向的精神科医生一样,精神分析和心理动力学治疗师对于病人的精神状态也会有评估,但会运用较为不同的方式来处理这些资料。首先,在合理及可及的范围内,治疗师偏好于将监察精神状态的问题融入访谈之中,而非在访谈结尾以一连串的精神状态评估的问题来达成。这样可以带来一些好处:当这些问题被融入访谈中时,病人就可以把自己知觉上、想法上和情绪上的扭曲放在一个有意义的脉络中来看待;况且,在决定并判断这些扭曲和疾病的关联性时,病人会成为一个更加主动参与的合作者,而不仅仅是被动回应问题的人而已。这些评估内容包括:定向感及知觉、认知、情感和行动。其中治疗师在评估认知的时候要特别注意病人的口误、回答问题的方式和自杀意念等相关问题。而在情感评估中也要关注病人处理情感的方式和心情。探索这些问题时常表示它和重要的自体客体表征有关。此外,心理测验也是治疗师评估的一个有效工具。心理测验包括罗夏克以及主题痛觉测验等。它们对于辅助动力性评估非常有用。

在完成动力性评估之后,治疗师应该要得到一个描述性诊断(根据 DSM)以及一个动力性诊断(基于对病人及其疾病的了解)。描述性诊断用于给予疾病以正确的命名,而动力性诊断则用以理解疾病背后所发生的事情。在这里只会重点谈到动力性的诊断。动力性诊断虽然有一部分与了解 DSM 五轴之间彼此如何互相作用互相影响有关,但是它主要考察以下几个方面:(1)自我特质。自我特质中包括心理悟性、自我防御机制以及自我和超我之间的关系。心理悟性主要是说明病人认为自己的问题是否存在内在缘由;是否将所有的痛苦都外化,责怪环境中的他人;病人能否综合并统整各种资料,反省其间的联结关系等等。对自我防御功能的评估是通过考察从"未成熟"到"成熟"的防御机制的连接轴来达成。能够在困难的情境中,以压抑和幽默来应对的人,比起在同样情境中求助于分裂和投射性认同的人来说,其自我要强大许多。辨认自我和超我之间的关系是动力性评估的另一重点。由于超我是童年时期父母角色所内化的表征,因此考察自我与超我之间的关系也将提供关于病人童年时期和父母相处经验的资料。(2)客体关系。动力性评估可向治疗师提供病人在人际关系三种不同脉络中的资料:童年关系、病人与治疗师之间的真实及移情关系,以及治疗关系之外的关系。辨认这些客体关系的成熟度是评估中的重点。病人是否能以一种模棱两可的感觉,把他人视为同时拥有好与坏特质的完整客体? 或病人不是把他人看作理想化的对象,就是被贬低的对象? 病人是否把他人视为对自己只有单一功能的、用以满足其需求的部分客体,而非另一个拥有自身个别需求及关注的孤立个体? 最后,其客体恒常性如何? 在和重要他人分开时,病人是否可以借由召唤出关于这个被思念者具有抚慰性的内在形象来帮助自己忍受与其分离? (3)自体。治疗师在自体心理学的大框架内需要考察病人的自体的韧性与凝聚性、自体客体的成熟度、自体延续性与自体的边界等。(4)依恋类型以及心智化。治疗师要特别留意病人的依恋模式。这些类型包括:安全型依恋、回避型依恋、固着型依恋以及矛盾型依恋。在研究情境下,访谈者亦可通过《成人依恋量表》来评估。在临床中,治疗师要注意挖掘病人的特定类型,并考察其童年经历如何影响成年时期的人际关系。此外,还要评估早年依恋的困难,究竟是增进或损害其心智化能力达到何种程度。当小孩可以安全依附,就可以发展出了解他人感觉、欲望、信念和期待的能力。在遭受创伤或疏于照料的情况下,小孩会倾向于关闭思考,不敢去设想双亲或照料者的心智状态。这样一种防御反应可能会损害其发展心智化的能力。(5)精神动力性的整合陈述。整合陈述必须在生物心理社会的脉络之下得到总结。这种整合陈述应当始于一段文字,以描述临床表现及相关应激源,或是促进其寻求帮助的应激源;第二部分则发展一组假说,说明生物因素、心理内在因素,以及社会文化因素如何构成目前的临床表现;第三部分则简要陈述如何凭借第二部分来引导治疗并了解预后。

6.1.2.4 治疗过程与常用技术

精神分析治疗基于精神分析的理论,旨在通过运用精神分析的技术和原理,来发掘患者或求诊者潜意识内的矛盾冲突或致病的情结,把它们带到意识域,使就诊者对其有所领悟,在现实原则的指导下得到纠正或消除,并建立正确健康的心理结构,从而使病情获得痊愈。心理动力学治疗在不同程度上使用经典精神分析的基本概念和技术,但方法较为灵活;治疗过程中更关注现在与现实,注重开发患者的潜能和复原力,促进人格完善与发展。

精神分析的常用技术如下:

(1)维持分析的结构。精神分析治疗强调维持特殊的分析结构。"维持分析的结构"针对的是整个治疗过程的程序及变量,例如,治疗师的无特点性、治疗过程的延续性和规律性、保证治疗过程开始和结束的时间等等。精神分析治疗最为明显的特点就是结构的一致性——这本身便是一个具有治疗效果的因素。治疗师会极力避免打破(例如,休假或治疗环境的改变等等)这种稳定的治疗形式。

(2)自由联想。自由联想是弗洛伊德进行精神分析的主要方法之一,是指病人不假思索地说出脑海中的任何事情。自由联想的具体做法是:让病人在一个比较安静与光线适当的房间内,躺在沙发床上随意进行联想。治疗师则坐在病人身后,倾听他的讲话。事前要让病人打消一切顾虑,想到什么就讲什么,治疗师保证为他保密谈话内容。鼓励病人按原始的想法讲出来,不要怕难为情或怕人们感到荒谬奇怪而有意加以修改。因为越是荒唐或不好意思讲出来的东西,即可能最有意义并对治疗方面价值最大。在进行自由联想时要以病人为主,治疗师不要随意打断他的话,当然在必要时,治疗师可以进行适当的引导。一般来说,治疗往往鼓励病人回忆从童年起所遭遇到的一切经历或精神创伤与挫折,从中发现那些与病情有关的心理因素。治疗师倾听病人的自由联想时,不仅要倾听其中的表面内容,还要了解背后隐藏的含义。例如,病人的口误可能意味着他所说的话还伴随着一种冲突的情感。病人没有说出的内容和他讲出的话一样重要。

(3)解释。解释指的是治疗师指出、说明甚至教导病人其梦境、自由联想、阻抗以及治疗关系背后的行为含义。解释的技能在于帮助个体自我消化吸收这些素材,并促进无意识深层内容的突现。治疗师只会在充分评估了病人的人格以及导致病人问题的过去经历之后才会进行解释的过程。根据现代理论对解释的定义,解释指的是对病人的话进行的识别、澄清及翻译的过程。要进行适当的解释,治疗师必须仔细勘察病人对探讨这一问题的准备程度。治疗师可以将病人的反应作为判断的标尺。解释的时机相当重要,如果治疗师在不合时宜的情况下进行解释,更可能会产生阻抗。一般规则是:当需要解释的现象已经接近病人的知觉领域时,就可以进行解释了。换句话说,当病人已经容忍并内化了这种解释、却又无法自己看到这种解释时,治疗师就应该开始解释的过程。另外一项通用规则是:解释的过程应该由浅入深,应该在病人可以理解的程度上逐步深入。第三项通用规则是:在对阻抗或防御背后的情绪和冲突进行解释之前,最好先向病人指出他的这种阻抗或防御。

(4)释梦。弗洛伊德认为梦分为愿望梦、焦虑梦和惩罚梦,其本质都是愿望的满足。梦的材料和来源有三方面:做梦前一天的残念;睡眠中躯体方面的刺激;幼年经验。梦的内容结构分为显梦和隐梦两个层面,通过稽查作用和梦的伪装,隐藏的愿望才能由意识进入组成显梦。简而言之,梦的动力一是本我内的冲动,二是介于本我与自我间的稽查机制及自我和超我本身。稽查作用使隐梦所包含的无意识冲动进一步伪装和转化成显梦的内容,这种转化过程(即"梦的工作")包括以下几个机制:(1)凝缩作用;(2)移置作用;(3)戏剧化作用,即用视觉形象表现抽象思维;(4)润饰作用。梦中的情感反应总是"真实"的,如果梦的情感反应与显梦内容不协调,说明其形成时发生了转化和象征,而与隐梦一致。梦是通往无意识的捷径,通过释梦可使压抑的本能冲动意识化,有助于揭露病人症状的真实含义,破除阻抗达到治愈。释梦的具体操作是治疗师利用患者对梦中原意的自由联想,揭示出隐梦的意义。

(5)对阻抗的分析与解释。阻抗是精神分析的一个重要概念,它指的是可能阻碍治疗过程或阻止病人接触自己无意识层面内容的所有因素。明确地讲,阻抗指的就是病人不愿将自己那些压抑在无意识层面的内容带进意识范畴。在自由联想或对梦境进行联想时,病人可能会显示出一种不愿意谈及某些想法、感受或经历的迹象。弗洛伊德将阻抗视为一种无意识动力,人们通过这种无意识动力来防御那些可能产生的令人无法忍受的焦虑和痛苦。阻抗对于精神分析过程具有深刻的影响。如果治疗师和病人希望能解决和克服这些影响和焦虑,那么治疗师必须指出这种阻抗,病人也必须面对它。治疗师对阻抗的解释旨在帮助病人了解阻抗的成因,以便帮助病人对其加以处理。其中的规则是,治疗师指出并解释病人那些最为明显的阻抗,从而减小病人对解释的抵制,并促进病人开始正视自己的阻抗行为。阻抗不单只是需要被克服的东西。因为它是日常生活中最为常见的防御方法,因此治疗师应该将阻抗视为能够抵御焦虑但会阻碍改变的一种机制。治疗师需要尊重病人处理自己的防御。如果处理得当,那么阻抗也可以成为理解病人的重要工具。

(6)移情与反移情。移情、反移情不仅是精神分析的核心概念,移情分析为精神分析的核心技术。移情是病人将自己过去对生活中某些重要人物的情感或态度投射到治疗者身上的过程并相应地做出一些行为。发生移情时,病人过去未曾解决的问题会使他们对治疗者的知觉和反应方式产生变形,这些未曾解决的问题根源于病人过去的人际关系,而现在又直接指向了治疗者。对移情的分析可以让病人在此时此地领悟过去对自己当前机能的影响,对移情关系的解释能够帮助病人处理那些导致其固着、阻碍其情绪成长的旧有冲突。本质上讲,在治疗关系中对情绪冲突的处理可以抵消早期人际关系对个体造成的影响。关于反移情的概念在精神分析史上有着发展与变动。大致有下列三种观点:1.反移情是治疗师对病人的移情;2.反移情是分析师所有可能的情感反应和他们在分析情境中表达的内容的总和,即分析师对病人的所有感受体验;3.反移情是分析师针对病人特定的移情而产生的特定的内在反应。

借助反移情治疗师可以更加了解来访者。因为反移情包括了分析师针对病人的一切情感：不仅包含了来自自己的情感投射，也包括由病人激发的分析师的情感成分。分析师必须应用他对病人的情感反应，即他的反移情，作为理解病人的钥匙，可以洞悉病人与其重要他人的关系。

其他还有一些在不同流派中精神分析师运用的技术，比如，抱持、反映、肯定化、修通、重构等。这些技术的运用都是为了理解病人，从而达到治疗目标。

6.1.2.5　结束治疗

对于病人来讲，治疗的结束使治疗中呈现出来的问题和冲突再现。结束同时也激起了与丧失和分离相关的问题。后者对病人和治疗师都具有不同的意义。如果结束能够得到恰当和足够地处理，可以强化治疗中的变化。反之则抵消变化。结束的启动分为以下四种情况：1. 由治疗师启动；2. 由病人启动；3. 由治疗师和病人共同启动；4. 外在因素。

结束在心理治疗中的作用可以说是多方面的。第一个作用是激励治疗双方努力地实现治疗的目标。无论病人还是治疗者，都知道治疗是一件在一定的时间内实现某种目标的事情。这种认识本身就是一种动力，使每个人在有限的时间内努力工作，实现有意义的目标。治疗者也正是利用这一点，对治疗的次数加以必要的限制，使病人和治疗者意识到时间的价值，以提高治疗的效率，达到预想的效果。结束的第二个作用是使病人已经改变的态度、行为、认知方式等能够得以有效的保持，并泛化到解决日常工作、学习、生活中所遇到的问题中去。成功的心理治疗是导致病人的观念、知觉和行为产生积极的、有意义的改变，这些改变都需要在真实的环境中加以运用和实践，而不是保留在治疗室内。结束正是为病人提供了这样一个机会。尽管病人可以根据自己的需要再寻求新的帮助，但结束是病人开始独立实践的标志，结束为病人创造了把领悟付诸行动的机会。结束的第三个作用是病人成熟的标志。有效的治疗者常在病人的问题得到解决和排除之后，会选择恰当的时机结束治疗关系，使其面对社会、面对他人处理问题，其结果是使得病人形成一种更为独立的、满意的生活方式和态度。独立地解决自己所面临的问题，会使病人获得新的领悟和处理问题的技巧，并永远印刻在自己的记忆中。从某种意义上讲，结束比治疗结果本身更有意义，它给病人提供了一个建立成熟自我的机会。结束本身就会使病人获得一种在治疗中所无法得到的经验。

结束的过程像治疗本身一样，包括了一系列标志(检查点)，治疗者有必要对一系列与结束治疗关系相关的因素进行准确的评价，为此，帕特森(Patterson)和艾森伯格(Eisenberg)提出了如下在结束治疗关系时治疗者所应遵循的原则(1983)：

(1) 清晰地认识到病人的需要和想法。在治疗关系结束时，病人需要时间与治疗者讨论治疗关系结束的问题,这通常需要几次治疗才能够完成。

(2) 清晰地认识到自己的需要和想法。治疗关系不像在马路上与熟人打打招呼这样简单的事,一般都会体验到结束时刻的困难性,因此,治疗者在结束前,认真地检查自己对治疗关系的情感体验和需要是十分重要的。

(3) 对自己的离别体验,和这种体验所引起的内部反应有明确的意识。由良好的治疗关系而产生的强烈的情感,与生活中亲密的人际关系体验具有相似性,治疗者应对这种情感有足够的自我意识,避免反移情现象的发生。

(4) 治疗者与病人都会体验到因治疗关系结束而引发的情感,因此治疗者此时应更加注意病人的情感,而不是观念,如果要想使这种结束具有积极的意义,治疗者应鼓励病人尽可能地表达自己的体验。

(5) 真诚地与病人共同地体验自己对治疗经验的感受,尤其是向病人描述自己作为一个治疗者是如何学习这些特殊的治疗经验的。

(6) 对治疗经验中的主要事件加以总结,并与目前的现状相联系。这一过程是帮助病人就自己目前的状态与治疗之前的状态进行比较,使他更多地体会到自己的成长与发展。

(7) 对病人已经取得的变化给予支持性鼓励。治疗者要让病人看到自己已取得的进步,并积极地鼓励他们保持这种进步。

(8) 让病人对自己生活中所发生的事情坚持记录。尽管治疗已经结束了,但治疗者对病人的关心并没有随着治疗关系的结束而终止,让病人知道治疗者对他生活中所发生的一切依然关心。

6.1.3　注意事项

(1) 处于急性期的精神病患者、有明显的自杀倾向的抑郁患者、严重的人格障碍患者,不宜做精神分析或心理动力学治疗。

(2) 精神分析及心理动力学治疗是一类以追求领悟和促进心理发展水平为主要目标的疗法,对患者智力、人格、求助动机和领悟能力等要求较高。对于心理发展水平较低、人格结构有严重缺陷的患者,要避免使用经典精神分析技术。要注意克服过度理智化的过程在患者方面引起的失代偿,促进认知与情感、行为实践的整合。

(3) 治疗关系与技巧同样重要。防止治疗师过分操纵、以自我为中心。

(4) 注意民族文化背景的影响。

(余　萍　施琪嘉　刘若楠)

6.2 行为疗法

行为疗法(behavior therapy)是基于实验心理学的成果,帮助患者消除或建立某些行为,从而达到治疗目的的一门医学技术(杨德森,1990)。不像精神分析疗法的理论师承一脉,全是"弗门弟子"(弗洛伊德门徒)。行为疗法理论并没有公推的开山鼻祖,从一开始就百花齐放,许多著名的学者如谢切诺夫、巴甫洛夫、华生、斯金纳、桑代克,等等,均不约而同地聚集在行为科学的大旗下齐头并进,他们依据各自的研究和观察提出了各自的学说。这些学说共同组成了行为疗法的理论基础。本节择要介绍相关理论及其治疗方法。

6.2.1 基本理论

6.2.1.1 经典条件反射(classical conditioning)

俄国的谢切诺夫(1829—1905)是第一位在行为研究中以严谨的实验来取代哲学臆想和偶然观察的学者。他提出"所有动物和人类的行为实质上都是反射的"。巴甫洛夫(1849—1936)在此基础上做了更深入的研究。他发现,铃声这个无关刺激可以由于食物的强化作用而逐渐成为食物的信号,继而单独的铃声也能引起唾液的分泌。从一个无关刺激转变为具有某种信号属性的过程就是条件反射形成的过程。条件反射一旦被习得之后,又能作为"无条件反射"引起第二级条件反射。例如当狗已经形成了听到铃声便分泌唾液的条件反射之后,在响铃的同时又给它看一个彩色三角尺,它又可以习得只见彩色三角尺也分泌唾液的第二级条件反射。巴甫洛夫还研究了条件反射的泛化、辨别和消退作用。他用上述实验结果,来解释行为的建立、改变和消退。经典条件反射学说行为疗法最基本的理论之一,利用条件反射的建立或消退的规律已成为消除不良行为、塑建健康行为的重要方法之一。

6.2.1.2 学习理论(learning theory)

代表人物华生(Watson, J. B.)从老鼠跑迷宫的实验中观察到学习的作用。他认为不论如何复杂的人类行为都是学习的结果。复杂的学习行为遵循两条规律。第一条称之为频因律,即某一刺激引起的行为反应发生的次数越多,那么这一行为反应就越有可能固定保留下来,并在以后遇到相同刺激时发生。第二条规律是近因律,即某一行为反应对某一刺激发生在时间上越接近,那么这一行为反应就越有可能固定保留下来,并在以后遇到相同刺激时发生。学习理论强调学习的作用,认为无论任何行为都可以习得,也可以弃掉。

6.2.1.3 操作性条件反射(operant conditioning)

美国哈佛大学心理谢家斯金纳(Skinner，B. F.)进行了著名的操作性条件反射实验。在一个后人以他的姓名命名的斯金纳箱中，安放有一根杠杆装置和一个食物盘。如果按压杠杆，就会有食物落入盘中。把一只饥饿的小白鼠放入箱中，它在寻求食物时可能偶然碰压了杠杆而获得了食物。如果这种偶然重复几次，小白鼠便会主动去按压杠杆。也就是说，它学会了按压杠杆来获取食物的行为。食物是对按压行为的奖励，因此这也称为"奖励性学习"。根据同一原理，斯金纳还设计了"惩罚性学习"的实验。操作性条件反射的实验有力的说明：行为的后果直接影响该行为的增多或减少。后果是奖励性的，该行为发生频度增加，称正性强化；后果是惩罚性的，该行为发生频度减少，称为负性强化。根据这一原理，可使行为朝预期的方向改变，逐渐建立原来没有的行为模式，称为行为塑造(behavior shaping)。

虽然上述各种理论不尽相同，但这些学者都以"刺激—反应"的学习过程作为行为的主要解释。因此，行为疗法总的原理是：所有的行为都遵循学习的规律，变态行为也属于习得性行为，可以习得，也就可以弃掉。

6.2.1.4 强化作用

代表人物桑代克(Thorndike，E. L.)，他仔细观察到猫为了吃到笼子外面的鱼如何设法打开笼门的种种行为。他提请人们注意：美味的鱼是决定猫的行为的关键因素。

他设计的实验是将饥饿的猫置于特别设计的迷笼里，笼外有猫爱吃的食物(鱼)，猫在笼内可见可闻，但笼门是关闭的，不用前爪踏到开门机关，无法跑出笼外。其目的是系统观察动物在有目的活动(觅食)中，如何学习解决困难问题。实验者经多次重复观察后发现：猫刚进笼子时，其动作杂乱无章，在紊乱的活动中偶然踏到机关，门自动开启，因而获得笼外的食物。在以后的重复练习中发现，猫在笼里杂乱无章的动作随着重复训练次数的增加而减少，而踏到机关的动作则逐渐增多，最后，终于达到一进笼门就会开门外出取食的地步。

因此，桑代克认为，行为不是为了获得奖赏就是为了逃避惩罚。在对同一个刺激做出几种不同的反应中，那些给自己带来满足的行为反应将会更密切地与这一刺激相联结，当这一刺激重现时最可能再发生；而那些给自己带来痛苦的行为反应则会削弱它们与这一刺激的关联，以致于当这一刺激重现时再发生的可能性很小。桑代克称这一原理为效果律，他假定有一个"OK 反应"的神经机制，这一机制能强化"刺激—反应"的联结。

6.2.2 主要治疗方法

6.2.2.1 系统脱敏疗法(systematic desensitization)

由交互抑制发展起来的一种心理治疗方法,又称交互抑制法。当患者面前出现焦虑和恐惧刺激的同时,施加与焦虑和恐惧相对立的刺激,从而使患者逐渐消除焦虑与恐惧,不再对有害的刺激发生敏感而产生病理性反应。"系统脱敏疗法"的基本思想是让一个原可以引起微弱焦虑的刺激,在患者面前重复暴露,同时以全身放松予以对抗,从而使这一刺激逐渐失去了引起焦虑的作用。通过一系列步骤,按照刺激强度由弱至强,由小至大逐渐训练心理的承受力、忍耐力,增强适应力,从而达到最后对真实体验不产生"过敏"反应,保持身心的正常或接近正常状态。系统脱敏是人类医学史上第一个规范了的行为疗法(张亚林,1985)。

治疗程序:

(1) 评定主观不适程度:让患者应学会熟练评估自己的焦虑不适程度,这是治疗的第一步。评分通常以5分制为度量单位。0分表示平静,1、2、3、4、5分焦虑依次递增,5分则表示极度焦虑不适。让患者用此标准衡量他在各种情景中的主观感觉,并向医生示意或报告。

(2) 放松训练:放松训练有助于患者在经历或想象焦虑或恐惧事件时,学会控制其生理警觉的程度,从而减轻焦虑症状。同时,还可让患者认识到除了回避之外,还有其他方法可以帮助控制或处理自己的害怕和紧张情绪。患者通过练习不同的肌肉群学会放松,首先在治疗室训练,后作为家庭作业在家练习。放松训练的实施环境应光线柔和、气温适宜,周围不应有过强的干扰刺激。一般要经过6—8次训练才能完成,每次20—30分钟。让患者靠在沙发上,全身各部位均处于最舒适的位置,可低声播放轻松、舒缓、柔和的音乐,患者集中注意于某一特定肌肉群,首先紧张5—10秒钟,然后放松,注意紧张与放松之间的不同感受,着重注意伴随放松出现的感觉。例如握紧拳头,然后松开;咬紧牙关,然后松开。领会紧张与松弛的主观差别之后,开始练习放松前臂(前臂放松最容易掌握,故安排在最先练习),然后依次放松头面部、颈、肩、背、胸、腹及下肢。如能借助于肌电反馈仪,则训练进展更快。患者应通过回忆放松时肌肉的感觉,学会审视自己的身体。

放松训练在系统脱敏治疗中十分重要。在应用放松的过程中,患者首先要学会体会焦虑时的生理反应,学会在日常活动中迅速放松,然后学会在引起焦虑的场合运用放松技术,要求达到"呼之即来"可随意放松的娴熟程度。

(3) 设计不适层次表:这是十分关键的一步。须根据患者的病史资料,启发患者准确地找出引起不适行为的根源,即发现在什么刺激下患者会出现焦虑、紧张或恐惧情绪。将曾经引起患者主观不适的各种刺激因素搜集并记录下来,让患者根据自己的主观体验评定每一种刺激的严重程度。然后依次排列成表。这个层次表可以由同一刺激因素的不同程度构成,如考试恐惧者的不适层次表设计如下:

表6.1　考试恐惧者的不适层次

刺激(想象)	不适层次	刺激(想象)	不适层次
考试前两周	1	考试前一天	4
考试前一周	2	进入考场	5
考试前三天	3		

不适层次表也可以将多种不同的刺激源,按其引起的不适程度依递增次序排列。如社交恐惧症患者的不适层次表设计如下:

表6.2　社交恐惧症患者的不适层次

刺激(想象)	不适层次	刺激(想象)	不适层次
母亲	0	上司	3
父亲	1	男朋友	4
同事	2	男朋友之父母	5

不适层次表的资料来源于病史、问卷检查结果及与患者的交谈。一般只列出患者以为最重要、最常见的精神刺激。排次应由患者完成或得到患者认可。不适层次表的制定关系着治疗的成败。关键是:最低层次的精神刺激所引起的不适,应小到足以能被全身松弛所抑制的程度。并且,各层次之间的级差要均匀适当:级差过小会拖长疗程、事倍功半。级差过大,欲速则不达,导致治疗失败。

(4)系统脱敏:按照设计的不适层次表,由小到大依次逐级脱敏。下面以社交恐惧症为例。由最低层次开始脱敏。

治疗者指令:请闭眼想象你正面对着你父亲。

(病人闭目想象,当想象中的表象逐渐清晰并如身临其境后,以手势向治疗者示意已进入角色。)

治疗者询问:请告诉我你感受如何?

(病人以一个手指示意不适程度为1,表示有些紧张。)

治疗者指令:抹掉头脑中的想象,放松全身肌肉。

(病人停止想象,放慢呼吸依次放松全身肌肉。几分钟后病人示意不适程度为0,表示心情恢复平静。)

治疗者指令：再次想象你正面对着你的父亲。

（病人闭目想象……）

经过想象、放松、再想象、再放松……如此重复多次以后，病人在想象中面对父亲的紧张感觉逐渐减轻。直到病人示意在想象中面对父亲已不再紧张时，方算一级脱敏。然后想象与同事会面、与上司会面……逐步升级，如法炮制。最后，在置身于与男朋友的父母相处的想象中仍无紧张的感觉时即算脱敏完毕。在脱敏期间或脱敏之后，将新建立的反应迁移到现实生活中，不断练习，巩固疗效。

脱敏过程需 8—10 次，每日一次或隔日一次，每次 30—40 分钟。

6.2.2.2　冲击疗法(flooding, implosive therapy)

又译为洪崩疗法或满贯疗法。其定义可理解为把能引起患者极大恐惧的刺激暴露给患者，猛打猛冲，置其于极恐惧之情景，试图物极必反，从而消除其恐惧情绪。

治疗程序：

(1) 体检。冲击疗法是一种较为剧烈的治疗方法。之前应做详细的体格检查及必要的实验室检查，如心电图、脑电图等，排除心血管疾病、癫痫等重大躯体疾病。

(2) 协议。向患者认真地介绍冲击疗法的原理、过程和可能出现的各种情况，如实地告诉患者在治疗中必须付出的痛苦代价，同时也告知疗效之迅速可能是其他任何心理治疗所不及的。当病人和其家属经慎重考虑，下定决心接受治疗之后，患者和家属同意需在治疗协议上签字。

(3) 治疗准备。首先确定刺激物。刺激物应该是患者最害怕和最忌讳的事物或场景，也是引发症状的根源。再根据刺激物决定治疗的场地。如果刺激物是具体的、无害的且可带入室内的，最好带至治疗室，在治疗室中实施治疗；如果刺激物并非某具体物件，或是一种氛围、一种特定环境，此时治疗场所则应在相应特定现场中进行。为防止意外，治疗前应准备肾上腺素、心得安、安定类等应急药品。

(4) 实施冲击。患者在接受治疗前应正常饮食，排空大小便，且穿戴宽松。有条件者可在治疗中同步进行血压心电监测。如治疗室指定位置后，医生迅速猛烈地向患者呈现刺激物。患者突然接触刺激物后可能出现强烈情绪反应，表现如惊叫、失态等，医生不必顾及，应持续呈现刺激物。如患者有闭眼、塞耳或面壁等回避行为，应及时予以劝说。治疗过程中大多患者可能出现心悸、气促、出汗、头昏目眩、四肢震颤等症状，应严密观察。除非情况严重，否则治疗应继续。如果患者提出提前终止治疗，甚至出言不逊，医生应保持冷静与理智，酌情处理，并尽量说服患者坚持，鼓励其成功在即，否则将前功尽弃。

下面是治疗花圈恐惧症的一个实例。

> 治疗室四壁张贴花圈图案,地面、桌椅上均摆满了花圈。将病人带进治疗室后关闭门窗。病人突然置身于遍地花圈之中,紧张焦虑、四肢发抖、汗流浃背,称无法忍受,要求终止治疗。医生严密观察患者强烈的情绪反应和生理反应,并严格执行治疗协议,直至患者精疲力竭,坐卧在花圈之中静息下来为止。

一般需治疗2—4次,每日或隔日一次,每次30—60分钟。少数患者只需治疗1次即可痊愈。如果治疗过程中患者未出现应激反应由强至弱的逆转趋势,原因之一是所选择的刺激物强度不够,应设法增强刺激效果;另一原因是,该患者不适合冲击疗法,应该用其他治疗方法。

冲击疗法主要用于恐惧症。优点是方法简单、疗程短、收效快。缺点是它无视患者的心理承受能力,患者痛苦大,实施难。与系统脱敏疗法的比较研究表明,此法不宜滥用和首选(张亚林和杨德森,1988)。

6.2.2.3 厌恶疗法(aversion therapy)

当某种不适行为即将出现或正在出现时,当即给予一定的痛苦刺激。如给予轻微电击、针刺或催吐剂,使其产生厌恶的主观体验。经过反复实施,不适行为和厌恶体验就建立了条件联系。以后尽管取消了痛苦刺激,但只要患者进行这种不适行为,厌恶体验依旧产生。为了避免这种厌恶体验,患者只有中止或放弃原有的不适行为。

治疗程序:

(1) 确认靶症状。厌恶疗法极具针对性,必须首先确定打算弃除怎样的行为。如果患者不止一种不良行为或习惯,只能选择一个当前最主要或是最迫切要求弃除的不良行为。靶症状要求具体,症状单一,尽量不要夹杂其他行为。单一具体的动作才便于建立和培养条件反射。

(2) 选择厌恶刺激。厌恶刺激必须是强烈的。因为不良行为常常可能给患者带来某种满足和快意体验,这种满足和快感又不断地强化着这些不适行为。厌恶刺激必须强烈到一定的程度,使其产生的不快要远远大于原有的种种快感,才有可能取而代之,从而削弱和消除不良行为。但作为一种医疗措施,又要求这种厌恶刺激是安全的、无害的。常用的厌恶刺激有:电刺激、药物刺激、想象刺激等。

(3) 把握施加厌恶刺激的时机。必须将厌恶体验与不适行为紧密联系起来,才可能建立条件反射。厌恶体验与不良行为应该同步出现为最佳。但不是每一种刺激都能使患者立即产生厌恶体验的,时间控制需要精准。如对酒瘾的治疗可使用去水吗啡。去水吗啡是一种有催吐作用的药物,通常在注射后几分钟,便引起强烈的恶心、呕吐体验。治疗时先注射去水吗啡,5 分钟后让患者饮酒,饮酒 1—2 分钟后药性发作,患者开始恶心呕吐。这样才符合治疗设计的要求。如果呕吐开始了才饮酒,效果则不大。反复几次之后,患者的饮酒行为与恶心呕吐形成了条件反射,于是,只要饮酒便会恶心呕吐,为了避免恶心难受,只好弃而不饮了。

由于厌恶疗法必须要附加一种刺激,而这种刺激常常是令人不快的,如疼痛/恶心、呕吐等。故该疗法应该在严格控制下使用,因为目前尚有两个争议的问题:一是技术问题,二是伦理学问题。

厌恶疗法主要适用于露阴癖、恋物癖,对酒瘾、强迫症有一定的效果。

6.2.2.4　阳性强化法(positive reinforcement)

行为主义最基本的理论是行为是通过学习获得的,一个习得的行为如果得以持续,那么一定是在被其结果所强化。从这条原理得知,如果想要建立或保持某种行为,那么就必须强化它;反之亦然,如要消除某种行为,就必须设法淡化它,或者称之为阴性强化(张亚林,1999)。

阳性强化法分四个步骤:

(1) 确定治疗目标,即期望改变的是什么不良行为,并由专人(治疗者或经过训练的护士、家属)随时记录。最好是单一的行为,越具体越好,比如酗酒、逃学。如果目标过于笼统,被治疗者将不得要领、无所适从;治疗者也难以明确判断,使奖赏有充分依据。一旦确定了治疗目标,则需有专人随时观察记录这一行为的频度和程度。例如,消除一位精神分裂症患者漫天叫骂的行为,则首先要记录其这一行为每天出现多少次,每次持续多长时间。

(2) 确定这一行为的直接后果是什么。这需要经过多次仔细观察才能得到正确答案。如这位患者漫天叫骂时是不是病友围观他? 是不是医护人员关注他、迁就他?而在安静的时候却无人注意他? 如果是,那么可能正是这些围观、关注、迁就的结果强化了病人的这一行为。

(3) 设计一个新的结果取代原来的结果。取消以往不良行为产生的直接后果,代之以一些对不良行为并无强化作用的新结果。例如当患者漫天叫骂时旁人不予理睬、给予忽视,而在其安静时给予关心、给以强化。

(4) 强化实施:治疗执行者应如实记录患者的不适行为和正常行为,并在其出现期盼的正常行为时立即给予强化物,即奖励,而在其他的时候是不给的。强化物可以是病人喜爱的某种活动、某种享受,抑或仅仅是赞许的目光。如果患者意识不到这是正常行为的直接结果,患者虽然得到了奖赏,其强化效果也会大打折扣。所以,在治疗初期,只要出现期盼的行为,每次必奖,绝不遗漏。如此可以大大提高奖赏的强化作用。

精神病房中常使用的阳性强化法是代币法或奖券法(token economy)。当病人出现良性行为时奖以代币券或奖券,代币券可以兑换成病人喜爱的东西,如食品糖果、电影票等。

阳性强化法主要用于慢性精神分裂症、儿童孤独症、癔症及神经性厌食症、贪食症。这种被广泛使用的行为矫正方法,不仅用来矫正某些明显的适应不良行为,也普遍适用于儿童的行为塑建和人类行为规范的建设。

6.2.2.5　生物反馈疗法(bio-feedback therapy)

生物反馈疗法是利用现代电子仪器,将人体内部的某些生理功能检录下来并放大,转换成声、光或图形、数字信号,经显示系统反馈给个体,使个体根据反馈信号的变化并学习调节控制自己的这些生理功能,达到防治疾病的目的。

传统观念认为骨骼肌能够随意控制,而内脏活动则是不随意控制的,因而支配后者的神经系统被称为植物神经系统。现代研究发现,所谓随意和不随意之间并无截然划分。米尔(Mille, 1967)使用箭毒剂抑制小鼠随意肌的活动,然后以刺激鼠脑的"快乐中枢"作为奖励,强化小鼠的心跳加快或心跳减慢。结果是,在没有随意肌的参与下,像心跳这种内脏活动也能够通过操作性条件反射的训练得以随意控制。

在精神科的治疗领域中,生物反馈常常与松弛技术相结合。常用的生物反馈有:肌电反馈、皮电反馈、皮温反馈、脑电反馈、心率、血压及其他内脏功能反馈等。

生物反馈治疗需要几个基本条件:

(1)设备:生物反馈治疗最基本的前提是必须有一台或多台性能良好的生物反馈仪,最好配有显示反馈图像的屏幕。

(2)操作人员:该人员应该接受过生物反馈专门的理论和操作训练。同时,在治疗之前,必须与患者解释治疗的意义和治疗过程中需要的心理配合。

(3)患者:并非每一位接受生物反馈治疗的患者均能从中获得根本的益处。患者必须懂得,生物反馈治疗有别于普通医学治疗,只是被动接受即可,而生物反馈治疗是一个需要患者主动参与的过程。生物反馈仪本身对患者没有任何治疗作用,除了信息以外,患者得不到任何物理或化学的干预。要让患者明白,是他自己在支配那些反馈信息,而不是仪器本身。如果患者不能理解信息的意义,并按计划改变这些反馈信息,那么,除了心理效应之外,他将一无所获。

(4)环境:治疗环境必须舒适、轻松。首先,治疗室应保持相对恒定的温度和湿度,这对皮温、皮电反馈尤为重要;其次,光线应柔和,不应有外来干扰,不应有噪音,当然,绝对安静亦不利于放松的环境。

6.2.3 行为治疗的评价

6.2.3.1 理论评价

行为主义的特点之一是提出人的行为源于外界,是由环境中的刺激引起的,是通过学习获得的,而不是由抽象的、不可捉摸的内驱力引起的。行为主义认为,大讲所谓意志、动机、精神,是"泛灵论"的表现,只有实实在在的行为才真正值得研究。

行为主义的另一个特点是重视实践。行为主义从来没有玄妙的、莫测高深的高谈阔论,它的一切结论都来源于科学实验。它完全采用现代科学的研究方法,客观地、精确地研究行为,以至于实验的结果可以被重复,可以在实践中被检验。由于行为科学宣布自己属于自然科学的一个分支,重视实验室的研究,使心理学从古老的思辨研究方式一跃而到现代的实验研究的阶段,逐渐脱离哲学,加盟科学。行为科学大量的实验成果已经使古老的心理学洗心革面、焕发青春,令那些原来对心理学不以为然者刮目相看。

行为主义是心理学发展史上的一次大革命。其意义不仅仅在于使人类在探索自我的道路上又前进了一大步,还在于它的出现打破了传统的精神分析学说在西方一统天下的格局,为心理治疗这块领地注入了活力,注入了生机,活跃了学术气氛,推动了心理治疗研究的发展。由此引发了后来被称为"第三思潮"的人本主义的种种治疗方法(人本主义的创立者亚伯拉罕·马斯洛原来就是一位行为主义者),以至心理治疗能形成如今这么生机勃勃、流派纷呈的局面。

行为主义也受到不少批评。行为主义只强调"刺激—反应"过程,把复杂的心理活动降格到化学和物理的层次上去。行为主义的结论虽然都来源于实验,但实验大多是在动物身上进行的,而且最初的行为主义者们坚持"人兽并论"的观点。华生说"人是一种动物"。斯金纳认为"老鼠的行为与人的行为之间的唯一区别,只是在言语行为方面"。由动物直接推论至人,未免失之偏颇。人不是更大一些的白鼠或者鸽子,人是有意志、有理想、有道德、有情操的种群。与动物相比,理性成为人类骄傲的资本。人绝不会像低等生物或一架机器那样仅仅是被动地对刺激作出反应,人有极大的主观能动性。当今的行为主义者们除了继续重视行为的研究以外,也越来越关注位于"刺激"与"反应"中间的那些环节。

6.2.3.2 疗效评价

任何学说的价值,在于它能解决多少实际问题。广义地说,行为治疗的原理已应用于处理广泛的人类问题。数以千计的研究报告说明,不论男女老少,不论聪明愚蠢,不论常人病人,都曾从中受益。而狭义地仅从医学的观点来看,行为治疗主要适应于诸症,如神经症;口吃、抽动症、遗尿、咬指甲、职业性痉挛等不良习惯;性功能障碍;贪食、厌食、酒瘾、病理性赌博等自控不良行为,以及慢性精神分裂症、精神发育迟滞等。

上述病症中,大部分尚不能发现有相应的病理生理和解剖形态学上的变化,因而时下通行的纯生物医学模式,尚无得力对策。行为治疗家将这些病症视为一种"适应不良行为",它和正常行为一样,完全遵从学习规律,因而可以用行为治疗将其弃除。所以说,行为治疗丰富了临床治疗学,是对生物学疗法的一大补充(徐斌和王效道,1990)。

实际上心理治疗会受到多种因素的影响,很难用实验室的方法完全控制其他干扰因素而仅仅只让治疗本身发生作用。所以,要作出哪种心理治疗方法更有效的结论是十分困难的。事实上几乎所有流派的心理治疗都会在某些病人身上产生作用,出现令人满意的结果。有时候,治疗者能力的差异比他们所奉行的学说的差异对疗效有更大的影响。

总之,大量临床实践证明,行为疗法对某些病症是行之有效的治疗方法,尤其是对那些目前尚无"药"可医的一些病症,例如恐惧症、病理性赌博、精神发育不全等等。近些年来,行为治疗又有了迅速发展,从对外观动作行为的矫正发展到对认知行为(思维、观念)的矫正;从徒手的行为治疗,发展到借助诸如生物反馈仪等现代电子仪器的行为治疗;从临床医疗扩展到社区心理卫生、运动心理、企业管理等。

但是,行为治疗也有其局限和不足之处。首先,它的适应证限于那些与行为方式有关的疾病,对绝大多数疾病它是无能为力的。其次,由于行为治疗不重视疾病症状的遗传背景、生化改变,因而总是只能对症治疗,症状易复发。颇有"头痛医头、脚痛医脚"之嫌。临床上我们也见到这样的恐怖症患者,经过系统脱敏消除了对某物的恐惧,不久之后,他又有了新的恐怖对象,防不胜防,治不胜治。由此看来,扬汤止沸不如釜底抽薪,这正是行为治疗的不足之处。但另一个严酷的事实是,如今还有相当多的疾病,仍病因不清,机制不明,治疗无方。不知"薪"在何处,如何去抽?冷汤唾手可得,为何不扬之止沸,解燃眉之急?所以,尽管行为治疗尚有许多不尽如人意之处,但仍不失为当今一种行之有效的心理治疗。

6.2.3.3　道德评价

行为治疗受到最多的指责是说它限制人身自由,崇尚管理控制。冲击疗法、厌恶疗法、惩罚是否人道?是否符合医学伦理?阳性强化是否有辱人格尊严?是否算一种"诱惑"?自我控制是否宣扬压抑,泯灭天性?

行为主义开诚布公地说明其宗旨就是要预见和控制行为。所以,行为治疗总会给患者一些限制。限制有悖于人的自由意志。所以,人们一旦受到限制,就会真实地感受到某种冲动的存在,就会不快。但是,人不仅仅是自然的人,也是社会的人。人的社会性的一个基本含义就在于每个人都处于一定的社会关系之中,为了维护一定的社会关系,人类便使用各种方法规范自己的行为。社会化的杰出成果之一就是人们不把对自我行为进行规范看作是无可奈何或人性不自由的表现。人们心安理得地去循规蹈矩,在受限制的同时也获得了自由,使彼此能和平共处,相安无事。

行为治疗要限制的行为,只是那些妨碍自身或他人健康的行为。为保证行为治疗奉守医学的道德规范,1977 年美国行为治疗促进协会发布了一份有关行为治疗中的一些基本道德问题的报告,其中包括患者身份和权利、治疗目标行为、治疗方法、治疗者的资格和才能、资料保密等,希望行为治疗能与社会道德标准相适应。像任何先进的科学技术一样,行为治疗也存在着被误用、滥用的潜在危险。普及和宣传行为治疗的知识及其应遵循的道德标准,才能保证行为治疗永远被人道地使用。要像和平利用原子能那样,让行为治疗这门强大的新型科学技术为我国人民和全人类的心身健康作出贡献。

(曹玉萍)

6.3 认知疗法

6.3.1 基本概念和特点

众所周知,20 世纪末期,在心理治疗领域中最重要的是认知行为治疗(cognitive behavioral therapy, CBT)的迅速发展,而在各种形式的认知行为治疗方法中,认知治疗占据了独特的地位。

认知治疗(cognitive therapy, CT)是由美国精神病学家艾伦·贝克(A. T. Beck)在 20 世纪 60 年代创立并系统阐述的一种心理治疗方法。其基本的工作原理为: 想法、感觉(包括情绪和生理反应)和行为三者是一个相互联系、相互作用的系统,个体可以通过识别和改变无效的或不正确的想法、问题行为以及负面的情绪反应来克服困难,从而达到干预目标。这个过程主要包括个体通过与治疗师的通力合作,发展出相应的技巧来识别和挑战歪曲的想法,检测和修正适应不良的信念,以及改变失调功能的行为。改变可以从想法开始,通过改变想法来改变情绪和行为;改变也可以从行为开始,通过改变行为来改变感觉和想法;或改变从个体的目标开始,识别与目标冲突的想法、感觉和行为。

贝克医生最初是集中于抑郁症的干预和研究。他发现抑郁患者具有共同的典型的思维偏差,并据此总结出了维持抑郁的思维歪曲清单,比如,过度概括、选择性提取、武断推论、读心、夸大或缩小、个人化、情绪化推理、贴标签等。例如,小张在工作中出了点小错误,他就认为:“我一点用都没有,什么都做不好。”于是,他会把注意力集中在错误方面,寻找证据来支持他的想法,同时这种“我没有用”的想法导致他出现负性的情绪,如自责、悲伤、无望等。由于这些想法和情绪,他可能开始回避具有挑战性的工作,这样的行为又进一步证明了他"我没有用"的想法是对的。结果,任何适应性的反应和建设性的结果都被阻碍了,他会把关注点更多地集中在可能出现的错误上,从而更加强化了一开始的"我没有用"的想法。这个例子反映的是自我预言的实现,或问题的"恶性循环",认知治疗就是通过患者和治疗师的合作探索,共同努力来逆转这个循环,改善症状,提高功能水平。

认知模型是认知治疗的基础。认知模型描述了人们是如何感知并自动对那些引发情绪、行为和生理反应的情境作出评价的。当人痛苦的时候,对事情的解释或评价往往是歪曲的或功能不良的。在认知治疗的过程中,来访者学习识别和评价自己的自动思维(自动发生的,想法或想象的画面),学习纠正歪曲的想法,使之更加接近现实。如果这样做了,他们的痛苦会减轻,行为会更加具有功能性,生理唤醒水平会明显降低(尤其是各种焦虑案例)。同时,他们也学习识别和调整自己歪曲的信念。信念是指对自己、对世界、对他人的基本的评价和理解,处于认知的更深的层面。这些歪曲的信念影响着人们对信息的加工,从而引发他们对事件歪曲的想法。因此,认知模型的解释是:个体的情绪、生理和行为反应是由他们的想法来中介调节的,而想法受他们的信念、他们与环境相互作用的独特方式,以及他们自身的经历所影响。

认知治疗是一个学习的过程。治疗师运用苏格拉底式的提问方法来帮助来访者学习评估自动思维和信念,以及如何对自动思维和信念作出更灵活、合理的反应。如教他们学习问自己:我的想法完全符合事实吗?这些想法有助于我解决问题吗?如果不是,就要有意识地转变想法,使其符合事实或更有帮助,从而带来更加积极的情绪和功能良好的行为。同时,治疗师也鼓励来访者在自己的现实生活中练习和实践这些方法,以解除病痛和预防复发,最终能够成为他们自己的治疗师。其中,行为实验就是一个很好的技术,治疗师在会谈中帮助来访者设计好行为实验,来访者在两次会谈间的现实生活中去检验。如果来访者的负性预期在现实生活中得到验证,并且没有认知的歪曲,治疗师将使用问题解决的策略,帮助来访者面对、接受和解决现实中的困难。

良好的治疗联盟是认知治疗的核心特点。治疗师与来访者一起合作,像一个团队一样。在整个治疗过程中,治疗师对提出的每一个干预的策略和方法都会与来访者讨论,获得来访者的同意。在每一次的会谈中,治疗师与来访者共同商定如何有效利用会谈时间,制定会谈议程并进行排序,以及布置什么样的家庭作业来访者认为是有帮助的。他们与来访者通力合作,一起探索和验证来访者的想法和信念。

认知治疗是认知行为治疗中最早发展出手册化治疗的方法之一,这为实证研究提供了基础,符合了科学的原则,成为科学时代心理治疗领域的佼佼者。认知治疗与其他心理治疗流派的本质是一样的,采纳了心理咨询和治疗的一般原则,同时发展出了一系列已经被证明对很多障碍有效的干预技巧,充分体现了既注重实践体验又重视学习和科学研究的模式。

目前认知行为治疗形式多样,名称繁多,比如:认知治疗、认知行为治疗、理性情绪行为治疗、图式治疗等等,它们之间的关系是什么? 对这一问题尚难作出一个简单明确的回答。在贝克研究所的官方网站上也找不到清楚的答案,两位贝克教授[艾伦·贝克(A. T. Beck)和朱迪·贝克(J. S. Beck)]经常互用认知治疗和认知行为治疗这两个名称。

加拿大学者、国际认知治疗协会前任主席、认知治疗学院的创始人之一多布森教授(Keith Dobson)认为不论是以什么名称命名,只要符合以下三个原则或假设,它们都是在认知行为治疗这个大的流派内:

(1)"可觉察假设":我们的想法其内容和过程是可知的。想法不是无意识的,也不是前意识的,或者是无法知晓的;相反,认知行为疗法认为人们经过适当的训练和注意,对自己的想法是可以觉察的。

(2)"可调节假设":我们的想法可以调节对情境做出的情绪反应。认知行为疗法认为我们对事件的看法决定了我们产生什么样的感觉,也就是说,我们的认知或想法强烈地影响我们在日常生活中的行为方式。比如:我们感觉担心是因为我们认为那个情境危险,当我们有"威胁认知"的时候,如果可能的话,我们会逃离或以后回避那个情境。而这些想法以及相应的情绪反应和行为反应会变得常规化和自动化。认知行为理论认为在事件和对其事件的反应之间认知可以进行调节。

(3)"可改变假设":在前两个假设的基础上,我们可以有意识地调节我们对身边发生的事情做出的反应,由此,我们可以通过对情绪和行为反应的理解,以及认知策略的使用使我们适应得更好。

除此之外,认知行为理论是以现实主义哲学为基础的,这里的现实主义假设是指,客观现实独立存在于人们的意识之外,是"真实的世界",人们可以越来越靠近或越来越准确地反应和适应真实的世界。一个歪曲了或看不清他或她周边世界真实面目的人比那个能够看清真实世界的人有可能出现更多的问题。认知行为理论特别强调想法的功能性,针对某个情境的想法是否有用,比是否准确更重要。在成长过程中形成的思维惯性、图式等不仅影响我们经历过的记忆,而且决定我们将来的发展和各种活动。从这个意义上来说,人们不仅创造了自己的现实,同时又对自己创造的现实进行反应。

认知行为治疗总体来讲是由两个原本完全不同的理论流派(行为和认知理论),在理解和治疗各种心理障碍的过程中,因为具有共同的治疗目标而整合在一起形成的。认知行为治疗是一种结构化的、目标导向的、时限性的、教育性的、合作性的、短程高效的、当前取向的、系统化的谈话疗法,重点在于解决功能不良的认知、行为和情绪导致的各种问题。因此,它是"问题聚焦的""行动取向的"以及具有指导性的一种心理治疗流派。

几十年的临床实践和实验研究已经证明,认知行为治疗对很多障碍都有显著的效果(Lynch, Laws, McKenna, Laws 和 McKenna, 2010),比如各种心理疾病,包括抑郁症(林卫、吴爱勤和万好,2010)、各种焦虑障碍(路保慧、汪丛敏、陈会然、张春长和刘梦慧)、进食障碍、物质滥用、人格障碍、双相障碍和精神分裂症(合并使用药物)等(王德刚、李新胜和徐静,2008);身体疾病合并心理状况,包括慢性或急性疼痛、慢性疲劳综合征、更年期前症候群、睡眠障碍、肥胖、躯体形式障碍等;以及各种心理问题,包括愤怒、人际困难、强迫性赌博、低自尊、丧失和哀伤、工作相关的问题等等。

认知行为治疗进行了大量的临床研究,循证研究的结果也最为丰富(Norcross, Hedges,和 Castle, 2002)。一项对认知行为治疗和心理动力治疗的对比研究发现,能够检索到的认知行为治疗的 RCT(随机对照)研究远远多于心理动力学治疗(Leichsenring, Hiller, Weissberg 和 Leibing, 2006)。贝克医生和他的同事们的认知行为治疗是整个认知行为治疗学派中最知名和研究得最透彻的一种治疗模型(Beck, 2005)。2006 年,认知行为治疗的创始人之一贝克医生,因其在临床医学研究中的成就获得了在医学界具有"诺贝尔奖风向标"之称的艾伯特·拉斯克医学研究奖(The Albert Lasker Medical Research Awards)。拉斯克医学研究奖主席在纽约时报中谈到:"过去 50 年中,认知行为治疗在心理或精神疾病的治疗中即使不能被称为是最重要的成就,也应该被称为是最重要的成就之一。"(Altman, 2006)

由此可以看出,认知行为治疗之所以如此广泛地被接受,主要是其临床疗效得到大量实证研究的支持。如 2007 年,英国健康协会发布通告,将在未来的 6 年中投入 3 亿英镑用于心理问题如焦虑障碍或抑郁症的心理治疗,资金支持主要集中在得到实证支持的疗法,尤其是认知行为治疗上。英国政府之所以做出这样的决定,是因为经济方面的数据显示,在治疗常见心理精神疾病上,认知行为治疗相比药物治疗及其他疗法具有更高的性价比(Rachman 和 Wilson, 2008)。

尽管如此,认知行为治疗的疗效仍存在一些问题。比如:对于某些特定的障碍来说,认知行为治疗的治疗效果还不够令人满意,需要研究者探索导致治疗效果不佳的原因并发展出更具有针对性的治疗策略;治疗效果的长期跟踪研究不够多,评估治疗的长期效果方面的证据还不足(Lieberman, 2007)。

6.3.2　理论根基和发展过程

在 20 世纪 60 年代,作为一名受过精神分析学训练的精神病学家,贝克医生带着科学家的敏锐性,认为理论应该通过临床研究得到验证,于是他依据精神分析对抑郁障碍的理论解释设计了实验方案,进行了一系列临床实证研究,可是没有得到期待的证据,却意外地发现相反的研究结果。由于这些发现,启发了贝克医生从不同角度认识抑郁,对抑郁障碍重新进行了概念化。他发现几乎所有抑郁症患者都有大量的担心被评价的负性想法,而且好像是自动产生的,贝克医生将这些自动产生的想法命名为"自动思维",而且这些自动思维背后的含义可以进一步归纳为三大类:对自己、对世界和对未来的负性评价,即现在大家所熟知的三类典型的核心信念,从此开启了解释抑郁症的新概念。在三类核心信念中,关于自我的信念是最核心的,因此,贝克医生进一步详细阐释了个体关于自我的核心信念,大体上也可以分为三类:我无能、我不可爱和我无价值。"我无能"的信念在来访者身上常常以"我没用、我不能胜任、我失去控制、我是一个失败者、我是脆弱的、易受伤害的"等形式表达出来;"我不可爱"的信念多涉及"我不讨人喜欢、我是多余的、我没有朋友、没有人会喜欢我、我会被抛弃、我会一直孤单、我是不值得被爱的"等主题;"我无价值"的信念通常带有道德评判的意味,如"我很坏、我是个废物、我不配活着"等。依据对抑郁障碍新的认识和概念化,他开始帮助患者识别、评价及应对他们的不现实的、适应不良的、负性的想法,这么做以后发现病人能够现实地思考了,结果感觉好多了,行为也更加适应了,症状很快地得到了改善。当患者改变了他们深处的关于自己、世界和他人的信念后,治疗的效果是长久的。贝克医生将这个方法命名为"认知治疗",也可以叫做"认知行为治疗",因为贝克医生从来就没有忽略过行为,只是更加强调认知的作用,将改变的核心机制放在认知方面。

由于对长程的基于对无意识情绪和内驱力内省的精神分析方法的失望,贝克医生得出结论,认为来访者在日常生活中感知的、解释的以及归因的方式(科学概念是认知)才是治疗的关键。

阿尔伯特·艾利斯(Albert Ellis)博士与贝克医生的想法类似,而且其工作比贝克医生还早了几年。艾利斯博士将自己的方法在开始的时候命名为理性疗法(rational therapy, RT),之后改名为理性情绪疗法(rational emotive therapy, RET),再后来改为理性情绪行为疗法(rational emotive behavior therapy, REBT)。REBT 理论认为,人的情绪和行为障碍不是由于某一激发事件直接引起的,而是由于个体对这一事件的不正确的认知和评价(信念)所引起的,最后导致在特定情景下的情绪和行为的后果(ABC 理论)。该理论强调使人们陷入情绪障碍之中的是个体的非理性信念,其三大特征为:绝对化的要求、过分概括化和糟糕至极。在临床工作中,理性情绪行为疗法具有较强的指导性、说理性与面质性,强调以教师的角色与来访者的非理性信念做辩论,带有明显的思辨色彩,偏哲学的基础,比较缺乏实践的循证支持。

贝克医生1967年在他的著作《抑郁症:原因和治疗》中概述了他的认知疗法,在1976年的著作《认知治疗和情绪障碍》中将其扩展到各种焦虑障碍和其他疾病以及心理问题上,同时也重点介绍了人们加工信息的根本方式,即关于自己、世界和将来的潜在图式。贝克医生在发展认知疗法的过程中吸引了众多的追随者,现在研究者和理论家们又反过来大大扩展了贝克最初的工作,发展出了不同形式的认知治疗。尽管这些治疗形式强调了不同的方面,但都与贝克的治疗具有相同的特点。

行为主义不关注心理疾病的原因,认为是不科学的或没有意义的,只是简单地测量和评估刺激和行为反应。但认知疗法的出现与那个时候占优势地位的行为主义产生了冲突。然而,20世纪70年代,一场"认知革命"在心理学领域展开。行为矫正技术与认知治疗技术开始结合,诞生了认知行为治疗。尽管认知治疗从一开始就一直包括行为的成分,但贝克疗法的倡导者力求维护和建立它的整体性,把这种整体性作为一种独特的、明显标准化的认知行为治疗形式,而且强调认知的转换是治疗发生改变的关键机制。

由于清晰的概念和综合的能力,加上实证研究结果的支持,认知治疗在很多方面凸显出它在该领域的优势和主导地位,心理卫生专业人员和人民大众对认知治疗的需求也迅速增加。比如,1996年成立了认知治疗学院(academy of cognitive therapy,ACT)这一具有国际影响的专业组织,其主要目的是教育大众和认证合格的认知治疗心理卫生专业人员;大量的临床心理学硕博士研究生的培训课程、实习项目、各种培训机构和培训工作坊等,通过这些方式把认知治疗广泛地传播到各类心理卫生专业人员中;科普书籍的出版让老百姓认识了认知疗法,引发了公众对认知疗法和认知治疗师的兴趣。

认知治疗的历史虽然很短暂,但是其理念却有很深的哲学基础。爱比克泰德(Epictetus)、西赛罗(Cicero)、赛尼加(Seneca)等斯多噶(Stoic)学派古老的哲学传统中早已认识到认知的作用:"事件本身并不会带来困扰,而是我们对于事件的观点在困扰我们。"贝克医生在他最原始的抑郁症治疗手册中就提到:认知治疗的哲学根源可以追溯到斯多噶哲学家那里。

认知行为治疗的发展至今经历了三个阶段或者三次浪潮。现代认知行为治疗起源于20世纪早期行为治疗的兴起,60年代认知治疗的诞生,和80年代末期行为治疗与认知治疗两家的融合。

行为主义的开创性工作是从20世纪20年代华生(Watson, J. B.)的条件反射研究开始的。最早将行为治疗方法应用在临床上的是1924年琼斯(Jones, M. C.)关于儿童恐惧消除的工作,比 20 世纪 50 年代沃尔普(Wolpe, J.)的行为治疗早了几十年。在沃尔普和华生基于巴甫洛夫(Pavlovich, I. P.)学习和条件理论的工作的影响下,艾森克(Eysenck, H.)和拉扎鲁斯(Lazarus, A. A.)基于经典条件理论发展出了新的行为治疗技术。同一时期,斯金纳(Skinner, B. F.)与他的同事们在操作性条件反射方面的工作取得了很大成绩,在学界开始产生影响。斯金纳的工作回避任何与认知有关的内容,被认为是激进的行为主义。然而,罗特(Rotter, J. B.)和班杜拉(Bandura, A.)在社会学习理论方面的工作显示出了认知在学习和行为矫正方面的作用以及对行为治疗的贡献。总体来说,强调行为因素在治疗中的作用是认知行为治疗的第一个阶段或第一次浪潮。

阿德勒(Adler, A.)在他的"基本错误"理论中谈到认知的概念及其在不健康或不愉快情绪中的作用,是心理治疗中第一个谈到认知作用的治疗家之一。艾利斯受阿德勒理论的影响发展出我们今天所熟知的理性情绪行为疗法(REBT),是当时最早的基于认知的心理治疗方法之一。与此同时,贝克医生还在实践精神分析的自由联想,在实践的过程中,他发现想法并不是无意识的,与弗洛伊德理论中阐述的不一样,而且发现一定类型的想法是痛苦情绪的元凶。从这个发现中贝克发展了认知疗法,并把这些想法命名为"自动思维"。正是艾利斯的理性情绪行为疗法和贝克的认知疗法这两个治疗方法开启了认知行为治疗的第二个阶段,或第二次浪潮,特点是强调和重视认知在治疗中的作用。

尽管早期的行为治疗方法在神经症干预方面是成功的,但对抑郁症几乎没有什么作用,而且行为主义由于"认知革命"的浪潮失去了其影响力。尽管早期的行为治疗师拒绝像想法、认知这类"心灵"的概念,但是艾利斯和贝克的治疗方法却在他们中间产生了影响力,因为这些治疗方法中均包含了行为的元素和行为的干预,而且都是关注当前的问题。在开始的研究中,认知治疗常常与行为治疗分开来比较看哪种治疗方法更加有效。但在 20 世纪 80 和 90 年代,认知的技巧和行为的技术融合成为认知行为治疗。在这个融合中最突出的工作是英国的克拉克(Clark, D. M.)教授和美国的巴洛(Barlow, D. H.)教授分别对惊恐障碍的成功治疗。两位教授的团队在研究中观察到,惊恐障碍的患者都会有一系列典型的认知症状(如:对身体不适的灾难性恐惧或害怕失去控制感)及行为症状(如:逃跑或回避),因此,将认知技术(如:修正恐惧认知)与呼吸训练、放松、暴露治疗等行为方法整合在一起的效果非常明显,其疗效已获大量研究的支持(Barlow, Craske, Cerney, 和 Klosko, 1989; Clark 等, 1994; Wright 等, 2005)。

随着时间的推移,认知行为治疗不仅仅作为一种治疗流派而著名,而且成为一个伞状的名称,旗下涵盖了所有基于认知和行为的心理治疗方法,比如:理性情绪疗法、认知疗法、接受承诺疗法(acceptance and commitment therapy, ACT)、辩证行为疗法(dialectical behavior therapy, DBT)、现实疗法(reality therapy, RT)、认知加工疗法(cognitive processing therapy, CPT)、认知分析疗法(cognitive analytic therapy, CAT)、问题解决疗法(problem-solving therapy, PST)、暴露疗法(exposure therapy, ET)、行为激活疗法(behavior activation, BA)等等。所有这些疗法都是认知元素和行为元素的整合。这种从行为治疗和认知治疗的理论和技术根基上的整合构成了认知行为治疗的第三个阶段,或第三次浪潮(Hofmann, Sawyer,和 Fang, 2010),也就是目前的阶段。这个阶段最突出的或者说最具有代表性的是辩证行为疗法和接受承诺疗法。

不难看出,不论是行为疗法还是认知疗法都是以科学研究为依据的,都是走实证路线的,两者的结合使认知行为治疗始终沿着实证的方向前行。可以说,认知行为治疗是在实证理念指导下的、研究证据支持的治疗方法。在以美国为代表的西方发达国家中,第三方赔付已经成为 20 世纪末和 21 世纪健康与医疗保险赔付的主要方式,而第三方赔付是需要证据的(Newman 和 Reed, 1996;Newman 和 Rozensky, 1995)。认知行为治疗的特点是循证的、数据化的、客观的,临床目标具体化、短程化、操作化,正好符合和满足了第三方赔付的要求。因此,医疗管理的改革加速了认知行为治疗的发展和推广,使其成为心理治疗的主流流派和方法(Resnick, 1997)。

6.3.3 核心技术简介

认知治疗师的核心竞争力体现在三个方面:认知行为及情绪调节的理论知识,认知行为的干预策略和技术,与认知治疗相匹配的治疗师个人特质和心理咨询的基本能力。相比于大多数其他心理治疗流派,认知治疗是一个学习的过程,强调学习与问题匹配的技术和在会谈外实际生活中的反复练习和实践。

认知行为治疗非常包容,其技术涵盖了认知的、行为的、生物的、环境的、支持的、人际的,等等,凡是能够帮助来访者改善症状、提高其功能水平的技术都被其吸纳。可以说,在实际治疗过程中,技术层面的运用不仅仅是认知行为疗法本身的技术,还可以采用其他心理治疗流派的技术。但是如何在众多的技术中选择合适的、有效的、能够解决问题的技术,概念化指导下的干预策略是关键。在概念化来访者的问题,找准给来访者造成痛苦的关键的认知和行为之后,拟定相应的治疗计划和干预策略。好的干预策略应该是针对这个独特的来访者和这个时间点所选择的最有效的认知和行为干预技术,同时治疗师要准确熟练地实施该技术的各个环节,从而达到本次会谈的目标。治疗师可以不断地问自己:"我怎样才能帮助我的来访者在这次会谈结束的时候和整个接下来的一周感觉好一些?"

认知行为治疗的技术非常多,没有统一的分类方法,甚至有些技术很难分出是认知的技术还是行为的技术,比如,行为实验是通过行为的方式来检验认知的偏差。作者本人根据多年的 CBT 教学和培训经验,将认知和行为技术大致分为三大类供读者参考:(1)"核心的认知和行为技术":如自动思维的识别与改变技术,信念的识别、利弊分析与挑战技术,行为激活、行为实验、暴露以及问题解决策略等;(2)"支撑和保障性技术",如目标设定、结构化会谈所包含的各种小技术(心境检查、议程设置、作业布置、引导反馈、小结)等;(3)"指导和方向性技术",如个案概念化。各种技术的具体描述可以在许多书和文献中看到。一些治疗师是认知取向的,治疗中以认知技术为主,比如认知重建;而另一些则是行为取向的,治疗中以行为技术为主,比如现实暴露。但无论是哪种取向为主的治疗,技术的选择都要与特定的来访者以及特定的问题相匹配,常常需要多种技术同时使用。尽管难以区分哪些是核心的认知和行为技术,但无可争议的是,贯穿于整个认知治疗过程的最基本的是苏格拉底提问或引导性发现的技术,这也是识别和挑战自动思维、假设以及信念的最核心的技术。

苏格拉底提问区别于一般的提问或者其最大特点是它的系统化、规范化和深度,通常聚焦于基本概念、原理、理论、议题或问题,常被用于探索复杂的思维、获得事情的真相、开放问题、揭开假设、分析概念、从未知中区分出已知、遵循思维的逻辑含义。苏格拉底提问被运用到教学中,并已经成为一个流行的教育理念,同时在心理治疗中被大量运用。

引导性发现是成熟的认知治疗师运用的最基本的策略之一,但具体方式可能各有特点,有的认知治疗师运用探索和提问的方式来帮助来访者开启新的视角,有的认知治疗师则多运用辩论或讲授的方式。不论什么方式,认知治疗师都要避免盘问来访者或引起来访者的防御。临床观察发现,当来访者自己得出结论而非与治疗师辩论的时候,来访者更容易采纳新的视角看问题。从这个方面来说,认知治疗师更像是一个老师,而不是一个律师。可以说,在治疗中运用的改变认知和改变行为的技术大部分可以归入到这个基本的策略中,这个策略被命名为"引导性发现"。举一个例子说明如何将引导式发现用于辨识自动思维及深处的信念。

> 来访者:当我听说小王要去外地工作时,我简直崩溃了。她是我唯一真正的朋友。
>
> 治疗师:关于她调动的事,你还有没有其他想法?
>
> 来访者:应该没有——我只知道我将会很想念她。
>
> (治疗师注意到此时来访者非常伤心,怀疑在表面之下有更强烈的自动化思维。)

治疗师：当你听到她要离开时,心中闪过什么关于自己的想法? 就在你听到"坏消息"之后,你怎么看自己?

来访者(停顿一下)：我一点都不擅长交朋友……我将不会再有像她这样的朋友……我的人生没有出路了。

治疗师：如果那些想法是真的,你觉得自己最后会怎么样?

来访者：孤独……我觉得我没希望了,永远会孤独。

认知治疗结构化的特点使每次会谈的时间得到充分的利用,保证了会谈的高效率。每次会谈都会涉及的与结构化相关的技术包括：心境检查、议程设置、引出和给予反馈、作业布置等。议程设置是指,在每次会谈开始的时候,治疗师与来访者一起聚焦于目标问题来讨论设置本次会谈的议程,从而有助于确保来访者最想解决的问题得到有效处置。议程的最终确定,通常会结合在最初的其他环节所搜集的有关信息,如：简洁的连接两次会谈(上次会谈到现在所经历的一些相关事件回顾)、家庭作业的简单反馈,以及评估来访者目前的情绪状态(心境检查)。

由于认知治疗是相对短程的,如果没有确定目标问题或目标问题选择不当,治疗将很难聚焦、效果很难体现,效率就更加谈不上。议程设置应该快速高效地完成,在议程设置过程中治疗师要避免讨论议程中某项议题的详细内容,同时注意不要过于雄心勃勃,设置太多的讨论议题,一般情况下在一次会谈中最多讨论一到两个目标问题。如果熟练的话,议程设置通常可以在五分钟内完成。

反馈是指,治疗师应该小心地引出来访者对本次会谈各个方面积极的和消极的反应,并检查确认来访者是否理解了治疗师的干预、陈述和论点,同时也可以检查确认治疗师是否已经准确地理解了来访者的问题要点。为了有效利用时间,使会谈更加聚焦,治疗师应该保持足够的控制、限制非目标问题的讨论、打断非建设性的讨论,恰当地控制会谈节奏,以最大限度地发挥会谈的效果。

认知行为治疗的技术固然很多,但也无法满足所有来访者的各种问题。所以,在掌握了认知行为治疗的基本概念和工作原理之后,鼓励治疗师根据来访者及其问题的独特性,创造性地选择、使用和创立与问题匹配的技术,同时强调技术的使用一定是在问题或个案概念化的策略指导下的。

6.3.4 治疗过程和形式

认知治疗的每一次会谈都有一定的结构,包括：症状检核、连接两次会谈、设置议程及其各项内容的优先顺序、讨论特定的问题以及学习匹配的技巧、布置会谈结束后的自助练习任务、小结和反馈。通过这样的结构性会谈可以使会谈达到最大效率,保证有效的学习过程和治疗性改变的发生。每一次的会谈治疗师都要设法帮助来访者解决问题,减轻痛苦。

完整的认知治疗过程从评估和诊断开始,在收集资料的过程中会强调目前的功能状况,同时简要回顾与来访者当前问题或疾病相关的历史,引导来访者设定治疗目标,形成该个案的概念化,在此基础上制定一般的治疗计划。治疗师也需要向来访者解释他们的治疗计划和干预方案,以帮助来访者理解如何才能达到治疗目标,怎样才能够感觉好起来。此外,利用来访者自己的实例介绍认知模型的工作原理,教育来访者用认知原理来理解发生在自己身上的问题和可能的干预策略,通过学习和练习与问题匹配的技术,有效地缓解情绪,提高功能水平。在这个过程中治疗师要注意引导来访者的反馈,根据情况进一步修改治疗计划,鼓励来访者积极参与到整个治疗中来。最后,需要提前处理好与结束治疗相关的议题并作好预防复发的准备。在治疗结束后治疗师会建议来访者如何继续在日常生活中使用治疗中学习的技术,如果条件允许,在结束治疗后增加几次随访将有助于追踪和巩固疗效。

一次典型的完整的会谈从心境检查开始,确定来访者的症状是否随着治疗的进展在减轻,引出过去一周中可能需要进一步讨论的对来访者产生重要影响的积极的或消极的体验;然后回顾作业,询问在随后的一周里有哪些重要的事件或问题需要讨论;接着,治疗师总结这些信息,征求来访者的意见共同确定他们最想解决的问题,并根据这些要讨论的问题来合理安排会谈的时间。

在一次会谈的中间部分,治疗师根据某项具体问题的性质和特点,进一步收集信息,在对问题概念化的基础上提出干预的策略和与问题匹配的具体技术,并教会来访者使用这些技术来解决他们自己的问题。如:运用苏格拉底问题和引导性发现技术帮助来访者识别、评估和修改自动思维和信念;通过现实检验或行为实验的方法来验证他们的想法,从而发现可替代的想法和发展出新的信念;采用不同的方式来行动,提高日常功能水平,改善人际关系,调节情绪等。在这个过程中,要注意继续引导反馈,以确保干预策略和技术对来访者是有用的、有效的。接下来,治疗师与来访者共同提出可供来访者在现实生活中实施的行动计划,并讨论在实施过程中可能遇到的困难以及解决方案。在会谈的结束环节,治疗师引导来访者总结会谈的要点并做记录,与来访者一起明确接下来一周来访者要完成的任务,最后要征求来访者对整个会谈的反馈。比如:对会谈的内容理解是否准确,会谈是否有帮助,是否有信心在接下来的治疗中继续做出改变。认知治疗需要治疗师和来访者共同努力,尤其是来访者需要在两次会谈中间努力练习,从而达到设定的治疗目标。

认知治疗以个别治疗为主要形式,但小组治疗的形式越来越多,婚姻和家庭治疗中运用认知行为方法或者认知治疗中邀请家庭成员加入都已经很普遍,而且会谈中学习的技巧都是可以在会谈室外进行自助练习的。近十几年来,基于计算机方式的认知行为治疗也得到了广泛的应用,发挥了独特的作用。

认知治疗的会谈次数取决于来访者想要解决的问题。对常见的各种焦虑障碍和抑郁症一般需要5—20次治疗性会谈,对人格障碍、同时伴有其他障碍的疾病,或严重的心理疾病,需要的时间要长一些,比如:半年到一年或更长些。通常情况下,每次会谈50分钟左右,每周一次;也可以根据情况调整,比如30—90分钟一次,会谈频率也可能有所变化。认知治疗关注的是目前有问题的想法和行动,而不是过去的。可以在不同的机构实施,包括在医院、诊所、学校、其他社会机构等。

6.3.5 专业组织机构和活动

认知治疗或认知行为治疗的专业组织机构很多,发展很快,非常活跃,促进和推动了认知行为治疗被社会大众的广泛接受和专业化的进程。

认知治疗学院(The Academy of Cognitive Therapy, www. academyofct. org)。1996年10月,36位认知治疗项目的负责人在宾夕法尼亚相聚,成立了这一非政府组织。几十年来认知治疗学院已经世界著名,引领着认知治疗在全世界的发展。它不仅认证来自世界各国的认知治疗师,规范评估合格认知治疗师、督导师和培训师的标准,同时资助认知行为治疗相关的研究项目和会议,极大程度地促进了认知治疗的发展。

贝克研究所(Beck Institute, www. beckinstitute. org)。贝克医生和他的女儿贝克博士于1994年建立的贝克研究所是一个国际性的非营利组织。其目标是为世界各地的患者及专业人员提供最先进的治疗和最全面的培训。

国际认知治疗协会(The International Association for Cognitive Psychotherapy, IACP; www. the-iacp. com/);亚洲认知行为治疗协会(Asian Cognitive Behavioral Therapy Association, ACBTA);欧洲行为与认知治疗协会(The European Association for Behavioral and Cognitive Therapy, EABCT; www. eabct. eu);美国行为和认知治疗协会(The Association for Behavioral and Cognitive Therapies, ABCT; www. abct. org);英国行为与认知心理治疗协会(The British Association for Behavioral and Cognitive Psychotherapies, BABCP; www. babcp. com);澳大利亚行为与认知治疗协会(Australian Association for Behavioral and Cognitive Therapies, AACBT; www. aacbt. org);中国心理卫生协会下属的"认知行为治疗专业委员会"(www. cbtchina. com. cn)。

这些组织机构非常活跃,定期召开国际或国家范围的会议,会议中有最新的基础研究和临床效果研究报告,同时提供大量的会前、会中及会后训练工作坊。比如:国际认知心理治疗大会(International Congress of Cognitive Psychotherapy, ICCP)与世界行为与认知治疗大会(World Congress of Behavioral and Cognitive Therapies, WCBCT)都是每隔三年在不同国家召开;亚洲认知行为治疗大会(Asian Cognitive Behavior Therapy Conference, ACBTC)每隔三年在亚洲不同国家召开,其中2015年在中国南京召开。

此外,值得推荐的网络资源还有:(1)今日认知治疗 BLOG(Cognitive Therapy Today, www. CTtoday. org);(2)认知心理治疗杂志(The Journal of Cognitive Psychotherapy, http://www. the-iacp. com/journal)。

6.3.6 治疗师成长和认知治疗展望

成为一个有效的认知治疗师需要四个方面的系统学习和训练:理论知识学习(小组读书会值得推荐),参加连续的培训工作坊,循序渐进的个案实践以及督导(个别和小组形式)。

认知治疗师需要经过专业机构标准规范的审查、考核过程来认证。认证过程和证书由认知治疗学院来组织和颁发,可以认证合格的治疗师、督导师或顾问以及培训师。认证标准采用"认知治疗评估量表"(The Cognitive Therapy Rating Scale, CTRS),由贝克医生和其弟子在1980年制定,并经过几次修订,研究证明具有较好的信效度。认证的详细过程和标准在认知治疗学院的网站上可以免费获取。

认知治疗越来越多地被公众和心理卫生专业领域广泛接受,取得了良好的信誉,并还在持续不断地发展壮大中。如美国医学教育认证委员会(Accreditation Council on Graduate Medical Education, ACGME)的住院医师审查委员会(Residency Review Committee, RRC)要求所有的精神医学住院医师项目必须包括认知行为治疗的训练,并且要求所有的精神医学住院医师能够在临床实践中熟练地运用认知行为治疗。

随着时代和科技的发展,心理治疗的实施方式发生了很大的变化,认知行为治疗也不例外。尤其是面谈结合计算机辅助的自助方式在对如抑郁症、创伤后应激障碍等许多障碍的治疗中,取得了很好的效果;同时,计算机辅助的自助方式也使求助者更便捷和及时地获得治疗(Spurgeon 和 Wright, 2010)。另外,大量认知治疗自助类的书籍和网站也提供了大量的信息,研究证据显示这些信息协助治疗师使治疗更加有效(Espie 等, 2012)。以上这些新的变化和趋势都为我们展示了未来基于网络的认知行为治疗的广阔发展空间。

总之,认知治疗不仅有大量的效果研究的证据,而且经过认知治疗后的患者在神经生物学方面也发生了新的改变,因此,在国际范围内,大量的认知科学家、研究学者和治疗师持续地成倍增长。新的研究发现源源不断地帮助临床工作者完善他们对各种心理疾病、心理问题以及伴随有心理障碍的各种医学问题的理解和治疗。认知治疗充分体现了科学与实践的相互促进,使其具有强大的生命力。

(王建平)

6.4 系统及家庭婚姻疗法

6.4.1 概述

家庭是社会的细胞,是每个人幼年期的摇篮,青少年期的庇护所,中年期的港湾,老年期的归宿。可以说,在个体的心理问题和疾病中,很少有与家庭完全无关的。个人所承载的家族遗传基因,童年经历对个性特征的影响以及父母在子女成长过程中的教养方式等等,都会在个体心理问题的发生、发展和转归方面产生潜在而深刻的影响。

继精神分析、行为主义和人本主义心理治疗之后,家庭治疗被称为现代心理治疗发展史上的"第四思潮"。

如果把弗洛伊德、阿德勒等人在 20 世纪 20 年代前后做的婚姻家庭工作也算上的话(王丽萍,2006),家庭婚姻疗法也有接近百年的历史了。尽管贝尔(Bell, J.)在精神分析治疗中把家庭邀请进来的工作开始于 20 世纪 50 年代初,但第一次正式提出"家庭治疗"(family therapy)概念的是受过精神分析训练的美国精神科医生阿克曼(Ackerman, N.)。在此期间,受二战以及仓促成婚、晚婚、离婚、婴儿潮、性别角色转换的影响,家庭问题越来越受到重视。受此影响,不同行业的专业人员,比如精神科医生、心理治疗师、心理咨询师、婚姻家庭指导师等等,先后加入为家庭提供心理咨询和治疗服务的行列(戈登堡,2005)。

精神病学、精神分析理论、儿童指导运动、婚姻咨询、团体治疗和系统理论的发展为家庭治疗的产生奠定了良好的基础。

学术界和业界认可家庭治疗成为一个独立的专业和学术流派(戈登堡,1999),是从 20 世纪 60 年代开始的,以专业杂志《家庭进程》(*Family Process*)的创刊为标志(1962)。

受到心理治疗流派发展历史格局的影响,关注家庭的研究者——无论有意还是无意,都还是受到已有流派思想和实践的影响。例如精神动力学、行为主义和人本主义对早期的家庭治疗研究和实践的影响是明显的,他们常常把原有的个体取向的治疗方法运用到家庭中来。而把家庭作为一个整体,关注成员之间的差异,关注个体心理活动和心理问题与成员之间的交流互动之间的关联,发展出系统的理论、方法和技术则是后来的事情。

除了把精神分析、认知行为和人本主义思想延伸到家庭的努力之外,真正对家庭治疗有独特的理论和技术贡献的人物与理论有很多,以下择其要者进行叙述。

贝塔朗菲(Bertalanffy, L. V.)提出了一般系统论。系统是由若干要素以一定结构形式联结构成的具有某种功能的有机整体。系统具有开放性、自组织性、复杂性、整体性、关联性、等级结构性、动态平衡性、时序性等。后来人们发现,这些在生物、经济甚至机械系统起作用的相互作用原理,在人际系统和家庭系统中同样适用。比如:整体不等于各部分的简单相加,其组成成分之间的相互关联和作用方式非常复杂,部分的改变能引发整体的改变等等。

美国数学家香农(Shannon, C. E.)提出的信息论是用数理统计方法来研究信息的度量、传递和变换规律的科学。心理治疗师感兴趣的是:给出差异何以能产生或制造新的差异。就像为什么青蛙看见静物不敏感,但对移动的昆虫却很敏感,能引发捕食动作这个现象一样。

维纳(Wiener, N.)提出的控制论是研究各类系统的调节和控制规律的科学。它研究机器、生命社会中控制和通讯的一般规律,研究系统在变化的环境条件下如何保持平衡或稳定状态。混沌(Chaos)状态、内稳态(Homeostasis)等曾经都是非常热议的话题。

贝特森(Bateson, G.)是一位横贯人类学、社会学、语言学、符号学、控制论等领域的学者。他在研究人类的行为模式,以及沟通交流与心理问题关联的时候发现,用信息论、控制论和系统论来归纳和描述人类心理问题也很有用,比如夫妻和家庭成员之间,能观察到心理问题此起彼伏,此消彼长的有趣现象。

受贝特森影响颇深的瓦茨拉维克(Watzlawick, P.)则和他的团队,对人类的交流互动,以及如何达成变化进行了很多研究,提出了"人无法不交流""对称与互补"等命题,并在此基础上,发展出"悖论处方"等促进变化的治疗技术。

与前两位把其他科学理论应用于临床研究的学者不同,鲍文(Bowen, M.)是更注意结合临床实践来开展理论研究的专家。他从20世纪50年代就开始研究精神分裂症患者及其家属之间的交流互动,非常注意代际传承对家庭问题的影响,因此也有人称其为代际传承模式的家庭治疗。自我分化(self-differentiation)、三角关系(triangle relationship)、多代传承(multigenerational transmission)等八个连锁的理论概念,是后人公认的他对家庭治疗的发展具有重要影响的理论贡献。

位于美国加州帕洛阿托(Palo Alto)的家庭治疗小组,产生了不少家庭治疗中举足轻重的人物,如贝特森(Bateson, G.)、杰克逊(Jackson, D.)、哈利(Halay, J.)和萨提亚(Satir, V.)等。他们是交流学派的先锋,并对后续的家庭治疗理论和实践有着深刻持久的影响。帕洛阿托小组提出的"双重束缚"(double bind)的概念,一时引起很大的争论。双重束缚指的是一个人同时在交流的不同层面,向另一个人发出互相抵触的信息。对方无法逃离必须作出反应,但无论他如何反应,都会被拒绝或否认。他们认为,这种令人左右为难、无所适从的困境,是产生精神问题的重要原因。杰克逊在家庭治疗中较早使用单面镜和录像,这一方法的使用为研究、案例督导和教学提供了许多便利。

在系统理论和实证研究的影响下,以意大利的儿童精神分析师帕拉佐莉(Palazzoli, M. S.)为首的米兰小组发展了以"假设—循环—中立"为关键词的系统式家庭治疗,他们用假设来建构个体心理问题与家庭关系之间的关联,以中立的态度和看似疏远的循环提问的方式,来揭示和扰动家庭成员之间的关系。他们关注意义,采用情景化、阳性赋义和悖论干预等手法,来引导家庭自己找到解决问题的方法。后期他们也接受建构主义和对话理论,并运用于自己的治疗之中(1980)。时至今日,循环提问、协同治疗、反馈小组等方法仍被许多家庭治疗师采用(陈向一、杨玲玲和左成业,1993)。

提出"派遣理论"和"有关联的个体化"这一重要概念的史蒂尔林(Stierlin, H.)是海德堡小组的关键人物。该小组的重要成员还有西蒙(Simon, F. B.)、韦伯(Weber, G.)和史外策(Schweitzer, J.)等人,他们在认识论、研究与治疗等方面都保持了很大的活力,提出了对于家庭动力学和治疗学的独特看法。他们既传承了米兰学派的系统式家庭治疗的方法,也整合了系统理论和建构主义理论的方法和技术,研究了不同精神疾病患者的症状与家庭交流、家庭关系之间的关联(赵旭东,1997)。

米纽庆(Minuchin, S.)是"结构式家庭治疗"的创立者。他采用帕森斯(Parsons, T.)的模型理论,来分析家庭的结构和组织,认为家庭是由不同的角色、功能和权力分配等因素组织起来的实体。他关注家庭内的子系统、结盟和边界,关注家庭中"未言说的规则",成员间的合作与界限。他认为家庭治疗就是要恢复正常的结构与功能。米纽庆还开创了家庭治疗现场督导的风气,为家庭治疗的培训提供了很好的范例。

萨提亚(Satir, V.)在治疗中,鼓励家人除掉面具,发现和表达自己真实的思想和情感,是以人本主义倾向为特征的"体验式家庭治疗"的代表人物。惠特克(Whitaker, C.)也是体验式家庭治疗的代表人物之一。他积极地使用协同治疗师,喜欢采用一些看起来很荒诞的方式来进行治疗。如将自己故意融入治疗过程中去、将问题或症状推到极致,以便人人都看出其荒唐可笑等。

哈利(Halay, J.)对权力与控制的关系很感兴趣。他认为在人际交往中,常常表现为争夺控制权的斗争,在家庭生活中也是如此。他对于家庭中的权威等级、代际的权力结构等作过很多详细的分析。他还从艾里克森(Erickson, M.)那儿学到了许多悖论干预的方法,并由此和玛丹妮丝(Madanes, C.)发展出了"策略式家庭治疗",与强调消除症状的"一级变化"不同,他们更强调改变规则和互动模式的"二级变化"。

20世纪的六七十年代,被称为家庭治疗发展的"黄金时代"。新的流派不断产生,理论技术令人眼花缭乱,最多的时候有超过20个以上的流派,可谓"百花齐放、百家争鸣"。那个年代研究家庭的核心在于从个体心理活动转移到部分和全体家庭成员之间的关系、沟通、交流对个体心理问题的形成、维持和发展造成的影响。

到了80年代,家庭治疗的发展有两个特点:一是更加成熟,各学派之间的交流与整合越来越受到重视,这种整合主要表现为理论整合,寻找共同因素,技术折衷,和以某一流派为主,借鉴其他流派理论和技术的同化整合(白福宝和杨莉萍,2012)。许多流派都会不约而同地关注家庭功能评估、家庭结构、家族史、对变化的应对,以及成员间的交流过程,应用家谱图(genogram)、提问(questioning)、去诊断(de-diagnosing)、重新框视(reframing)或者阳性赋意(positive connotation)、家庭作业(homework assignment)等技术帮助家庭达成改变。事实上,恐怕很难有人能分清哪个治疗师的哪一个提问方式或干预方式是遵照哪一个流派的原则来做的。以海德堡小组为例,尽管整个团队是以系统式治疗著称,但史蒂尔林(Stierlin, H.)和西蒙(Simon, F. B.)都曾接受过精神动力学的训练;韦伯(Weber, G.)是海灵格(Hellinger, B.)的重要助手,对家庭系统排列有着许多经验;史外策(Schweitzer, J.)曾在米纽庆(Minuchin, S.)的研究所里接受过一年的培训,施密特(Schmidt, G.)甚至是一家埃里克森(Erickson, M.)研究所的负责人。或许,这正是现代家庭治疗往折衷和整合方向发展的典型例子。尽管家庭治疗领域里流派纷呈,很难找到某种通用的理论统一的技术来统领所有专业人员的思想和做法,但我们在实践中还是不难找到彼此之间相似相通的地方。而且,最终理论和技术都是媒介和手段,帮助家庭才是目的。流派发展只是过程,整合是大势所趋。

二是结合当时的认识论和社会思潮的进展,例如建构主义、对话理论、二级控制论、女性主义和对治疗伦理学的关注等等,发展出"索解导向的家庭治疗"(solution-oriented family therapy)和"叙事疗法"(narrative therapy)。索解导向的家庭治疗不关注问题是什么,而是以寻求和利用病人的自身资源解决问题为核心。叙事疗法将治疗过程改变为重新讲故事和共同创作的过程。治疗师以人本主义的态度与求助者一起体验,共同寻找新的出路(戈登堡,1999)。

1988年10月在昆明举办的全国心理治疗讲习班可能是现代家庭治疗第一次被正式、大规模地介绍和引进到中国大陆来。德方的主要组织者马嘉丽(Haass-Wiesegart, M.)本人就是家庭治疗师,她和精神分析师习佳琳(Scheerer, A. K.)通过万文鹏教授和赵旭东教授一起努力,共同组织了1988年在昆明、1990年在青岛、

1994 年在杭州一共三次全国心理治疗讲习班。讲习班中的德方教员分别来自精神分析、行为—催眠治疗和家庭治疗三个流派。培训班中,每次都有来自德方的家庭治疗师参与,其中包括史称系统式家庭治疗发展史上三大小组之一的德国海德堡小组的史蒂尔林(Stierlin, H.)、西蒙(Simon, F. B.)、韦伯(Weber, G.)、莱策(Retzer, A.)、史外策(Schweitzer, J.)等主要成员。讲习班后来演变成 2—3 年的连续培训项目,也就是后来为许多业内人士熟知的"中德班"。该项目从 1986 年的筹备阶段开始,距今已近 30 年。除了德方逾 30 位组织协调者和教员以外,先后参与项目的中方专家学者有万文鹏、沈得灿、许又新、张明园、徐韬元、张伯源、左成业、刘协和、杨华渝、张亚林、臧德馨、严和骎、徐俊冕、刘克礼、赵旭东、陈向一和盛晓春等。

在国内各方的努力邀请下,除了德国海德堡小组的多位主要成员以外,米纽庆(Minuchin, M.)、葛茉莉(Gomori, M.)、贝曼(Bamen, J.)、海灵格(Hellinger, B.)、安德森(Anderson, H.)等人先后都来过中国,对家庭治疗在中国的传播起到了良好作用。

6.4.2 中国的家庭治疗研究

在国内开展家庭治疗研究的,大概主要有三类人:一是专门从事研究和教学的,比如大学老师和研究机构的专业人员;二是从事临床工作为主的,比如也有科研兴趣和任务的临床医生;三是这两类人的学生,比如研究生。这三类人各有所长,有的从事教学科研时间较长,理论基础扎实,科研方法娴熟;有的案例来源丰富,是经历血与火洗礼的"实战派""练家子";有的年轻气盛,时间多牵挂少,可以心无旁骛。但能把这三样都集齐的实在是少之又少。

20 世纪 90 年代以前,国内关于家庭治疗的研究很少,为数不多的文章只是有一些与家庭有关的思考,如沈建国发表在《云南社会科学》上的"论家庭对个人素质发展的影响",潘惠民发表在《中国社会医学》上的"家庭因素在精神病康复中的作用"。

90 年代初中期见诸专业杂志的文章,以翻译、介绍国外家庭治疗的理论、概念和方法,以及自己学习和初步应用后的心得体会为主。如徐静 1990 年在《中国心理卫生杂志》上介绍了"家庭治疗——一般原则与策略",左成业教授组织朱少纯等人1991 年发表在《国外医学精神病学分册》上的"家庭治疗词汇注释选译",陈向一等1993 年发表在《中国临床心理学杂志》上的"精神障碍的家庭治疗研究"。1993 年左成业著《心理冲突与解脱》(湖南科技出版社)专门有家庭治疗一章,为国内心理治疗专著中首次介绍家庭治疗。

1991—1994 年,赵旭东在德国海德堡大学史蒂尔林研究所学习研究了整整三年,完成了以"系统式家庭治疗作为一项文化工程引入中国"(Die Einführungsystemischer

Familientherapie in China alseinkulturelles Projekt)为题的专著,并以高分通过了博士论文答辩,成为新中国第一个获得德国精神医学博士学位的学者。1994 到 1998 年间,他还获得国家自然科学基金资助,按照西方的治疗设置,设计和初步评估了"家庭动力学自评量表,对 137 个家庭进行了系统式家庭治疗过程和疗效的研究"。他还带领团队,随访了 90 个家庭经过治疗后的转归,并对几种测量家庭动力学特征的量表进行了评述(李惠和赵旭东,2007),主持和指导了一些家庭治疗的临床研究(马希权和赵旭东,2010)。

赵芳分别在 2007 年《华东师范大学学报(教育科学版)》上以"结构式家庭治疗的新进展",2010 年在《南京师大学报(社会科学版)》上以"家庭治疗的发展:回顾与展望"为题,讨论了建构主义、女性主义和多元文化观点对结构式家庭治疗的影响,并综述和评论了家庭治疗发展的历史轨迹和对未来的展望。

2011 年,曾文星应邀在《中国心理卫生杂志》上发表了"心理治疗的系统训练",论述了心理治疗训练的基本要求,系统训练的内容,总结了当时的情况,对未来提出了建议。

近十几年来,方晓义和他带领的团队(2008),研究了分离、夫妻关系评价标准、夫妻沟通模式等重要概念和理论问题,也从实践层面研究了家庭问题与青少年身份认同、情绪行为问题、网络依赖、社交障碍、社会适应等问题之间的关联。无论是从研究的数量上,还是从涉及的领域上讲,都走在相关领域研究的前列。他还组织了两届中美家庭治疗研讨会,与美国的同道交流家庭治疗的教学、培训与研究。

进入新世纪以后,尽管相关研究呈现出快速增长的趋势,但研究的理论取向九成以上来自国外;实证研究方面,或许是受独生子女政策和学业压力的影响,近年来儿童青少年的学习和情绪行为问题越来越受到关注,也许是因为家庭治疗在亲子教育和对儿童和青少年问题独特的视角,因此相关研究显得多一些。疾病的分类诊断方面,涉及儿童青少年的抑郁焦虑、网络依赖、学校恐惧,以及青少年和成人的摄食障碍、精神分裂症、物质依赖等问题。

以流派论,研究比较集中在结构式、萨提亚、系统式、策略式、联合性家庭治疗、叙事与合作治疗等流派,其中以结构式为取向的研究最多,萨提亚和叙事也较多,不排除流派理论对治疗师在治疗和研究过程中主动性的影响。

以研究的关键词论,理论基础、理论评述、工作概念、流派比较、量表评述、操作过程、家谱图、家庭功能、干预效果、中学生、整合、适用性、文化适应性、本土化、新进展、趋势展望等,都可以说是热门词汇。

从研究方法上讲,除了理论研究和大部分实证研究继续遵循量化研究的原则以外,也有少量质性研究开始用于心理咨询与治疗。研究发现以往关注效果较多而对关注过程较少,在处理非言语信息、感受、咨访关系、行为改变、咨询进展、整体性等问题时存在局限,咨访双方对效果评价标准的理解是否一致需要个性化的澄清等,对结合质性研究结论是否更趋于合理等问题进行了探讨。如张日昇等(2008)发表在《心理科学》上的"心理咨询与治疗研究中的质性研究",刘亮、赵旭东(2009)发表在《中国心理卫生杂志》上的"4 名系统家庭治疗师治疗操作过程的主题研究",张婕等(2012)发表在《中国心理卫生杂志》上的"扎根理论程序化版本在心理咨询培训研究中的应用"等,都在质性研究及其与量化研究相结合方面作出了积极的尝试。

以"家庭治疗"为关键词搜索中国知网,可以看到,1990 年相关文章的数量为 293 篇,2000 年 1 841 篇,2010 年 14 283 篇,2014 年 16 600 篇。尽管其中也有一些仅仅只和"家庭"或"治疗"有关的文章,但总数的激增也从一个侧面反映出相关研究的数量在增多,内容在深化,方法更合理,结论渐趋可信。或许可以说,在中国,家庭治疗研究从少到多,从粗放到精细,从翻译介绍到创新研究,从关注基本概念和应用到理论应用并重,呈现出越来越宽广的领域和越来越丰富的层次。

今后的研究,要在关注和追踪具有重大意义的课题,加强研究与实践的联系和衔接,理论研究与应用研究相结合,探寻更加符合心理咨询与治疗核心和本质的、多元化的研究方法,以及如何在中国文化与社会环境下应用绝大多数源自西方的心理咨询与治疗理论和方法等方面,下更多的功夫。

6.4.3 中国的家庭治疗实践

中国虽然是家庭传统文化悠久的国家,但开展家庭心理治疗实践,还是最近三四十年的事情。

在台湾地区,台大医院陈珠璋和吴就君两位教授在 40 多年前就开始对精神病人家属进行治疗性会谈,也有其他人陆续提供婚姻及家庭协谈服务。在香港,杨黄佩霞把从英美学到的家庭治疗方法教授给学生;黄重光和陆兆莺对家庭治疗在香港的发展起到了重要作用。黄重光把家庭治疗应用到精神科,对青少年患者开展家庭治疗,并用录像对治疗过程进行督导,在他和弟子的共同努力下,"香港家庭治疗促进会"成立了。香港中文大学的马丽庄教授,在家庭治疗的临床和研究教学上成绩斐然,她不仅在香港,同时也在中国大陆进行厌食症的家庭治疗研究和教学。在国外、中国香港和内地同时出版了青少年家庭治疗的著作,培养了一些家庭治疗方向的博士,其中有人在国内的临床实务中也取得了很好的成绩。家庭治疗在台湾和香港的传播过程中,萨提亚及其弟子贝曼(Bamen, J.)和葛茉莉(Gomori, M.),以及结构式家庭治疗的创始人米纽庆(Minuchin, S.)的华人入室弟子李维榕博士,都起到了非常重要的作用。李维榕博士在香港大学开办了家庭治疗硕士课程,同时招收相关博士生。她长年在香港、台湾和大陆进行家庭治疗的教学和科研,最近开始在上海"家之源"家庭研究院开展临床教学和科研。

在中国大陆,"中德班"的贡献不可忽略。该项目在国内的发展,对于中国心理学会临床与咨询心理学专业委员会及注册系统,和中国心理卫生协会心理咨询与心理治疗专业委员会及其下属的家庭治疗学组的产生和发展,心理治疗师咨询师队伍的建设、行业规范的建立,包括精神卫生法的诞生,都有着积极的贡献。从接受中德班培训的学员人数上看,精神分析取向的治疗师最多,家庭治疗第二,行为治疗第三,初步估算人数比为 7∶2∶1。

该项目的国际影响,也从 2008 年在北京召开的第五届世界心理治疗大会,和在会议上把第七届弗洛伊德奖这一心理治疗学界的重要奖项颁发给中德项目这一事件上略见一斑。这是该奖项第一次颁发给亚洲国家,也是迄今为止唯一的集体获奖。

从 1989 年起,左成业开始在国内专业杂志上撰文,介绍家庭治疗的重要理论与概念(左成业,1993)。从 1991 年起,陈向一开始在湖南医科大学,为精神科研究生和本科生开设家庭治疗课程,介绍家庭治疗的理论和他们所做的相关研究。

在昆明、北京、上海、武汉、成都、苏州、西安、深圳、哈尔滨等城市也先后开展了一些家庭治疗连续培训项目,上千人次接受过较为系统的培训。

依理论流派和技术方法划分,系统式、结构式、萨提亚、系统排列、聚焦解决和叙事治疗等流派的培训都有展现。也有一些治疗师在不同类型的机构里实际上从事着心理教育模式的家庭工作,也有婚姻家庭指导、专注父母效能、亲子沟通、离婚调解等与家庭密切相关的培训和工作。

受训者除了极少数人专门以家庭为工作对象以外,绝大多数咨询师和治疗师分布在咨询机构、医院、学校、民政、司法等机构和部门。不少咨询师考证和受训后仅在完成本职工作之余开展家庭治疗工作。

更多的咨询师和治疗师,是把家庭治疗的视角、观点和方法折衷整合地应用在自己的来访者及其家庭之中。对于很多咨询师来讲,如何邀请到全体家庭成员,如何使治疗能按照设置坚持下去,自己如何能保持中立,促进家庭成员接纳价值多元化等问题经常被讨论到。

对于接受培训的人来说,需要考虑的课题有:找到或遇见有品质,而且价格合理的培训,自己能有合适的心态学习而不是只要技术,不要求讲者按照自己的理解和喜好讲授,尊重知识产权,遵守职业伦理规范的要求,能觉知自己在经验和自我成长方面的课题,坚持实践,坚持参加案例督导,为来访家庭和业内同行提供专业的帮助等等。

于家庭治疗整个流派和业界而言,研究、培训和临床工作还较多呈现出自然自发的发展,某些地方甚至有一哄而上的状态。如何对流派内各门派的现状、资源和弊端进行调查研究、梳理整合,力争做到扬长避短、人尽其才、物尽其用,使家庭治疗的研究和实践活动更加有序有效,为来访家庭提供更优质的服务,是一项浩大的工程,需要社会、专业和管理人员共同努力。

综上所述,在中国研究家庭问题和从事家庭治疗,无论是从人口和家庭的绝对数,还是从反思和探索家庭文化传统的角度都十分有必要。在目前社会生态发生深刻变化的特殊时期,许多家庭矛盾和问题日渐突出,学习、研究和从事家庭治疗,更有着特殊的意义。

(盛晓春　陈向一)

本章参考文献

Altman, L. K. (2006). *Psychiatrist is among five chosen for medical award*. Retrieved from New York Times [N/OL]: http://www. nytimes. com/2006/09/17health/17lasker. html.

Barlow, D. H., Craske, M. G., Cerney, J. A., & Klosko, J. S. (1989). Behavioral treatment of panic disorder. *Behavior Therapy*, 20(2): 261 - 282.

Beck, A. T. (2005). The current state of cognitive therapy: A 40-year retrospective. *Arch Gen Psychiatry*, 62(9): 953 - 959.

Clark, D. M., Salkovskis, P. M., Hackmann, A., Middleton, H., Anastasiades, P., & Gelder, M. (1994). A comparison of cognitive therapy, applied relaxation and imipramine in the treatment of panic disorder. *British Journal of Psychiatry.*, 164(6): 759 - 769.

Espie, C. A., Kyle, S. D., Williams, C., Ong, J. C., Douglas, N. J., Hames, P., & Brown, J. S. (2012). A Randomized, Placebo-Controlled Trial of Online Cognitive Behavioral Therapy for Chronic Insomnia Disorder Delivered via an Automated Media-Rich Web Application. *Sleep*, pp. 35(6): 769 - 781.

Fenichel, O. (1941). *Problems of Psychoanalytic Technique*. New York: Psychoanalytic Quarterly, Inc.

Freud, S. (1895). *Studies on Hysteria. Standard Edition*. London: Hogarth Press.

Gaston, L. (1990). The concept of the alliance and its role in psychotherapy: Theoretical and empirical considerations. *Psychotherapy: Theory, Research, Practice, Training*, 27(2): 143 - 153.

Greenacre, P. (1968). The psychoanalytic process, transference and acting out. In *Emotional Growth* (p. 1971). New York: International Universities Press.

Greeson, R. R. (1965). The working alliance and the transference neurosis. *Psychoanalytic Quarterly*, 34: 155 - 181.

Henry, W., & Strupp, H. (1994). The therapeutic alliance as interpersonal process. In A. Horvath, & L. Greenberg, *The working alliance: Theory, research, and practice* (pp. 51 - 84). New York: John Wiley and Sons.

Hofmann, S. G., Sawyer, A. T., & Fang, A. (2010). The Empirical Status of the "New Wave" of Cognitive Behavioral Therapy. *Psychiatric Clinics of North America*, 33(3): 701 - 710.

Horvath, A. O., Del Re, A. C., Flückiger, C., & Symonds, D. (2011). Alliance in individual psychotherapy. *Psychotherapy*, 48(1): 9 - 16.

Leichsenring, F., Hiller, W., Weissberg, M., & Leibing, E. (2006). Cognitive-behavioral therapy and psychodynamic psychotherapy: techniques, efficacy, and indications. *American Journal of Psychotherapy*, 60(3): 233.

Lieberman, M. D. (2007). Socail cognitive neuroscience: A review of core processes. *Ann Rev Psychol*, 58: 259 - 289.

Lynch, D., Laws, K. R., McKenna, P. J., Laws, & McKenna. (2010). Cognitive behavioral therapy for major psychiatric disorder: does it really work? A meta-analytical review of well-controlled trials. *Psychol Med*, 40(1): 9 - 24.

Newman, N. R., & Reed, G. M. (1996). Psychology as a health care profession: Its evolution and future directions. In R. J. Resnick, & R. H. Rozensky, *Health psychology through the life span: Practice and research opportunities*.

Newman, R., & Rozensky, R. (1995). Psychology and primary care: Evolving traditions. *J Clin Psychol Med Settings*, 2(1): 3 - 6.

Norcross, J. C., Hedges, M., & Castle, P. H. (2002). Psychologists conducting psychotherapy: A study of the Division 29 membership Psychotherapy. *Theory Res Pract Train*, 3(9): 97 - 102.

Palazzoli, M. S. (1980). Hypothesizing-circularity-neutrality: Three guidelines for the conductor of the session. *Family process*, 19: 3 - 12.

Patterson, L. E., & Eisenberg, S. (1983). *The Counseling precess. 3rd ed*. Boston: Houghton Mifflin.

Rachman, S., & Wilson, G. T. (2008). Expansion in the provision of psychological treatment in the United Kingdom. *Behav Res Ther*, 46(3): 293 - 295.

Resnick, R. J. (1997). A brief history of practice-expanded. *Am Psychol*, 52(4): 463 - 468.

Sandler, J. (1969). *On the Communication of Psychoanalytic Thought*. Leiden: University Press.

Spurgeon, J. A., & Wright, J. H. (2010). Computer-Assisted Cognitive-Behavioral Therapy. *Current Psychiatry Reports*, 12(6): 547 - 552.

Sterba, R. (1934). The fate of the ego in analytic therapy. *International Journal of Psycho-Analysis*, 15: 117 - 126.

Sterba, R. (1940). The dynamics of the dissolution of the transference resistance. *Psychoanalytic Quarterly*, 9: 363 - 379.

Stone, L. (1961). *The Psychoanalytic Situation*. New York: International Universities Press.

Wright, J. H., Wright, A. S., Albano, A. M., Basco, M. R., Goldsmith, L. J., & Raffield, T. (2005). Computer-Assisted Cognitive Therapy for Depression: Maintaining Efficacy While Reducing Therapist Time. *American Journal of Psychiatry*, 162(6): 1158 - 1164.

Zetzel, E. R. (1956). Current concepts of transference. *International Journal of Psycho-Analysis*, 37: 369 - 376.

白福宝,杨莉萍.当代心理治疗整合的反思与展望[J].医学与哲学(人文社会医学版),2012,33(005): 33 - 34,73.

陈向一,杨玲玲,左成业.精神障碍的家庭治疗研究[J].中国临床心理学杂志,1993,1(1): 25 - 28.

[美]戈登堡.家庭治疗:理论与技术[M].翁树澍,等,译.台北:杨智文化事业股份有限公司,1999.

[美]戈登堡.家庭治疗概论[M].李正云,等,译.西安:陕西师范大学出版社,2005.

李惠,赵旭东.几种测量家庭动力学特征的量表评述[J].中国心理卫生杂志,2007,21(2): 111 - 113.

林卫,吴爱勤,万好.认知行为治疗对伴有躯体症状抑郁症的疗效对照研究[J].四川精神卫生,2010,23(2): 97 - 98.

刘亮,赵旭东.4 名系统家庭治疗师治疗操作过程的主题研究[J].中国心理卫生杂志,2009,23(12): 852 - 855.

路保慧,汪丛敏,陈会然,张春长,刘梦慧.创伤后应激障碍与焦虑症共病的认知行为治疗与药物治疗的对照研究[J].中国健康心理杂志,2009,17(11): 1292 - 1293.

马希权,赵旭东.家庭治疗及相关的家庭研究概述[J].同济大学学报(医学版),2010,19(2): 121 - 124.

涂翠萍,夏翠翠,方晓义.西方心理分离的研究回顾[J].心理科学进展,2008,16(1): 134 - 142.

王德刚,李新胜,徐静.认知行为治疗精神分裂症患者临床对照研究[J].中国医药导报,2008,5(28): 39 - 40.

王丽萍.家庭治疗的流派和发展脉络探究[D].烟台:鲁东大学硕士论文,2006.

徐斌,王效道.心身医学[M].北京:中国医药科技出版社,1990.

杨德森.行为医学[M].长沙:湖南师范大学出版社,1990.

张日昇,等.心理咨询与治疗研究中的质性研究[J].心理科学,2008,31(3): 681 - 684.

张亚林.系统脱敏疗法及其临床应用[J].国外医学精神病学分册,1985,12(4): 202 - 205.

张亚林.行为疗法[M].贵阳:贵州教育出版社,1999.

张亚林,杨德森.系统脱敏与冲击疗法治疗社交恐怖症的疗效比较[J].中国心理卫生杂志,1988,2(6): 250.

张婕,刘丹,陈向一,孟馥,邓云龙.扎根理论程序化版本在心理咨询培训研究中的应用[J].中国心理卫生杂志,2012,26(009): 648 - 652.

赵芳.家庭治疗的发展:回顾与展望[J].南京师大学报(社会科学版),2010,33(5): 93 - 98.

赵旭东.临床心理学在综合医院中的应用[J].云南医药,1997,18(006): 463 - 464.

左成业.心理冲突与解脱[M].长沙:湖南科技出版社,1993.

7 中国及东方文化特色的心理治疗

7.1 中国道家认知疗法 / 126
    7.1.1 中国道家认知疗法的由来 / 126
    7.1.2 中国道家认知疗法的核心理论 / 129
    7.1.3 中国道家认知疗法操作程序 / 130
    7.1.4 寄语/ 135
7.2 移空技术 / 136
    7.2.1 基本理论 / 136
    7.2.2 基本操作 / 139
    7.2.3 家庭作业 / 149
    7.2.4 注意事项/ 150
7.3 钟氏领悟疗法 / 151
    7.3.1 概述 / 151
    7.3.2 发病机制和病理本质 / 152
    7.3.3 治疗原理、适应证和方法步骤/ 156
7.4 心理疏导疗法 / 159
    7.4.1 概述 / 159
    7.4.2 操作方法及程序 / 160
    7.4.3 注意事项/ 162
7.5 主客观分析疗法 / 162
    7.5.1 概要 / 162
    7.5.2 理论背景 / 162
    7.5.3 常用的治疗技术/ 165
7.6 佛学与精神分析心理治疗 / 166
    7.6.1 关于自我 / 166
    7.6.2 对佛学与精神分析的基本原理的分别介绍 / 167
    7.6.3 成为自己与放下自我：两种不同的治疗原则 / 169
    7.6.4 佛学与心理治疗的共性因素/ 169
附录：移空技术记录纸/ 172

7.1 中国道家认知疗法

7.1.1 中国道家认知疗法的由来

心理治疗是一门实践性很强的学科,无论是它的理论构建、价值取向还是运作方式都受到社会文化的深刻影响。从 20 世纪上半叶的精神分析一统天下,到 20 世纪中期的行为医学的崛起,以及以后风靡一时的咨客中心疗法,我们都可以清楚地看到,西方心理治疗的发展与西方社会文化的变迁是亦步亦趋、息息相关的。不仅如此,心理治疗的对象也是被特定社会文化潜移默化的人们。可见,每一种心理治疗都有其产生的特定社会文化背景,因而较好地适合于相应的社会人群。

然而即使是刚入道的心理治疗师,也不难发现这样一个事实: 即在我国,从事心理治疗的医生和接受心理治疗的患者,几乎都是清一色的生活在中国社会里的中国人,而我们所使用的心理治疗理论与方法却大都来源于西方社会。它们的创立者,也大都是生活在西方社会里的西方人。

东方文明与西方社会的文化差异是不言而喻的。例如,西方社会文化体系里,提倡个性的张扬、个人的独立和权利,即个人主义至上,而在我们这样一个拥有悠久文明历史的东方礼仪之邦里,宣扬的是仁义、礼让,不提倡个性的张扬。因此,东方主流文化宣扬集体主义至上。此外,中国人习惯的思维方式、表达方式和接受方式与西方人也不尽相同。这些差异势必导致人们的心理和行为的差异。

这就不难理解,为什么中国的心理治疗师或医生在使用精神分析等心理治疗时,总有点"东施效颦"之感,无法得心应手;这就不难理解,为什么中国的病人或是求助者在接受这些治疗时,总有点莫名其妙,反应欠佳,疗效大打折扣。著名的旅美华人心理学者曾文星则更尖锐地提出由美国人卡尔·罗杰斯(Rogers, C.)创立的咨客中心疗法对在中国文化氛围中成长起来的中国人并不适用。

20 世纪 80 年代,国门初开,我们如饥似渴,甚至于有点饥不择食地学习国外先进的心理治疗理论和技术。基于当时的时代背景和我国心理学发展的现状,应该说是意义重大,成果卓越,这是无可非议的。当这些心理治疗在中国历经 20 余年的实践应用和检验后,中国的心理治疗家们已经逐渐意识到了,原封不动地将西方的心理治疗搬到中国是不适宜的,心理治疗应该本土化。修正和改良是一条出路,钟友彬老先生的领悟疗法便是成功的范例。另外,运用我国独特的文化思想建立一套具有中国特色的、适合中国人的心理治疗方法,则是一条新思路。这既是咨询者和病人的殷切期望,也是我们从事心理治疗工作者的迫切需要,更是我国心理治疗发展的必然趋势。

我国历史悠久,多种传统文化交织并存。早在春秋战国时期,中华文化就号称"百花齐放、百家争鸣"。但几经历史沧桑,大浪淘沙、优胜劣汰,流传至今并仍有较大影响的也不过只有几家,其中除却外来的释家,儒、道两家便成为中华传统文化的两大流派。儒家文化以北方华夏文化为根基,倾向人文主义;而道家文化以南方荆楚文化为依托,追求自然主义。儒家讲究修身、齐家、治国、平天下,有强烈的社会责任感,向往着建功立业,表现出自强不息、积极进取、迎难而上、舍生忘死和人定胜天的精神,充分显现了中华文化的阳刚之雄;而道家讲究顺应天道、回归自然、享受生命、舒展个性、超然物外、清静无为,则体现了中华文明的阴柔之美。毫无疑问,儒家的这种勇往直前、百折不挠的精神,对社会的发展和个体心理的成长功不可没。但是,无论是社会发展的道路或是人生的成长过程,不可能总是一帆风顺的,总会有挫折和坎坷,此时,道家的处世养生之道便可以抚慰心理创伤、解脱精神痛苦、稳定心身,养精蓄锐。

　　这儒道两家,正好比一阳一阴、一刚一柔,互助互补、相辅相成。他们的互补和协调发展,应该说对我们个性的塑造和发展以及维护心理健康有着积极的作用。如果把人生比作航海,那么儒家思想就是帆,乘风破浪济沧海,靠的就是帆;道家文化则是海湾,停息养伤,依赖的就是海湾。如果把人生比作习武,儒家思想就是"张",它可使你的武艺进步;道家思想就是"弛",它可使你的体力和精力恢复;如果把人生比作生活,儒家思想就是食粮,常吃食粮,身体才能强壮;道家思想则是良药,而一旦有了疾病,良药就成了最佳选择。

　　然纵观中国的历史,儒家文化过盛,堪称中国最主流的文化体系。从公元前140年,汉武帝刘彻"罢黜百家,独尊儒术"起,儒家文化便开始了一枝独秀风雨中,独领风骚二千年的悠长历史。尽管"五四"运动的一声炮响给中国古老的文化注入了新的生命,尽管"文革"时要从意识形态上铲除儒家思想学说的影响,尽管历经多次外来文化的浸润,尽管还有本民族其他思想的挑战,都没有改变其固有的内涵,相反,它不断充实自己,并占据统治地位,并如此源远流长,经久不衰。就是在今天仍然以唯我独尊的优势潜移默化地影响着我们每个人的精神世界,乃至我们社会的精神风貌。

　　从现代行为医学的角度来看,儒家文化的核心理论是使人们达到一种高度有序的社会化的程度。人是社会性的人,社会化是人的心理发展的主要组成部分。儒家文化中的一整套行为规范和伦理、道德规范体系促进了我们人格的社会化的形成与发展。但人又有其生物性和独立性的一面。过分的儒化思想却又影响了个性的自由发展,影响了自我情感的坦然流露和直率地表达。因此,个人在整个群体社会中,缺乏自己鲜明的人格特征,时常表现出中庸、折衷、妥协、世故、服从权威的性格,表现出对权威无条件的接受,对个性自由的无条件的压抑,人们倾向谦虚、谨慎、抑制、顺从甚至是略有退缩的思维模式。在情感表达方式上倾向对情感的抑制，人们表达感情时常常以间接、含蓄、暗示，甚至用反语等形式来表露，形成一种被人们称为"耻感"的社会文化，而导致中国人特别"爱面子"。人也是生物性的人，人有其生物性欲望，人格也需要自由发展的空间。高度社会化对个性自由的压制，势必会导致两者之间的矛盾和心理上的冲突。"存天理，灭人欲"，长此以往，则容易出现心理障碍。另外，社会化发展决不会是一帆风顺的，而且过高的要求，例如"仰不愧于天，俯不怍于人"，并不是所有的个体能达到的。当我们遭遇挫折又无力回天的时候，若不能自我解脱，那便会导致"死要面子活受罪"的下场，甚至会引发各种相关的心理问题。

尤其是近几十年的中国，国门大开，科技飞跃，经济腾飞，信息爆炸，人们的生活工作节奏加快了，竞争机制加强了，人的社会化程度增高了，社会化的范围也更加广阔了；愈来愈多的人抱怨他们变得越来越焦虑，越来越烦闷，越来越紧张不安。于是乎，"我最近比较烦，比较烦，……"的歌曲唱红大江南北。因此，从个体心理健康的角度来讲，我们则需要一副"防暑降温"的清凉剂。

在中国的多元文化体系里，尚有道家文化，它是中国文化中最主要的亚主流文化体系。虽然与儒家文化相比，它如同偎依在参天大树旁的小藤，纤细柔弱，饱受千年风吹雨打，但是它的生命力也如同它的学说一样，以柔制胜，以退为进，历经数千年而未衰。

道家学脉源远流长，上可追溯到远古时代。例如母系氏族中的原始平等意识，以及物我一体、人天同构的自然生态意识，都为道家思想奠定了文化基因。直到老子及稍后的庄子等集其大成，将其升华为哲学理论。

以老子和庄子为代表的道家哲学思想，倡导天人合一的思维方式，顺应自然的行为原则，返朴归真的价值取向，崇俭抑奢的生活信条，柔弱不争的处世之道，以及重生养生的人生追求。因此，在人际社会交往上，道家倡导绝仁弃义，崇尚自由、坦直，反对虚诈；情感表达上，道家反对儒家的以"礼"为由的情感，讲究率性、求真、自然；行为活动上，倡导为而不争、顺其自然、保全自身、寡欲少私、恬淡冲虚。道家还要求人类的活动要顺乎宇宙自然运行的法则，维持整体的均衡与和谐，非常类似于我们现在所说的顺应自然规律，维护生态平衡的主张，并且反对盲目的无所不为的观念。

在庄子的理想人格中，那些常常是困惑世人甚至于导致心理失衡的因素(如金钱、名誉、权力、地位、事业等)已无法破坏那纯真无染的心灵境界、安然宁静的心理环境和逍遥自在的人生情趣。

在庄子的眼里看来，人生于世，不过白驹过隙，忽然而已。权力的争斗和贪婪的物欲，最终逃不过生老病死。庄子认为，"人之生，气之聚也；来则为生，散则为死"(《知北游》)，"死生存亡之一体者"(《大宗师》)。生死这一大自然的客观规律，在庄子眼里无非是气聚气散,当他把对死生的观察点从人本身移到超越人体之上的另外一个更高的角度时,死生的界限就消失了。故"庄子妻死,惠子吊之,庄子则方箕踞鼓盆而歌"(《至乐》),未见庄子悲哀。

总之,道家思想的目的是追求个性的自由,向往纯真无染的心灵境界,摆脱各种精神困扰,抵达安然宁静的心理环境和逍遥自在的生活方式。并通过顺应自然、少私寡欲、知足知止等"无为"的手段,达到这一境界。

因此,作为治疗患者心理创伤和精神痛苦的心理治疗者,我们更青睐于道家的处世养生之道,我们更关注推崇个性自由,向往纯真无染的心灵境界,摆脱各种精神困扰,抵达安然宁静的心理境界的人生追求,以及倡导天人合一的思维方式,顺应自然的行为原则,返朴归真的价值取向,崇俭抑奢的生活信条,柔弱不争的处世之道的道家思想。显然,在这些道家的养生处世之道中,包含有若干心理治疗的基本元素,这些元素对于神经症及精神应激性障碍来讲,无疑是一副对症良药。因此,我们根据心理治疗的要求和我国的人文特点,对道家思想特别是其养生处世之道,进行了一番正本清源的研讨,弃其糟粕、取其精华,在此基础上创立了中国道家认知疗法,并建立了中国道家认知疗法可供操作使用的程序。经过全国范围内的多中心实践、总结、再实践、再总结,中国道家认知疗法已基本规范成型。

实践证明,中国道家认知疗法对于神经症及精神应激性障碍来讲,有较好的心理治疗效果。尤其是对以焦虑症状为主的病人,效果更佳。对于正常人群的心理健康和心理疾病的预防也有着积极的保健作用。

7.1.2　中国道家认知疗法的核心理论

中国道家认知疗法的核心理论可以概括为四句话,即32字保健诀,将这些道家哲学思想导入患者的认知体系之中,进行认知的重建,从而达到消除症状、治愈疾患、促进健康、预防疾病之功效。这四句话分述如下。

(1) 利而不害,为而不争。此条源于《老子》八十一章,"天之道,利而不害,圣人之道,为而不争"。利而不害,意思是只做那些利己利人利天下之事,不为害己害人害社会之举。为而不争是指做事要尽力而为之,且不争名争利,不与人攀比,不妒贤嫉能。前句属起码的要求,应从现时做起,后句为崇高境界,需要长期修养。

(2) 少私寡欲,知足知止。《老子》十九章、四十四章、四十六章、及《庄子·逍遥游》中反复强调了少私寡欲、知足知止的思想。人要生存、要发展,总是有欲望的,但老庄认为欲海难填,要减少私心、降低过高的物质欲望和对名誉地位的追求。知足知止,是指做事要有分寸,要留有余地,点到为止,见好就收。只有知足,才会常乐;只有知止,才能避免危险。

(3) 知和处下,以柔胜刚。知和处下,是由《老子》四十一章中"上德若谷"的思想演化而来,庄子还在五十五章中写道:"知和曰常、知常曰明。"又在六十八章中写道:"善用人者,为之下。"和谐是天地万物的根本规律,谦恭是中华民族的传统美德,知和处下,能减少人际冲突、维持安定团结。以柔胜刚的思想,则出于《老子》三十六章、四十三章和七十八章。老子以水为例,天下柔弱莫过于水,随圆而圆,随方而方,但大家都知道滴水穿石和水容万物的道理。

(4) 清静无为,顺其自然。此句是老子哲学的核心思想之一。《老子》四十八章中写道:"无为无不为。"五十七章中写道:"我无为而民自化,我好静而民自正。"老子崇尚"静",即所谓"非宁静无以致远"。老子的"无为",不是什么都不做,这里的"无为"是与"妄为"的对抗,实际上是无为而无所不为。顺其自然,就是说不要勉强去干那些有悖于自然规律的事情,不要强迫蛮干,不要倒行逆施,不要急于求成。要了解和掌握事物发展的客观规律,因势利导,循序渐进,才能事半功倍、游刃有余。否则,就是揠苗助长,劳民伤财,费力不讨好。

7.1.3　中国道家认知疗法操作程序

道家认知疗法的具体实施,可分五个基本步骤。按每一步骤关键词的第一个字母,此治疗的操作程序可简称为 ABCDE 技术。

(1) 评估目前的精神刺激因素(actual stress factor)

时间: 60—90 分钟。

目标: 帮助患者找出目前的精神刺激因素,并对精神刺激因素进行定性、定量和分类。

内容和方法: 应激有两种性质,一种叫良性应激(eustress),它可以激发潜能、振奋情绪、增进健康。另一种叫不良应激,或称为苦恼(distress)。大量的研究表明,不良刺激可以影响神经系统、内分泌系统及免疫系统的功能,从而导致各种心身疾病和心理疾患。因此,找出主要的精神刺激因素,在缓解和治愈应激性疾病中有首要的作用。

但是,患者并非都能清楚地知道他们患病的精神因素,或者不愿意承认这些精神刺激与他们的病状有关。所以,治疗者要对患者进行细致耐心地解释,消除患者的顾虑,使其认真地回忆并如实地报告。

为了使患者正确全面地理解应激源的概念,还要向患者说明,精神刺激除了重大的突发事件以外,还包括反复遭遇的日常琐事;除了令人悲痛的灾难以外,还包括令人兴奋的喜事;除了客观存在的生活事件以外,还包括未成事实的错误感知、推测与幻想。应激源虽有其固有的性质和强度,但唯有患者实际感受到的精神压力才对健康构成真正的威胁。所以,要消除患者的精神紧张就要弄清患者的真实感受。为此,在与患者完成上述交谈后,我们使用自评的生活事件量表(Life Event Scale, LES)评估患者的应激源。

通过 LES 的评估,我们可以比较全面地了解患者精神刺激的来源、性质、严重程度,然后经过综合分析,判定应激源是属于外在性的(即客观产生,如天灾人祸)或是内在性的(即引发于个体本身的,如杞人忧天),以便在治疗时采取相应对策。

在完成该步骤的同时,辅以一般性社会支持。

(2)调查价值系统(belief system)

时间:30—40 分钟。

目标:帮助患者完成价值系统序列表。

内容和方法:个体对事物的认知和评价,在应激过程中有重要的中介作用。当事情发生时,不同个体会根据其自身的内部需要,分辨其性质,并作出是大利、小利、大害、小害或无利无害的评估。然后产生大喜、小喜、大悲、小悲或无动于衷的情感反应和相应的行为。由此可见,个体的内部需要是决定情绪和行为的关键。内部需要一旦改变,情绪和行为自然也会随之改变。

根据自己的内部需要形成了对各种事物的不同评价。最需要的是最有价值的,最不需要的是最无价值的,这就是个体的价值观。

人生在世,通常都有许多的需要,如温饱、健康、爱情、金钱、名誉、地位等。何为第一需要,何者次之,何者再次之,以序排列,便构成一个人的价值系统。有的人嗜钱如命,他们信奉的是人为财死、鸟为食亡的信念;有的人爱情至上,他们愿做当代的梁山伯和祝英台;有的人则认为自由可贵,他们为了追求自由,可以抛弃珍贵的生命和爱情;有的人仁义为重,他们为朋友情愿赴汤蹈火、两肋插刀;有的人名誉关天,他们认为士可杀不可辱;有的人感叹生命有限,健康无价。价值系统直接反映了个体的内部需要,其形成与个体的文化背景、社会环境、以往经历及现实处境有关。价值系统决定患者对事物的态度,并制约着患者的情绪反应和行为方式。理清患者的价值系统可以更深刻地理解患者产生应激的主观原因,更重要的是使我们在运用道家思想帮助其重建认知时有的放矢。有些患者在清楚了自己的价值系统后便可能产生"顿悟"。

评定价值系统时,要注意提醒受试者,应完全按照他自身的想法,而不要考虑别人的看法、社会的观念,更不要考虑孰是孰非,也不要管是否合情、合理、合法。列出日常生活中人们的各种需要和愿望,让受试者首先从中选出他认为最重要的一条(只能选一条),评为 10 分,再选出他认为最不重要的一条(只能选一条),评为 1 分,然后按此标准给其他条目评分,如受试者认为还有此处未列出的条目,可补写在后面。

① 金钱_____分　　⑧ 享受_____分

② 自由_____分　　⑨ 权力_____分

③ 安定_____分　　⑩ 和睦_____分

④ 爱情_____分　　⑪ 名誉_____分

⑤ 社会地位_____分　　⑫ 情义_____分

⑥ 健康_____分　　⑬ _____分

⑦ 事业_____分　　⑭ _____分

（3）分析心理冲突和应付方式（conflict and coping styles）

时间：30—40分钟。

目标：分析确定患者的心理冲突并了解患者的应付方式。

内容和方法：通过价值系统的调查，我们可以比较清楚地发现个体究竟需要什么，通过精神刺激因素的评估，我们便了解了客观环境又给他提供了什么。两者之间的不一致，往往就是心理冲突之所在。个体的内部需要是维持个体生命及种族延续的必需条件，是推动人们从事各种活动的原动力。需要形成了动机。但是客观现实并不总是能满足个体的需要，此时个体便面临着一种选择，或是压抑改变自己的需求以适应环境，或是付出更大的努力改变现实以满足需要。如果压抑自己的需求与改变现实同样困难，心理冲突便形成了，这属于性质相反而强度相近的心理冲突。如果若干个需要不可能同时满足，它们性质相同，强度相近，使人难以取舍，也会形成心理冲突。还有即使需要可以满足，如果个体觉得满足需要的方式有悖于社会规范和道德良知，而且两种力量旗鼓相当，个体犹豫不决时，也会产生心理冲突。人的一生始终处于不断的选择之中，很多选择是轻而易举的，甚至是不经意的，因而印象并不深刻。但是，其中也有举棋不定、左右为难的时候，此时，人们常常感到焦虑和痛苦。另一方面，人在成长之中会自觉或不自觉地运用一些方式，试图调整冲突双方的关系以减轻焦虑和痛苦。这些方式便是应付方式（coping styles）。常用的应付方式有以下八种：①压抑或否认：例如凡事"忍"当头，或假设事情没有发生，假设事情与己无关；所谓"忍为贵，和为高""忍得一时气，免得百日忧"。的确，压抑自己常常可以顾全大局，压抑自己往往也可以缓解人际冲突，因此，压抑有它的实际意义。但是大量的研究证明，长期过度的压抑是不利于身心健康的。②倾诉：是一类较为平和的疏泄方式，例如在亲友面前痛哭流涕，倾诉自己的不幸和委屈。虽然我们并不苛求对方的话语一定能抚慰你心灵的创伤，也不奢望他一定能帮助你解决你的实际问题，然而倾诉本身就足以释放你内心的压力，而且拉近了与倾听者的心理距离。因此，倾诉不失为一副解除精神痛苦的良药。③升华：当人生遭受到精神重创时，如高考落榜、婚姻失败、亲友遇难或自己患了重病，此时不是悲观绝望或自暴自弃，而是转而奋发学习，努力工作，埋头事业，热心公益，积德行善，把痛苦和悲伤转化为积极向上的动力，转变成具有建设性、有利于社会和本人发展的情感及行为。这是一种值得提倡和推崇的积极应付方式,不足之处在于远水难解近渴,少有立竿见影的效果。④物质滥用:用大量抽烟、酗酒、吸毒或服用镇静安眠药物来缓解自己的心理压力和痛苦。这些物质虽然在短期内有兴奋、镇静和愉快的作用,但从长期看来,却是有害的,如果成瘾,将留下持久的心理后遗症,并可能对躯体造成伤害。故有"借酒消愁愁更愁"之说。尤其是毒品,更是后患无穷。吸毒者把一生的快乐在几分钟里享受了,快乐透支得干干净净,剩下的便是无穷无尽的痛苦。⑤发泄:是一类较为暴烈的疏泄方式,如狂呼怒号、吵闹叫骂、伤人毁物。如果是对沙袋拳打脚踢,在海滨奔走呼号,于高山之巅痛哭狂笑,释放内心的压抑和不满未尝不可。但是伤及无辜,造成财产损失,破坏社会治安,甚至触犯了法律,虽逞一时痛快,往往于事无补,继而带来了更大的麻烦。⑥自我惩罚:遭遇挫折后自责、自罪、自伤、自杀,此为最消极、最无功效的方式,应该制止和反对。⑦超脱和自慰:如看破红尘、清心寡欲、淡泊名利等,或认定"吃不到的葡萄肯定是酸的"及阿Q精神胜利法;完全超凡脱俗,不食人间烟火的苦行僧般的生活,则物极必反,不值得推崇。但是当现实条件不能满足个人的愿望时,不妨把名利看得淡泊一些,对物质的渴求降低一些,则是有利于心理健康的。⑧消遣娱乐:如各种文娱活动、体育活动、旅游休闲等。这些活动均有显著的精神抚慰作用。"一张一弛,文武之道""不会休息的人就不会工作"早就说明了这个道理。

经过心理冲突的分析,明了冲突双方的性质和强度,然后根据其合理性和可行性,强化一方、削弱另一方,以减轻或化解冲突。

每种应付方式分为"不用、很少用、常用、总是用"四种情况,让受试者根据自己的实际情况选择打钩。通过了解个体的应付方式,可针对其应付方式的不当或不足之处,给予适当的调整和强化,并告知哪些应付方式是好的今后可以使用,哪些方式可以有条件地使用,哪些可短期使用,哪些是不好的,应该避免使用。

(4) 道家哲学思想的导入与实践(doctrine direction)

时间:100—120分钟。

目标:让患者熟记32字保健诀,并理解吸收。

内容和方法:此步骤是道家认知疗法的核心和关键。首先向患者简单介绍老庄哲学的来龙去脉,亦可说明,老庄的道家人生哲学与我国另一大哲学派系即孔孟的儒家人生哲学是人生不同侧面的反映。儒家的这种勇往直前、百折不挠的精神,对个体的心理塑造功不可没。但是,无论是社会发展的道路或是漫长的人生之路,不可能总是一帆风顺的,总会有挫折和坎坷,此时,道家的处世养生之道便可以抚慰心理创伤、解脱精神痛苦、稳定心身,养精蓄锐。这儒道两家,正好比一阳一阴、一刚一柔、互助互补、相辅相成。儒家思想更适宜于一帆风顺者,道家思想则更适合于身处逆境者,二者互补,构成完整的人生。然后逐字逐句辩解道家认知疗法的四条原则,即32字保健诀。

① **利而不害,为而不争**。告诉患者从现在开始,只做那些对自己、对他人和对社会有益的事情;不做有害自己、他人及社会的言行。不管做什么事情,只要尽力去做就行了,不要过分地在乎成败,不争名争利,不与人攀比,不妒贤嫉能,当然达到这一崇高境界,患者需要长期修养。

② **少私寡欲,知足知止**。告诉患者,人要生存、要发展,总是有欲望的,但是欲壑难填,欲望越大,心理压力越大。对那些信奉"人为财死,鸟为食亡"和地位名誉关天的人们,尤其是当现实条件无法满足于他们的个人欲望时,我们建议他们不妨降低过高的物质欲望和对名誉地位的追求,不要为金钱和名誉所累。名誉和金钱是为我们的美好生活服务的,若因此而患得患失,焦虑忧愁以至于诱发心理问题,实为本末倒置,乃非明智之举。人的欲望降低了,心理压力也就减少了,相应的心理问题也就减轻乃至消失了。所谓退一步海阔天空,对维护心理健康十分有裨益。奉劝患者要减少自己的私心,私心越大,占有欲越强,欲望就会膨胀,就常常会为一点点的个人得失,或患得患失,或斤斤计较,或愤愤不平,徒然增加了自己的心理压力和负担,实不足取。另外,还要知足知止,也就是说,做事要有分寸,要留有余地,点到为止、见好就收。只有知足,才会常乐;只有知止,才能避免危险。不知足的人永无快乐可言,不知止的人最终难逃失败厄运。

③ **知和处下,以柔胜刚**。和谐是天地万物的根本规律,谦恭是中华民族的传统美德,知和处下就是指,我们要以和谐谦恭的态度处理人际交往,避免人际冲突、维持安定团结。良好的人际关系,和谐安定的人际环境,可使我们心理上获得更多的帮助和支持,获取安全感、归属感,同时避免孤独、寂寞、恐惧和空虚,还可以宣泄内心的痛苦、压力和不幸,而且良好的社会功能也是心理健康的重要组成部分。而锋芒毕露、骄傲自大和社会交往中好突出自我者则容易引起人际冲突和矛盾,反而不利于个体的心理健康。谦恭退让看似柔弱,却能以退为进,以柔胜刚。

④ **清静无为,顺其自然**。此句是老子哲学的核心思想之一。宁静方可致远,无为才能无所不为。人生极为有限,把个人的生命全都付诸身外的事业、名誉、权欲和物欲,并因此而心无宁日,杂絮万千,甚至于心理失衡和出现心理问题,实在是得不偿失。道家的养生之术则要求人们的心灵抛开这些世俗杂念,抵达那纯真无染、安然清静的心理世界。只有那宁静的心灵才会有更为崇高的追求,才会志存高远,领悟人生真谛。无为不是什么都不做,这里的"无为"是与"妄为"相对抗,不要让自己做那些有悖养生之道的事情和违背自然规律的事,实际上是无为方可无所不为。顺其自然,就是说要按自然界的客观规律去做事情,不要强迫蛮干、不要倒行逆施、不要急于求成。

要了解和掌握事物发展的客观规律,因势利导,循序渐进,才能事半功倍、游刃有余。否则,就是揠苗助长、劳民伤财、费力不讨好。偶发的天灾人祸、必发的生老病死这也是大自然的客观规律,领悟这一客观规律,才能在我们面临它们时,不至于过分地悲痛欲绝乃至于引发心理疾病。

总之,要让患者领悟道家思想的真谛。它不是一种纯粹消极的保守思想,不是要人去听天由命。它的最高境界是认识自然规律、顺应自然规律,外柔内刚、后发制人,不言自明、不战自胜。

这一步骤的内容较多,可分两次完成,可以通过个别交谈的形式,亦可进行集体宣讲。要求患者透彻理解 32 字保健诀,并列出自己原有的价值系统和应付方式与之对照,找出自己原来价值系统和应付方式中的不当或不适之处,按照 32 字保健诀,制定矫正计划并布置家庭作业。强调反复练习运用新的价值系统和应付方式解决实际问题,并逐日记录心得体会。

(5)评估与强化疗效(evaluation and enhancementof efficacy)

时间:45—60 分钟。

目标:评估治疗效果,总结实践经验,强化和巩固疗效。

内容和方法:道家认知疗法是一种治疗手段,其近期目标是消除症状、治愈疾病。其远期目标是促进健康、预防疾病。可以通过患者自我感受的陈述、症状量表的评估、生化指标的测定综合评估。在评估疗效的过程中,对已有的进步给予明确的肯定和鼓励,同时要了解原有的不适观念是否完全改变,32 字保健诀是否字字落实,仍然布置家庭作业,日记可改为周记。每次复诊,不仅要评估疗效,更要强化道家认知观点,同时制定进一步的治疗目标。

以上为道家认知疗法的五个基本步骤,标准的 ABCDE 技术分五次完成,每次60—90 分钟,每周可安排 1—2 次,A、B、C 三步在前两次治疗中完成;D 是关键步骤(即导入 32 字保健诀),需要安排两次。第五次用于评估疗效和强化疗效,如因治疗需要,D、E 两步骤可反复多次使用。

7.1.4　寄语

中国道家认知疗法从理论构思到临床实践,已有二十几个年头。但与西方经典的心理治疗相比,就好比是无知孩童或毛头小伙与百岁老人,毫无疑问,是稚嫩的、青涩的,还需要培育。因此,欢迎坐而论道,更尊重身体力行。孩子终归要长大,但成长需要大家的努力和帮助。我们更迫切希望中国的道家认知疗法能起到抛砖引玉的作用,期望更多的学者乐意研究我国特色的心理治疗理论,让中国特色的心理治疗理论争奇斗艳,也来个"百花齐放,百家争鸣"。

7.2 移空技术

7.2.1 基本理论

移空技术是以气功修炼中的存想与入静技术为核心,由治疗师指导来访者充分运用意识的想象功能,先将所需要解决的心理障碍或问题的心身症状象征性物化,并放入想象中为其量身打造的承载物,而后想象在不同的心理距离上反复移动盛放了象征物的承载物,使象征物及承载物在移动的过程中逐渐变化或消失,从而缓解或消除心身症状的心理治疗技术。

气功是调身、调息、调心融为一体的心身锻炼技能。其中调身指身体姿势、动作的调控;调息指呼吸形式与呼吸气息的调控;调心指意识中思维与情绪的调控;融为一体,是指这些操作性内容并非各行其是或相互配合,而必须以融会贯通的方式呈现。在气功修炼的术语中,调身、调息、调心通常简称为"三调",而三调融为一体通常简称为"三调合一"。

将气功疗法应用于心理治疗的尝试自 20 世纪末开始,方式有多种,其中之一是依据心理问题或心理障碍的诊断标准和气功疗法的适应证选择来访者,经其知情同意,指导其进行一些有针对性的、经过心理学修饰和加工的气功修炼活动,通过身心调理而达到解决问题或去除障碍的目的。本节所介绍的"移空技术"即属此例,该技术中的"移空"二字,有"移动致空"和"移动至空"双重含义。

气功疗法基本理论中核心的部分,是关于三调与三调合一的操作理论。理解气功修炼过程中三调与三调合一的操作技术及其相应的心身状态,是理解气功修炼的本质特征与疗效机制的关键。本节除简要介绍此核心理论之外,还介绍若干与移空技术的应用与评价相关的气功理论知识。

(1) 三调与三调合一。任何气功修炼、任何一种气功功法,均由调身、调息、调心的操作性内容构成,且通过三调合一而进入气功境界。所谓气功境界,即三调合一的心身状态。对于初学者来说,学习任何一种气功功法,首先需要学习该功法的三调操作内容,进而再修习三调合一。

三调中的每一调都包含有丰富的操作内容和技术。调身包括站、坐、卧的各种姿势以及数以千计的套路动作,还包括练功过程中种种自发动作的调控。调息包括胸式呼吸、腹式呼吸、胎息等数十种呼吸形式,以及呼吸气息的深浅、粗细、长短、软硬等各方面技术的把握。调心则包括掌控抽象、形象、具象等思维形式,以及安静、镇定、愉悦等情绪状态。所谓气功功法,就是特定内容与形式的三调组成搭配;各种气功功法的差别,就在于其不同的三调构成。

然而,气功修炼过程中三调操作的目的不在其本身,而在于进入三调合一的气功境界。因此,仅仅学会三调操作的内容,还尚未进入气功修炼状态,只相当于一般的体育锻炼状态。只有实现了三调合一,才是本质或真正意义上的练功。需要指出的是,三调合一的气功境界不是三调协同或同时操作,那还是在做三项操作,并没有融为一体。三调合一是指三调完全融会贯通,各自均已丧失其独立性,达到一即三、三即一的练功境界。该境界往往在长期的修炼过程中自然达成,而并非刻意操作可致。气功修炼之所以区别于一般的体育锻炼,之所以难学,关键正在于此。

(2) 气功疗法的疗效机制。气功疗法的临床疗效来自两个方面,一是三调操作的疗效,一是三调合一境界的疗效。

调身、调息和调心是对生理、心理功能的自我调控。气功疗法的疗效机制之一,即是以主动、积极的三调,干预业已失调的生理、心理功能。在数千年的发展历史中,气功疗法积累了丰富多彩的三调操作技术。临床上有针对性地选用这些技术,可以治疗多种心身疾患。就心理问题和心理障碍而言,气功修炼中调心的多种技术尤可选用。

然而,气功疗法之更为本质、更有特色的疗效来自三调合一的气功境界。如前所述,气功疗法是传统中医的临床治疗手段之一。根据中医基本理论的阴阳学说,中医的临床治疗目的是达到阴平阳秘、阴阳平衡。而练功达到三调合一的境界,正是气功修炼中的阴平阳秘、阴阳平衡状态。该境界用现代医学的语言表达,就是实现了生理、心理功能的协调统一,将其调控至当下的最佳状态。在临床实践中,一旦来访者的练功水平达到此状态,并能够在其中停留足够的时间,其疗效不仅显著,而且稳定、持久。

大体上,三调操作的疗效通常针对某一症状、某种情绪,而三调合一的疗效是整体的,是心身合一康复能力的提高所致的自愈。

(3) 与移空技术相关的气功理论与技术。与移空技术关系密切的气功基础理论知识是具象思维理论,操作技术是气功修炼调心技术中的存想和入静。

具象思维是一种不同于抽象思维与形象思维,且可与二者并列的独立思维形式。抽象、形象、具象三种思维形式人人具备,且相互作用。由于抽象、形象思维显而易于描述,为主流心理学研究所重视,而具象思维隐而不易表达,以至于长期被忽视。但具象思维是气功修炼过程中主要运用的思维形式,具象思维理论以其能够较为直接和准确地表述、指导气功修炼过程,已作为基础理论的内容之一,写入了新世纪全国高等中医药院校规划教材《中医气功学》。近年来心理学界也开始关注此理论,并已有相关论著发表。

在心理学领域,抽象思维是指意识构建、运演词语的思维形式,形象思维是指意识构建、运演表象的思维形式。无论是词语还是表象,都是意识对现实事物或关系进行概括反映的产物,它们都是对现实所产生的映像,而并非现实本身。故这两种思维形式都是对现实事物或关系的间接、概括的反映。具象思维则不同,它是指意识直接构建、运演感觉物象的思维形式。所谓物象,即本体、本身之像。感觉物象也就是感觉本身、本体。意识构建和运演感觉物象,即意识直接操作感觉。因此,在这一思维形式中,意识不再间接地反映事物,而是直接地操作事物本身。这正是具象思维理论的核心观念,也是气功修炼能够直接作用于心身、改变心身状态的心理、生理学原理。

在气功修炼过程中,人们通常通过抽象或形象思维的引导进入具象思维。例如,当练功要求操作出身体某一穴位发热的感觉时,可以先反复默念词语"某穴位发热",以词语概念诱导发热感觉的产生;或者想象该穴位处有一火球,以火球的表象诱发热感。显然,前者是以抽象思维引导相应的感觉,而后者是以形象思维引导。当发热的感觉被引导出来之后,放弃用以诱导感觉的词语或表象,让意识直接调控热感的程度、范围,就进入了具象思维。此时意识直接操作热的感觉,并不借助于"发热"的词语或火球的表象。此操作过程说明,抽象、形象、具象三种思维形式相互作用,但各自有独立的操作内容。

存想与入静均为出自道家的气功修炼术语,是气功调心的两种修炼技术。

气功修炼中的存想,是指想象特定的景物至清晰可见、身历其境状态的意识操作活动。存想通常以形象思维引导,先想象特定景物的表象(包括视觉、听觉、嗅觉等各种表象),然后通过深化表象达到物象;或者说,通过对感觉表象的增强而超越表象,达到感觉本身。故其操作过程即是从形象思维到具象思维的运演。例如,练功过程中存想"紫气东来"时,首先闭眼想象一团紫色的气从东面飘过来,形成基本的视觉表象,而后不仅要不断加强此视觉表象的清晰度,而且须引入与此视觉表象相关的其他感觉表象,如温度觉、质地觉、气味觉等,直至能够感受到这团飘动的紫气已经成为视之可见、嗅之可辨、触之可及、呼之欲出的物象时,紫气东来的存想方告成功。通常存想过程中表象与物象的差别,正如回忆与梦境的差别。回忆母亲时脑海中母亲的形象,与梦境中母亲的形象,在清晰性和现实性的程度上,不是有天壤之别吗?

入静是指练功过程中逐渐消除一切思维活动的心理过程,包括抽象思维、形象思维和具象思维。应注意,消除思维活动并不等于消除意识活动,意识中除思维活动外尚有其他活动内容。入静所要达到的恬淡虚无的气功境界,用心理学术语表达,即是没有思维活动的意识空白状态。意识的空白并不是意识的消失;意识仍然存在,只是没有任何词语、表象和物象的意识映像,是有意识之体而无意识之用。由于意识之体尚存,其用可随时应机而生,故空白的意识境界是孕育着活力和生机的境界,而并非沉沉之枯寂。气功古籍中常说入静的境界不是"顽空",不是"死寂",而是"如如不动""寂而常照",这里的"如如"和"照"就是对生机与活力随时可被唤起的描述。

在移空技术中,存想技术与入静技术结合运用,贯穿始终,且以达成入静为最终目的。

(4) 移空技术的学术来源与形成。移空技术是东方古老的气功疗法与西方现代的心理疗法相结合的产物。其核心的治疗思想与技术,以及治疗的方向与目标,均来自气功疗法,但借鉴和采用了心理治疗的表现形式、语言系统和解释理论。例如,催眠治疗中"保险箱"技术、格式塔"空椅"技术的一些形式与内容,均为移空技术所借鉴;又如具象思维理论的提出参照了思维心理学中抽象、形象思维的理论模式。

移空技术为本土化心理治疗技术,首次发表在2008年第五届世界心理治疗大会上,当时曾名为"移箱技术"。

7.2.2 基本操作

如前所述,移空技术运用意识的想象功能,先将拟消除的心理问题或心理障碍的心身症状象征性物化,而后将象征物放入想象中与其相适合的承载物内,再于想象中反复移动盛放了象征物的承载物,致使承载物及象征物变化或消失。此技术先后在三个环节上运用想象:想象心身症状的象征物;想象盛放象征物的承载物;想象盛放了象征物的承载物在不同距离上移动。

移空技术要求想象中的意识映像要达到物象程度,如此方为存想。而物象运演属具象思维操作,故此技术的心理学本质即运用具象思维。移空技术操作的全过程,即是由治疗师引导来访者完成一系列具象思维作业的过程。

移空技术的操作过程分为两个阶段,即静态作业与动态作业。在每个阶段之初,先做简短的气功放松训练,引导来访者进入安静状态,这是入静技术的初始运用。

移空技术操作的全过程始终由治疗师以指令或提问方式引导和把握。在临床应用时,治疗师应注意与来访者建立与此操作过程相适应的治疗关系。此外,在治疗之前,治疗师应根据来访者的文化程度和理解水平,以其能接受的方式和语言,介绍和说明移空技术的大致原理和操作程序。

(1) 静态作业。此作业的内容和目的,是选择要处理的问题、存想问题的象征物及盛放象征物的承载物。

(一)简易气功放松训练:三调放松

【操作内容】

调身:端正坐姿,要求伸腰直背,双手平放于大腿上,双目轻合。

调息：只注意呼气，不问吸气；做 5 次缓慢的呼气，不要完全呼尽，要适当留有余地，使能够平缓地过渡到下一次呼吸。

调心：意念放在呼气上，跟随着呼气；保持安静平和，去除杂念。

【操作要点】

1. 向来访者解释放松训练的意义。

2. 按三调操作的顺序及要求，指导放松训练。

【指导语举例】

"请坐椅子的前三分之一，身心放松，腰背伸直，不要向后靠。"

"请只注意呼气，不注意吸气。不要吸得太满，不要呼得太尽。"

"意念伴随呼气，舒缓自然，让杂念随呼气一起消失。"

（二）确定需要处理的问题

【操作内容】

1. 选择靶问题：主要的心身症状

（1）心身症状的种类

心理：抑郁、焦虑、愤怒等消极情绪，应明确情绪的种类。

生理：腰痛、头痛、胸闷等，应明确感觉的部位。

（2）心身症状的起因：相关的生活事件

生活事件：孩子生病、未能升职、失恋等。

注意对事不对人：例如，要求表述的重点不是生病的孩子，而是孩子生病这件事情；不是失恋的对象，而是失恋这件事情。

如果生活事件属于个人隐私，来访者不愿明确表述或在集体治疗场合不便表述，可以省略此项。

（3）心身症状的现实性

心身症状是当下或持续到当下的。

引起心身症状的生活事件是当下想到的。

（4）分离心身症状与相关的生活事件

生活事件是客观现实，心身症状是来访者自己的主观感受，二者常被混淆。

分离：抛开客观现实，关注主观感受。

聚焦：如果主观感受复杂，聚焦于主要的心身症状。

如果分离、聚焦不够清晰或难于操作，可以先往下继续。

（5）待进行至"（三）4""（八）2"时，参见来访者对象征物的情绪体验以及移动过程中的最佳距离，以协助判断心身症状的选择、聚焦，以及心身症状与相关生活事件的分离状况；如需再次选择、分离，可在进行至（十）重复操作时实施。

2. 测量问题的影响度

以来访者对问题的主观感受和认知评价为标准。告知来访者衡量问题严重程度的自我评价标尺为 0—10,0 为无影响,10 为最严重。

测量影响度的目的,除明确当下问题的严重程度之外,还是判断疗效的主要参照依据,故需重视其操作的准确性,并标示在记录纸 A 的标尺图上。

选中的需要解决的问题在影响度分值上应该≥5,若≥7,疗效大都更优。

3. 选择问题的数量

临床上通常每次选择 1 个影响度分值≥5 问题进行处理,若达此分值的问题不止一个,宜优先选择分值最高者。

若来访者没有影响度分值≥5 的问题,但又迫切要求治疗,可以一次选择 2—3 个分值<5 的问题同时处理。

【操作要点】

1. 操作内容中各项目的顺序可以随机变化,但不能有缺失;如有需要,各项操作可以反复进行。

2. 需要处理的问题最终须落实于主要的心身症状,它是移空技术直接处理的对象。

3. 判断心身症状的性质、心身症状与相关生活事件的分离状况,应与"(三)4""(八)2"互参。

【指导语举例】

"移空技术要解决的是你自己觉得不舒服的主观感受,也就是心身症状,而不是引起心身症状的生活事件,所以请告诉我,你说的这件事情给你带来的感受是什么?"

"你不舒服的感受是情绪方面的还是感觉方面的? 比如是很不高兴、很愤怒,还是哪儿疼哪儿痒?"

"你要解决的问题对你有多大影响? 如果完全没有影响是 0 分,最严重的影响是 10 分,请告诉我现在是几分?"

"这个问题的影响分数大于 7,我们先来解决这个问题,其他问题下次再解决。"

(三)存想问题的象征物

【操作内容】

1. 将问题想象为象征物

引导来访者将需要解决的问题想象为有形质的物品。例如,可以将身体某处的疼痛想象为一块黑色的橡皮膏,将抑郁的情绪想象为一片乌云,可以将失恋的悲伤想象为空心砖,将未升职的郁闷想象为石头,等等。临床上见到的问题象征物还有黑烟、渣土、塑料花、硬质的小球、金属块、沙子、蝎子、老虎等。

动物、植物生命体在象征物中较少见,如果出现,往往说明问题的影响深刻,且仍然活跃。可建议来访者将其变化为标本。

2. 象征物的替代

如果来访者实在想象不出问题的象征物,可建议其想象以语言或声像记录的方式将问题转化为有形质物品。例如,可以想象将失恋或未升职的事件写在纸上,或口授在录音磁带上,以记录纸、录音带作为象征物的替代品。

3. 形成象征物的物象

使来访者想象中的象征物形成物象,即促其进入具象思维,方法是针对象征物进行一系列感觉引导性提问。例如,象征物是一块黑色的橡皮膏,治疗师可以发问该橡皮膏的大小、形状、颜色、光泽、气味、黏度、质地,还可以问橡皮膏外面的纹理如何,里面药物的味道是出自中药还是西药,等等。通过多种感觉通道的反复引导性提问,让相应的各种感觉逐步呈现,最终使这块橡皮膏在来访者的脑海中形成清晰可见、受用如真的物象。

4. 对象征物的情绪体验

询问来访者对象征物的情绪体验是积极的还是消极的。如果情绪体验是积极的,例如喜欢、欣赏,提示正在处理的问题来访者未必想彻底去除。

【操作要点】

1. 引导来访者捕捉其脑海中自然闪现的问题象征物形象,避免以冥思苦想的方式构建。

2. 通常让来访者闭眼想象,但也可以睁眼,顺其自然即可。

3. 应与"(二)1""(八)2"互参,判断心身症状的选择、聚焦,以及心身症状与相关生活事件的分离状况。

【指导语举例】

"能不能形象化地表达你的愤怒?比如说它像什么?"

"你身体的哪个地方不舒服?是哪种不舒服?像有个什么东西在那里吗?"

"你的悲伤在身体的什么部位有反应?那里有什么东西吗?那个东西像什么?"

"它有多大?多重?什么形状?什么颜色?有气味吗?表面有纹理吗?摸上去是光滑还是粗糙?"

"能不能把你看到的那只老虎做成标本?"

"你是喜欢,还是有点讨厌那只老虎?"

(四)存想置放问题的承载物

【操作内容】

1. 承载物的样式与数量

想象的承载物可能是各式各样的箱子、盒子、杯子、笼子等,也可能是信封、麻袋、铁锹、平车。总之,不拘样式,任何适于放置、容纳问题象征物的器具均可。

只用1个承载物盛放象征物。少数案例有1个以上象征物者,可以想象该承载物里有抽屉或格子,或其他形式的隔断。

2. 以象征物为引导想象承载物

可以询问象征物放在或应该放在何处,引导来访者捕捉脑海中自然浮现的承载物形象。

提示来访者应量身打造盛放象征物的承载物,二者要相符合。无需着意美化或雕琢承载物,不要刻意增减其特征。

3. 形成承载物的物象

仍采用系列感觉引导性提问的方法,促使承载物物象的形成。例如:

(1)形象认知性提问:询问承载物的形状、大小、厚度、材质、装饰、颜色、款式、重量、气味、质感、有无锁匙等。要引导两种以上感官感觉的产生,这是形成物象的重要条件。

(2)细节关注性提问:询问承载物的细节,例如有无包角、衬里、镶边,色彩是否均匀,材料的纹理怎样,锁匙的形状、样式如何,等等。

(3)整体操控性提问:要求打开承载物的盖子,再合上;要求转动承载物,察看承载物的不同侧面,等等。

4. 承载物的更换与修补

(1)治疗师应注意象征物与承载物的符合程度。如果二者明显不匹配,例如纸袋装大石块,应提示来访者承载物在移动时可能受损,请其考虑是否需要更换承载物。

(2)如果承载物有破损或不完整,应提示来访者移动承载物时象征物可能脱落,请其考虑是否需要修补承载物。

(3)治疗师提示后,由来访者决定是否更换或修补承载物;如其决定更换或修补,治疗师可重复2、3项操作内容予以帮助;如其拒绝更换或修补,除却个别情形(如承载物不完整,难以盛放象征物),大都可继续往下进行。

【操作要点】

1. 承载物的更换、修补、加固对保证后续步骤的顺利进行有积极作用,治疗师应予以重视。

2. 此阶段不要将象征物放入承载物。

【指导语举例】

"箱子是新的还是旧的?有多大?什么材料做的?什么颜色?上了油漆吗?有

没有气味?"

"是铁笼子还是竹笼子?有多重?结实吗?"

"你的盒子有盖子吗?打开盖子看看,里面干净吗?有没有内衬?颜色与外面一样吗?"

"承载物里有隔断吗?有几个?是如何分隔的?"

(五)画出问题的象征物及承载物

【操作内容】

1. 要求来访者将问题的象征物画在记录纸 A 上。

2. 要求来访者将承载物画在记录纸 A 上,并标示自己认为最重要的三至五个特征(颜色、重量、气味等)。所画的承载物开盖闭盖均可,按当时想象的具体意象。

3. 承载物和象征物画得越细致越好。

4. 将象征物与承载物分别画出。

【操作要点】

1. 提供记录纸、画笔(单色即可,不用铅笔),时间可控制在 10 分钟左右。

2. 嘱来访者静心仔细完成作业,尽可能多画细节。此项作业不仅是笔录病历档案,也是再次强化象征物和承载物物象的手段。

【指导语举例】

"请按要求分别画出问题象征物和承载物,不要把象征物放进承载物。"

"请尽量画得仔细些,多画些细节。"

"尽可能多填写象征物和承载物的特征。"

(2) 动态作业。此作业的内容和目的,是在存想状态下移动盛放了问题象征物的承载物,以处理、解决问题。

(六)简易气功放松训练:三调放松

【操作内容】

调身:端正坐姿,要求伸腰直背,双手平放于大腿上,双目轻合。

调息:只注意呼气,不问吸气;做 5 次缓慢的呼气,不要完全呼尽,要适当留有余地,使能够平缓地过渡到下一次呼吸。

调心:意念放在呼气上,跟随着呼气;保持安静平和,去除杂念。

【操作要点】

1. 向来访者解释放松训练的意义。

2. 按三调操作的顺序及要求,指导放松训练。

【指导语举例】

"请坐椅子的前三分之一,身心放松,腰背伸直,不要向后靠。"

"请只注意呼气,不注意吸气。不要吸得太满,不要呼得太尽。"

"意念伴随呼气,舒缓自然,让杂念随呼气一起消失。"

提示:(六)的放松训练与(一)完全相同,均用于不同身心状态的过渡,但具体目的有别。(一)是用于日常状态与作业状态的过渡,(六)是用于静态作业与动态作业的过渡。

（七）将象征物放入承载物

【操作内容】

1. 检查、清洁象征物

嘱来访者闭眼,想象象征物就在眼前,前后左右上下仔细看一下,检查有无污迹、破损;然后擦干净。

2. 检查、清洁承载物

继续想象承载物就在眼前。先查看承载物的外面,有无污迹、破损;再打开盖子,看里面有无污迹、破损;然后将承载物内外擦干净。

3. 将象征物放入承载物

接下来想象将象征物放入承载物,开盖、放入、摆好、合盖。询问象征物所占据承载物的位置、空间大小、能否移动等,检查象征物是否摆放妥当。如遇象征物不止一件的案例,要依据承载物的设计,将不同的象征物放入其中不同的抽屉、格子或夹层。

4. 锁定或加固盛放了象征物的承载物

提示来访者为下一步顺利进行移动,可锁定或加固盛放了象征物的承载物;由来访者确定是否实行;具体方法如上锁、封口、绳索捆绑、胶带粘贴等。如来访者不欲实行,即使承载物敞口,亦予认可。

【操作要点】

1. 清洁象征物和承载物所用的工具如抹布、掸子、毛巾等大都是临时想到的,如来访者未提及,可以略去不问。

2. 锁定或加固承载物的绳子、胶带等用品如果是临时增加的,可有针对性地提几个感觉诱导性问题,以强化其物象,但问题不必很多。

【指导语举例】

"仔细看看你的石头,前、后、左、右、上、下,都看一看,要看仔细清楚,看看有没有脏的地方,如果有,请把它擦干净,反复擦一擦。"

"看看箱子的前面,看看箱子的后面,看看上面,看看下面,看看左面,看看右面。现在打开盖子,看看里面。现在,请把里里外外都打扫干净。"

"好,现在请把你的石头小心放进箱子。放好了吗?石头在里面是不是有点晃荡?要不要用些东西塞一下?"

"你的箱子足够结实吗?在移动时会不会散开?需不需要用绳子捆一下?"

"你捆箱子的绳子是什么颜色?有多粗?是麻绳吗?"

(八)在不同的距离上移动承载物

【操作内容】

1. 初始移动

(1)嘱来访者将盛放了象征物的承载物放在眼前,停顿片刻,看清楚。

(2)向正前方移动承载物至 1 米→3 米→1 米,每次移动之间停顿片刻,然后移回到眼前。如此重复 1—2 次。

(3)确认感受

外在:询问来访者是否能够看清楚不同距离的承载物,如果看得不够清楚,可适当延长停顿的时间,以便看清楚。

内在:询问来访者在承载物远离或贴近的过程中有怎样的身心感受。特别要询问从眼前到 1 米的来回移动过程对身心的影响。

2. 可见移动

(1)依承载物的大小,于可见的范围内,按治疗师的指令向正前方不同距离反复移动承载物 10 余次。移动中询问来访者有无最佳距离(看得清楚,感觉舒服),如有,询问是多少米,停留该处片刻,询问当时的内、外在感受。例如:眼前→1 米→5 米→10 米→5 米→10 米→20 米→最佳距离→20 米→10 米→5 米→1 米→5 米→1 米→眼前。

(2)再次反复移动承载物 10 余次,移动中询问来访者的最远距离(能看到承载物的最远点)是多少米,停留该处片刻,询问当时的内、外在感受。例如:眼前→1 米→10 米→30 米→20 米→50 米→100 米→最远距离→100 米→50 米→30 米→10 米→20 米→10 米→1 米→眼前。

(3)确认感受

外在:要求来访者尽量看清楚不同距离的承载物,注意把握最佳距离和最远距离;调整停顿的时间,形成适合的移动节奏。

内在:询问来访者当承载物远离或贴近时,有怎样的身心感受,尤其要询问最佳距离和最远距离。

3. 超距移动

（1）超越能够看见承载物的距离,移动承载物至无限远,使之完全看不见。例如:眼前→1 米→10 米→50 米→100 米→50 米→1 000 米→无限远。

（2）在无限远处停留(1—3 分钟),嘱体会安静、休息、放松、无念、空。

（3）从无限远处逐渐移回承载物。例如:无限远→1 000 米→100 米→50 米→100 米→20 米→10 米→3 米→10 米→3 米→1 米→眼前。

（4）确认感受

外在:确认看不见承载物。

内在:询问停留在无限远时的身心感受。

【操作要点】

1. 给予清晰、果断的移动指令,不拖泥带水。

2. 移动距离的米数是来访者感觉的心理距离,不要求与物理距离相等。

3. 承载物必须在前后方向上进退反复移动,避免单向直线前进或后退。

4. 如有最佳距离,提示正在处理的问题来访者未必想彻底去除;应与“（二）1”“（三）4”合参,判断心身症状的选择、聚焦,以及心身症状与相关生活事件的分离状况。

5. 如果承载物在移至无限远后找不回来了或不愿找回,不必强求找回,可结束移动,进行疗效评估。

6. 移动的总次数通常在 30—40 次,宜灵活增减可见、超距移动的距离和次数。此项操作是移空技术的核心环节,需认真、扎实完成。

7. 每次移动后可询问承载物是否到位、是否能看清楚,待来访者以语言或点头方式认可后再继续移动,以保证操作质量。

8. 移动过程中注意给来访者的操作以阳性反馈,适时、适当肯定其优点。避免批评。

【指导语举例】

“现在请将铁盒移动到 1 米远处,1 米,到了吗? 到了请点点头。”

“铁盒移到 1 米远时,你的身心感受如何? 移回到眼前时,又感受如何?”

“现在请移动铁盒到眼前 10 米远处……好,到了吗? 能看清楚吗? ……好,继续移动。”

“铁盒最适合放到多远? 具体的米数是多少? 看得清楚吗? 有怎样的身心感受?”

“能看到铁盒的最远距离是多少米? 现在你的身心感觉如何?”

“现在完全看不见铁盒了,请保持现在什么都看不见的状态,停留一两分钟。好,不错,记住现在的心身感受,可以享受一下这个状态。"

（九）打开承载物评估疗效

【操作内容】

1. 将装有象征物的承载物移回至眼前。

2. 嘱来访者仔细察看承载物外观有否变化,例如大小、轻重、颜色、形状、材质、新旧等;如有变化,要求给予具体描述。

3. 让来访者打开承载物,仔细查看其中的象征物有否变化,例如大小、轻重、形态、性质等;然后看看承载物内部有否变化;如有变化,要求给予具体描述。

4. 询问来访者的身心感受有否变化,包括病患部位的感觉、整体情绪、对问题认识和态度等;如有变化,要求给予具体描述。

5. 再次测量问题的影响度,看看有否改变。

6. 如承载物、象征物均消失未归,直接询问身心感受,测量问题的影响度。

7. 要求来访者填写记录纸 B。

【操作要点】

1. 如象征物有变化,注意询问来访者对变化后的象征物的喜恶,有助于帮助判断疗效。

2. 注意填写治疗过程中有个性特征的事项,可以在来访者离去后进行。如果是团体治疗,此项可免去。

【指导语举例】

"请仔细看看承载物的外观有无变化? 大小? 形状? 新旧?"

"变旧的含义是什么? 颜色浅了? 有破损了? 有划痕了? 落灰尘了?"

"承载物里面的象征物小了多少? 二分之一? 三分之一?"

"你对变化了的象征物感觉如何? 有点喜欢还是讨厌?"

"承载物的里面是否有什么变化吗? 比如颜色? 质地?"

【疗效标准】

1. 定性:如果承载物已空,象征物完全消失,表示问题已经解决。如果象征物已经缩小、变形等,表示问题的规模已经削弱。如果象征物完全变为其他种类,表示问题的性质已改变。如果来访者对象征物的负性情绪体验减弱或变化为正性,表示问题对来访者的影响已经改变。

如果承载物缩小、变轻,或变得陈旧、破损,表示问题对来访者的影响已经减弱,甚至已无足轻重。如果承载物变新、变结实,常表示来访者的内心力量增强。

2. 定量:记录纸 B 为判定依据。无论前次测量问题影响度的分值是多少,再次测量为 0,即临床痊愈。前次测量为 7 者,再次测量 3 以下(含 3)为显效,5 以下(含

5)为有效;前次测量为 8 或 9 者,再次测量 4 以下(含 4)为显效,6 以下(含 6)为有效;前次测量为 10 者,再次测量 5 以下(含 5)为显效,7 以下(含 7)为有效。

也可采用减分率算法,减分率 =(治疗前总分 - 治疗后总分)/治疗前总分。减分率 =100％为痊愈,减分率≥50％为显效,减分率≥25％为有效。此种算法的分值可能不是整数,但有利于科研统计。

(十)画出移动后的象征物与承载物

【操作内容】

用记录纸 B,余同(五)。

【操作要点】

同(五)。

【指导语举例】

同(五)。

7.2.3 家庭作业

安排家庭作业的目的,一方面是巩固、提高疗效,另一方面是引导来访者自主掌握移空技术,特别是在空的意识状态中停留,以提高其身心健康水平。

移空技术的门诊疗程大约为 2—4 次,家庭作业可安排在门诊治疗结束之后。

【操作内容】

1. 告知来访者移空技术的门诊疗程已经结束,原有的心理问题已经得到处理;日后如有反复,或遇到其他适用移空技术处理的心身问题,可以自己试用移空技术;处理过程如需治疗师协助,应前来就诊。

2. 告知来访者经常练习停留于无限远处的安静与空无状态,有益于心身健康。如来访者感兴趣,可指导其进行日常练习,重点放在引导和停留于无限远处,停留的时间可从数分钟延长至数十分钟,其他操作步骤可以酌情省略。长期做此练习者应每日至少练习 20 分钟,2—4 周就诊 1 次,以接受治疗师的指导。

3. 要求长期练习的来访者做笔记,记录练习的时间、相关的身心变化,以及练习中的疑问,就诊时带此笔记。

【操作要点】

1. 家庭作业以自愿为基础,不做硬性规定。

2. 对自愿参加的来访者给予鼓励,告知做好长期练习的准备,增强其信心。

3. 提示来访者在无限远处停留时,注意姿势、呼吸、意识的三调合一,姿势要松,意识要静,呼吸要自然。

4. 如果来访者可以在无限远处停留 5 分钟以上,大都已不再需要其他操作步骤的引导,可以直接进入此状态。能够在无限远处停留数十分钟者,可酌情介绍其转入传统气功修炼。

5. 家庭作业虽然放在门诊治疗之后,且由来访者自主完成,但其重要程度并不亚于门诊治疗。临床上,能够长期自觉完成家庭作业的来访者,不仅疗效巩固,而且心身健康的水平会不断提高。这是移空技术的根本目的。

【指导语举例】

"家庭作业能够巩固疗效,长期练习,可以有效提高心身健康水平,建议你试一试。"

"移空技术有点像做游戏,可以自己练习,熟练后可以用于处理日常生活中的消极情绪和身体症状,掌握这样一种操作技术有益于增进身心健康。"

"在家练习时,可以把重点放在'无限远处停留'的意识空白状态,停留的时间可以延长,但中间不能有杂念,要保持空白。"

"复诊时请带来你的练习笔记,要记录你的练习时间、身心感受,还有你需要问的问题。"

7.2.4 注意事项

(1) 在一次治疗过程中,如果需要,移空技术可以重复使用。

(2) 移空技术的门诊治疗由治疗师主导,主要以指导语、解释、提问等方式把握进程,重点在实现移空技术的"移"。家庭作业则由来访者自主完成,治疗师起答疑解惑的作用,重点在体验移空技术的"空"。因此,移空技术是东西方心理学思想和治疗方法的融合,但根本的落点还在于东方的自我修炼。

(3) 进行临床治疗和指导家庭作业对治疗师的角色与任务有不同要求。对于大多数心理治疗师而言,完成临床治疗可谓轻车熟路,但指导家庭作业则需要学习相关理论知识,并应有相应的自身体验。

(4) 移空技术不注重诊断,重在解决来访者当下负性的主观感受,即心身症状,可用于处理由于心理疾病或心理障碍引起的身体症状和消极情绪问题,也可作为辅助治疗手段,处理因各种精神、心身疾病乃至生理疾患所引起的身体症状和消极情绪问题。

(5) 移空技术可与其他心理治疗技术配合使用。根据来访者不同的心理问题,治疗过程中移空技术可以为主,也可以为辅。例如在一个疗程中,可以自始至终使用移空技术,也可以只用移空技术作为其中的一个单元。

(6) 移空技术解决问题重在当下,即解决来访者当下的心身症状问题,并于当下取得疗效。有些心身症状当下的解决可以一劳永逸,另外一些可能会重复发作。对于后一类问题,可在复诊时重复使用移空技术再解决,通过多次重复以形成和巩固远期疗效。

（7）移空技术既可用于心理治疗,又可用于心理咨询;既可用于个人治疗,又可用于团体治疗。特别适用于不愿意或不方便暴露隐私的来访者或群体,可以有效地降低治疗过程中的阻抗,且并不影响疗效。移空技术也适用于儿童和青少年,对这部分来访者,建议只做治疗阶段,且在指导语及提问中降低学术性,可以做游戏的方式完成治疗。

（8）移空技术的门诊治疗时间,包括准备阶段和治疗阶段,可以把握在 40—50 分钟,2—4 次作为一个疗程。家庭作业可以 1 个月为起点,3 个月为一个疗程,要求来访者每天练习 20—30 分钟。

（9）依据临床出现过的实际案例,如果来访者想象不出能够放进问题象征物的承载物,移空技术便无法进行。这种情况说明来访者当时还没有足够的力量去承受该问题。如果经治疗师启发和引导,仍无法想象出承载物,建议换用其他治疗技术,这是移空技术在方法意义上的禁忌证。移空技术应用于临床数年来,尚未发现副作用。

（10）问题象征物的消失程度与问题的影响度未必成正比。有时问题象征物消失了大半,但问题的影响度降低并不过半;反之,也有问题象征物消失不明显,但问题的影响度却大大降低的案例。这说明问题的存在与否和来访者对问题的体验或态度并非必然一致。在疗效评价中,应更重视问题影响度的变化,疗效的根本依据也在于此。

（刘天君）

7.3　钟氏领悟疗法

“钟氏领悟疗法”是钟友彬主任医师根据心理分析原理结合中国社会的具体情况和文化特点设计的,也可以叫作具有中国特色的心理分析,国内同行称为“钟氏领悟疗法”。本节第一作者张坚学有幸师从钟友彬先生 20 余年,作为钟老师的学生和助手,把学习和运用认识领悟疗法的粗浅体会作一简单介绍。

7.3.1　概述

解放前我国没有心理分析疗法实践的记载,1949 年中华人民共和国成立,由于苏联医学排斥心理分析学说,50 年代钟友彬先生研究了药睡眠和电睡眠疗法治疗神经衰弱,疗效不满意,用一般的暗示疗法只能使癔症发作暂时停止;60 年代初对大量神经衰弱病人进行研究,写出《神经衰弱病人对心因的否认》一文,指出发病原因与心理因素有关。此时和王景祥医师合作,运用心理动力学原则,对强迫症、恐怖症进行试验治疗,让病人回忆幼年精神创伤,使症状减轻或消失,但大多数人回忆不出幼年精神创伤。如按心理分析方法花大量时间寻找幼年经历,把重点放在寻找症状起源上,非常困难、费时、效果差。80年代钟友彬先生把重点放在临床症状的分析上,让病人认清症状的幼稚性,恐惧体验是来自幼年的精神创伤,鼓励病人站在成年立场,放弃病态的幼稚的情感和行为,一旦病人领悟到症状的本质,症状便随之减轻或消失。所以把这种方法称为"认识领悟疗法",更恰当应称为"钟氏领悟疗法"。

7.3.2 发病机制和病理本质

1. 人在成长发育中的四种年龄及心理模式

(1) 实际年龄:从一个人出生时计算,到目前年龄的实际年月日。如某人实际年龄18岁2个月零25天。

(2) 生理年龄:指人的生理发育程度,包括身体各部分(外形、身高、体重)、各器官的功能等都是协调的发展而且和实际年龄相一致的。生长过程中,不同年龄的生理发育表现不同。例如11、12到14、15岁前后,达青春期。性腺发育成熟,出现了第二性征。男孩开始长出胡须,嗓音改变,肌肉逐渐发达,出现遗精。女孩开始乳腺增生,皮下脂肪增加,月经来潮等等。这些都标志着生殖功能已经成熟,这也是身体生理发育成熟的重要标志。

(3) 智力年龄:智力是获得知识、运用知识以及解决问题时必须具备的条件,包括学习能力、理解判断能力和概括、推理能力等等。在正常的抚育下,人的智力发育也是和实际年龄相应的。

(4) 心理年龄:思维能力和情感情绪等心理活动也是随着年龄增长而发育并和年龄相适应的。

思维是以感觉和知觉为基础的高级认识过程,是运用分析和综合、抽象与概括等智力操作,对感知的信息加工和推理的过程。它反映事物的本质和内部联系。人的思维能力的高低有赖于对客观事物的概括、判断和推理的水平。婴幼儿的思维能力是初步的,随着大脑的发育,思维能力逐渐发育和成熟。

情绪是人对客观事物的态度和体验,是对生活中受到的刺激和需要是否得到满足而产生的心理活动。新生儿只有简单的情绪表现,没有深在的情感体验。随着年龄增长,情绪表现才有细致的分化并出现深在的情感体验。情绪发展的水平和人的生活经验与智力水平都有密切关系。情绪的表现和调节也和年龄相对应。人到青年,情绪年龄才达到成熟。

① 成熟的心理模式：成年人对事物的分析是以客观事实为依据，能分清幻想和现实，不会把想象当成事实。能以逻辑思维的方法来判断事物的本质，揭示事物的因果关系，并用语言来表达，是成熟的思维方式。成年人的情感已有细致的分化并能调节自己的情绪活动，在行动上能遵守社会行为规范。心理年龄达到成熟水平，可概括地称为成年人成熟的心理模式。

② 幼稚的心理模式：幼童往往对听到的、看到的事物加以想象，并把想象的内容当成真事。对事物的分析以想象为依据，分不清幻想和现实，由此产生的情感反应和行为也不是以事实为依据的。例如晚报刊出的一段小故事：爸爸和 4 岁的儿子一起看电视动画片，一只小老虎总欺侮别的小动物。小动物们联合起来把小老虎咬伤了，出了不少血。儿子看了很着急，晚上睡不着，反复问爸爸小老虎被咬伤后疼不疼，老虎妈妈知道不知道。爸爸给他解释了很长时间才安静下来。这种简单的思维方式，可称为幼稚的思维方式。另外，幼年儿童情感还没有细微的分化，不能稳定地控制自己的情绪表现。在行动上还不懂得哪些是社会允许的、受到称赞的，哪些是社会禁止的、受到指责的，当然就不能自觉遵守社会道德和行为规范。例如，幼儿穿开裆裤，在人前大小便，在人前裸体，并不感到难堪和羞耻等等。心理年龄没有达到成熟水平，这些幼稚的思维、情感和行为可以叫做儿童幼稚的心理模式。

人在一生中，随着实际年龄的增长，生理年龄、智力年龄、心理年龄也相应成长发展，共同成熟。如果其中某一方面出现问题，就会发生相对应的异常。当成年人心理年龄发育不成熟或处于不成熟水平时，便导致了心理障碍。

2. 人对环境的适应

（1）对自然环境的适应。各种动物在长期的种族发育过程中，在世世代代和自然环境相互作用中，发展了各种适应、防御功能，具备了基本欲望如食欲、性欲和保卫自己安全的能力。这些都是天生的，不是后天学习得来的，是保证自己生存和延续种族后代所必要的。如饥饿时，要用自己的方式去寻找食物；在发情期中，要寻找异性动物交配；遇到强敌时，要迅速逃跑或与之决斗以保卫自己。人还具备有目的、主动的、有意识适应自然的活动，例如天气冷时，多穿衣，用火取暖等等，去改造自然环境条件以满足自己的需要，这些都是后天习得的有意识的行为，是人类独有的能力。

（2）对社会环境的适应。人除了本能欲望外，还有高级的愿望和要求，总是要以不同的方式寻求心理上的满足和乐趣。要达到目的，既要遵守法律条文，又要遵守道德规范，才能维系公认的思想行为准则和社会集体的安定团结。也就是学会与人打交道，被人的社会群体所接受、承认和容纳。

社会制约性不是天生就有的，是在出生后成长发育过程中逐渐形成的，是在周围社会环境的潜移默化的影响中学得的。随着年龄增长，在社会的大学校里不知不觉地学会了哪些想法和行为是社会允许的、受到称赞的；哪些是不允许的、受到指责的。明白只有道德观念允许的动机愿望才能在一定范围内寻求满足，按一定的方式付诸行动，同时保持内心的平静。

当个人欲望和社会制约的道德观念势均力敌、互不能压倒对方，便形成持续的矛盾和冲突，这就是心理冲突。愿望挫折本身也是两种力量的冲突，即：不能得到满足的现实和内心的欲望形成对立的心理冲突。

（3）个性特征与适应能力。有了心理冲突和挫折，人就会感到烦恼痛苦和焦虑。在这个时候，人们往往不自觉地用自己习惯了的方式来排除、缓冲或解除这种冲突关系，减轻烦恼和痛苦，不致失去心理上的平衡。这取决于对负性体验的应付能力，在个性特点上体现出以下四个方面：

① 对冲突接受的程度。有的人对一般的心理冲突引起的烦恼体验感受不强，淡然处之，"不在乎"；而另一些人则感受强，印象深，一点轻的烦恼、委屈体验都不能忍受。

② 对冲突体验的保留时间。有的人遇到挫折或冲突时，虽然感到非常烦恼和痛苦，但持续时间不长即自然消失；而另一些人则久久不忘，纠缠在心里，"耿耿于怀"。大多数儿童都是体验感受强，印象深而保留时间短的。小孩在欲望受到挫折时，可以哭闹，看来很痛苦。但环境一变或设法引开他的注意，虽然原来的欲望仍然没有得到满足，也可能转哭为笑。这在成年人则是少见的。

③ 对冲突体验的改造能力。大多数成年人在遇到挫折或心理冲突时，都能用自己惯用的方式把冲突关系加以改造和缓冲，使冲突体验减轻或消失。例如，人们在生活中不能满足某种欲望而又无能为力时，常说"比上不足，比下有余"或"知足者长乐"。

④ 对冲突引起烦恼和痛苦的表达宣泄能力。有人习惯于把烦恼冲突体验"压"下去，"闷在心里"不能抒发出来；而另一些人则能用各种方式抒发愁苦、郁闷的情绪。在外面受了上级的气无法宣泄，回家打孩子来消气，所谓"迁怒"，或"大发一通脾气""大哭一场"。

上述四个方面表现不同，是由个性决定的，有先天素质的因素，也有后天环境的影响。个性一旦形成，并不因别人的影响或建议而轻易改变。而个性的形成主要取决于早期经历。总的说来，在成年人，最重要的适应手段是对心理冲突体验的改造能力。

大多情况下，当挫折和心理冲突不十分严重而适应能力不弱或善于表达宣泄时，大都能使心理冲突引起的烦恼得到减轻或消失，以保持心理动态的平衡。

3. 致病的重要条件是早年经验

当遇到挫折和心理冲突时，大多数情况下都可以逐渐适应，使烦恼、痛苦和焦虑情绪安静下来，保持心理平衡。但特殊个性，或所受的挫折和冲突引起的负性情绪体验过分强烈、超过应付能力时，便会出现适应不良的反应，可能引发心理障碍。

然而，最后能否引发或引发哪一种心理障碍，并不完全取决于这个人受到挫折和困难的外部原因。早期经历才是患病的内部原因，是不可缺少的重要条件。

（1）早年经历在人格形成中的重要作用。人们早已注意到幼年期的经验对人的情感、思维和行为模式的影响，中国人常说，"三岁看小，七岁看老"；英国人也有句谚语，"小孩是成年人的父亲"。这些谚语都带有重视幼年经验的意味。幼年儿童受环境和关系密切的人潜移默化的影响，成年后常可看出幼年时期的影子，这是人们所熟知的。自幼被溺爱、娇养形成强烈"自我中心"感的人，如不受有效的再教育，很难成为一个为别人着想、利他主义的人。童年经历过贫苦的孩子，长大后不易变成挥霍浪费的花花公子。品格方面的培养更是如此。战国时期儒家代表人物孟轲年幼时，母亲为了寻找对他有良好影响的教育环境，选择有教养的邻居，曾三次迁居。这些都说明在中国，历来重视幼年经历对人的影响。

（2）早年的特殊经历形成的影响。神经症症状的核心是焦虑。所谓焦虑是不知原因的或不可理解的恐惧情绪。例如，一个成年恐怖症病人对鲜花或小动物表现出极度恐惧，这种恐惧是成年人不能理解的，这就是焦虑。成年病人的病态焦虑都有其早年特殊经历的根源，是患病的内部原因。例如露阴症病人，曾有过裸露而感到快感的幼年性经历；对人恐怖症则有自责的幼年性经历；而强迫症与幼年有恐怖的精神创伤经历有关。

4. 无意识心理活动是症状形成的必要前提

婴幼儿的心理活动是无意识的心理活动，早期经验在成年后多被"遗忘"，事实上仍隐藏在无意识中。成年人在心理障碍发生前遇到的挫折、困难和诱发事件都是意识到的，但这只是导致发病的诱因，真正病因是早年经验。然而，这个真正的病因和发病的过程是病人自己不能觉察到的，是在无意识中进行的。这是发病的前提条件。例如露阴症、强迫症病人的"盲目的兴奋和冲动""奇怪的恐怖感"，病人也说不清楚。说明症状形成的原因和机制是在无意识中进行的。

5. 心理障碍的发病机制和病理本质

当前现实困难是外在原因，早年特殊经历是患病的根源和内部原因，发病时遇到的某个事件作为诱因，导致心理年龄的退行和焦虑的再现并决定了临床相。

我们认为成年人神经症的焦虑恐惧表现并不是当前遇到挫折的直接体现，而是现实困难无法应付时形成强烈的内心冲突作为外在原因，某个生活事件为直接发病诱因将幼年的恐惧引发了出来。因此，其恐惧的对象并不是成年人遇到的困境本身，而是成年人看来不值得恐惧的事物，例如怕热闹的街道和人或温顺的小动物，这都是成年人不怕甚至是喜爱的。病人自己也不知道为什么。幼年经历中真正恐惧的对象已经被遗忘了,而留下来的"漂浮着的焦虑"落到了成年人不会感到恐惧的事物上。

通过对若干类型的性变态和强迫症以及对人恐怖症的临床研究,认为幼年经历以及恐惧的再现,在心理障碍的发病中,确实很重要的。还发现这些早期经验不但是致病的内部原因,甚至还决定着心理障碍的临床相。

由于发病时是成年人,智力、生理发育已达到成熟,因此,与早期经验相应的幼稚思维、情感及行为模式和成年的思维、情感及行为模式同时存在。病态思维、情感和行为方面是幼年式的,而其他各种活动则是成年式的,构成一个自相矛盾的、奇怪的临床相。换言之,成熟的心理模式与幼稚的心理模式同时存在,而后者占据了主导的优势地位,影响了患者的正常生活、工作和学习,出现了心理障碍。这就是认识领悟疗法对心理疾病的病理心理学本质及其发病机制的观点。

6. 心理病理学模式

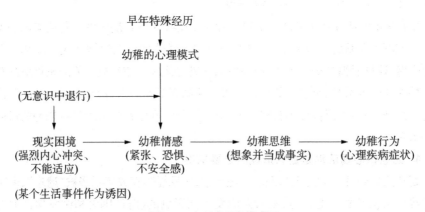

图 7.1 心理病理学模式图

7.3.3 治疗原理、适应证和方法步骤

1. 治疗原理

不论是正统的心理分析还是扩展的心理动力学疗法,以及各种心理疗法(除了早期的行为矫正法以外),治疗原理都是要病人获得"领悟"(insight)。但什么是领悟?领悟些什么?怎样取得领悟?对这些问题,各个理论系统的方法都有其自己的观点。

(1)心理分析:正统的心理分析认为,神经症的症状是幼儿性欲的代替性满足。幼年性欲的固结和症结早已被潜抑到无意识而被"遗忘"了,病人不知道症状代表的真正意义是什么。通过分析,揭穿了防御机制的伪装,露出幼年性欲的本来面目,使无意识的内容变为意识的,填补了早期记忆的空白。这种由无意识到意识,由不知道到知道的心理状态,便是心理分析所说的领悟。正统心理分析领悟的内容都和幼年性经历有关。

后来的心理分析家们认为神经症的症状不只是起源于幼年的性症结,也包括幼年期各种创伤性经历留下的恐惧情绪,即初期焦虑。这些经历已被压抑到无意识中去。不用自由联想,只让病人回忆,辅之梦的分析,也能使被遗忘的往事慢慢浮现出来。再分析、揭示其象征性意义,也能使病人了解症状的真意而获得领悟。

(2) 认知疗法:在当今世界上流行的各种认知疗法,不论是艾伦·贝克(Aaron T. Beck)的认知疗法,还是阿尔伯特·艾利斯(Albert Ellis)的理性情绪疗法都是行为矫正法的发展。早期的行为矫正法仅仅注意病人外部可观察到的行为变化,忽视内心体验和认知的改变对行为的影响。认知疗法弥补了行为矫正法的不足,注意到了病人认知改变的重要性,通过寻找分析病人的自动化思维进而发掘中介信念、核心信念,把重点放在纠正病人"错误"的、"不合理"的认识和情绪上。然而,所谓"合理"和"不合理",都是站在成年人对成年人的立场和认识水平上,去对事物的评价分析,没有看到病人病态观念、情感和行为的幼稚性。所以,在治疗中要和病人进行"辩论",让病人意识并"改正"认知错误,消除由错误认知引起的情绪和行为。

(3) 钟氏领悟疗法——认识领悟疗法:认为心理障碍病人在知道了症状的真意以后,顽固的症状就会减轻或消失。所以不把重点放在回忆、挖掘幼年症结或初期焦虑的具体事件,而是和病人一起对症状中显露出的幼年的情绪和儿童的思维行为模式,用启发式的谈话,反复和病人讨论分析,使他们逐渐认识并领悟到病态的感情、思维和行为都是幼稚的、儿童式的,"病根"在幼年。要站在成年人的立场上,用成年人的眼光和态度重新审视并评价这些思维、情感和行为。多数病人可有"恍然大悟"的感觉,症状也随之减轻和消失。病人往往在治疗前对症状的幼稚性毫无所知,经过治疗认识到病态感情、观念和行为原来如此幼稚可笑,这种转变正是一种"领悟"。认识领悟疗法着重让病人深刻认识其病态思维、情绪和行为的幼稚性,领悟到这些情绪和行为是一种幼年儿童的心理和行为模式,从而"放弃"这些幼年模式,用成人的行为来代替,使心理成熟起来。例如强迫症、恐怖症等神经症的内部原因都发生在早已过去了的幼年期,但这些症结和体验处于无意识中时,病人尝到了症状的苦头,却不知为什么。一旦知道了产生并维持症状的盲目力量原来是过时了的、在成年人看来是没有现实意义的经历或幻想,好像突然从恶梦中警醒或揭示出久猜不中的谜语一样,紧张情绪立即会轻松下来,症状失去了存在的基础,因而减轻或消失。

认识领悟疗法常可在很短时间内甚至几次会见,便可使病人获得领悟而治愈,大大缩短了治疗时间。

分析症状的幼稚性并不排除对儿童早期经历的回忆。有时,儿童时期的经历常能更好地证明症状的幼稚性。但不再为此花费过多的时间。

总之,认知疗法把重点放在纠正病人"错误"的、"不合理"的认知和情绪上,忽视病人早年经验在病理心理学上的重大意义。而心理分析则把重点放在回忆、挖掘和寻找幼年症结或初期焦虑的具体事件,去揭示症状的无意识的象征性意义上。两者都忽视了当前症状本身的幼稚性。

认识领悟疗法汲取两者优点,摒弃了两者的不足,扬长补短。既重视对当前症状的分析,又重视早年经历的重要影响和作用,也可以说是一种整合。

2. 适应证

认识领悟疗法是在治疗强迫症、恐人症和性变态的临床实践中总结出来的,这几种心理障碍是主要的适应证。近年来,我们以及国内的同行们用这个方法治疗了进食障碍、顽固性疼痛和其他神经症,都取得了良好疗效,说明适应证正在扩大。

3. 治疗方法和步骤

采用医生和病人面对面的会谈方式。在病人同意下,可有家属一人参加,会谈最好在诊室内进行,以表示治疗的严肃性。

每次会见时间为 60 分钟,最多不超过 90 分钟。会见间隔时间由医生和病人共同商定,可相隔几天到两周,每次会见后,根据病人的具体条件,要求他们尽可能写出书面"作业",包括重复医生所讲的内容、对医生谈话的理解、体会和意见,并针对自己的症状去分析,最后提出问题。这样可节省会见的时间,并能促使病人思考。

通过提问和讨论分析,强迫症病人能逐渐认识到他们症状的核心是恐惧情绪。这种恐惧情绪导致病人不断地想象,以及为了摆脱想象出的可怕结果而做出的行为(如害怕被污染而反复洗濯,怕出错而反复核查等等),在健康成年人看来,都是没有充足理由、完全没有意义和不必要的,甚至是可笑的,不符合成年人的经验和逻辑,只有几岁的孩子才那样认真对待,真正相信和恐惧。正如一个两岁的小孩子在家里害怕老虎来咬他的鼻子而认真地用手捂住鼻子一样,因为这一切都不是事实。对露阴症病人,引导他们认识到性变态行为实际上是"用幼年儿童的方式方法宣泄成年人的性欲",去解决现实遇到的困难。

当病人通过医生的解释和共同谈论与分析,对症状的幼稚性有了初步认识以后,医生即可向他们解释病的根源在过去,甚至在幼年期,是幼年期某些经历尤其是情感的激动或创伤。虽已"遗忘"或大部分"遗忘",但没有消失。在成年后遇到挫折或冲突时,就会再现出来,影响人的情感、思维和行为,以至不自觉地用幼年的态度来对待成年人看来不值得恐惧的事物,或用幼年儿童的性取乐行为来解除成年人的心理困难,而自己觉察不到。

在各次会见过程中,结合具体情况,可以让病人回忆幼年儿童时期容易忆起的有关经历。这项工作不作为重点,但是,有相应的幼年经历作为佐证,可使病人更快地提高认识。

以上这些解释和讨论有时要进行多次,这类重复工作便是"扩通"。病人在这次讨论中表示已经明白了症状的幼稚性,情绪焦虑减轻,病情也可好转几天。但下次会见时,认识又回到以前的状态,病情也有波动,必须再举各种形象的例子重复解释,让病人提出问题,共同讨论,直到完全理解为止。

4. 治疗联盟

在实行认识领悟疗法过程中,需要病人和医生共同努力。病人本人不主动、不积极、不交心,单靠医生的努力是无法进行心理治疗并取得疗效的。因此,必要有一种互相信任、可以交心、共同参与的合作关系,重视激发病人的主观能动性,强调"师父领进门,修行在个人"。

我们认为,从临床表现分析证明,在病人的情感、思维和行为中,一部分是与实际年龄相适应的成年部分,另一部分则是与实际年龄不符合的幼年部分,成熟的心理模式与幼稚的心理模式同时存在并交织在一起,医生要和病人成年的情感、思维和行为部分联合起来;共同识破、分化和攻击幼年部分,不使幼稚的感情、思维和行为模式继续支配病人整个的行为。治疗联盟的基础是病人对病的病理心理本质的正确理解,只有正确的理解才能明确地知道要联合什么和攻击什么。治疗联盟的作用是帮助尽快地放弃他的幼年行为模式,促进心理的成熟。

（张坚学　任　峰丛　中）

7.4　心理疏导疗法

7.4.1　概述

心理疏导疗法是对患者阻塞的病理心理进行疏通引导,使之畅通无阻,达到治疗和预防疾病,促进心身健康的治疗方法。由南京脑科医院鲁龙光于 1984 年创立。1988 年被评为国家科委研究成果。

心理疏导疗法强调自我认识、自我完善,要求达到"最优化"(治程短,疗效好,效果巩固),目标是长期的。其适应性广,不但适用于各类神经症、心身疾病、精神病康复期防复发等,也适用于普通人群提高心理素质,预防心身疾病。

心理疏导疗法以辨证施治为原则,以中国传统文化和古代心理疏导的思想为主导,以控制论、信息论、系统论(三论)为基础。辨证施治是指"从每个案例实际出发,详细占有资料,反映个案历史变化的真实,进行分析,施之以恰当的心理疏导"。传统文化为疏导疗法在理论及治疗方法上都开辟了新的途径。除儒道思想外,中国传统医学也被疏导疗法广为借鉴。如《黄帝内经》中"人之情,莫不恶死而乐生,告之以其败,语之以其善,导之以其所便,开之以其所苦,虽有无道之人,恶有不听者乎",成为心理疏导治疗的基本主导理念。"习以治惊"是我国古代最具特色的行为治疗方式。控制论、信息论、系统论是心理疏导疗法"三位一体"理论基础的支柱,心理疏导及治疗系统在理论上归纳出了一个信息和控制科学的模型,始终着眼于心理与躯体、机体与环境、生理与病理、整体与部分等之间的相互作用,它植根于当代自然和社会科学,使本系统获得强大的生命力,形成了一个多学科交叉的综合性工程。

7.4.2 操作方法及程序

1. 操作程序

整个治疗按"心理疏导治疗程序示意图"(图7.2)循环往复进行,由浅入深,消除症状,完善个性,巩固疗效。

心理疏导治疗系统主要由医生—信息—患者三个要素构成,以社会信息——语言或文字作为治疗的基本工具,其治疗机制主要是通过医生的疏导信息和患者的反馈信息实现信息转换,从而优化认知结构,改变与社会文化背景相关的病理心理问题。具体程序如下:

(1) 信息收集。由患者输出信息(要求真实、具体、深入),有序地把患者心理阻塞的症结及心灵深处的隐情等充分表达出来。

(2) 诊断及输出治疗信息。医生根据患者的信息作出诊断,分析疾病产生的根源、形成过程、本质和特点,根据个案的具体情况,输出适当的治疗信息。

(3) 患者信息加工处理。患者接受治疗信息,进行信息加工处理:理解(深、透)→联系(自我,实践)→转化(优化认知结构)→反思(总结、记录,即写出反馈材料)。

(4) 校正并输出新的治疗信息。医生对患者的反馈信息进行校正,形成新的方案,并输出新的治疗信息。

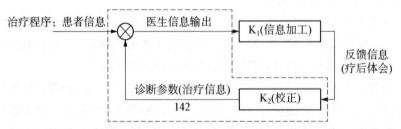

K$_1$——患者对治疗信息加工处理:(理解→联系→转化→反思)
K$_2$——医生对患者的反馈信息变换(校正):设计新的方案,预输出新的治疗信息
⊗——综合器:提取诊断参数,预计新的治疗信息输出

图7.2 心理疏导治疗程序示意图

在疏导过程中,根据每个个体的疏导目标、计划和具体方法,患者的输入条件,如能力、兴趣、接受态度等,在医生和患者的相互反馈中,调整疏导方法和具体措施,以便更好地达到疏导目标。整个疏导过程是信息输出、接收处理、贮存、反馈,即"认识→实践→调整→结果"不断循环往复的过程。由此看来,心理疏导犹如导弹发射,通过不断接收反馈信息,不断修正轨道才能击中目标一样,必须要有适时的反馈信息,不断排除干扰,保证双方之间信息的畅通,才可能达到心理疏导的预期治疗目标。

2. 疏导治疗形式

(1) 个别疏导。个别疏导即一对一的疏导,是团体疏导的基础。个别治疗更加细致、全面、深入、具体,有针对性。对特殊病例,个别疏导具有良好的效果。

个别疏导可不拘形式,可随时随地,通过解释、说服、教育、保证、劝告、制止、转移、暗示、讲理、激励、赞扬和辩论等手段来改善患者的心理状态,增强意志和信心。

个别疏导有针对性强的特点,如对某些性格拘谨、内向的患者,鼓励他们提出问题开展辩论;对情绪不稳的人,帮助其提高自我控制能力,以减少情绪波动;对于文化水平高、抽象思维能力强的患者,要多进行逻辑的分析和说理;对一些文化水平低、受暗示性强的患者,多用形象化的语言和行为。

(2) 团体疏导。团体疏导是把若干患有类同性疾病的患者集合在一起,例如各种心理障碍及恢复期患者,通过讲座、讨论、问题解答等方式,达到疾病康复的目的。系统性的团体疏导包括团体讲座和讨论两种形式。团体讲座以医生为主,一般以"病理之树"模型为中心,进行系统阐述,共分为疏通、实践锻炼和巩固疗效三个阶段。团体讨论可以分为两种方式:患者提出问题,医生解答;患者提出问题,相互解答,医生以旁听者的身份参加。

① 心理障碍"病理之树"模型。心理疏导疗法将心理障碍的产生、发展形象地比作一棵树,这棵"树"分根、干、冠(枝叶)三个部分。树冠代表各种症状,树干代表"怕"字,树根则代表性格缺陷,树成长的土壤代表个体所在的家庭和社会环境。在长期不科学的教育、培养下(包括部分遗传因素),使得个体的性格具有一定的缺陷。在遇到不可避免的困难、挫折和应激时,难以适应,滋生出千奇百怪、不现实的"怕"字,长此以往,导致大脑神经细胞兴奋与抑制的失调,产生心理障碍,表现出各种各样的症状。

② 疏导治疗的三个阶段。第一,疏通阶段:即提高认识阶段。让患者认识病理之树,了解心理障碍的原因,了解心理障碍与性格的关系,以"知己知彼,百战不殆",为下一步治疗打下坚实的基础。这是"不知→知→认识"的过程。第二,实践锻炼阶段:即砍"树干"阶段。通过疏导治疗,让患者认识"怕",通过"少想多做",掌握克服"怕"的策略,通过实践和锻炼逐渐克服"怕",做到"习以治惊",有效改变病态思维和行为。这个阶段是"认识→实践→效果"的过程。第三,巩固疗效阶段:即提高心理

素质、改造性格、挖"根"阶段。此阶段的任务旨在预防心理障碍的反复,保障心身健康。让患者认识到完善个性的艰难性和长久性,并告之以"提高心理素质、完善个性"的方法。这个阶段是"效果→再认识→再实践→效果巩固"的过程,也是一个长期的过程。

(3) 对医生与患者的要求。心理疏导疗法以"认识与改造性格"为主线,以"少想多做"和"认识、实践与领悟"为主要方法,逐步克服"怕"字,减少困扰,直至达到性格完善的最终目标。其治疗模式是:不知→知→认识→实践→效果→再认识→再实践→效果巩固。这是一个循环往复、逐步深入、螺旋式上升的认知改变过程。

① 对医生的要求。疏导治疗中,医生要发挥主导作用,做好信息收集工作,掌握循序渐进原则,加强语言技巧及语言艺术修养,将科学性、趣味性相结合,通过培养治疗情感、指导患者做好信息反馈等,鼓励患者树立坚强的自信心,调动患者的治疗能动性,激发患者治疗过程中的新领悟,培养其自我认识和矫正的能力。

② 对患者的要求。在心理疏导治疗实施中,要求患者做到:"善"——善于设疑(提问);"精"——精于理解(内容);"巧"——巧于联系(自己);"勇"——勇于实践(怕字);"贵"——贵于检验(结果);"少"——少想多做(认识与实践同步)。

7.4.3 注意事项

对于一些执行力差,容易逃避现实的患者,疏导疗法疗效甚微。同时,疏导疗法强调对自我的探索和对性格的认识,对患者的反馈信息颇为重视,对于那些领悟力较差者,适用性不佳。

(黄爱国　鲁龙光)

7.5 主客观分析疗法

7.5.1 概要

主客观分析疗法是由北京大学精神卫生研究所唐登华医师总结发明的,结合了辩证唯物论思想、中国传统文化及西方现代心理学理论,将人类的心理现象分为主观心理现象和客观心理现象,强调对不以人的主观意志为转移的客观心理现象要了解接纳并善用,而对主观意志能掌控的主观心理现象则要充分发挥主观能动性、真正负起责任。

7.5.2 理论背景

随着对人及人的精神活动认识的不断深入,人们对"主观"与"客观"的理解也在发生着不断的变化。中华书局在 1936 年出版的《辞海》中作如下定义：主观，心理学名词，通常皆以能知者为主观，所知者为客观；如物我之关系是。上海辞书出版社 1979 年出版《辞海》中将主观和客观定义为：主观指人的意识、精神；客观指人的意识以外的物质世界，或指认识的一切对象。从上不难看出，以前人们将认识的主体——"人"看作主观，而现在人们仅仅将人的精神、意识看作主观，认识者的躯体已经成为被认识的对象而划分到客观中去了。

然而，随着人类对自身认识的不断加深，原来那些被我们认为是主观的精神和意识的东西也成为了被认识的对象，如脑科学的发展使得人们发现我们的精神活动都有着其客观物质的生理生化基础，在脑外科中电击大脑颞叶的某个区域可以让人产生音乐的知觉；脑内的 5-羟色氨功能下降可以让人在毫无诱因的情况下产生抑郁的情绪；实验心理学的发展，对感觉、知觉、人工智能的成果等更是证实了人类精神、心理活动的客观性、可认识性。在心理治疗实践中我们亦感觉到，很多人类的心理现象是自然的，是主观意志不能控制的，具有不以人的主观意志为转移的客观性，如：青春期发育后就会对异性有明显的冲动、面对重大考试就会紧张、用脑疲劳后就会开小差、人人都会有的负面情绪……精神分析强调人的心理活动中的无意识作用与行为主义的环境决定论也都充分说明了人的部分心理现象不受主观意志所控制的特性。

因此，我们将人类的心理现象分为主观心理现象和客观心理现象两部分，客观心理现象包括：人的本能、本性(如人的嫉妒心、显示欲、自私性、好表扬、喜新厌旧等)、基本情绪、条件性和非条件性的思维模式、行为反应方式、心理活动的一些基本规律(如情绪的过程性、负性情绪对理性的损害等)，这些心理现象是客观的、是主观意志不能完全掌控的，可将其划为客观世界的一部分。主观心理现象仅仅包括：人的主观意志、有意识的自主思维与行为、有意注意等，这些才是真正意义上的"主观"。人类病态痛苦的根源就在于分不清自己和他人心理现象中哪些是主观不能控制的，是不得不接受的，哪些是主观可以控制的，是自我应该负责的，他们通常将那些主观控制不了的现象欲以强行控制，而对那些主观能控制的现象又不负责任，其主要表现有以下三种方式。

1. 病态的压抑

将一些自然的情欲从意识中完全排出，他们常常会不恰当地将一些自然的、人人都会有的、所谓的"不应该的"情和欲从意识中完全排斥出去，如一个深受传统思想影响、情窦初开的少女不能接受自己对喜爱的异性老师的朦胧性冲动而形成社交恐怖症；一个深受别人羡慕嫁了一个好丈夫的县长太太不敢接受自己对丈夫阳痿的不满情绪而最终得了强迫症；一个成天跟自己自慰过不去的少年得了焦虑症……

2. 病理性强求

对自我和他人的客观心理现象不能接纳。

对自我心理现象的苛求：希望自己的心理现象完全由自己控制，不容许出现"不应该有的"欲望、情绪；希望能将自己的所有精力都用在想做的事情上，如要求自己的注意力能完全集中、精力能永恒地保持饱满、绝对不能出现失眠、永远保持高涨的情绪、不能接纳不确定感等。

对自我生理现象的苛求：不容许有不舒服的身体感受，如心慌、憋气、头痛头晕、腹胀、腹泻、尿频等。

对自我社会存在状况的苛求：要求自己绝对不丢面子、不失业、强求能得到所有人的好评。

对他人、社会、环境的苛求：希望社会没有阴暗面、要求领导绝对的公正、要求别人没有一点私心等。

3. 回避

病人对那些主观应该负责任的心理现象采取回避的、不负责任的态度，如：一个见人紧张的社交恐怖症患者回避与人的交往，一个强迫症的病人为了缓解（回避）不安而不停地洗手，一个考试焦虑、注意力不能集中的学生不去上学等。回避的行为虽然可以暂时缓解紧张不安的情绪，但由于其对病人社会功能的损害而加重自卑，导致更深在的恐惧和不安，形成症状的恶性循环。病人也常常将回避行为的责任不恰当地归咎于主观不能控制的客观心理现象上，"因为见人紧张（客观），所有我不见人（主观）"，健康的逻辑则是"因为我不回避见人（主观），所以我见人不那么紧张（客观）"；"因为不洗手就有不安感（客观），所有就不停地洗手（主观）"，健康的逻辑是"因为我不强求消除客观的不安感而反复洗手（主观），所以我的不安感会慢慢减少（客观）"。

主客观分析心理治疗旨在帮助病人弄清楚自我和他人心理现象中哪些是主观不能控制的、是主观负不了责任而必须接纳的，哪些又是主观可以控制而自我应该负责任的。谁都知道春天很美好，但很少有人会因为春天的逝去而痛苦，因为都知道这是客观的、主观无能为力的。如果让病人认识到紧张、焦虑、不安、自然的情欲、习惯性的反应方式等是客观的、主观控制不了的，那么病人就会不得不接纳，而对那些主观应该负责的（如行为）也就慢慢负起责任来，心理病理也就得以消除。

主客观的分析主要从以下三个层面来进行。

症状层面：让病人理解症状——"焦虑不安情绪"的客观性，学会与不安的情绪和平共处，去除使症状得以持续的动力，如一个九岁孩子的妈妈九年来一直害怕头脑中出现的将自己的孩子从阳台（十层）上扔下去的强迫冲动，并采取各种办法欲将其消除，在所有的努力均告失败后最终放弃了和症状的对抗、接纳其客观性，而症状却由此得以消失。另外,让病人理解不安情绪的过程性,任何情绪都是一种过程,只要不给它持续的能量它就会逐渐衰减。在理解接纳症状的客观性的同时要让病人认识到自己应该对所有回避症状的行为负责任,如不要去为了摆脱暂时的不安而去重复强迫行为、强迫观念,不要因紧张就回避与他人的接触,不要因为症状就回避正常的生活等。

心理动力层面:分析症状背后的动力学原因的主、客观性,在症状的背后常常有着被压抑的某些自然情和欲,如所谓"不应该有的"对异性的冲动、对手淫的渴望、对阳痿的丈夫的不满情绪等。

人格层面:分析人格的客观成长经历,促进对自身人格特点的了解及接纳其客观性,同时让病人认识到人格的客观性是相对的,我们可以通过对自我认知和行为的有意识的改变而形成新的人格特点,使人格得以成长。

7.5.3 常用的治疗技术

1. 客观化技术,促进对客观心理现象的理解

客体化:将心理现象作为认识的对象(抽离、第三只眼、内省、自我体验)。

合理化:对客观情绪的理解。

人性化:对客观人性的理解。

必然化:对客观心理规律的理解。

客观共情图:治疗师了解患者的客观心理参照系统即客观共情图,再将自己的主观心理带入,从而感受患者的感受并反馈给患者,帮助患者理解和接纳客观心理状态。

2. 主观化技术,促进对主观能动性的认识,更智慧地发挥主观的积极作用

选择多样化:对事物认知及对行为的选择的多样化。

积极化:对患者的改变动机及其资源进行强化。

归还责任:对行为负责任。

3. 辩证化

主客观的相对性:心理现象的主客观性并非绝对,如宣称要改变自己完美主义特点的患者,只要其接纳了自己的完美主义特点的客观性,那么完美主义的特点就已经变得松动了,即接纳"不接纳";希望能放下对自己独生孩子担心的妈妈,如果能认识到自己对孩子放不下的心理是客观的,其真正放下反而变得更容易了,即放下"放不下"。

无为而无不为:不刻意要求掌控自己的心理现象反而能更智慧地掌控内心,心灵更自由,即"与烦恼相处"。

(唐登华)

7.6 佛学与精神分析心理治疗

心理治疗是 20 世纪初由奥地利医生弗洛伊德创立的用于临床上治疗心理障碍的一门科学,随后经过他自己的精神分析学派传人和其他心理学流派的学者不断汇入,发展至今形成了理论和技术较为成熟的若干学派。在心理治疗未诞生之前,传统的文化形式在人们的心灵安抚之中一直起到重要的作用。因而借鉴佛学的智慧对于心理治疗的发展尤为重要。从广义的学科概念内涵来看,精神分析与佛学都不是心理治疗的理论,更像是认识人性本质的理论。但是精神分析与佛学都有能帮助人缓解内心痛苦的功能,因而其原理和方法也都可以被用在以人际关系为工作基础的心理治疗中。

7.6.1 关于自我

"自我"(self)是人类自古到今一直在认真关注的一个主题。"我"是人把自己当成主体的一种认可,同时"我"也可被当成是主体我(I)的探索对象(me),而对自我之中这两部分内涵及其关系的探索则横跨了人类智慧体系的若干学科,如生物学、医学、精神病学、心理学、心理治疗学、精神分析、艺术、哲学、宗教、佛学、道家等。

本文主要探讨的是在心理治疗、精神分析,以及佛学领域所涉及的自我部分。

下面用一张表来示意说明:

表 7.1 心理治疗、精神分析,以及佛学领域所涉及的自我部分

自我分层	含　义	主要研究的学科
身我(physical self)	"身躯",在一个空间和时间里躯体上的自我,包含解剖结构和生理代谢运行均为完整健康的我,也可以指我的某些部分或者功能	生物学 医学
心我(psychological self)	自我的各种心理成分:感、知、思维、情绪、动机、意志、行为等 佛家所谓的五蕴:眼—色、耳—声、鼻—香、舌—味、身—触、意—法	心理学 精神病学 心理治疗
神我(mindful self)	功能整合的自我;魂魄,精神"精、气、神" 中医所谓"心主神明" 科胡特(Kohut)的"上位自体"(supraordinate self) "自我凝聚感"(self-cohesivness)	心理治疗 精神分析 王阳明的"心学" 艺术 哲学
灵我(spiritual self)	"灵魂"是游离于"身我""心我"和"神我"之外的,又与自我有关系的超自然的某种永恒的存在	哲学 宗教
无我(no self)	自我的存在本质上是无常的,所谓的身我、心我、神我都是因缘际会的产物,每一个当下都是变化的。故而不住相才能见本性,既不执着于我相,也不执着于法相	佛学 道家 量子物理学

7.6.2 对佛学与精神分析的基本原理的分别介绍

1. 精神分析心理治疗的基本原理：在于帮助患者成为一个功能和结构良好的自我

精神分析是基于个人为主体性存在的前提下展开的一系列理论，以此理论为取向的心理治疗的基本理念是帮助一个人恢复紊乱了的自我心智，可以视为帮助一个人成为功能比较好的自己。追溯精神分析理论体系发展的历史，可以看到其所秉持的思路就是尽可能地从不同的维度探讨自我。

(1) 内在动力和结构的自我。弗洛伊德的经典精神分析理论，主要从内在心理结构模型来理解内心的冲突，提出了"意识""前意识""潜意识"和"本我""自我""超我"的结构理论，为精神分析奠定了基本的理论基础。那时，弗洛伊德的主要工作焦点是探索了一个人自身内在的欲望、禁忌、恐惧等各个组成部分之间的冲突，治疗师是从一个外在观察者、分析者的立场上给出一个由治疗师所建构出来的心理结构理论、心理驱力理论、心理防御等理论框架，并依此为指导进行工作。可以把这个阶段视为探讨"内心动力和结构的自我"的精神分析。

(2) 内心客体关系建构的自我。一个人的基本需要不单是内驱力得到满足，还有情感满足的需要。而在儿童内心情感关系的形成过程中，妈妈角色这个重要的客体在孩子的内心世界里所形成的表象，以及孩子与妈妈之间的情感经验等等，对一个人内心里自己的表象以及情感模式的形成有非常重要的影响。研究探讨"孩子—妈妈"关系质量的一系列理论，统称为客体关系理论。这些理论可视为探讨"处在一个人内心的人际关系中的自我"的精神分析。

(3) 自恋的自我。除了内驱力的需要满足带来的冲突，客体关系的质量对内心的人际情感影响之外，还有一个与此并行的主题，就是一个人的自尊感、自我充实感、自我一致感、价值感等对自身的影响，这就是对自我(也称自体)的研究，探讨的重点是"自恋"，这可以称为是研究"自身感受到的自我"的精神分析。

(4) 人际关系场中的自我。几乎难以找到孑然独存的人，人都是与他人相伴而生的，也就是说个人是离不开自己之外的他人以及自己与他人共同构建的世界的。而且每个人的当下自我状态会因为他所在的人际关系的气场而发生变化，这种变化是随境转换的，人际之间的气场又是相互影响的，自我可以被别人影响，与此同时自我也在影响着他人。这就是所谓的两个主体共同作用的关系，也称为"主体间"理论。它可以被视为是解读"在当下的人际关系气场中的自我"的精神分析。

当精神分析发展至此时，我们可以感到它已经逐渐接近于探讨"非恒常性的自我"了，这就与佛家所秉持的理念有所接近。

2. 佛学的基本原理：在于帮助修习者放下对自我的执着

（1）佛学简史。佛学大约于 2600 年前起源于印度，在后世成为一种宗教形式，但是它并不符合宗教的基本定义，因为它没有必须崇拜的形象代表——神。它的创始人释迦牟尼和教义所倡导的是让人从精神上得到解脱，而不是归顺依附于某个神、团体或者某种学说。佛学的流传和发展形成了三大流派，其一脉是向东南亚方向的上座部(小乘)佛教，一脉是翻过喜马拉雅山脉向藏蒙地区流传的密教，一脉是沿着海陆两条丝绸之路传入汉地中原的大乘佛教，并由此远播于东亚。汉传佛教在唐代达到鼎盛，发展壮大并分化出八个主要流派：天台宗、三论宗、唯识宗、华严宗、净土宗、律宗、密宗、禅宗。其中的禅宗采用了佛学修行的一个核心词"禅"来为其宗派命名，并且以其接近生活化的理解和修行方式得以广为传播，影响深远，为佛学的普及和运用起到了划时代的作用。禅的另一个含义是"禅定"，是佛家修行三学戒、定、慧其中的定学里的一种修行方式，也是修行能达到的一种状态。

（2）佛学关于"空"（"emptiness" of Buddhism）。佛家的基本理念是以空为本质的，其认为宇宙万物，都是因缘际会而生成的，其中并没有一个恒定不变的主体存在，即"诸行无常"。所谓的有相的存在形式，也只是各种条件相遇时的一种聚合形式，缘生而起，缘尽而散。因此在探索人的自我存在的时候，以及探索众生万物的存在的时候，需要证到的是自性本体的无常空性，即"诸法皆空"。众生世界在证得空性的过程中，容易舍本逐末，以为自己的所见、所知就是恒常的存在，并认真地沉浸在这种自我所能掌控的状态里。而修行的过程就是为了达到破除我执的目的，即"不住相"，用心理学的语言来说是让人放下对自我中心的种种亲附、攀援、防御，达到明心见性。

如果试图用受、想、行、识等各种分解的心理元素来反映世界的存在的话，并不能概括存在的全貌及其整合的本质。高度整合各种元素之后所形成的整体性质，已经不再是单个因素所反映内涵的简单叠加，所以一切建立在有对象描述基础上的词汇都无法表达这种整合状态，转而用一个"空"字来表达。此"空"并非空无一物，而恰恰是包涵了一切的整合。故而"空即是有""色空不异"，让我们观照着无所指的整合状态的同时，也观照着其所包涵的各个有所指的元素。

佛家所谓的"言语道断，心行处灭"的意思是当我们试图以言说的方式，或者有思维意志的方式来探知般若的时候，必然会陷入挂一漏万的窘境。所以说禅是一种直达本性的整合式的领悟，也就是人们所说的"禅不可道也"的含义。

但是我们总要有交流的需要，而交流所运用的一切方式，仅仅只是一个可资借鉴的工具，而不是交流的所指内涵本身。所以说交流的方式是渡人之舟，假立名相而已。在本文中我所假立的这个名相就与精神分析心理治疗相关。

佛家的理念是向内心去寻思、禅修、证悟，最终达到不执着，不住相，放下自我的境界。金刚经上说:"无我相,无人相,无寿者相。""应无所住而生其心。"如果我们将佛学与精神分析的发展做一个有趣的衔接的话,岂不正好是研究"不再执着于自我为主体的自我"的阶段,即"无我"的精神分析阶段。

7.6.3　成为自己与放下自我:两种不同的治疗原则

那么成为自己与放下自我是相互对立的吗? 恩格尔(Engle)曾说过:"在无我之前,必先有个自我。"以本文作者的个人见解,无我和有我是同时存在的,它们之间不存在先后关系。在心理治疗中,成为自己与放下自我好像是阴阳转换的太极图,是此消彼长并相互依存的过程。而并不是说只有完全成为了自己之后才能放下自己,只要有成为自己的成分,必有放下自己的需要。只是在不同的治疗阶段里这两种需要的表现主次程度不一样。

从精神分析的角度看,一方面,在人格发展上有缺陷的人,其内心的自我核心并不够完整坚定,故而他需要在治疗中运用肯定化的策略来帮助其恢复和加强内心自我的完整感,如自尊心、自我连续性、自我认同感、驾驭内心冲突和情感的能力等。这时候心理治疗帮助他获得成为自己的能力就显得尤为重要。但在治疗向这方面努力的同时,会遇到患者因为其自我核心的不稳定,内心的不安全感,使得其可能会表现出强烈的对抓住自己,或者通过控制与自己相关的外界条件而获得自己有掌控感的心理需求,也就是说变得更加明显地执着于自我(self)。

另一方面是对于处在神经症水平的人,由于自身处在内在一个没有崩溃的心理冲突结构之中,自我(Ego)还在竭力保持内心的稳定与平衡,内在的张力会使得自己变得越来越受束缚,不能挥洒自如地应对生活中的复杂冲突的局面。这时候一个人可能会患得患失,好像夹在矛盾中间左右为难。这时候想把自己放下来的愿望可能很强烈,但之所以想放却不能放下的原因,又是因为缺乏足够强大的应对内心冲突的自我(Ego)功能,因而增强自我功能的需要同样强烈。

7.6.4　佛学与心理治疗的共性因素

1. 对"空"的哲学心理学阐释

首先"空"是一种存在(being)。不加修饰,不加干涉的一种自然存在状态。空可以分为两种,相空与性空。

常人建立在自我为主体的角度上所说的存在(existence)是有时空为界的可感知的存在,即有相。包括了物化的存在,有形的存在,如日月山川、江河大地、万事万物等;非物化的存在,无形的存在——空相,如感觉、意识、情绪、情感等。在此情形下所说的空只是一种"相空",它首先是有一个感知的主体存在为前提的,然后是对客体对象的感知存在上的时间和空间无常性的接受。

佛家所悟道的存在(being)是没有时空界限的存在,即性空、无相,是佛家修习求证的终极目的。性空指的是事物从其本质上来说就是空性的,这种空的本性既无空间的存在边界,也无时间的过去、现在和未来——"无寿者相"。既无感知世界的主体——"无我相",也无被感知的客体对象——"无人相"。

其次是对存在的觉知(awareness)。一种了了分明(moment to moment)的觉知。让所有的心理元素的通道都打开,整个人是开放的,既能觉知到整体的状态,也能对所保护的每一点都有均衡的清晰的关注。

第三是对存在的接纳(accept)。觉知到的东西里有的是喜悦的,有的是痛苦的,有的是顺心的,有的是逆意的,你时而感到高山仰止,时而感到如临深渊,时而很自豪,时而很压抑。接纳所有的觉知,不加以排斥。如佛家云:无分别心、不二(No-Dual)。更深一步的修行则还包括对觉知本身的无关注的觉知。

第四是活在当下(at present)。因为存在只是各种条件下因缘际会的结果,即无常。因而修行就是保持身心处在此时此地的状态下,而并不是让思维内容、情感体验纠结在曾经发生的过去状态里,让身心的状态受到牵绊,或者是沉浸在对未来的幻念中。让自己在即刻就能到达身心沟通,物我两忘的同时又物我两在,即活在当下。

2. 精神分析治疗中对应于"空"的治疗因素

治疗师有了"空"的态度,做到对存在的觉知和接纳,就给心理治疗中带入了禅的意境。从这个角度来理解精神分析的治疗,则:

(1) 对应于"**存在**"的是"**精神分析的场(field)**",精神分析的治疗不仅仅是两个人之间的言语交谈,而是一个场的效应,即所谓的精神分析的气场:包括治疗室里的设置、氛围、环境,以及医患之间言语交流的内容,情感互动的内容。所有的元素都是存在。

(2) 对应着"**觉知**"的是精神分析中的"**均匀悬浮注意**"和"**心智化**"(mentalizing)。治疗师帮助患者能够对自己的情感状态在不同的水平上有所承受,有所觉察,将一些前意识水平的内容呈现在意识里,并能用不同水平的方式,如躯体化、行动化、情感化或言表化等表达自己的情感和思维。心理治疗的作用在于将患者的心智化的能力提高。

(3) 对应于"**接纳**"的是精神分析中的"**共情**""**包容**"和"**命名式的回应**"。在治疗的互动中,共情(empathy)和包容(contain)体现出治疗师不排斥、接纳、包容所有觉知到的意识和潜意识内容。运用命名式(denomination)的回应,可以体现出治疗师不干扰来访者的主体存在,不掺杂自己的内容给患者,使访者有更多的对自己解释的机会。例如,治疗师可以说"我看到你流泪了",而不是说"我觉得你哭的好伤心"。

（4）对应于"**当下**"的是精神分析中的"**移情和反移情**"。移情和反移情是发生在治疗室此时此刻的医患双方之间情感交流的状态,这个状态尽管可以被理解成与过去的重要的客体之间的情感经验和记忆有关,并以此来建构对内心世界形成过程的理解和阐释。但是治疗在修通移情的过程中,所动用的资源并不是患者的过去生活经历,因为过去的生活历史无法重复也无法改动。只有在此时此地所发生的医患互动的新的情感体验,才能作为一种新的资源进入到患者的内心,起到改变现在的作用,而不是改变了过去。

关于在精神分析治疗技术中引入禅宗参修的策略,限于篇幅的关系,推荐阅读作者的两篇文章:发表于2005年7月《中国心理卫生杂志》的"住相与阻抗——禅宗参修与精神分析心理治疗的异曲同工",和发表于2007年11月《中国心理卫生杂志》的"参话头在精神分析心理治疗中解决阻抗的应用"。

（张天布）

附录：移空技术记录纸

首页记录
一般情况

姓名_____性别_____年龄_____民族_____

婚姻(□未婚□已婚□离异□分居□丧偶);宗教信仰(□无□有)

教育(□小学□初中□高中□中专□大专□本科□硕士□博士□其他：_____)

职业(□农民□工人□干部□技术人员□学生□个体□离退□家属□其他：_____)

通讯地址邮编：

联系电话电子邮箱：

心理问题或障碍诊疗现状

就诊机构首次就诊时间：

诊断家族史(□无□有)

服用药物：

其他现病

目前患有何种疾病程度(□轻□中□重)

治疗情况(□治疗中□未治)影响(□大□小□无)

既往史

以往患过何种疾病患病时间：

结果(□痊愈□未愈,或：_____)

经济状况

家庭经济水平(□高□一般□低)

医疗费用(□公费□医保□自费)

医疗费用对您及您的家庭的影响(□很大□较大□一般□较小□无)

移空技术记录纸（A）

姓名_____性别_____日期：_____年_____月_____日

一、问题影响度

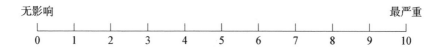

无影响   最严重

0   1   2   3   4   5   6   7   8   9   10

二、问题象征物图

名称（   ）数量（   ）颜色（   ）大小（   ）其他（   ）

三、装载象征物的承载物图

外观特征(填写项目越多越好，至少3项)

尺寸(长：   宽：   高：   厘米)重量(千克)

形状（   ）材质（   ）硬度（   ）质感（   ）

颜色（   ）光泽（   ）气味（   ）款式（   ）

装饰（   ）锁匙（   ）其他（   ）

移空技术记录纸（B）

一、问题影响度

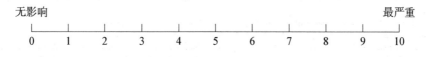

无影响   最严重

0   1   2   3   4   5   6   7   8   9   10

二、问题象征物的变化图

名称（   ）数量（   ）颜色（   ）大小（   ）其他（   ）

三、装载象征物的承载物变化图

外观特征(填写项目越多越好,至少3项)

尺寸(长:　　宽:　　高:　　厘米)重量(　　千克)

形状(　　)材质(　　)硬度(　　)质感(　　)

颜色(　　)光泽(　　)气味(　　)款式(　　)

装饰(　　)锁匙(　　)陈旧(　　)破损(　　)

其他(　　)

四、治疗过程中的个性化事件(治疗师填写)

本章参考文献

Baer, R. A. (2003). Mindfulness training as a clinical intervention: A conceptual and empirical review. *Clinical psychology: Science and practice*, 10(2), 125 - 143.

Batem, A., Holmes, J. (2005). *Introduction to Psychoanalysis-contemporary theory and practice*. New York: Routledge.

Carlson, L. E., Beattie, T. L., Giese-Davis, J., Faris, P., Tamagawa, R., Fick, L. J., ... & Speca, M. (2014). Mindfulness-based cancer recovery and supportive-expressive therapy maintain telomere length relative to controls in distressed breast cancer survivors. *Cancer*. DOI: 10. 1002/cncr. 29063.

Creswell, J. D., Myers, H. F., Cole, S. W., & Irwin, M. R. (2009). Mindfulness meditation training effects on CD4 + T lymphocytes in HIV-1 infected adults: A small randomized controlled trial. *Brain, behavior, and immunity*, 23(2), 184 - 188.

(美)Daborah L. Cabaniss, Sabrina Cherry, Carrolyn J. Douglas, Anna R. Schwartz. 精神动力学心理治疗[M]. 许玥, 译. 北京: 中国轻工业出版社, 2012.

Darasa, T. B. (1990). Psychoanalysis and Psychoanalytic Psychotherapy. In: Kaplan, H., Sadock. B. J. (eds). *Comprehensive Textbook of Psychiatry/v*. Vol Ⅱ, Baltimore: Williama & Wilkins.

(德)Dirk Renvenstorf, 等. 自我催眠[M]. 方新, 译. 北京: 中国轻工业出版社, 2007.

(德)E. Fromm, Suzuki. 禅宗与精神分析(第一版)[M]. 冯川, 王雷泉, 译. 贵阳: 贵州人民出版社, 1993.

Engle, J. (2003). Being Somebody and Being Nobody. in *Psychoanalysis and Buddhism*, edited by Jeremy, D. Boston: *Wisdom Publication*.

Fennichel, O. (1946). *The Psychoanalytic Theory of Neurosis*. Londen: Broadway House.

(美)Gerald Corey. 心理咨询与心理治疗[M]. 胡佩诚, 等, 译. 北京: 中国轻工业出版社, 2000.

Haase, L., Thom, N. J., Shukla, A., Davenport, P. W., Simmons, A. N., Paulus, M. P., & Johnson, D. C. (2014). Mindfulness-based training attenuates insula response to an aversive interoceptive challenge. *Social cognitive and affective neuroscience*. Doi: 10. 1093/scan/nsu042.

Hölzel, B. K., Carmody, J., Evans, K. C., Hoge, E. A., Dusek, J. A., Morgan, L., ... Lazar, S. W. (2010). Stress reduction correlates with structural changes in the amygdala. *Social Cognitive and Affective Neuroscience*, 5, 11 - 17.

Hölzel, B. K., Carmody, J., Vangel, M., Congleton, C., Yerramsetti, S. M., Gard, T., & Lazar, S. W. (2011). Mindfulness practice leads to increases in regional brain gray matter density. *Psychiatry Research: Neuroimaging*, 191(1), 36 - 43.

(英)Joseph Sandler, Christopher Dare, Alex Holder. 病人与精神分析师[M]. 施琪嘉, 曾奇峰, 肖泽萍, 等, 译. 北京: 中国轻工业出版社, 2003.

Kabat-Zinn, J., Lipworth, L. & Burney, R. (1985). The clinical use of mindfulness meditation for the self-regulation of chronic pain. *Journal of Behavioral Medicine*, 8：163－190.

Kabat-Zinn, J., Wheeler, E., Light, T., Skillings, A., Scharf, M. J., Cropley, T. G., ... & Bernhard, J. D. (1998). Influence of a mindfulness meditation-based stress reduction intervention on rates of skin clearing in patients with moderate to severe psoriasis undergoing photo therapy (UVB) and photochemotherapy (PUVA). *Psychosomatic medicine*, 60(5)：625－632.

Killingmo, B. (1989). Conflict and Deficit：Implications for Technique. *International Journal of psycho-analysis*, 70：65－79.

Liu, X., Xu, W., Wang, Y., Williams, J. M. G., Geng, Y., Zhang, Q., & Liu, X. (2013). Can Inner Peace be Improved by Mindfulness Training：A Randomized Controlled Trial. *Stress and Health*. DOI：10. 1002/smi. 2551.

(美)Michael St. Clair.现代精神分析圣经——客体关系与自体心理学[M].贾晓明,苏晓波,译.北京：中国轻工业出版社,2002.

(美)Peter Buirski & Pamela Haglund.主体间性心理治疗[M].尹肖雯,译.北京：中国轻工业出版社,2014.

Rogers, C.R., Sanford, C.R. (1985). Client-centered Psychotherapy In：Kaplan H, Sadock BJ(eds). *Comprehensive Textbook of Psychiatry/Ⅳ*, Baltimore：Williama & Wilkins.

Witek-Janusek, L., Albuquerque, K., Chroniak, K. R., Chroniak, C., Durazo-Arvizu, R., & Mathews, H. L. (2008). Effect of mindfulness based stress reduction on immune function, quality of life and coping in women newly diagnosed with early stage breast cancer. *Brain, behavior, and immunity*, 22(6)：969－981.

[美]查尔斯·布伦纳.精神分析入门[M].杨华渝,等,译.北京：北京出版社,2000.

陈兵.佛教心理学[M].广州：南方日报出版社,2007.

陈鼓应,译著.老子注释及评介[M].北京：中华书局,1988.

陈丽云,等.华人文化与心理辅导模式探索[M],北京：民族出版社,2002.

陈语,赵鑫,黄俊红,陈思佚,周仁来.正念冥想对情绪的调节作用：理论与神经机制[J].心理科学进展,2011,19(10)：1502－1510.

大原健士郎,大原浩一.森田疗法[M].大阪：世界保健通信社.

邓玉琴,刘兴华,梁耀坚,攸佳宁,唐一源.觉知抗抑郁训练对参与者抑郁情绪干预初探[J].中国临床心理学杂志,2010,18(06),813－816.

[奥]弗洛伊德.弗罗伊德文集(第一卷)[M].车文博,译.长春：长春出版社,1982.

[美]霍金.时间简史[M].吴忠超,许明贤,译.长沙：湖南科技出版社.

[美]卡丹什.客体关系心理治疗：理论、实务与案例[M].鲁小华,等,译.北京：水利水电出版社,2006.

[美]科胡特.自体的分析[M].刘慧卿,林明雄,译.北京：世界图书出版社,2012.

李心天.医学心理学[M].北京：中国协和医科大学出版社,1998.

李振涛.心理疗法探索——森田疗法与内观疗法的借鉴与创新[M].北京：北京大学医学出版社,2013.

李振涛.森田式心理疗法[J].中华行为医学与脑科学杂志,2014,23(9)：851－852.

刘天君.禅定中的思维操作[M].北京：人民体育出版社,1994.

刘天君.中医气功学(第二版)[M].北京：中国中医药出版社,2011.

吕建福.解悟与证悟略识.禅宗与中国佛教文化(第一版)[M].北京：中国社会科学出版社,2004.

马宏伟.心经与心理治疗(第一版))[M].石家庄：河北教育出版社,2013.

麻天祥.中国禅宗思想发展史(第二版)[M].长沙：湖南教育出版社,2011.

[美]米切尔,布莱克.弗洛伊德及其后继者——现代精神分析思想史[M].陈祉妍,黄峥,沈东郁,译.北京：商务印书馆,2007.

木村骏.日本人的对人恐怖[M].东京：劲草书房,1982.

潘桂明.佛教小常识：禅宗[M].郑州：大象出版社,2005.

圣严法师.佛学入门(第一版)[M].成都：成都文殊院,2011.

翁虚,等,注译.金刚经今译(第二版)[M].北京：社会科学出版社,2003.

新福尚武.精神医学大事典(Kodansha's Comprehensive Dictionary of Psychiatry)[M].东京：讲谈社.

曾文星.华人的心理与治疗[M].台北：桂冠图书公司,1996.

张坚学,钟友彬.恐人症的病理心理本质和发病机制探讨[J].中国神经精神疾病杂志,1993,19(5)：269.

张亚林,郝伟,等,杨德森,主编.精神疾病的心理治疗基础.基础精神病学[M].长沙：湖南科技出版社,1994.

张亚林,杨德森.中国道家认知疗法——ABCDE技术简介[J].中国心理卫生杂志,1998,12(3)：4.

张亚林,杨德森,肖泽萍,等.中国道家认知疗法治疗焦虑障碍[J].中国心理卫生杂志,2000,14(1)：62.

钟友彬.对人恐怖症和社交恐怖症[J].中国心理卫生杂志1989,3(2)：59.

钟友彬,张坚学.认识——领悟——症状消失(一例强迫症病人的治愈过程)[J].中国心理卫生杂志,1990,4(4)：181－183.

钟友彬.性变态的病理心理本质和发病机制[J].中国心理卫生杂志,1991,5(3)：123.

钟友彬,张坚学.认识和领悟的治疗作用(记一例恐人症病人的治愈过程)[J].中国心理卫生杂志,1991,5(2)：67－69.

钟友彬.中国心理分析[M].沈阳：辽宁人民出版社,1988.

钟友彬.现代心理咨询[M].北京；科学出版社,1992.

钟友彬.认识领悟疗法[M].贵阳：贵州教育出版社,1999.

8 其他心理治疗方法

8.1 森田疗法与森田式心理疗法 / 177

    8.1.1 森田正马简介 / 177

    8.1.2 森田对神经症分类 / 177

    8.1.3 治疗方针 / 178

    8.1.4 指导要则 / 178

    8.1.5 现代森田疗法 / 178

    8.1.6 森田式心理疗法 / 178

8.2 正念疗法 / 182

    8.2.1 正念和正念疗法 / 182

    8.2.2 训练内容 / 182

    8.2.3 注意事项 / 187

8.3 接纳承诺疗法 / 188

    8.3.1 概述 / 188

    8.3.2 治疗目标、操作过程及治疗方法 / 191

    8.3.3 治疗关系 / 193

    8.3.4 适用范围 / 194

8.4 表达性艺术治疗 / 194

    8.4.1 概述 / 194

    8.4.2 舞蹈治疗 / 197

    8.4.3 音乐治疗 / 199

    8.4.4 绘画治疗 / 201

    8.4.5 沙盘游戏治疗 / 203

    8.4.6 小结 / 205

8.5 格式塔疗法 / 207

    8.5.1 代表人物 / 207

    8.5.2 理论背景 / 208

    8.5.3 核心概念 / 209

    8.5.4 治疗过程 / 213

    8.5.5 适用证 / 216

8.6 焦点解决治疗 / 217

    8.6.1 基本理念/原则 / 217

    8.6.2 治疗师角色 / 218

    8.6.3 代表性晤谈技术 / 218

　　　　　　　8.6.4　基本流程 / 221
　　　　　　　8.6.5　适用范围 / 222
　　　　　　　8.6.6　小结 / 222
　　　　8.7　团体心理治疗 / 222
　　　　　　　8.7.1　团体心理治疗的疗效机制 / 223
　　　　　　　8.7.2　团体心理治疗的不同类型 / 226
　　　　　　　8.7.3　团体心理治疗的准备与实施 / 229
　　　　　　　8.7.4　团体心理治疗的应用实例 / 232
　　　　8.8　基于电话、网络的心理咨询 / 235
　　　　　　　8.8.1　电话心理咨询 / 235
　　　　　　　8.8.2　网络心理咨询 / 239

8.1　森田疗法与森田式心理疗法

心理疗法会伴随时空变化、对应人群变化而有所变化。因此,该疗法规范供森田疗法(Morita Therapy)(新福尚武,1984)起步者应用为主,对已经具备多年自身经验者供参考应用。

8.1.1　森田正马简介

时代:1874—1938 年。

经历:1902 年东京帝国大学医学部毕业,1903 年东京慈惠会医科大学任教,1921 年同大学教授,1937 年退休。

业绩:在生物医学万能时代无视精神疗法。森田针对当时难治的神经症提出了自己的新发现及治疗方法,被其后的弟子及追随者实践验证,创造出森田疗法。

8.1.2　森田对神经症分类

1. 普通神经质(疑病症);2. 强迫观念症(强迫神经症及恐惧症);3. 发作性神经症(焦虑性神经症)。

森田对神经症形成的认识:性格神经质(自我中心的过细心;疑虑性——疑病基调;完全欲过强——理想主义,完美主义)是形成神经症的基础,来源于强烈的生的欲望(greeds to live)。生的欲望源于对死的恐怖。生的欲望与死的恐怖呈表里关系。对死的恐怖逃脱与挣扎中陷入神经症状态。

森田学派对疾病形成的认识:疾病 = 神经质×偶发事件×机会。

8.1.3　治疗方针

1. 正确理解症状形成机制。

2. 陶冶容易发生神经症的性格倾向。

3. 自觉内心(自我实现的欲求来源于生的欲望)建设性的努力行动。

住院治疗：第一期卧床期(4—7 天)，第二期轻作业期(1—2 周)，第三期重作业期(1—2 周)，第四期回归社会准备期(1—数周)。(田代信维："精神分析学派认为以上四期相当婴儿期、儿童期、青春期、成人期再体验。")

门诊治疗：1—2 次/周，日记指导与读书疗法并用。

8.1.4　指导要则

1. 理解症状真态，认识森田神经症不是疾病。

2. 彻底地对症状采取有就随其有的态度。注意从症状向现实生活转移。

3. 肯定一切思考、感情、情绪全是心的自然。

4. 按照社会最一般的形式，尝试着手没有信心的工作。

5. 自觉真心。真心是自我实现的欲望，它来自生的欲望。症状是真心的枝节末叶。努力让生的欲望与外界平衡。

6. 体会平等观，我与他人相同。

7. 解释与怨言只会让注意固着于症状。

8. 从围绕自身开始到为他人做事，暂且有损失也无问题。

9. 人生观中，逐渐以事实标准替代理想标准、情感标准。

10. 建立感谢的意识与言行。

8.1.5　现代森田疗法

日本浜松医科大学精神神经科，40 张床，比较轻症的各种精神障碍住院患者，绝对卧床治疗，采用各室治疗。此外，充分利用综合性医院设施进行作业疗法，除应用森田疗法原法的积极生活疗法，导入艺术疗法，提高了治疗效果。森田正马时代所没有的"生活发现会"拥有会员数千人，是集体学习森田理论的组织。(大原浩一和大原健士郎，1995)

森田的技巧，应该对应时代的变迁而发展。

8.1.6　森田式心理疗法(Morita Mode of Psychotherapy)

对森田疗法历经 28 年研究与实践的基础上进行创新，提出便于门诊应用的三种森田式心理疗法。

8.1.6.1 神经质所致病感心理疗法(Psychotherapy for nervousness induced illness perception)

(1) 对森田疗法的借鉴。森田疗法治疗"森田神经质症":由森田神经质导致的症状。森田神经质是由特定的人格特征与成长环境作为基础而形成的。它包括:人格特征的六个方面;行为类型的四个方面;症状及症状形成机制的八个方面;治疗动机的五个方面;生活史的十个方面。森田神经质导致症状容易形成的疾病为:普通神经质(疑病症);强迫观念症(强迫神经症及恐惧症);发作性神经症(焦虑性神经症)。以上疾病的核心症状为:疑病、强迫观念、恐惧、焦虑。

(2) 对森田疗法的创新。"森田神经质症"中的"症状",实质上,首先是病感还是症状?"病感"与"症状"是不同的:病感(illness perception)是疾病的内在感受,患者感受的个性化用语,是躯体与社会因素的总效应。症状(symptom)是以疾病的外现现象为主,医学诊断的共性化用语。疑病感并非等于疑病症,恐惧感、焦虑感也不等于恐惧症与焦虑症,波动出现的强迫观念也不等于强迫症! 因此,森田疗法首先对应的是与人格相关的病感,并非是××症(综合征)。正因为如此,森田疗法的治疗靶子是意识清楚、病识力与自知力完整的所有疾病中,同人格神经质相关的病感!

(3) 治疗理论与治疗原则。治疗理论:治疗的靶子首先是病感然后才是由病感形成的症状。症状不能代表病感。病感是异常感 + 人的表达。治疗原则:"接纳反应(人格相关的反应与负性情绪),为之当为(病感交给医生。离开医生,做该做的事。)。"

(4) 操作:六公式、十二字。

理解:认知烦恼形成的过程与走出烦恼的行为方向。

接纳:暴露恐惧、接纳反应结果及伴随的负性情绪。

回归:注意回归现实、现在、现行为(在哪儿? 做什么? 往下做!)。

行动:开始建设性行为,从日常最简单事务做起。

强化:关注建设性行为带来的良好体验、强化良性循环。

返回:病感与症状再现时,以 1—5 为环,重复训练。

(5) 应用范畴。意识清楚,自知力、病识力完整的所有精神障碍、躯体疾病、主动求治的患者或咨客中,同人格神经质相关的病感治疗与调节。

(6) 操作流程。适应者选择(不是"选择适应证"!):符合五项人格特质(敏感、求全、疑病、反思、情绪不稳定)的大部分,或者其中一两项非常突出的人。中文版"森田神经质面晤诊断问卷"一致性很高,或者其中人格、对应症状、生活史三项一致性很高的人。以上两项综合评价程度越高,预期疗效越好。

治疗过程(三个阶段):认知烦恼来源,明确行为方向。冲出纠结训练。形成经验,离开医生。

治疗疗程:每个阶段2—3次(1小时/次),6至9次一个疗程。第一阶段,每周一次。第二阶段两周一次。第三阶段,两至四周一次。另外,对病感继发的焦虑、失眠等症状可以同时药物治疗。

(7)案例:参考文献(李振涛,2013)第79页—101页。

8.1.6.2 改变应对方式心理疗法(Psychotherapy of modified coping style)

(1)对森田疗法的借鉴。森田理论主张"思想矛盾事实唯真",意在思想、精神的纠结唯有以事实来证实。

(2)对森田疗法的创新。"思想矛盾"能够达到"事实唯真",必须历经具体的行为过程。理性与感性是平行的两条轨道,理性变化感性,必须去建立并通过具体的"道路"——行动!

(3)治疗理论与治疗原则。

强迫症与疑病症患者,对病感表现以下疾病行为:虚构准则(杞人忧天准则):"万一、如果、要是那样的话";排除准则(因噎废食准则):排除本来就是假设的东西;思虑准则(作茧自缚准则):穷思竭虑,希望通过思考解决感觉的问题。

治疗强迫症、疑病症应用以下健康行为:事实准则:不能验证、从来没有发生或者在自身发生的情况同他人一样,就不是"异常"的事实;目的准则:是为洗手而洗手,不是为"别没有洗干净"在洗手;行动准则:生活在"现实、现在、现行为"中。

(4)应用范畴。神经症性强迫症(Obsession)及疑病症(Hypochondriasis)。这两种疾病的特点:制造虚构,然后面对虚构进入无止境地排除之中。到医院"去找病",而不是"去看病"在生活中"找错"而"不是纠正错——本来就没错",表现对病感的错误应对,需要改变应对逐渐走出来。

(5)操作流程。

洞察:是疾病行为还是健康行为?

终止:立即终止疾病行为。客观上不会马上被终止,意识上要提醒"该终止了"。

开始:立即开始健康行为。

强化:不断强化健康行为。

反复重复操作。

操作要点:接纳反应,为之当为。接纳已经形成的条件反射反应(每想到、看到、遇到就出现的反应)及伴随的负性情绪。做该做的事。

(6)治疗过程(三个阶段):认知烦恼来源,明确行为方向。冲出纠结训练。形成经验,离开医生。

治疗疗程:每个阶段2—3次(1小时/次),6至9次一个疗程。第一阶段,每周一次。第二阶段两周一次。第三阶段,两至四周一次。另外,对病感与症状继发的焦虑、失眠等可以同时药物治疗,强迫症状与疑病症状严重时可以合并抗强迫药物治疗。

(7) 案例:参考文献(李振涛,2013)第 121 页—152 页。

8.1.6.3　心理平衡疗法(Psychological balance therapy)

(1) 对森田疗法的借鉴。

森田理论"生的欲望与死的恐惧"。"生的欲望源于对死的恐惧。生的欲望与死的恐惧呈表里关系。对死的恐惧逃脱与挣扎中陷入神经症状态。"

(2) 对森田疗法的创新。

生,是人类最基本的欲望。人们是因为求生而怕死。生,组成一系列欲望与需求:健康、完美、被他人接受、伦理道德、安全、自我实现等等。在这些欲望与需求的对面就是恐惧:健康——罹病恐惧,完美——遗漏恐惧,道德——涉嫌恐惧,自我实现——失败恐惧……人的心理活动不是仅仅两个空间:欲望与恐惧,应该是三个空间:欲望、恐惧、现实。三个空间各成里表关系。是欲望导致恐惧,是恐惧导致现实的症状。

(3) 治疗理论与治疗原则。生的欲望与死的恐怖是人类生命的基本动力。生的欲望系列制造死的恐怖系列。心理失衡的原因是生的欲望强大而相关行为能力与抗挫折能力不足:"大头,小肢体""心高,手低""愿望高,能力低"。心理平衡的渠道不是劝解、压抑如何降低欲望、需求,而是将生的欲望因势利导转化为现实生活的能力,从而带走焦虑。

(4) 适应范畴。

社交恐怖症,适应障碍患者及健康人群心理调节。

外部因素为主,导致心理失衡的调节(压力与健康)。

内部因素为主,导致心理失衡的调节(疾病与应对)。

(5) 操作流程。

症状来源的认知(人性、情感、烦恼三空间之间的关系)。

个人人性特征的洞察。设定同人性特点对应的行为能力要求,设定同人性特点对应的抗挫折能力要求。实践与训练。作业疗法辅助。不断强化与自励。

(6) 治疗过程(三个阶段):认知烦恼来源,明确行为方向。冲出纠结训练。形成经验,离开医生。治疗疗程:每个阶段 2—3 次(1 小时/次),6 至 9 次一个疗程。第一阶段,每周一次。第二阶段两周一次。第三阶段,两至四周一次。另外,对病感与症状继发的焦虑、抑郁、失眠等症状可以同时药物治疗。

(7) 案例:参考文献(李振涛,2013)第 173 页—189 页。

(李振涛)

8.2　正念疗法

8.2.1　正念和正念疗法

20 世纪 70 年代,美国麻省大学医学院的卡巴金(Kabat-Zinn)开始将源自佛学冥想的正念禅修应用于协助临床病人应对疼痛、疾病和压力困扰,开启了正念在临床上的运用。由此,正念疗法在调节情绪,缓解压力方面获得大量的应用与研究。

大量研究表明,相对于单纯的医学治疗,有正念疗法辅助的医学治疗对患者更有帮助,有助于治疗慢性疼痛、焦虑、皮肤病、抑郁症复发、失眠症、物质滥用、酒精依赖、饮食障碍、心脏疾病和癌症等心身疾病(陈语、赵鑫、黄俊红、陈思佚和周仁来,2011),其中银屑病人的银屑清除速度更快(Kabat-Zinn 等,1998);癌症患者的 NK 细胞活性和细胞因子生产水平获得重建(Witek-Janusek 等,2008);染色体端粒长度倾向于保持稳定(Carlson 等,2014);艾滋病患者的 CD4 + T 淋巴细胞的水平能维持稳定(Creswell, Myers, Cole,和 Irwin, 2009)。

正念训练也能够帮助普通人更好调节情绪,缓解压力,表现为内心更为平静(Liu 等,2013),心理韧性更强,大脑右前脑岛和 ACC 区的激活在面对负性刺激时的反应降低(Haase, Thom, Shukla, Davenport,和 Johnson, 2014),练习者的压力减少,右基底外侧杏仁核的灰质密度减少(Hölzel 等,2010),与情绪调节,学习和记忆功能相关的左侧海马、后扣带回、颞顶交界处和小脑的皮质密度增加(Hölzel 等,2011)。

卡巴金等(Kabat-Zinn, Lipworth,和 Burney, 1985)将正念定义为:有意识地注意此时此刻,并以非评判的、客观的态度对待自己一刻接着一刻的体验。正念核心在于练习者对此时此刻的感觉、想法和情绪体验有更多的"如实观察"(邓玉琴、刘兴华、梁耀坚、攸佳宁和唐一源,2010)。正念疗法是一套操作化的减缓压力和情绪调节方法。虽然正念来自佛学冥想,但该疗法并未包含任何宗教观点,这样使得正念练习能被持有不同宗教背景和哲学观点的个体接纳并采用(Baer, 2003)。

正念疗法并非传授知识,关键在于通过练习获益,要求每日 30—45 分钟的规律性练习时间,以下我们将介绍常见的正念练习方法。

8.2.2　训练内容

下文列举正念训练中常用的训练方式,这些练习可以相互结合和补充,也可以视情况独立使用。

8.2.2.1　正念吃葡萄干

"正念吃葡萄干"一般作为训练的第一项内容出现,可以让个体发现自己行为中存在的习惯模式,能更为清晰地认识到生活中那些平时觉察不到的细节,引发个体对正念的兴趣。

练习方法:

首先,将一颗葡萄干放在手心中,带着好奇、开放的态度来仔细观察手上的这颗葡萄干,事实上这颗葡萄干,是你有生以来第一次见到的。请花一点儿时间认真观察这颗葡萄干,带着好奇来探索。

你能否感受到它的重量?它是否在你的手掌中投下了小小的阴影?观察这个葡萄干的每一个部分,观察它的色泽、纹理、光亮处与暗淡处。你还可以将它对这光线,转动它,来看它的通透情况。

如果内心出现"我们在做多奇怪的事情呀",或者"为什么要这么做",或者相关及无关的想法,这很自然,我们学习把这些想法看作是想法,作为此刻出现的一个主观现象即可。然后依然将你的注意力温和地转回来,继续探索和觉察这颗葡萄干。

现在有意识地将这颗葡萄干缓缓拿近鼻子,注意感受这颗葡萄干在距离你鼻子多远,你能感受到它的存在,随着它靠近鼻子,味道的变化。

现在,有意识地把葡萄干拿到耳边,觉察胳膊的缓缓运动过程。用两个手指捏一捏葡萄干,仔细觉察是否有声音,如果有,倾听这是什么样的声音。

现在请把这枚葡萄干拿到离你身体最远的地方,然后有意识地把它放到嘴里,探索它在嘴里的感觉,感受它的味道。用口腔感受它的形状,用牙齿触碰它。当你准备好后,有意识地咬一下,注意它所散发出来的味道。

慢慢地咀嚼它,感觉它形体的改变,品味它的味道。然后,有意识地分口吞咽它。

8.2.2.2　身体扫描

身体扫描的练习是以好奇和开放的态度,依照一定顺序体验身体每一个部分的感受,通过这个练习来增强对此刻的觉察和接纳能力,也能增加对自己身体有更多感知。练习一般持续 40 分钟。

练习方法:

首先,找到一个温暖且不被打扰的地方,穿着宽松的衣服,坐着或者使身体平躺下来,轻轻闭上眼睛,感受自己的几次呼吸。

当你准备好以后,首先感受左脚脚趾,依次感受每一个脚趾。练习重点在于觉察,无论某个部位有什么样的感觉,或者没有感觉,不用去制造感觉;无论是自己喜欢的感觉,或者不喜欢的感觉,尝试只是体会它们,接纳它们此刻的存在,不去挽留或者排斥。

如此依次体会左脚趾、左脚面、左脚底、左脚踝、左小腿、左膝盖、左大腿,依照同样顺序扫描右边至右大腿,臀部、腰部、腹部、双肩,再从左手指、左手掌、左手臂,然后以同样的顺序扫描右边,然后是脖子、后脑勺、头的两侧、头顶、额头、眉毛、眼睛、鼻子、嘴和牙齿、两颊,结束前把躯体作为一个整体进行觉察。

练习过程中,可能会发现自己会离开体会身体,陷入思考或者想象,这种现象很正常,愿意的话,发现时,可以觉察和了解此刻的想法,如果内心没有想法,可以回到觉察身体上来。另外,练习并非要将注意力保持在某个部位上,练习的要点在于觉察当下一刻的感受,并且尝试去接纳所体会到的感受。

当您准备好了,可以轻轻睁开眼睛,带着对此刻的觉察,活动四肢和身体,结束练习。

8.2.2.3　觉察呼吸

正念觉察呼吸,即把自己此刻的呼吸作为体验对象,一次一次地让自己练习觉察此刻的呼吸,练习一般持续 20 分钟。

练习方法:

首先,舒服地坐在椅子上,或平躺在床上,让自己放松下来,轻轻闭上眼睛。温和地体会自己的呼吸,感受自己此刻的一呼、一吸,以及呼吸之间小小的停顿,感受每次呼吸时,气流经过鼻腔的感觉,或者每次呼吸时,胸部或腹部的一起一落。呼吸长的时候体验自己的长呼吸,呼吸短的时候体验自己的短呼吸。让呼吸自然进行,无需控制它。

如果发现自己的注意离开了呼吸,在思考或者想象中,或者被其他的声音带走,这是很自然的现象,可以简单地觉察一下,自己此刻的内心活动,以及所带来的情绪体验、身体感觉,尝试单纯地觉察和体会它们,然后,当你准备好的时候,再温和而坚定地重新体会此刻的呼吸。

当您准备好了,可以轻轻睁开眼睛,带着对此刻的觉察,活动四肢和身体,结束练习。

8.2.2.4　正念伸展运动

正念伸展运动是指在进行身体拉伸运动的过程中,有意识地让自己觉察自己的身体姿势、拉伸过程和感受,以及可能出现的任何情绪和想法,练习的重点在于觉察,而不是突破身体的极限,正念伸展运动的练习形式是多样的,可以配合瑜伽、体操等练习进行。

练习方法:

首先,请找到一个能够自由伸展双臂的地方站好,两脚距离与肩部齐宽,调整姿势尽量让自己站得舒适、自然,留意双脚与地面接触的感受以及地面给予身体的支撑,让身体感觉到放松、清醒和尊严。

然后,双手掌心向外,同时非常缓慢地将双臂举向身体两侧,并向两侧伸展,达到与地面平行的位置。在这一过程中,感受手臂肌肉的紧绷,以及保持这个伸展姿势时的张力。保持这个姿势一段时间,自由地呼吸,注意随着这种姿势的继续以及呼吸的变化,其身体感觉、想法和情绪,不论出现什么,让自己练习觉察,把这些感觉、想法、情绪作为当下一刻的观察对象。

一段时间后,在你准备好的时候,有意识地把双臂缓缓放下来,觉察双手划动空气的感受,并感受一下血液在双手的流动。

此后,按照上述的要领依次进行单臂上举、双臂上举、双臂平举、转动头部、转动身体。最后安静地站立,闭上眼睛细细体会经过一系列的拉伸身体内部的感觉,同时觉察此时此刻的呼吸。

当您准备好了,可以轻轻睁开眼睛,带着对此刻的觉察,活动四肢和身体,结束练习。

8.2.2.5　正念行走

正念行走是将行走过程作为观察对象的训练方式,既可进行正式行走,也适用于日常行走。练习一般持续 20 分钟。

练习方法:

首先,找到一个相对安静的环境,选择长约 5 至 10 米之间的路径,如果条件允许,赤脚或者仅穿袜子可能会获得更加丰富的体验。

先站在路的一端,轻轻闭上双眼,进行站立正念,感受自己立于此地的状态:感受双脚与地面接触,周围空气与身体接触的感觉,聆听一下周围的声音。

一段时间的正念站立之后,轻轻睁开眼睛,目光可自然下垂落于身前约 1.5 米的地方,之后,让自己觉察行走、重心的转移,行走进程包括脚提起、前移、落下身体,以及所带来的身体感受,以及行进中身体平衡、转身等。

尽量以一种好奇和开放的态度来对待自己当下的各种体验。在这个过程中,如果出现各种心理活动,这很正常,愿意的话,发现时,可以觉察自己当时的想法,或者想法带来的身体感觉、情绪。

然后,当你准备好了,再温和地回到对行走的觉察上来。以这种缓慢的方式来回走几次。在缓慢行走一段时间之后,可以尝试着带着觉察,用不同的速度行走并体会。

当你准备好的时候,可以让自己停下来,轻轻闭上眼睛,觉察自己此刻的全身,然后轻轻睁开眼睛,结束这个练习。

8.2.2.6　正念觉察想法

正念觉察想法即把自己的想法作为观察对象,尝试把自己的想法当成主观的现象,了解自己的思考、分析和想象,以及相应的情绪、身体感受。练习一般持续 30 分钟。

练习方法：

首先，让自己调整坐姿，在练习中尽量保持一个清醒、有尊严且舒适的坐姿，或平躺在床上亦可，慢慢闭上眼睛。

轻轻闭上眼，觉察和了解内心的思考与想法，包含内心的思考、浮现的景象与画面。觉察到内心的想法以后，不用控制自己的想法，也不用排除它，尝试只是去了解此刻内心的活动。如果没有想法，也无需制造想法，或者追忆刚才的思考，可以静静地等待，或者体会此刻呼吸。

在这个过程中，留意自己可能会陷入思考或者想象，如果发现自己在思考，首先恭喜自己回到觉察上了，然后再留意自己的内心是否还被想法所占据，对于出现的想法可以有意识地贴上标签（如自我责备、担心、做计划等），考察自己是否体验到某种情绪，身体某个部分存在某些感受。

如果发现某些想法力量强大，自己很容易陷入其中思考，不管它是什么，无需急着改变、推开或者转移自己的注意力。在发现时，先恭喜自己，然后试着以观察者的姿态，带着开放和好奇的态度去觉察此时此刻的想法，以及相关的情绪、身体感受。

当您准备好了，可以轻轻睁开眼睛，带着对此刻的觉察，活动四肢和身体，结束练习。

8.2.2.7　三分钟呼吸空间

三分钟呼吸空间是一个简短的正念练习，旨在让练习者在很短的时间内快速觉察此时此刻。相比于其他练习，这个方法更加简便而易于操作，随时可以进行，很适合融入每日的生活中去，使练习者将正念和日常生活更好地结合。

练习方法：

三分钟呼吸空间练习可分为常规型和应对型，常规型用于日常的训练，配合上述练习方法进一步增加觉察能力，而应对型用于应对使自身产生强烈情绪波动的事件，用三分钟的时间，尝试从思考和情绪中走出来，来察觉自身和环境的状态。

首先，觉察自己的呼吸，花一分钟左右的时间，来尽可能地去觉知此刻的呼吸，一刻接着一刻。用呼吸作为内心的锚，帮助我们真正地处在当下。

然后，当你准备好了，慢慢地将觉察范围从呼吸扩展出去。在觉察呼吸的同时，将身体作为一个整体来觉察。来感觉你身体的情绪、身体感觉、身体姿势，以及你的面部表情。也许你能感受到身体的放松，或者感受到背部、脖子、肩膀的紧绷……无论是什么，都尝试去接纳，让这些想法、情绪、身体感受存在着，把它们作为你的观察对象。将觉察范围扩大到周围的环境，觉察环境中的内容和细节。

8.2.2.8　无拣择觉察

在正念练习的后期，练习者可以进行无拣择的正念觉察，即关键在于对此时此刻进行觉察,无论觉察到什么,都尝试接纳它们此刻的存在。在练习中,让自己学习感受此刻,而无须刻意觉察某一个对象,也无需把注意力保持在某个对象上。让自己有意地选择此刻的对象进行觉察,它可以是想法、可以是呼吸,也可以是已掌握的任意一种练习形式,这样的练习更加自由,此种练习有助于练习者将正念带入到日常生活当中,拓展练习者的获益。练习一般持续 40 分钟。

8.2.3 注意事项

不同于其他心理治疗方式,更多程度上正念疗法是一种自我探索、自我教育的技术。正念训练更多地是强调在日常生活中的练习。正确和适当的态度是确保坚持练习和帮助解答练习中疑惑的关键。

(1) 接纳:对日常生活中出现的不愉悦的事情和负面的感受,需要首先尝试去接纳,而非习惯化的反应,在觉察和接纳的基础上,做出选择。接纳并不代表着你需要去喜欢此刻的每一件事情,或者是不思进取,做出改变的努力,接纳意味着愿意看到事物的真实面貌,不被自己的评价、欲望、情绪所蒙蔽,从而让自己采取更加适宜的行动。

(2) 放下:不要被自己的想法所牵制,不去抵抗不快的情绪想法的出现,或者抓紧快乐的情绪或状态。我们往往会发现自己在努力追求着快乐感受,排斥不快感受,然而如果仔细观察,会发现这样的努力可能带来的压力和困扰更多,学习放下,允许不快感受存在,探索存在的困扰,允许快乐感受的消失,自然会让我们内心能够更加自在和平静。

(3) 无为:虽然每个人进行正念练习都有自己的目的,比如缓解压力、调节情绪、帮助睡眠等,然而在练习的过程中我们要暂时地"舍弃"我们的目标,专心于练习,在正念的领域中,这是获得进步的最佳方式。如果在练习中过于在意目标,会使得我们离开了对于当下的觉察与接纳,反倒离我们期望的目标更远。

(4) 耐心:正念练习对于初学者来说是需要一定的耐心来坚持的,练习有时候会让人感觉枯燥,而且感觉自己的进步不够理想,然而要认识到,正如事物的发展有其自身的规律,我们自身的进展并不会如我们期望的那样,所以,对自己的练习多一些耐心,接纳自己此刻的状态,坚持规律地练习。

(5) 初心:保持初心,不依赖过去的经验,记忆来评价和认定现在,有助于我们观察当下生活的丰富性,真正看到当下一刻的事物本身的面貌,而不是按照我们的记忆或者经验去知道。

(6) 信任:正念疗法的核心在于培养对于当下的觉察,其中很重要的是让自己直接地觉察和体会,这包括,较少受制于自己的评判,也要注意不能臣服于老师的威望。

虽然保持开放和尊重是重要的,但最重要的是信任自己,去探索和发现。

(7) 不评判:与接纳相似,在练习中出现的各种感受,不去试图评价它的好与坏,虽然我们会发现自己习惯于评判好或者不好,但是让自己从评判中走出来,直接观察事物本身,就能让自己少受自己主观评价的束缚与支配,内心获得更多的自由。

(刘兴华　王云鹤)

8.3　接纳承诺疗法

8.3.1　概述

8.3.1.1　概念

接纳承诺疗法(Acceptance and Commitment Therapy,简称为"ACT",不读 A-C-T),是美国内华达大学临床心理学教授海斯(Steven C. Hayes)及其同事于 20 世纪 80 年代末至 90 年代初创立的一种新的行为治疗。接纳承诺疗法的前身是综合解离疗法(Comprehensive Distancing, CD),主要利用认知解离(defusion)技术来减少认知引发的情感反应及功能失调的行为问题,1991 年 5 月以后才逐渐被更替为 ACT。ACT 与正念认知疗法(Mindfulness Based Cognitive Therapy, MBCT)、辨证行为疗法(Dialectical Behavior Therapy, DBT)、正念减压(Mindfulness-Based Stress Reduction, MBSR)推动了行为治疗第三代浪潮,并在其中占据代表性地位。接纳承诺疗法基于关系框架理论和功能性语境主义哲学的行为治疗理论和实践,其基本假设包括:(1)生活变化无常,僵化的语言规则成为心理问题的根源;(2)痛苦是人生常态,痛(pain)是机体反应无法消除,苦(suffering)是言语所致,可以减少,一切痛苦情感是大脑功能反应,只有接纳,越控制越回避越痛苦;(3)没有不变的统一的"我",经验性自我时刻在变,概念化自我相对僵化,观察性自我才是不变的;(4)观察性自我是无内容的、无边界的、恒久不变的,是一种视角采择,是人类才有的灵性智慧。可以概括地说,ACT 是一种以有关人类语言、认知的关系框架理论(relational frame theory)和功能性语境主义(functional contextualism)哲学为基础的行为治疗理论和实践(Steven, Kirk 和 Kelly, 2011)。

8.3.1.2　哲学背景与心理理论基础

ACT 的哲学背景是功能性语境主义,功能性语境主义是一种基于语境主义和实用主义的现代科学哲学流派。语境主义把心理行为事件理解成个体与具体情境(包括历史和环境)之间持续不断的相互作用,功能性语境主义的根隐喻是"行动在语境之中"。因此,基于语境主义的行为分析以整体性不遭破坏的方式分析心理行为事件,通过预测和影响心理事件与具体情境之间的连续互动,使行为分析达到一定的精确度、范围和深度。以此为基础,ACT 将心理事件看作是个体与情境之间一系列的互动。因此,如果仅仅只是去分析问题行为的症状表现,实际上是脱离了心理事件发生的语境,错过了认识问题的本质和解决途径。这就不难理解,为何在 ACT 中,即便心理事件在形式上是"消极的""非理性的",甚至是"异常的",治疗师也都明显保持着开放接受的态度。心理事件的功能,即个体与所处情境之间相互作用是治疗师所关注的焦点。此外,功能性语境主义的实用主义取向使得目标变得尤其重要,ACT 鼓励来访者投入到与自己价值观相一致的生活中,实现自己的生活目标。因此,功能性语境主义可以被看作是斯金纳的激进行为主义的拓展和语境解释,强调了有用性、语境和目标在行为分析中的重要性,它不仅是关系框架理论的基础,也充分体现在了ACT 的实际应用中(Steven 和 Spencer,2005)。

ACT 的心理学理论基础是关系框架理论(Relational Frame Theory, RFT),RFT是有关人类语言和认知的一个全面的功能性语境模式(Niklas, 2010)。RFT 认为,人类在进化过程中产生了语言,无论是现实社会生活还是内心世界,语言无处不在,了解语言和认知是了解人类行为的关键,语言是人类沟通的桥梁,也是心理痛苦的根源。人类在分析和整合相关刺激并形成刺激关系方面具有非凡的能力。关系框架(relational frames)是指一些具体的不同类型的关系反应,具有三个主要特征:第一,这种关系具有"相互推衍性"。如果一个人学习到 A 在某一语境中与 B 有着特定的关系,那么意味着在这一语境中 B 也对 A 有着这种关系。第二,这种关系具有"联合推衍性"。如果一个人学习到在特定的语境中,A 与 B 有着特定的关系,而 B 与 C 有着特定的关系,那么,在这一语境下,A 与 C 势必也存在某种相互之间的关系。第三,这种关系能使刺激的功能在相关刺激中转变,如望梅止渴,听到"meizi"想到"梅子",产生唾液分泌。当所有上述三个特征确定并形成某种特定的关系时,我们就称这种关系为"关系框架"。根植于功能性语境主义的 RFT 之所以与临床应用紧密相关,原因在于某一事件被赋予某些功能之后,往往会改变与该事件相关的其他事件的功能。ACT 的心理病理模型和治疗模式与 RFT 紧密相关,到目前为止,已经有大量基于RFT 的实证研究,ACT 和 RFT 包含的许多关键要素几乎都得到了某种程度的检验。

8.3.1.3　心理病理模型

ACT 将人类的心理病理直观地用一个六边形模型来表示。六边形的每一个角对应造成人类痛苦或心理问题的基本过程之一,六边形的中心是心理僵化(psychological inflexibility),这是对六大心理病理过程之间相互作用的一个概括。从ACT 的心理病理模型来看,六大基本过程是相互影响和联系的,打破了以往那种具体心理病理过程导致特定心理问题的传统模式,这六大基本过程会同时对特定的心理问题产生不同程度影响(Jason, Steven 和 Robyn, 2007)。

ACT认为人类主要的心理问题源于语言/认知与人们直接经历的偶然事件之间的交互作用方式,产生经验性回避和认知融合;这两者会导致来访者失去对此时此刻的真实体验,并依恋于概念化的自我;最终,会让来访者缺乏明确的价值方向,无法按照所选择的价值方向过有意义的生活。

ACT心理病理模型主要包含以下六个方面内容:

(1) 经验性回避(experiential avoidance),又叫做经验性控制,指的是人们试图控制或改变自身内在经验(如想法、情绪、躯体感觉或记忆等)在脑海中出现的形式、频率,或对情境的敏感性。根据ACT/RFT理论,人类的语言和认知能力有助于人们对外部世界作出评价、预测和对危险的回避,同样,这些技能也被拓展应用到内心世界。如,语言的评价功能会让我们将情绪、想法、躯体感觉或记忆分为"积极的"或"消极的"两类,在此基础上,我们会努力争取积极的经验,回避消极的经验。然而,由于思维压抑的"悖论效应",经验性回避并不能起到有效的作用。这一效应同样也会出现在对情绪的控制上,如当我们试图控制焦虑时,势必会想起焦虑,同时也会连带唤起焦虑的情绪体验。而且,即便单纯回避的方式能暂缓消极情绪,往往也会造成来访者对刺激的麻木或过敏,最终导致生活空间受限。

(2) 认知融合(cognitive fusion)指的是人类行为受限于思维内容的倾向。该倾向使人们的行为受语言规则和认知评价的过度控制,从而无法用当下的经验和直接的经验指导行为。以往认知治疗方法是旨在通过改变来访者的想法来解决问题,认为不合理的想法或信念是导致心理僵化的主要原因。实际上,ACT/RFT理论认为,这并不是问题的根源。认知内容并不会直接导致问题,我们与认知内容的关系才是问题。当陷入认知融合时,会把头脑中的想法当成是真实的现状,而没有意识到这些想法不过都是不断发展的认知过程的产物而已。

(3) 概念化过去与未来。经验性回避和认知融合均会让我们脱离当下。首先,经验性回避会减弱对个人经验的感知能力。对负性的想法、情绪、感觉和记忆的感知通常会伴随恐惧、愤怒、悲伤等消极的情绪体验,我们往往不愿意去面对这样的痛苦。其次,认知融合会让我们无法体验当下。当我们置身于概念化的世界时,我们就失去了直接的此时此刻的真实经验,沉浸于过去的错误或可怕的未来,我们的行为会受制于过去已有的想法和习惯反应。

(4) 依恋于概念化自我(attachment to the conceptualized self),自我概念是言语和认知加工过程的核心。在既定的语言模式下,每个人逐渐形成了关于自己过去和将来的自我描述,过去的历史是通过言语构建和描绘的,未来的发展是通过言语预测和评价的,在这样的自我描述过程中就形成了概念化自我。这个概念化自我就像是一个蜘蛛网一样,包含了所有与自我相关的分类、解释、评价和期望。来访者来求助的时候,正是被这种概念化自我限制了,使自我变得狭隘,导致不灵活的行为模式。

(5) 缺乏明确的价值方向。ACT 中的价值指的是用语言建构的,来访者内心真正向往和选择的生活方向。也就是说,要想过上有价值和有意义的生活,就要在行为上遵从自己所重视的价值方向。然而,价值的形成是一个非常复杂的过程,它深植于每个人的内心深处,却很容易被言语词汇曲解成评价、情绪和过程目标等。价值本身不能被评价,因为它是其他想法和行为的评价标准,从这个意义上来讲,对于持有该价值方向的个人来说,终极价值是完美的。不良的社会环境和过去历史导致来访者没法看清自己的价值方向,尤其是当来访者的行为受限于经验性回避时,就无法选择有意义的方式生活,缺乏价值感和自尊感。

(6) 不动、冲动或持续回避。认知融合、经验性回避、概念化自我,以及丧失此时此刻的经验,均会阻碍我们按照所选择的价值方向生活,不动、冲动或逃避,会取代指向价值方向的灵活行动。来访者把时间和精力都浪费在过程目标(process goal)的实现上。这些过程目标从短期效益来看,可能会降低来访者的负性反应,让来访者觉得正确,但从长远来看,最终让来访者迷失了他们在生活中真正重视的价值方向,导致长远生活质量的降低或生活空间的狭窄。

8.3.2 治疗目标、操作过程及治疗方法

8.3.2.1 治疗目标

基于 ACT 心理病理模型,ACT 将最终目标确立为提高心理灵活性(psychological flexibility)或心理弹性,即作为一个有意识的人更充分地接触此时此刻的能力,从而能够在行为上做出改变或持久努力以达到既定的价值目标。心理灵活性可以通过 ACT 的六大核心过程获得,它们不仅仅是避免心理病理症状的方法,同样也是积极的心理技能(Jason, Steven 和 Robyn, 2007)。

8.3.2.2 操作过程

ACT 治疗模式包括接纳、认知解离、关注当下、以己为景、明确价值及承诺行动六大核心过程及相应方法技术,六个过程相互依存,互为支持,而不是孤立的、割裂的。在治疗时可以从任何环节切入,选择的依据是治疗师对来访者心理病理模型的评价,看看哪个维度最严重,可以从那个环节入手。如缺乏明确的价值方向,就可以从探讨生活价值入手,但是,每个核心过程都不是孤立的,而是互相联系互相支持的。

从整体结构来看,ACT 的六大核心过程可以划分为三种应对风格和两大基本过程。

三种应对风格指的是开放(open)、中心化(centered)和投入(engaged)。接纳和认知解离对应的是开放的风格,主要是对内在体验面对、接纳而不是逃避控制,体验

当下和以己为景的觉察对应的是中心化的风格,主要是正念过程,不做评价和判断地觉察当下体验,价值和承诺行动对应的是投入的风格,主要是将心理能量专注于与价值方向一致的行动。

ACT 包含两大基本过程:第一步是正念(mindfulness)与接纳过程。ACT 试图通过无条件接纳、认知解离、关注当下、以己为景来观察,来减少主观评判,减弱语言统治,减少经验性回避,更多地生活在当下。与此时此刻经验相联系,与我们的价值相联系,使行为更具有灵活性。

第二步是承诺与行为改变过程。ACT 通过关注当下、以己为景的觉察、明确价值、承诺行动来帮助来访者调动和汇聚能量,朝向目标迈进,过一种有价值和有意义的人生。

这一治疗模式之所以被称为"接纳与承诺疗法",其原因就在于这两大过程在ACT 中被融合成一个有机的整体。所以,ACT 在某些语境中是另一种缩写,指接纳(Acceptance)、选择(Choose)和采取行动(Take action)三个关键行为策略。

8.3.2.3 方法技术

下面是六大核心治疗方法和技术。

(1) 接纳:接纳是相对于经验性回避的另外一种选择。接纳指的不仅仅只是容忍,而是对过去经历的个人事件和此时此刻经验的一种积极而非评判性的容纳。是一种在明确价值方向时自愿作出的一种选择,是为痛苦感受、冲动和负性情绪让出心理空间,不去抗拒、控制和逃避它们,而是将其作为客体去观察。如,我们会告诉来访者把焦虑看作一种客观事物来面对,来体验观察其起伏消长、生生灭灭,而不去抗拒、逃避或消除。

大多数来访者的无效的行为模式是:"让痛苦停止,我才能开始正常的生活。"因此,来访者来时的求助目的往往是帮助其消除抑郁、恐惧或焦虑等情绪问题。而这些回避或控制策略已经让来访者更加痛苦或丧失生活方向。ACT 往往先采取"创造性无望"策略帮助来访者认识到以往策略是无效甚至是更糟的原因。这时采用"泥沼中挣扎的人""掉进洞中的人""与怪兽拔河"等隐喻,帮助来访者放弃原有控制或回避策略,而是愿意面对症状,观察症状,理解症状的意义。通过接纳,减少内耗,停止恶性循环(Jill 和 Niloofar, 2014)。

(2) 认知解离(cognitive defusion):认知解离指的是将自我从思想、意象和记忆中分离,客观地注视思想活动如同观察外在事物,将思想看作是语言和文字本身,而不是它所代表的意义,不受其控制。ACT 发展了很多技术来达到认知解离,如大声重复某个词,直到这个词只剩下声音,而没有意义;或者通过外化的方式,给某个想法赋予具体的形状、大小、颜色,从而使它成为客观的事物。

（3）关注当下（being present）：ACT 鼓励来访者有意识地注意此时此刻所处的环境及心理活动，不做评价，完全接受。目的是帮助来访者更直接地体验周围的世界，从而提高他们行为的灵活性，与自己的价值观保持一致。如在治疗过程的开始阶段做一次简短的一到两分钟的正念练习（如，观察自己的吸气和呼气；从内心扫描身体感觉；做几个深呼吸；关注五个感官的感觉）会帮助来访者培养出对当下的关注。

（4）以己为景（self as context）：痛苦的思维和感受对来访者的自我产生威胁，这种负面的感受在自我作为概念化对象时尤为显著。RFT 理论证明了直证关系框架，如"我—你""这儿—那儿"和"现在—过去"，会创造出一种视角感，视角采择（perspective taking）形成了人类灵性的直接经验，以己为景的觉察可以帮助来访者关注自己真实的经验，促进认知解离和接纳。ACT 通常采用正念技术、隐喻和体验性过程来帮助来访者达到以自我为背景的觉察。在 ACT 治疗中要求来访者选取不同的角度看待问题，穿越时间、地点和人物的换位思考的技能，可能有助于帮助来访者建立更灵活的视角选择，扩大心理空间。如要求来访者站在将来回头看看现在的自己；甚至也许要求来访者给自己写一封信，谈谈关于如何以健康的方式来处理当前的状况；也有可能要求来访者将他/她自己放到空椅子上，从另一个人的角度与他/她自己对话等。

（5）明确价值（values）：ACT 中的价值指的是用语言建构的、来访者所向往的和所选择的生活方向。价值与人们的行为不可分离，有意识地贯穿在生活的每一个有目的的行动中。与价值方向一致的行动是有建设性的、选择的，而不是为了逃避或消除痛苦。选择的"自由"是指不受强迫的，没有"不得不"的情况的制约。价值选择如同轮船的舵，或者汽车的方向盘，只有某个方向，没有终点。在澄清价值方向时常用的练习是"墓志铭""八十岁生日晚宴"等。

（6）承诺行动（committed action）：ACT 不仅是一种接纳取向的治疗策略，更是一种改变取向的治疗策略，承诺行动就是选择一种指向目的、特别的行为方式。ACT 的目的是帮助来访者按照自己的价值方向做出行为改变，对自己的行动负责，建构有效的、与价值方向一致的生活。"开垦花园"的经典隐喻，帮助来访者选择某个价值方向，采取一致性行为。

8.3.3　治疗关系

在 ACT 中，治疗关系是强有力的、开放的、接纳的、相互的、尊重的、友爱的。简言之，理想化的 ACT 治疗关系就是心理灵活性模型的缩影。同时，治疗关系本身并不被视为治疗的最终目标，相反地，它是通向"改变"的有力载体。事实上，实验证据指出，ACT 模型在不要求任何治疗关系的情况下也能很好地发挥作用，例如，通过自助的书籍或者应用计算机辅助治疗系统。然而,以上这些无治疗关系的干预方法的效果值相对较少,这正是因为治疗关系是"发生改变"的强大"盟友"。

ACT疗法是一种对个人的挑战。对任何一个来访者来说,挑战与改变是咨询最本质的东西,而且对于最诚恳的治疗师来说,它也是不可避免的。ACT也可以是一种富有力量的干预,但是,这是因为它的介入性的本质,提出了价值观、意义和自我认同的基本问题。当接纳承诺疗法得到了恰当的运用,ACT的治疗关系应该是密切的、人性的、有意义的。治疗关系的界限是自然的、非任意的,并与效果有关。

8.3.4 适用范围

目前ACT已经成为美国心理学会推荐的有循证支持的心理治疗方法。在美国、加拿大和欧洲,针对不同文化背景和不同心理问题的来访者,越来越多的心理咨询师或治疗师在使用ACT的治疗策略。ACT被广泛运用于精神科及内科临床中,针对慢性疼痛、精神病性症状、抑郁症、焦虑症、强迫症、创伤后应激障碍(PTSD)、糖尿病、肥胖、艾滋病、癌症等都有着很好的效果(Steven, Kirk和Kelly, 2011; Eric, Louise, 和Joseph, 2013)。而且,基于ACT理论技术开发的团体培训还用于提升企业员工绩效管理、压力管理、愤怒管理、沟通管理、家庭关系管理、婚姻管理等(Steven, Frank, Dermot和John, 2006; Paul, Frank和Fredrik, 2013)。基于RFT理论的教学方法用于学校教育以提升学生学习效率,基于RFT及ACT的训练还用于改善孤独症患儿的行为适应性及促进患儿父母的情绪稳定。总之,ACT与其说是一种疗法,不如说是一种心理实践,一种生活态度和行为方式,越来越多地被广泛用于非临床领域。

(祝卓宏)

8.4 表达性艺术治疗

8.4.1 概述

表达性艺术治疗(Expressive Arts Therapy)是艺术和心理治疗的结合,也即将各种表达艺术形式如视觉艺术(绘画、雕塑、拼贴等)、音乐、舞蹈、沙盘游戏、戏剧、写作等应用到心理治疗中。狭义的艺术治疗(Art Therapy)多指视觉艺术,广义的艺术治疗则使用复数形式(Arts)。艺术治疗是将感觉器官作为基础,通过开启感知觉来展现表达来访者的内在世界,因此也称为表达性艺术治疗。美国艺术治疗协会认为艺术治疗是将艺术作为心理治疗的工具或媒介,让个体通过艺术创作经验表达,来探索个人的问题及潜能,协助人们内心世界和外在世界间更趋为一致。表达性艺术治疗的基本机制是通过想象和其他形式的创造性表达,帮助个体通过想象、舞蹈、音乐、诗歌等形式,激发、利用内在的自然能力进行创造性的表达,以处理内心冲突、发展人际技能、减少应激、增加自我觉察和自信、获得领悟,促进心理健康、矫治异常心理。

表达性艺术治疗适用于大多数人群,从一般人群到适应困难者,再到多数精神障碍患者。由于表达性艺术治疗的异质性,没有明确统一的禁忌症。一般而言,精神障碍急性发病期,兴奋躁动、严重自伤和自杀倾向的患者,不宜接受表达性艺术治疗。艺术治疗可应用在个体治疗、家庭治疗、团体治疗中,思路基本类似,只是按照不同系统层次来进行对应处理。

艺术治疗师需要接受艺术和治疗两方面的培训,通过提供一个安全而友善的空间,与来访者建立信任的治疗关系。来访者在此关系中通过不同的艺术方式,创造性地表达内心世界、提升自我意识、发展自我潜能、促进自我成长与人格整合。

从艺术治疗发展的开始就有两种路径,也即南姆伯格(Margaret Naumburg)所提出的艺术心理治疗(Art Psychotherapy)和克拉玛(Edith Kramer)提出的艺术即治疗(Art as Therapy)。

前者基本是将艺术作为一种心理治疗的媒介。艺术是一种表达方式,该路径需要一个心理治疗的理论框架,几乎所有的心理治疗流派都被应用在艺术治疗上,即有精神分析取向的艺术治疗、认知行为取向的艺术治疗,格式塔治疗、人本主义治疗、家庭治疗等也都是如此。在精神分析取向的艺术治疗上,艺术工作是潜意识心理过程的一个符号象征,重要的是对这个过程进行自由联想和阐释,移情、防御、阻抗都是会使用的工具。罗宾斯(Robbins)是著名的客体关系取向艺术治疗师,他认为艺术作品会反映出内在客体关系以及相关防御与发展性问题。不同的内在心理表征会透过艺术形式反映出来,艺术表达方式和治疗师的人际互动关系相互补充,艺术创作过程则被认为是容纳性的环境。通过类似于游戏的艺术创作,个体得以修复早年有缺损的客体关系,艺术作品最初可视为过渡性客体,之后则可能成为一个容器和整合者(organizer),对内在的客体关系进行包容、镜映(mirror)和组织。拉赫曼(Lachman)则从自体心理学的角度来理解艺术治疗,将艺术视为自体客体,对艺术作品的自恋性投注有助来访者的个体化,可以满足对自体客体的需求。而治疗师也具有自体客体的镜映功能,帮助来访者进行自体整合。艺术创作中的升华具有变形性内化作用的功能,当来访者投入在自己的艺术创作时,能将原始的反应转化为稳定的心理结构(张怡敏,2008)。

另一路径则认为艺术本身具有本体论的特征,不需要额外的心理学框架,该路径可以上溯到亚里士多德的制作(poiesis)理念,也即将某物制作表象出来,使其在场。艺术本身具有治愈功能,如同古希腊的戏剧就是对行动的一种模仿,观众在观看戏剧中产生了恐惧与怜悯之情,从而受到净化和陶冶。笛卡尔又将身心两分,直到 20 世纪后才重新开始有所整合。该路径认为个体通过艺术创作的过程,减低了情绪、情感上的冲突与困扰,个体能够协调身心,达到了净化情绪与提升觉知力的效果。

相对而言,视觉艺术治疗(包括沙盘游戏)偏向前一路径,而音乐、舞蹈、戏剧等治疗方式偏向后者。虽然两种取向都将艺术活动视为个体内在、外在联结的桥梁,但各有困难之处,前者容易理论先行,将艺术作品和创作过程削足适履,从而减少了艺术治疗本来的优势,后者则是缺乏对问题的分类和发生学的解释,没有完整的治疗性框架,对于严重困扰的来访者会有一定困难。在具体实践上,艺术和治疗的关系还是需要基于治疗师不同的受训背景、职业路径以及艺术观念来具体处理。

大多数表达性艺术治疗大致可分为四个阶段:(1)准备期:热身、建立安全感;(2)孵化期:放松、减少自主性意识控制;(3)启迪期:意义开始逐渐呈现,包括积极方面和消极方面;(4)评价期:讨论过程意义,准备结束。四个阶段大体是一个从理性控制到感受,再到理性反思的过程。

台湾学者类似地将团体表达性艺术治疗过程分为起承转合四阶段:(1)起:团体进行自我介绍和暖身活动,暖身形式因治疗类型的不同而有不一样的形态,治疗师的指导语也促使成员观照自身的真实感受而生出意念,达到"起意"的作用。(2)承:成员开始进行个人内在探索,借由不同的艺术创作来展现内在状态,按照自我的内在经验,顺着自身的感觉延伸、拓展、完成作品,并尝试达到向外表达联结。(3)转:小组分享与大团体讨论,无论是自己表达还是倾听他人,都是一种新的理解,原本抽象模糊的内在感受,经过创作的过程转化成具体实际的作品,再通过分享讨论使内心形成一个实在清晰的意念。(4)合:通常在表达性艺术治疗团体的最后阶段,会做一个整合性的分享与回馈,将原本片段的感受脉络化(杨佩倩,2014)。

治疗关系在所有心理治疗中都非常重要,但表达性艺术治疗有其特殊之处。治疗师、来访者在多数情况下是一种二元关系,治疗关系在其中展开,而在艺术治疗中,可能会出现一个艺术创作的实体(绘画、沙盘、音乐创作等),这就会形成治疗师、来访者和作品的三角关系。作品的创作过程和解读在艺术治疗里是非常重要的部分,治疗师如何看待来访者的作品,来访者如何看待治疗师对他作品的看待,这些都会在很大程度上影响治疗效果。按照艺术治疗的思路,作品是来访者的心力投入,反映出来访者的内在需求和挣扎,治疗师本身必须有足够的创作体验,才能了解这一历程,才能与之在心灵上互动。相较于通常的心理治疗,艺术治疗更强调感受和体验,治疗关系往往会在更细微处展现,其中也会有很多的隐喻和象征。这些隐喻和象征能够通过不同的艺术表达方式让来访者重新体验和定义其内部经验,促发来访者产生建设性的改变。这些隐喻和象征也需要治疗师小心对待,和其他很多心理治疗一样,治疗师需要觉察和了解自己的反移情,避免打断来访者的自我探索历程。

艺术创作在一定程度上可以达到间离的效果,来访者一直在与其作品对话,也即将其内在感受外化,当其作品最终完成时,内在感受被具象化,如梅勒·贝滕斯基(Mala Betensky)以现象学理论为基础的治疗方法。他强调艺术创作整合个体主观经验的重要作用。他的绘画艺术治疗包括两个阶段:首先,来访者作为作者创作艺术,创造一个现象,这是直接经验;然后,来访者作为旁观者从现象学角度知觉图像。将艺术品置于一定距离之外,有意向地去看,并进行现象学的知觉和描述,可以清晰地感知作品中形式成分及其相互作用,揭示艺术作品中包含的各层次意义。其主观经验和艺术表达得以沟通和丰富,进行现象学的描述、联结与整合,乃至学习以新的方式看待自己的内部体验与外部经验,提供了改变的可能(吴樱菁,2009)。这种思路对于创伤个体而言尤其重要,创伤个体通过这种方式能够更有力量,接受创伤并非理所当然的是其一部分,能从压倒性无助的生命体验中挣脱出来。

人本主义治疗师坚定地相信,人有自我实现的愿望和自我发展的能力,只是受到了一些阻碍,治疗师的任务是帮助来访者去除这些阻碍,让其自由发展,但来访者为治疗进展负最终责任。有时来访者会害怕进行艺术表现,原因之一是害怕出错或出丑,将艺术表现视为必须采用一定标准加以评判或评定的活动,二是害怕揭露那些连自己都未意识到的情感。在治疗情境下,艺术治疗师可以采取各种措施与手段帮助来访者,邀请其参与艺术创作,而一个适当安全的环境提供了一种结构性安全,这是艺术治疗的前提,也是艺术治疗师的责任。

艺术治疗有很多种类,本节将介绍舞蹈、音乐、绘画、沙盘游戏等几类。

8.4.2 舞蹈治疗

舞蹈治疗也称舞动治疗(Dance/movement therapy),是利用舞蹈或即兴动作的方式来治疗社会交往、情感、认知以及身体方面的障碍,增强个人意识,改善个体心智。舞蹈治疗强调身心的交互影响、身体—动作的意义。认识身体是多数舞蹈治疗的核心,舞蹈治疗的理念是人是一种身体的存在,身体会保存所有的经验。

舞蹈是一种古老的艺术,承担了很多功能。在人类社会早期,巫师是能沟通天地之人,《说文解字》解释:"巫,祝也。女能事无形,以舞降神者也。"舞蹈即是巫师的主要工作方式。早期巫医一体(毉和醫),舞蹈也被用于治疗郁瘀滞著,筋骨瑟缩,如《吕氏春秋》提到"昔阴康氏之始,阴多滞伏而湛积,水道壅塞,不行其原,民气郁阏而滞著,筋骨瑟缩不达,故作为舞以宣导之"。《通鉴纲目》也记载"阴康氏时,水渎不流,阴凝而易闷人,郁于内,理滞著而多重腿,阴康氏所以利其关节,乃制舞焉,治于华原"。现代流行的广场舞也起到了强身健体、促进社会和谐的功效。

狭义的舞蹈治疗出现于 20 世纪 40 年代的美国,其来源主要包括三部分:现代舞的出现、身心交互作用的理解、心理治疗各流派的影响。切斯(Marian Chace)被认为是舞蹈治疗的主要奠基者,她受到荣格的影响,认为身心一体。1946 年,她开始在精神病院使用舞蹈来帮助患者,到了 50 年代,舞蹈治疗已经成了该医院的常规治疗项目。早期舞蹈治疗师会着眼于舞者内心情绪的探索和表达,70 年代后舞蹈治疗发展出不同理论取向,如精神分析舞蹈治疗、完形动作舞蹈治疗、人本舞蹈治疗、家庭舞蹈治疗等。

舞蹈治疗的工作方式可以区分为两种,一是以身体作为评量诊断工具(如 Laban 动作分析和 Kesetenberg 动作图表模式)来对来访者进行评估,然后确定治疗方向;二是以创造性和真实动作模式为基础。前者将身体表现置于个人背景和心理发展阶段,来对个体进行理解,后者强调情感的流动和心灵的探索,治疗师让个体用舞蹈的方式来体验自己身体在移动、速度和动力之间的关系。

怀特豪斯(Mary Whitehouse)是舞蹈治疗中真实运动的开创者,她同样受到荣格的影响,在舞蹈中结合了对潜意识的积极想象,其关键词包括身体动力意识、两极性、积极想象、治疗性关系和直觉。大体也是用积极想象来探索潜意识,并用身体动作展现出来,也即真实运动。怀特豪斯提到重要的是让动作发生,而不是去做动作。"真实是属于个人的,真实意味着真理,不经由学习,但却能在当下被看见。要真实就只能做自己能做的动作,只能用一种适合你心灵的状态来动,要将所有学过的动作都抛开、丢掉、忘记。当你能够这样的时候,就是由内往外动,这一个时刻就是整合之路,也在某一个瞬间,你就是那个人,你在那儿。"(李宗芹,2011)

在舞蹈治疗中,身体是治疗的语言,身心会交互影响,身体动作也会反映人格。如 Laban 动作分析主要包括力(effort)和形态(shape)两部分,力是以空间(直接、间接)、力量(强、弱)、时间(快、持续)、流动(束缚、自由)来描述,形态则是包括形状流动、方向性动作和形状性动作三个因子。治疗师可以根据来访者的动作来对其内心状况进行分析理解。一些舞蹈治疗师会聚焦于动作隐喻,也即舞蹈中的动作和姿态往往有其象征性意义,可以表达潜意识的各种感受,这些隐喻往往和身体记忆相关,治疗师可以在不同的阶段或将这些隐喻停留在原有动作水平,或者进行连接,发展出新的可能性。

舞蹈治疗的重点之一是自我观察,因此治疗室需要整面墙的镜子、高低扶手以及富有弹性的保护性垫子。舞蹈治疗可以适用于不同对象、个体、家庭、团体,大体可分为暖身、主活动、分享和结束三阶段。暖身主要是让个体能够观察了解到自己身体的律动和表情,以及自我身体意象,并建立起安全感,常见动作包括晃动、摇摆、拍打、摩擦等;主活动则是依各学派不同来制定舞蹈主题,大体是放弃意识控制,让身体来进行表达,可以是结构式的,也可以是创造性的。治疗师会去感受来访者的感受,如恐惧、压抑、扭曲、愤怒等等是如何在身体上表现出来,然后在不同的点上发展出相应动作,用动作和来访者对话,在主活动结束后,治疗师引导舞者讨论整个过程,理解动作的含义、分享过程中的情绪和感受。

舞蹈治疗在国外有着较为广泛的应用,伦迪(Lundy 和 McGuffin, 2005)指出舞蹈治疗能创造新的行为互动模式以取代早期有问题的经验,并减少其创伤的威胁;米尔斯(Mills 和 Daniluk, 2002)用舞蹈治疗被性侵的妇女,帮助来访者觉察到自身的阻塞及抑制。舞蹈治疗较早进入了台湾地区,20 世纪 80 年代即在精神科进行了临床应用,舞蹈治疗提供了精神障碍患者对外在世界和自我的再认知,通过身体动作协助患者建立身体印象和自我印象,乃至能够了解和正确表达出自己的情感并了解他人行为语言的意义(吕淑贞,1988)。北京回龙观医院对慢性精神分裂症患者辅以舞蹈治疗,认为对患者精神症状缓解、社会功能恢复有积极意义(苏琳和樊作树,1999)。林敏探索了舞蹈治疗提高自闭症儿童行为、认知和沟通能力的功能(2014)。

在所有表达性艺术治疗中,舞蹈治疗的风险相对较大。舞蹈治疗师在足够的训练外,还需要有足够的审慎和反省。传统心理治疗强调界限,身体接触在多数时候被认为并不适宜,其原因是认为身体接触会诱发复杂的内心感受,在舞蹈治疗中,治疗师会鼓励个体用身体动作来表达内心真实感受,去除束缚,寻求流动和解放,这也可能会在一定程度上削弱现实感,而在创造性的互动舞蹈中产生的身体接触就可能产生某种伦理困境。此外,舞蹈治疗如果过于强调身心一体,也可能会进入超个人心理学的领域。

8.4.3　音乐治疗

音乐治疗即是音乐在临床工作中的引用,治疗师利用各种音乐体验活动,来帮助来访者增强其生理和心理健康。1632 年,英国人即出版了《音乐疗法》的专著(张怡敏,2008),20 世纪 40 年代,加斯顿(Thayer Gaston)在 Menning Clinic 开始使用音乐治疗,之后美国成立国家音乐治疗协会和美国音乐治疗协会。我国在 1989 年也成立了中国音乐治疗协会,之后音乐治疗在我国也得到了较大的发展(周为民,2006)。

就专业背景区分,音乐治疗可归纳为心理治疗取向、音乐取向、教育取向和医疗取向,就介入深浅,可分为支持性、再教育和再建构三个层次(黄创华和吴幸如,2004)。治疗方法也可分为接受式、即兴式、再创造式。接受式包括了聆听、歌曲讨论、引导想象等,即兴式包括了器乐即兴、口头即兴等,再创造式包括了歌曲创作、乐曲创作、音乐心理剧等。

音乐治疗原理主要包括同质原理和生理心理原理。同质原理(Iso principle)指每个个体都有着自己独特的声音本体，这种本体和其生活经验相关，有着内在节奏，外在的音乐能够和其本体相匹配，和其节奏相呼应，并能够使其意识到一些想法和再次体验一些回忆。音乐治疗师即是运用不同的音乐，开始是镜映来访者当前的精神状况，进而建立音乐和人的互动，逐渐达到一个期待的状况。生理心理原理则是基于神经科学的发展，如音乐的旋律和节拍能够作用于大脑的外周系统和下丘脑，进而调整神经内分泌系统和交感神经系统，生物反馈疗法也是基于此原理。

各种心理治疗的基本理念会被应用到音乐治疗中，如将音乐作为探索潜意识动机的媒介，帮助来访者主动接触感觉、意象，以得到领悟，增强自体感，邦尼(Bonny)在动力性治疗的基础上提出了引导想象音乐治疗，包括预备访谈、放松聚焦、音乐聆听和经验整合四个阶段，大体也是让来访者通过非言语的方式来体验内在真实自我，然后将这些经验加以整合。

在音乐材料的使用上已经有了很多经验，如维留斯(Eva Vscelius)就将音乐分为强心剂(tonic)、刺激剂(stimulant)、镇静剂(sedative)和催眠剂(narcotic)四种。音乐包括多重元素，如调式、音程、音位，分别具有不同的表达效果，如 E 调安定、D 调热烈、C 调和缓、B 调哀怨、A 调高扬；而小二度音程能渲染悲伤、焦躁、疑虑的气氛，基本音 DO 具有强有力、坚定的特性等等。历史上的经典乐曲，也会引起不同的情绪感受，如巴赫的《布兰登堡协奏曲第 5 号》引发欣喜情绪，维瓦尔第的《四季协奏曲——春》引发快乐情绪。

音乐治疗的应用较为广泛，包括特殊教育(听视觉障碍、智能障碍、孤独谱系障碍等)、精神障碍(焦虑、抑郁、恐惧、强迫)、身心疾病(癌症、高血压、糖尿病)、神经系统疾病(偏头痛、痴呆、中风)，研究也较多，不乏高循证水平的随机对照研究(Vink 等，2014；Grocke 等，2014)。

但另一方面，音乐治疗支持易，干预难。支持性的音乐治疗首先是和来访者一致，配合其节奏、动作、呼吸，建立稳定的持续关系，透过音乐转移患者对疼痛和不适的注意力，将身体引导到新的方向，产生相应的治疗效果。如在住院患者的治疗过程中，音乐治疗的效果包括增强睡眠、增加动作感觉功能、改善认知功能、注意力和情绪。而干预性的音乐治疗则需要有额外的发展病理学概念体系，也即对个体心理状况有着完整理论假设，并对音乐在其中的作用有种清晰认识。

在古代中国的世界观里，音乐占有重要的位置。中国文化也被称为礼乐文化，先秦六经，诗书易礼春秋以及乐经，君子六艺，礼乐射御书数，音乐均在其中。乐和自然相应，又和人的情感体验相连接，《黄帝内经》记载"天有五音，人有五脏，天有六律，人有六腑。此人与天地相参"。《素问》也有"五脏相音"学说，即宫声入脾，商音入肺，角声入肝,徵声入心,羽声入肾。因此音乐进可以移风易俗、涤荡人心,退可以祛病养生、治人心忧。但在现代中国,道术已为天下裂,音乐和人心分离,治疗成了单独的技术,音乐只是一种工具和媒介。19世纪有医生提出音乐治疗的一些原则,医生需要考虑:(1)疾病的性质,(2)病人对某些音调的偏爱,(3)某些偏爱的旋律对病人可产生的作用,(4)音乐治疗不宜用于头痛、耳痛的病人及所有过于激动的病人,(5)医生必须注意音量要适当,因为音量过大会刺激太强,(6)音量应逐渐增加,音乐持续时间不要太长。这些大体都是当今音乐治疗依旧使用的原则(马前锋,2008)。

8.4.4 绘画治疗

绘画治疗是艺术治疗的一种,狭义的艺术治疗主要指通过视觉艺术活动来进行的疗法,包括绘画、黏土雕塑、拼贴等活动。绘画治疗强调视觉符号和意象是人类经验的重要部分,有人认为绘画创作的过程就是治疗,当个体完全投入创作时,便会自然产生身心灵的统合作用;也有人认为治疗不仅是过程,也包括对作品的诠释和探讨。由于作品是潜意识的象征性符号,需要通过语言的阐释才能进行解读,乃至获得觉察和领悟。

英国艺术治疗师协会(British Association of Art Therapists)界定艺术治疗是一种治疗的方法。在艺术治疗师的协助下,通过绘画、塑造等艺术媒材,从事视觉心象(visual images)表达,借此心象表达把存在于内心未表达出来的思想与情感,向外呈现出来。表达和呈现出来的心象产品,具有治疗和诊断功能,提供治疗者和当事人治疗期间的处理指标。治疗期间,当事人的情感常常包含在艺术作品里,并在治疗关系中加以处理与解决。

和其他治疗不同,绘画治疗在开始阶段受到了精神分析较多的影响,弗洛伊德对在《梦的解析》中谈到梦的显意和隐意,潜意识通过移置、凝缩、二次加工等方法绕过意识防御获得满足,而梦首先就是一种视觉象征,对梦的分析方法基本可以完全移置于绘画的分析上。艺术和梦境都是理性、意识和文化控制较为薄弱的领域,个体在现实生活中被压抑的欲望能够通过另一种形象表现出来。弗洛伊德也认为艺术有助于缓解神经症症状,是重要的升华方式。

罗宾(Robin)对绘画治疗的机制进行了分析,主要包括:(1)个体思维和心理活动大多是视觉性的,图像是通往来访者内心世界的通道;(2)个体很多情绪体验和记忆内容是前语言的,绘画能够再现那些部分;(3)绘画是符号性的和价值中立的,来访者能较为安全、顺畅地表达内心冲突、情感、愿望等,特别是那些不被接纳的部分;(4)绘画包括治疗和创造两个平行的过程,创造本身就具有治疗作用(魏源,2004)。

由于绘画是理性控制较为薄弱的位置,也被用于进行一些投射性的心理评估,包括画人测验(Draw-A-Man)、诊断绘画系列(The Diagnostic Drawing Series, DDS)、房树人测验(House-Tree-Person test)等,这些测验在一些研究中取得了和其他成熟测验较好的关联效度,其中一些测验在国内也有较为广泛的应用(周红,2005)。

绘画治疗对于工具的需要较多,依据治疗师的受训背景,可能包括纸、帆布、白板、各种颜料、墨水、记号笔、铅笔、炭笔、粉笔、织物、线、黏胶、黏土、木块、釉料、金属丝、柔性金属等等,还包括剪刀、毛刷、橡皮、画架、碟子、黏合剂、工作服或围裙以及清洗材料等工具。绘画治疗强调不同的媒介对不同心理功能的刺激,对材料的选择和使用是非常个体化的,也能反映其内在心理状况。

温尼科特是著名的客体关系学者,他强调游戏在儿童发展中的作用,他发展出涂鸦游戏(squiggle game),治疗师和来访者(通常是孩子)各拿一支笔,一张纸,然后其中一人在纸上随便画一条线,另一个人再将这条线补完成一幅画,当然画好之后还要讲讲这幅画,讲讲这幅画里的故事。

> 我说:"我会闭着眼睛在纸上随意这样画,然后你接手把它画完,接着轮到你,你一样在纸上随意画,然后换我把它完成。"
>
> 我随意涂鸦,结果画出一个不规则的圆。他马上说:"是鸭子的脚。"
>
> 他的回答令我大吃一惊,我旋即意会到他想和我沟通他本身的缺陷。但我暂且不动声色,想先试探一下,于是我画下:长蹼的鸭脚。
>
> 我想确认一下我们想的是同一件事。
>
> 这时他自己另外画了个图,画出了:他自己版本的有蹼鸭脚。
>
> 于是我很确定我们想的都是有蹼的脚,我可以静待这态势演变成关乎他缺陷的沟通。
>
> 轮到我起头涂鸦,他随之把它画成在湖里游泳的鸭子。
>
> 我觉得埃罗此时向我传达了关于鸭子、游泳、湖泊的正面感觉。顺道一提,芬兰境内有很多岛屿和湖泊,芬兰的孩子都有游泳、划船、钓鱼的经验。
>
> 轮到他起头涂鸦,他画了一支号角……(温尼科特,2014)

相对而言,早期绘画治疗师是将绘画过程和结果视为自由联想的素材,移情、反移情、阻抗、防御等精神分析概念都会被使用。后期则开始更多将绘画作为一种促进个体表达、探索和整合的方式。

在创作之后,绘画治疗师会和来访者进行讨论,吕斯布林克(Lusebrink)提出了表达性治疗层次架构(Expressive Therapies Continuum, ETC),他以左/右脑差异为模板,按照认知发展的顺序,分为了动觉/感觉、知觉/情感、认知/象征三个层次,而创造是贯穿于其中的。他认为这三个层次虽然在认知功能上有高低之分,但与作品品质无关。治疗师可以引导来访者在不同层面灵活转移,最终达到创造性的位置,获得宣泄和升华(陆雅青,2009)。

在精神分析取向之外,人本主义治疗和认知行为治疗也对绘画治疗有着相当的影响,如娜塔莉·罗杰斯(Natalie Rogers)是卡尔·罗杰斯(Carl Rogers)的女儿,她在来访者中心基础上,结合表现性艺术方法,创立了"来访者中心表现性绘画艺术治疗"。她认为表现性艺术唤醒了创造性的生命力能量,能够使来访者解决内部心理冲突,达到超越。认知行为治疗和绘画治疗的结合也在很多情境中使用,如在艺术疗法中使用系统脱敏方法处理有紧张情绪的进食障碍患者,让患者在威胁最低的情绪状态下进行绘画,在绘画中表现威胁性更大一些的情感和应对这些情感的方法。也即绘画治疗帮助实现认知行为治疗的目标,如挑战不合理信念、获得掌控和控制,获得积极内部强化。

绘画治疗有着多种应用,尤其对于言语表达有困难的来访者,如儿童和有创伤经历的个体,绘画治疗能够绕过语言这个中介来安全地释放和表达。对于情绪激烈而控制困难的儿童与成人而言,绘画治疗也是较好的治疗方式,能够让来访者获得一种自主控制感,增强其自我功能。绘画治疗有过很多研究,和其他艺术治疗一样也有很多困难之处。

舒腾(Schouten)对绘画治疗在成人创伤治疗中的应用进行了系统综述,发现了六个对照试验,其中三个研究中的患者创伤症状得到了显著改善,但相对而言,这些研究的循证等级并不特别高(2014)。麦克莱恩等人(Maujean, Pepping 和 Kendall, 2014)对 2008 年到 2013 年的 8 个符合严格随机对照标准的绘画治疗进行了系统综述,只有一个研究结果有效,作者认为绘画治疗是能够让多种人群获益的,也需要对不同类型人群进行更大规模的研究。

书法心理治疗是我国本土的心理治疗,和绘画治疗有一定相通之处。20 世纪 80年代以来,书法在临床上得到了一定的应用,练习书法可以澄心静虑,不同的字体,篆隶楷行草有着不同的调节作用,但相对而言,书法治疗的功能更多在自我安抚,而非自我探索上。

8.4.5 沙盘游戏治疗

沙盘游戏治疗起源于 20 世纪初期的威尔斯(Herbert George Wells)的地板游戏(floor games),之后罗恩菲德(Margret Lowenfeld)发展出世界技巧(world technique),而卡尔夫(Dora Kalff)将此结合到荣格的心理分析中,并命名为沙盘游戏

(sandplay)。沙盘游戏传入中国大体有两个途径,一是河合隼雄在随卡尔夫学习后,将其介绍到日本,并由张日昇教授引入中国,称为箱庭疗法;二是申荷永教授在系统接受了分析心理学的培训后,将沙盘游戏介绍到国内。大多数从事沙盘游戏的资深治疗师都是分析心理学取向,或者说是荣格学派的分析师,因为沙盘游戏的理论核心即是荣格的原型和自性化理论。

沙盘游戏室里通常有两个沙盘,一个装干沙,一个装湿沙。卡尔夫设计的沙盘长为 72.39 cm,宽为 49.53 cm,高为 7.62 cm,内部和底涂成天蓝色,沙子大约是盒子高度的一半,在沙盘周围会有各式各样的模具,数量从数百到数千个,可以包括各种矿物、植物、动物、人物、工具、建筑等等。模具可以分门别类放在架子上,也可以杂乱无章地摆在来访者面前。

当来访者到达沙盘游戏室后,治疗师为来访者介绍沙盘游戏规则。来访者可以利用材料在沙盘上创造出任何图景,治疗师在后面观察和记录。治疗通常是 30—40分钟,结束后也可请来访者讲一下摆了什么东西,是什么感受,治疗师倾听即可,来访者离开后,治疗师可以将沙盘图景拍摄下来,以做后续分析。治疗次数长短不一,短则五六次,长则几十数百次。

治疗师需要提供来访者一个安全自由且受保护的空间,使来访者的内在剧本和潜能得以自由展现。卡尔夫认为心理发展的第一阶段——母子一体在此可以获得重建。她提出可以透过自我发展阶段来理解儿童的沙图语言,三个阶段是动植物性阶段、战斗阶段、适应集体阶段。荣格学派认为个体具有自我疗愈能力,在治疗师共情和接纳的态度下,来访者安全地对自己的潜意识进行探索,面对潜意识的挑战,治疗师更多地需要等待,等待自性化的出现,过早和粗暴的解释会打乱来访者的进程。申荷永认为感应是沙盘游戏的治愈机制,他将感应和荣格的共时性联系起来,认为治疗师只是一种见证,是一个参与性的观察者(申荷永、陈侃和高岚,2005)。

象征是沙盘游戏的核心,荣格认为个体的自我发展包括个体潜意识和集体潜意识两个来源,集体潜意识是人类在种族演化中发展出的一种普遍存在的原始心象和观念,也即原型。原型和象征紧密相连,象征是原型的外在表现,原型也是最基本的象征。荣格认为最重要的原型即是自性,是一种整体人格,具有精神的整合力量,在心灵生活中占据中心位置。沙盘中的模具象征了各种原型,模具的选择、移动、组合都反映着来访者内心的变化。对于荣格而言,象征最主要的功能是整合和超越。沙盘游戏提供了对象征物的直接体验,是一个从自我(ego)到自性(self)到自性化(individuation)的过程。

沙盘游戏治疗可分为创伤和治愈两个主题,创伤主题的表现形式包括:混乱、空乏、分裂、限制、忽视、隐藏、俯卧、受伤、威胁和妨碍,治愈主题的表现则包括:联结、旅行、赋能、深入、诞生、培育、变化、神圣、居中和整合。随着沙盘游戏过程的展开,治愈主题会变得更加显著和丰富,创伤主题会变得更加微弱和单一,这也是自我疗愈能力的体现。也有学者提到沙盘的区域代表了不同的意识水平,如沙盘左半部多与潜意识有关,右半部多与意识有关(蔡成后和申荷永,2005)。

沙盘游戏在国内已有将近20年的应用,包括儿童情绪、行为、适应问题、注意缺陷障碍、孤独谱系障碍、创伤谱系障碍、摄食障碍等,均报道了治疗的有效性(刘杨珺、严虎和陈晋东,2014)。对于言语表达困难的来访者,沙盘游戏能够唤起原型体验,免于进行言语工作,对于理性防御较多的来访者,沙盘也能够帮助更快进入内在想象。但也有学者提醒初阶治疗师对边缘型人格障碍和精神分裂症患者使用沙盘治疗时需要谨慎(吴樱菁和高淑贞,2010)。

荣格学派的心理治疗由于其强烈的个体性,因此不易进行实证研究,但也有研究者做了一些努力。罗斯勒(Roesler,2013)对荣格心理治疗的疗效进行综述,包括自然结局研究、回顾性研究、小样本和个案研究、质性和过程研究,其中也包括沙盘治疗,结果认为荣格心理学同样是一种能够被经验证实的、有效的方法。但值得一提的是,其中最有效力的一个治疗研究,平均治疗时间是35个月,90次治疗。

和其他心理治疗学派一样,后荣格时代的分析心理学家也有着理论分歧,如原型派和发展派,前者强调原型和自性化,后者强调早期发展和移情解释,沙盘游戏治疗更接近于原型派,治疗师和来访者的互动更多是潜在的、非言语的。荣格本人对东方神秘文化具有浓厚兴趣,其后期理论学说将精神性放在了非常高的位置,这种倾向也影响了沙盘游戏治疗。

8.4.6　小结

表达性艺术治疗是以各种艺术作为媒介,和来访者进行工作,艺术创作过程和创造结果都是治疗的重要内容。表达性艺术治疗的对象较一般心理治疗为广,因其具有非语言沟通的特质,所以能够适宜幼儿、丧失语言功能者;其较多使用感官体验,也可促进感觉统合,可以适用于儿童发展障碍、神经系统疾病、精神分裂症康复期等;因其使用艺术形态作为表达方式,也能够绕过个人感受极痛苦处,适用于创伤相关障碍。

但表达性艺术治疗也有很多复杂的点,包括语言和非语言的关系、意识和潜意识的关系、现实和灵性的关系等,这些都和艺术治疗师的理论出发点紧密相连。

多数表达性艺术治疗中还是会有言语的位置,如音乐舞蹈中的分享、绘画沙盘中的阐释、心理剧中的诸多对话,因此艺术治疗中的体验是否足以让来访者改变,还是说需要通过言语来整合,治疗师的见证功能、容纳功能是否足够,需不需要充当来访者辅助性的自我,需要引领,还是只用等待自我疗愈机制产生作用。这也涉及来访者和治疗师的沟通在表达性艺术治疗中的位置,如罗恩菲德是邀请来访者将沙图内容语言化的,他认为叙述和治疗性对话可以促进自我觉察和接纳,他认为只有体验是不够的,仅和自身内在对话并不足以改变来访者。

多数表达性艺术治疗将潜意识放在重要位置,无论是直觉似的思考方式,还是身体语言隐喻都是如此,但个体的觉察能力有高有低,内心世界有丰富有贫乏,治疗师如何面对这些,而关于象征隐喻的知识是建构的还是固定的,治疗师对于集体潜意识和原型是否是专家,治疗是真理的发现还是意义的创造,人本主义治疗强调自我和经验意识的一致但觉察有没有正确可言,什么是真实的成长。反思是自我的重要功能,不同艺术治疗对反思的态度并不一致。

灵性和现实是另一个复杂的点,如按照美国音乐治疗协会的定义,音乐治疗是使用音乐及其各种面向,包括生理、情绪、精神、社会、美学、灵性等,沙盘治疗的曼陀罗、舞蹈治疗的身心一体都很容易趋向灵性的位置。艺术本身和宗教紧密相连,会在超自然和神秘主义中获得力量,艺术治疗的某些机制和巫术类似,如交感和模拟,这也可能使来访者进入非常意识状态(或意识改变状态)。艺术治疗师在某些层面和巫师有着类似之处,很多艺术治疗受到荣格的巨大影响,但荣格本身有过长时间的巨大心理危机,而后才慢慢走出来,荣格提出受伤的治疗者(wounded healer)的概念,认为治疗师的自我创伤能让他有能力去治愈别人。对于自我功能不那么强的来访者,这会是危险的事情,如怀特豪斯(Whitehouse)对她的学生会偏向于做意识以外层面的探索发现练习,但对于病患来说更多地是情感支持,那时的真实表达动作有更高的结构化。但如果过分结构化,艺术治疗强调创造性的本意又可能被削弱。而类似梵高、尼采等杰出人物,他们的创造性和现实性也是很多讨论的话题。国内也有学者在精神分裂症患者的绘画中发现意义,但这些意义是一种代偿,一种超越,还是一种宿命般的无奈。

心理治疗是科学和艺术的结合,表达性艺术治疗是偏于艺术那一端,也即其效果并不容易被评估,虽然已经有了很多努力,但一些元分析等并未证明其疗效,这当然是由于量化研究从本体论上说就是和艺术治疗相悖的,这点和动力学治疗有类似之处。当前也有很多质性研究来对表达性艺术治疗的过程进行研究,从社会建构论、解释现象学的角度来理解艺术治疗。但质性研究也是实证主义的,并不能够涵盖所有艺术治疗的领域。

上面这些疑惑并非是表达性艺术治疗的弱点,由于人类心灵的复杂和细微,没有什么治疗能适用于所有个体。但无论如何,艺术治疗师需要受到专门训练,既要了解艺术的力量,也要了解人性的脆弱,在艺术和科学中获得平衡。根据不同对象选择合适的表达性艺术治疗种类,而对于一些较严重的来访者,需要和其他专业人员一起合作。

(童　俊　缪绍疆)

8.5　格式塔疗法

8.5.1　代表人物

弗里茨·皮尔斯(Fritz Perls, 1893—1970)是格式塔治疗学派的创始人。1893年,皮尔斯出生于柏林近郊犹太区的一个中产阶级家庭。中学毕业后,皮尔斯前往柏林大学学医。1920年,皮尔斯取得精神科医师资格并在柏林开始执业,此期间他认识了哲学家西格蒙德·弗里兰德(Sigmund Friedlander),其关于"相反事物相互界定彼此"的观点以及"创造性中立"的概念对皮尔斯形成很大的影响。同一时期,由于身体、社交、工作等方面的原因,皮尔斯开始接受霍妮(Karen Horney)等人的精神分析,在此期间皮尔斯对精神分析产生热情,并受训成为精神分析师。

1926年,皮尔斯来到法兰克福,在专门治疗大脑受伤军人的机构中担任库尔特·古斯汀(Kurt Goldstin)的助手。在法兰克福,皮尔斯遇到了他未来的妻子劳拉。劳拉是格式塔心理学的研究生,并与存在主义哲学家马丁·布伯(Martin Buber)和保罗·蒂利希(Paul Tillich)保持往来,这对于日后皮尔斯将存在主义及现象学的观点融入格式塔治疗理论产生了影响。1933年,由于纳粹主义的兴起,皮尔斯和劳拉被迫离开德国,后辗转到南非,创立了南非精神分析中心。皮尔斯引用劳拉哺乳孩子时所观察到的结论,强调孩子通过食物的摄取而与世界连结,并提出了"口腔阻抗"(Oral Resistences)的观点。在此基础上,皮尔斯和劳拉共同写成了《自我、饥饿和攻击》一书,奠定了格式塔心理治疗的基础。

二战后,皮尔斯和劳拉移居美国。在美国,皮尔斯与赫弗林(Ralpjo Hefferline)、古德曼(Goodman)共同完成《完形治疗》(*Gestalt Therapy*)一书,完成格式塔心理治疗的主要理论工作。1952年,皮尔斯等创立了纽约格式塔治疗研究所,从事有关格式塔治疗的专业讨论、工作坊和团体治疗活动,此后格式塔的工作坊和研究团体在美国各地蓬勃发展。

1960年以后,皮尔斯周游不同的国家和地区,并在很多地方创立了格式塔培训中心。1970年,皮尔斯在温哥华去世。

8.5.2 理论背景

8.5.2.1 人性观

格式塔疗法认为人类具有自我调节的倾向,有机体的自我调节在未受干扰情况下通常会趋向健康、平衡和自我实现的结果。为了发展与成长,人类努力维持一个追求满足以及消除紧张的平衡。格式塔疗法假设,当人类的内心或所处的环境产生不平衡时,这种不平衡的状态就会在此人的经验背景中成为突出的图像。一个健康的人可以区别出有意义的需求,并且做出适当的回应,也因此能回到平衡的状态,释放新的能量,并允许下一个重要的需求浮出(克拉克森,2008)。而人们之所以寻求咨询,是因为他们健全的自我调节历程受到干扰或扭曲。早期的教育和社会化过程,几乎总是引导我们去否定、压抑真实的本性。结果,人们常常在表现出他们"想要"而非他们"应该"的样子时有罪恶感。就存在性的意义而言,一个成人在任何一刻应该都是他全部潜力之体现。所有需要做的就是接受自己本然的面貌,并真实地面对生活及周遭的情况。"人唯有通过真实的本性,而非通过野心和人为的目标才有可能超越自己。"(克拉克森和迈肯温,2000)

8.5.2.2 现象学和场理论

格式塔疗法是以现象学为基础的心理治疗法。现象学重在"叙述"经验而不在于解释事件或预设其立场,任何对事件的评价均被视为会模糊人们对该现象的认知并且干扰当事人的直接体验。格式塔治疗的哲学观点强调当下经验世界的重要,也就是说个人独特的体验优先于任何想要归类区分或作判断的尝试。现象学的方法包含了三个相互关联的步骤:(1)将先前的假设和成见先摆在一边或者是"悬搁"(bracketing),好将焦点放在直接的体验上;(2)"描述"直接、具体的印象,而非作出诠释或解说;(3)将场域中描述的所有现象"平等看待",也就是视为同样的重要,而非假设其重要性有等级的差别存在。

格式塔疗法还受到场理论的深刻影响。德国心理学家、场论的创始者勒温认为要了解一个人,只有从其所处的场域中观察才是有意义的。这种个人与环境所产生的交互关系便是格式塔治疗取向的核心概念。在皮尔斯的整体场理论中,个人的行为唯有从他和环境之间相互依赖的角度来看才有可能了解,因为社会、历史和文化的场是人最本质的部分。人或环境的任何一部分小小的改变都会透过整体而显露(克拉克森,2008)。

8.5.2.3 整体观

在格式塔治疗理论中,最重要的观念就是整体观。德文的 Gestalt 是一个十分复杂的概念,一个兼具有风格、模式、全貌、解构等意涵的概念。它也是一个具有结构的"整体"而非各部分的总和,"整体"总是大于各部分的总和。

皮尔斯特别关注的是有机体身处在环境中的整体性,他的治疗方法便建立在身体、情绪和心灵经验是不可分割的整体的假设基础上,同时也建立在语言、思想和行为的整体性基础上。当某人说他体验到悲伤或焦虑的感觉时,必然会伴随有生理的感觉与心理的成分。焦虑的来袭若无呼吸困难、心跳加速或出现类似症状,是不可能存在的。按照皮尔斯的看法,现代人已经学会用人为的做法将身体与心灵分离,而格式塔治疗的目标就是要重新建立个体天生的整体和谐。

8.5.2.4 与其他学派的联系

(1)完形心理学:格式塔治疗融入了完形心理学的部分观点,例如,图像与背景的原理、知觉封闭性的原理等。

(2)存在主义:关系、觉察和试验等存在主义的基本方法对格式塔治疗都有重要影响。

(3)心理剧:皮尔斯将心理剧的一些元素融入他的理论中,创造了许多有效的试验方法。

(4)精神分析:皮尔斯曾对弗洛伊德的心理分析理论做了重大的修正,特别是有关儿童发展阶段中"口腔期"部分的观点。在格式塔治疗取向中,用有意识地"觉察"图像/背景转移的概念来取代将潜意识看成是人格中一个无法触及地带的想法。

(5)东方哲学:禅学对于早期的格式塔治疗理论也有重要影响,禅学强调通过直接、直觉的洞察力来获得开悟,禅宗对于关照的概念与格式塔治疗中对觉察当下的观点有相似之处,而禅宗的矛盾观也与皮尔斯认为"改变唯有在我们停止试图改变时才有可能发生"的矛盾观点,有异曲同工之处。

8.5.3 核心概念

8.5.3.1 觉察与觉察区域

觉察是接触到自己整个知觉场域的能力。觉察并不只是一个心理的过程;它包含所有的经验,无论是身体的或者是心理的、感官的、情绪的。觉察是对于"此时此刻"的经验。个体也许可以有很多想象,但这些想象或意象仍然是在此刻所处的此地中。个体也许会计划未来,但是这些记忆、反思或是计划,实际上都是发生在当下。皮尔斯批评弗洛伊德将潜意识视为一个实体,代之以较流动性的观念——未觉察(unware)与觉察(aware)的过程。

皮尔斯定义了觉察的三个区域:内部区域(the inner zone)、外部区域(the outer zone)、中间区域(乔伊斯,2005)。觉察的内部区域是指来访者的内心世界,包括主观知觉,如内脏知觉、肌肉紧张或放松、心跳、呼吸,同时还包括所谓的身体—情感状态,即身体知觉和情感的混合。外部区域是与外部世界接触的觉察,它包括所有的行为、语言和行动,以及如何使用所谓的接触功能(contact function)(看、听、说、尝、摸、闻和行动)——所有的感受和接触世界的方式。中间区域由个体的思维、记忆、幻想和期望组成,包括所有诠释内部刺激和外部刺激的方式。中间区域包含信念和记忆系统,因此也就不可避免地成为个体自我限制、刻板地理解世界以及凭借过去经验和未来期望来理解当前情景的始作俑者。一个健康的人每天都会穿梭往返于各个区域之间,当觉察倾向于停滞在某个特定的区域,其结果将导致功能失衡,有时甚至会导致不堪设想的后果。

8.5.3.2 体验循环

一个完整、不被打断的经验循环流程是从一种需求的产生至需求被满足的过程,也是实现自我的驱动力。一个主要的"图像"自一个"背景"中浮现且要求注意,当一个新产生的、令人注目的"图像"出现时,原来的"图像"就渐渐消失退回"背景"中。这种"图像"与"背景"更替的流程就是人类经验循环律动的自然法则。具体来看,体验循环包括以下几个阶段。

(1) 消退:这是个体在一个完形被满足的完成之后进入一个冷静的休息阶段,在此期间,还没有任何一个强有力的前景图像引起个体的觉察。

(2) 感觉:当个体必须努力满足某种需求时,会造成内部区域或外部领域的干扰,这些干扰会打断个体与环境之间的内在平衡状态,某个图像会在环境背景中凸现出来而变成个人的图像,例如,渴望喝杯茶。这一预示着即将展开的图像与背景之形成过程的阶段被称为"前接触"。

(3) 觉察:个体可能会逐渐地或是突然地觉察到任何入侵个体自由流动的意识,而造成引发身体感觉的事件。新产生的图像在个体瞬间的经验中转变为令人感兴趣的焦点。

(4) 能量动员:在此情绪性和/或生理上的振奋状态中,客体图像或需求会变得更尖锐、更清晰,并会产生能量和对满足需求的种种可能的影像。

(5) 行动:个体积极寻求各种可能性,企图克服障碍,并且试验各种不同的适当活动。此时的行为乃是为了满足个体在当下的现状中的需求。

(6) 最后接触:在个体采取行动之后产生的则是个体与环境做完全的、有活力的接触,此阶段即是所谓的"最后接触"(final contact)。良好的接触是格式塔治疗的核心概念。最后接触的特点是,在某个片刻中个体全心全力地投入在最有意义的事物上。

(7) 满足:皮尔斯等人将下个阶段称为后接触(post-contact)。在本质上,后接触阶段意指个体的需求被满足及完形的完成。当个体在咨询过程中,爽快地吐露出那些曾经不为他所接受的人、事、物,或是他曾经怀抱的期望或情感等,就是处于所谓的消化(digestion)或类化(assimilation)的过程,继之而来的是解构与吸收的活动(克拉克森,2008)。

8.5.3.3 未完成事件

"未完成事件"概念是格式塔疗法的中心思想,用来解释人的能量如何"被中断"或"被阻挠"。"完形"的成形,亦即统整性、完全性以及有机体单位的形成,是唯一持续不断进行的流程。某一种强烈欲望或迫切需求的产生会驱使我们去做某些事情,以便完成有机体的循环。当人们在觉察循环中无法容易且自然地满足其需求时,就会形成"未完成事件"。例如,当一个孩子心爱的宠物死去时,却不准他伤心(或哭泣),这种压抑会导致小孩长大成人后,拒绝对新的心爱的事物付出感情,因为他在童年时最初经验的悲伤,不被允许以一种健康、和谐的方式来充分地表达出来。

情感上的封闭与认知和生理上的封闭连接在一起时,就会成为一个固着的完形——一种重复与预期的行为模式,来处理他与外界环境及其他人的关系。每当个体企图满足其原始需求,但却不断地失败,这乃是他过去最原始的失败经验使然。这种反复的强迫行为乃是源于一个必须被完成的失败经验。

8.5.3.4 接触模式与接触中断

根据格式塔治疗理论,有许多我们自过去未完成事件中持续维持下来的心理机制,会使我们无法享有需求的实现,并且阻碍我们与自身、其他人及环境作良好的接触。这些心理机制被称为"接触中断",它们可以被视为是引起性格成长停滞的情结,这种情结会妨碍具有创造力的自体在个体与环境的界限上健康地发挥功能。以下是几类常见的接触中断模式。

(1) 去敏感化(desensitization):在去敏感化状态中,神经官能症者会逃避体验自我本身或外在环境。全神贯注的自我缺乏感觉,有如行尸走肉,这是因为自我的官能感觉与情感已被稀释、被漠视甚至被忽视所导致。痛苦或不舒服在不同的程度都无法成为一个图像。

(2) 偏转(deflection):"偏转"是指个体逃避与他人作直接的接触。这是个体降低觉察环境接触(所带来的影响冲击)的行为方式,把接触变得模糊暧昧、笼统,或是对此接触无动于衷。当一个人习惯性地偏离主题,即表示他或她并未以有效的方式运用其个体的能量,从自己、他人或环境获得回馈。在此状态下任何批评、指责、欣赏或爱也许都无法"被接受"。

(3) 内射(introjection):"内射"是最初的心理机制,我们从环境中的重要他人处摄取食物,汲取思想与规范时,即是透过这个心理机制。人们在还是小孩子的时候,就"吞咽"下各种规范,例如,"你必须永远努力工作","你必须把别人的需求摆在第一位","你必须随时控制情感"。习惯性内射的人缺乏一种自我引导的内在感,或是缺乏依据自己需求来做自我调节的能力。他们所内化的事物与他们自己本身其实是相异、缺乏弹性的,而且总是以极权的方式要求他们"你应该永远……"等等。

(4) 投射(projection):投射是指没有感受到自己所拥有的人格特质、态度、情感或行为的一部分,反而认为它们是环境中某些物体或某些人所有的。例如,投射者没有觉察到他正在拒绝别人,反而是认为别人正在拒绝他。投射可能会中断觉察循环的任何一个阶段,但却经常出现于行动阶段,干扰个体。

(5) 内转(retroflection):内转有两种类型,一种是个体原本想对某人做某事,但却转回来作用在自己身上。当人的感受与想法在其原生家庭中没有受到肯定,或是因为表现出自然的冲动行为而被惩罚,人们就学习到了内转。另一种内转是个体对自己做自己想或曾经想要别人对自己做的事。当一个人无法从父母身上获得应有的关注、爱恋及照顾时,则会相对地对自己付出关怀、爱及照顾。内转可以出现在觉察循环中的任何一个阶段,但特别会在最后的接触阶段干扰个体。

(6) 自我中心(egotism):"自我中心"在完形中的特征是个体从自身中抽离,成为自我以及自己与环境关系的一个旁观者或评论者。在自我中心的状态时,神经官能症者会觉察到自己想对每件事作出评论,但自我本身却感觉到空虚、毫无需求或兴趣。

(7) 融合(confluence):"融合"是指个体与环境之间的界限是模糊的,如同胎儿

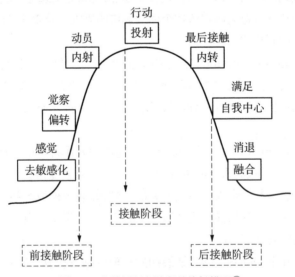

图 8.1 体验循环各阶段的接触模型[1]

---

[1] 该模型参考(克拉克森,2008:77)图示,以及 2014 年中德完形心理治疗暑期集训中托马斯(Tomas)博士讲授课程内容。

在母体之中的状态。在"融合"的伴侣关系中,每一个人都无法获得充分的发展。照顾者经常与"依赖者"共谋,以避免处理自己对依赖或被遗弃的恐惧。融合会妨碍个体的感觉功能,使其无法在经验循环中有规律和自发地运作(克拉克森,2008)。

8.5.3.5 极性理论

极性理论认为人们所拥有的特质都存在于一个连续谱的一端,而在这个连续谱的另一端必然存在着相反的另一种特质,这作为人的一种潜能存在着。格式塔治疗努力将人类的两极性(如攻击和温情)和谐地整合到一起,从"场"的观点出发的整体主义即意味着从多方位的视角看待整体。格式塔治疗师鼓励来访者去体验连续谱上相反又互补的两端:内射/投射,适应/创造,服从/变革,内向/外向,喜爱/憎恨,温柔/攻击,沮丧/满足……来访者在治疗过程中试验和"体验"到的这种两极互补的态度和感受是颇有收益的(金泽,2009)。

8.5.3.6 自我支持

从格式塔治疗的观点来看,支持是所有健康技能必不可少的基础,同时也是建立和谐人际关系的背景。

(1) 躯体性支持:引导来访者关注现时此地的躯体过程,会强烈影响其自我支持的力量。例如,让他注意自己的呼吸,并注意呼吸方式(频率和深度);让他注意到自己的姿势,并体验不同的姿势带来的心理感受,例如,坐姿挺拔、弓背弯腰或萎靡不振时所伴随的感受。

(2) 自我负责(self-responsibility)的语言:通过语言的使用,我们可以拒绝责任或负起责任,可以强化自我无力或自我导向的立场。在下面这些话语中可以表现出完全不同的主观世界:"她使得我如此生气,我只好打她",相对于"是我容许她的挑衅激怒了我";"我因为消化不良而受苦",相对于"我因为紧绷我脖子上的肌肉,所以导致背痛的结果"。在格式塔治疗中,来访者被鼓励去尝试用自我负责的口语方式来解释他们的经验。

(3) 认同自身体验:咨询师利用现象学方法并提供一种对话式关系(dialogic relationship)的时候,事实上他同时也在向来访者展示关注、接受并认同当前体验的一种模式。更为主动的方法是,让来访者练习接受自身的体验——甚至建议来访者对自己说:"我感到焦虑/嫉妒/难过。这是我此刻的真实体验。"

8.5.4 治疗过程

8.5.4.1 评估与诊断

许多格式塔理论的概念本身就是评估的框架,如觉察力区域、接触调整、自我支持的程度、接触风格与关系模式等等。格式塔诊断的技巧在于描绘治疗师所看到和体验到的,解读其间的意义,并理解这如何造成了来访者目前的困难。评估诊断中可以聚焦于三个领域:(1)过程中的来访者,包括来访者的自我及环境的支持,可观察到的接触功能及其核心信念;(2)关系中的来访者,来访者与咨询师的关系可以成为来访者深入探索其惯常的关系模式的场所;(3)场条件,即来访者目前的重要环境/重大历史事件/既往的关系/文化因素。(乔伊斯,2005)

8.5.4.2　治疗阶段

以下将介绍格式塔治疗的不同阶段,并与可能相对应的接触中断模式做连结。

(1)建立知觉功能。格式塔治疗是根植于咨询师可以看到、听到、感觉到以及闻得到来访者的一些东西,而不强调咨询师用思考、诠释或光用脑袋去了解来访者所呈现出来的东西。在咨询的初始阶段,咨询师与来访者应建立起所谓的"对话关系"(dialogue relationship)。马丁·布伯(Martin Buber)将这种"你—我"的关系形容为两个独特的个体,相互开放地尊重彼此,那是一种真诚的关系。

(2)觉察以及咨询历程的初始阶段。在这一阶段,咨询师可以引导来访者进行持续性觉察的练习,尝试去专注于每一个新的图像,而不加上任何的判断与标签。引导来访者探索非口语的行为,交叉的脚踝、咳嗽声、一边肩膀比另一边高,这些都是咨询历程中的重要部分。在这个阶段,还应重新引导来访者偏转的精力。来访者可以通过一些很简单的操作方式来学习重新引导偏转的能量,例如:谈论自己时,要跟对方的眼神做接触。当他们用心觉察到自己是如何创造出这些偏转习惯的时候,通常有机体的需求就会浮现,例如"我绕手指头是为了让自己知道我是真实的"。

(3)动员及咨询历程的后预备阶段。在这个阶段,信任感已经开始建立,来访者被带领进入其个人经验中特定的觉察层面,来访者已经注意到并且澄清了其最重要或紧急的图像(问题)。这个阶段的工作重点是人们利用或驱除能量的方式,包括探索人们用来满足其需求的无效方式。治疗师可以通过"优胜者/失败者的对话""外在化'应该'""扮演"等方式处理来访者的内射议题。

(4)行动及咨询历程的中期阶段。在这个阶段,来访者要"尝试"各种选择、行动、模式、角色和关系模式。咨询师可以邀请来访者去探索各种可能的新认知、新感受和新反应。来访者在体验过程中所引发的各种新的选择以及最终的抉择,正是这一咨询历程中最基本的行动。

来访者在试验过程中的另一项重要过程便是移情。所谓移情就是来访者将其过去生命中对周遭人物的感觉、情感投注于治疗者身上的一种过程。格式塔治疗者会根据来访者的需求、咨询师对时机掌握的经验及其专业训练,来加以利用、强调,或者扩大、缩小运用移情作用。来访者在过去生活中重要的未完成事件,经常会再次呈现在与咨询师的咨询关系中,而通过新感觉、新态度和新资源的试验,可以帮助来访者有更好的整合。

（5）最后接触（final contact）阶段。当图像既明显又生动时，背景似乎就不存在了。此时，与咨询有关的问题的背景或情境资料已经加以讨论，而其忧虑的问题也随前述咨询历程的发展有了改善。内转是最终接触阶段的主要障碍，可以通过练习舒展肌肉、觉察与调整呼吸、运用情感表达和情绪宣泄等方式来解除来访者的内转行为。

（6）满足和咨询历程的倒数阶段。后接触（post-contact）是圆满与完全接触后的结果。在心理上，来访者已经经历了从感觉到觉察，到动员能量、行动而至圆满，以及最后的接触等阶段。来访者带着满足开始同化其自我探索旅程的经验，准备好到下一个阶段。对那些习惯或擅长去挑战、攻击或毁坏完形的人，要学习当事情足够好时就加以接受，学习去界定什么是"够好的关系""够好的自我印象""够好的生活"等。

（7）消退和咨询历程的最后阶段。消退在完形循环过程中，表示一个暂停，一种心理能量从先前占据的状态到空或无的状态中产生。在这个阶段，融合是接触中断的重要特征。如果来访者不愿通过结束咨询关系而从融合中消退的话，便会阻碍和限制在完形经验圈中因消退带来的满足结果。这一阶段可以引导来访者去体验自己在咨询过程中独特不同的变化。来访者对治疗师说再见的方式应该是如同两人所建立的关系一样，有很多不同的方式。最重要的是要允许来访者尽量以完成的方式和治疗师完成任何"未完成事件"（克拉克森，2008）。

8.5.4.3 试验

格式塔治疗师通过设计或与来访者共同构建试验（experiement），提供给来访者尝试新的行为模式和新的存在方式的机会。下面将介绍格式塔试验中最常见的几种方法。

（1）空椅技术。在所有试验中，空椅技术可谓是最著名的格式塔技术。这个技术主要用于放大意识边缘的体验，以及探索极性、投射和内射。它不仅给来访者提供体验表达的机会，而且还是一种认识和重新拥有被疏离的特质的方式。顾名思义，"空椅"试验是指在治疗室里使用另一把椅子——通常治疗师和来访者并不真正使用这把椅子。空椅技术最为简单的形式是：让来访者想象他目前或过去生活中的一个人正坐在对面椅子上，然后来访者毫无顾忌地同那个人交谈。这种方法能使某些情形浮现出来，并使它们进入来访者的意识层面。

空椅也通常被用于探索和放大强者—弱者之间的冲突。强者的"必须和应该"通过一把椅子来表达，弱者的"愿望和需要"则通过另一把椅子来表达。在治疗师的支持下，"胆怯的"弱者受到鼓励，获得力量，并勇敢地与象征内射的强者进行抗争。一种有效的解决是，双方妥协——彼此承认和接受对方的价值。通过这种方式，来访者就能学会发现、接受和协调自身体验中相互冲突的部分。

(2) 放大和节制。一项提高觉察力的有效技术就是让来访者加剧他们目前的行为。这项技术的理论依据是：我们的内心体验常常通过我们的躯体语言和行为来表达。因此，任何一个不经意的动作，比如皱眉或微笑、耸肩或摆手，如果加以注意、夸大或重演，都可能呈现出来访者处于意识边缘的一些体验。

(3) 留在僵局中。建议来访者停留在窘境和卑微的体验中也可能对来访者产生深远的影响，这就是格式塔治疗中所谓的"改变的悖论"，即改变往往发生在个体成为某人的时候，而非个体想成为某人的时候。改变的悖论主张，来访者与其努力改变自己，不如尽可能充分地觉察和领会自身各方面的体验。一旦这样做了，并且相信自身的自然调节功能，那么，改变自然就水到渠成。

(4) 逆转、夸大或削弱习惯性反应。来访者在呈现窘境时，你应该从中找出核心特质或态度，如顽固、愧疚或完美主义。然后想象这个特质处在两极连线的哪一位置。据此，试验可供尝试的行为有：反其道而行之（逆转）、改弦易辙（削弱），或变本加厉（夸大）（乔伊斯，2005）。

上述这些试验不能单单被当做技巧来使用，事实上，最好的格式塔治疗是不刻意使用技巧的。在格式塔治疗中，咨询师所使用的策略是完全无法预设的，要根据不同的情况，如一般的情况、特殊的咨询阶段或不同的人格特征（出现不同的接触中断模式）来做调整。

8.5.4.4 梦的工作

梦的工作是一项运用相当普遍的格式塔治疗技术。咨询师会邀请来访者扮演梦境里某一部分或全部的角色，并且和梦境中两个或更多的部分对话，进而加以诠释。这是基于梦本身即代表一个人全部的看法，皮尔斯认为每个梦境皆存在着对来访者有意义的信息，只有来访者才能亲身体会其意涵，而非任由外界的专家学者来予以"诠释"。梦境中所有的元素都可能是来访者的部分投射，它们均可被来访者逐渐整合、拥有或至少被人所认识。为了增加梦中感觉和象征的真实性，来访者在"孵梦"时，采用现在时来加以呈现，仿佛是来访者正在做梦一样。对弗洛伊德而言，梦是"通往潜意识的捷径"，但皮尔斯则视之为"通往整合的捷径"。

8.5.5 适用证

格式塔治疗大多与个人成长历程或心理健康专业治疗有关，但其概念化的架构及治疗的方法还是可以用来治疗那些所谓精神分裂症的病人（克拉克森，2008）。事实上，格式塔治疗适用于各类心理障碍的治疗，但需要根据不同来访者的具体情况进行具体的调整。

（桑志芹）

8.6 焦点解决治疗

焦点解决治疗(Solution-focused therapy, SFT),兴起于 20 世纪 80 年代,是由美国威斯康星州密尔沃基市的短程家庭治疗中心创办人沙泽尔(Steve de Shazer)、其韩国裔夫人伯格(Insookim Berg)及其同事和来访者共同发展起来的,归属后现代心理治疗派别,也常被归属为短程治疗。究其来源,SFT 深受帕洛阿尔托(Palo Alto)策略学派、米尔顿·艾瑞克森(Milton Erickson)催眠学派、维特根斯坦(Wittgensteinian)社会建构论及佛教(Buddhist)和道家(Taoist)认识论思想的影响,这使得 SFT 成为一种整合的系统式疗法(沙泽尔,2011)。

SFT 的最大特点在于:不以病理视角分析当事人问题成因,不深究过去缺陷,转而帮助当事人觉察已有成功经验及自身优势。治疗目标是当事人确定的,治疗师的任务则是以尊重、合作和不评价的态度,在当事人知觉框架内工作,针对当事人目标协助其建构出具体、正向化、行动化、情境化的行动计划,实现筑梦踏实、小步精进的过程(麦克唐纳,2011;许维素,2013)。

8.6.1 基本理念/原则

在 SFT 的实务中有一些经典理念,它们既可以充分展现出这种疗法特点,也可视作这种疗法的原则。

8.6.1.1 没破不补(If it isn't broken, don't fix it.)

这是 SFT 最重要理念,体现了"能尽量少的干预就不要过多干预"的极简思想。该理念认为如果当事人自己已经解决了问题,再多干预是没有必要的。这与其他不少疗法追求"进一步巩固疗效"或寻求"更深层次的改变"有着很大差异。从传统意义看,SFT 似乎只解决了表面问题,而没有触及当事人根本问题,然后根据后现代思想,SFT 认为根本问题就是要深入了解当事人日常生活以及他或她想在生活中看到怎样的变化。

8.6.1.2 有效多做(If it works, do more of it.)

在帮助当事人解决问题过程中,SFT 认为治疗师的任务就是帮助当事人知觉到自身优势以及哪些已有行动或资源在发挥效用,并多做哪些"成功的行为"并继续推动积极变化。

8.6.1.3 无效求变(If it's not working, do something different.)

一般认为,一个解决方案如果没有起效,当事人肯定还存在某些方面不足需要改进。然而 SFT 倡导"只有不知变通的治疗师,没有顽固不化的当事人"。治疗师的任务是协助当事人找到真正能够启动的小步行动,从而实现滚雪球或者涟漪效应般的系统性改变。为此,不管一个解决方案看上去多么合理,如果没有发挥效用,就不是好的解决方案。

8.6.1.4 协商造就未来(The future is both created and negotiable.)

将治疗晤谈的重点放在"问题已经解决"的未来上,它提示当事人不必被牢牢禁锢在过去或某个病理性诊断上,治疗师的一个重要任务就是帮助当事人能够从原有问题中跳脱与释放出来,憧憬和建构一个高度个性化和可视化的未来景象,而解决之道便在于此。

8.6.2 治疗师角色

SFT中治疗师的角色和任务与很多心理疗法不同,其任务是拓展当事人更多解决方案之可能性,而非限定采用某种解决方法。在角色上,它更倾向于平等和民主,而非强制,并且十分强调保持"未知"(not knowing)的心态,治疗师需要停留在当事人的认知参照框架中,尽量避免对当事人想法、期望和行为作出解释。治疗师是"站在当事人身后引导",即"轻拍当事人肩膀",用一种非常温和的方式与其一同明确思考方向进而催化当事人启动小步行动。

8.6.3 代表性晤谈技术

以下介绍SFT中一些代表性晤谈技术:

8.6.3.1 一般化

对当事人问题进行非病理性解读是澄清问题时常用的技巧。例如:

> 当事人:这个问题怎么弄都弄不好,真是让人绝望。
>
> 治疗师:这个问题目前看起来还没有找到解决办法,难怪会让人暂时生出绝望的感觉。

一般化技巧使用时,首先立足于当事人认知参照框架,再加入其他可能的看法、解释或观点,而非直接去驳斥当事人的观点。具体而言,在回应当事人陈述时常会使用一些限定词,如"当然""自然""很多时候""难怪",也可以对当事人描述状态通过"过去式""阶段化""暂时性"的用词加以回应。对于当事人以为的负向事实则改为"似乎""看起来""感觉上"(许维素,2013)。该技巧试图传递给当事人:一切负面感受都是可理解的、是暂时性的、可改变的、是针对特殊情境而非生活的全部。

8.6.3.2　正向建构

正向建构即站在不同视角,用正向语言或观点来重新看待与诠释当事人同一个问题。例如:

　　当事人:这孩子每次说说好一点,但没有几天又是老样子。

　　治疗师:这么看来,虽然他没有完全像你希望的那样,但他还是在意你说话的,并且能够有所改变的。

许维素(2013)总结了常用的五种正向建构句型:(1)"虽然(负面),但是(正面、可贵、难得)";(2)"我不确定,但我确定";(3)"至少""起码(没更糟)";(4)"最重要的是(正向意义)";(5)"一定有一个重要的理由"。晤谈中,正向建构的回应往往带来一个新视角,让当事人看到问题背后可能被忽略的正向含义,这一方面可以转化当事人负性情绪,另一方面可以带出当事人可能的行动策略。

8.6.3.3　赞许

SFT中给出适当赞许是非常重要的基本功,常用赞许技术有三类:(1)直接赞许,例如:"我真的很欣赏你的勇气。"(2)引用并说明别人对当事人的赞许,例如:"你朋友他们都很认可你刚刚的想法。"(3)引发当事人自我赞许,例如:"要做到这一点真的不容易,你是怎么做到的?"

哪怕当事人十分沮丧,在他们做的事情中仍有积极特征值得被关注和认可,这些特征可能是:(1)采取行动及各种努力;(2)愿望或承诺;(3)个性特质;(4)态度、想法和决定。赞许技术没有一定的使用限制,在谈话全过程中随时随地可以使用。但需要注意的是,赞许一定是治疗师有感而发的欣赏。

8.6.3.4　应对提问

此类询问意在挖掘问当事人一些很小的、自己都不以为然地已有的自发行动或思考,也可以是对未来应对方法的打算。例如:

　　当事人:最近自己觉得状态特别不好,工作的时候一点都没有心思。

　　治疗师1:针对这种状态,你已经采取了一些什么措施去应对?

　　治疗师2:嗯,一点都没有心思,那你接下来打算怎么办呢?

8.6.3.5　例外提问

例外提问导引当事人去看问题不发生或比较不严重时候是什么状况,以及这些状况是如何发生的,特别是那些与目标有关的例外。例如:

当事人：最近自己觉得状态特别不好，工作的时候一点都没有心思。

治疗师 1：以前遇到类似情况，你是如何处理的？为了状态不变得更糟，你做了哪些有帮助的事情？

治疗师 2：最近是否有什么时间段，你会觉得自己的状态略微好一些，工作的时候能略微有些心思？那是怎么发生的？

8.6.3.6　预设提问

跳出问题看问题，SFT 常以假设性引导词（"如果""假如"等）来询问当事人在未来某种特定情境下可能的想法与行动，特别是当事人期待未来实现的情境下，当事人和现在会有什么不同。例如：

当事人：最近自己觉得状态特别不好，工作的时候一点都没有心思。

治疗师 1：假如过段时间，你的状态已经好了，工作的时候也能有心思了，那时的你会和现在有什么不同？

治疗师 2：如果情况会稍微好一些，你可能会觉察到什么就意味着有所改变了？

8.6.3.7　奇迹提问

奇迹提问是 SFT 最特征性的技术之一。它通常用来引导当事人想象当问题已经获得解决之后的未来美好景象、细节以及有何意义。例如：

治疗师：现在我要问一个奇怪的问题，可以吗？（停顿，得到许可）今晚你回家你和平常一样（停顿，得到认可）然后你睡觉的时候（停顿），一个奇迹发生了，你所遭遇的问题都解决了。（停顿）由于你在睡觉，所以你不知道这个奇迹已经发生了。第二天你起来后，你会注意到什么不一样，你就会知道这个奇迹真的发生了？

8.6.3.8　刻度提问

刻度提问通常以 1—10，也可以是 1—100 为标定，请当事人根据自己最好的愿景（通常为 10 或 100）为标杆，对自己的现状进行评分，进而询问如果分数增加若干会有什么不同、会如何行动。在当事人信心不足时，也可询问当事人为何不是更低评分而是现在评分。例如：

治疗师 1：如果用 10 分代表你的状态非常好,0 分代表你一点状态都没有,你会给自己现在的状态打几分?

治疗师 2：你给自己的状态评了 3 分,何以是 3 分而不是 2 分或者 1 分呢?

8.6.3.9 关系提问

关系提问目的在于找出与当事人解决问题有关的重要他人,经由询问重要他人的观点,期待帮助当事人在现实中去思考自己应该如何。例如:

治疗师 1：目前这种状态,你的家人是如何看待的? 他们给你的建议是什么?

治疗师 2：如果此刻你的朋友在场,你觉得针对你刚刚说的,他们可能会给你什么回应?

8.6.4 基本流程

通常第一次谈话大约 50 分钟。SFT 在开始时会这样介绍:

我会和你先谈 40 分钟左右,谈的内容是有关你个人情况以及你想要达到的目标。40 分钟后,我们会暂停几分钟,这时我会整理一下我们谈的,然后我会告诉你我的反馈和一些建议。

在晤谈过程中,治疗师通常会用预设、奇迹提问等帮助当事人澄清目标,也会用例外、应对、关系提问及治疗前发生的改变帮助当事人觉察自身资源。在完成当事人目标和资源的探询后,治疗师会帮助当事人利用自身资源构建出一个具体、可及、积极的行动目标。整个过程,治疗师都需要保持对当事人尊重、非指责及合作的态度,并在当事人的思考框架内与当事人一起达成晤谈目标。

在与当事人完成 40 分钟晤谈后,治疗师会根据谈话内容进行总结,会给予当事人应有的赞许,同时会布置一些任务。

在第二次及后续晤谈中,治疗师通常会从"上次谈话到现在,有什么好的事情发生?"来导引当事人进入"持续改进阶段",即所谓的 EARS 询问(Eliciting、Amplifying、Reinforcing、Start over again)。包括了:(1)引出已有改变;(2)扩大有效改变觉察;(3)增强改变信心和力量;(4)再次启动行动。

8.6.5 适用范围

SFT 是目前最流行、适用范围最广的疗法之一。由于 SFT 秉承"有效多做"的理念,所以,SFT 鼓励当事人继续使用对他们有帮助的其他疗法,包括药物治疗,为此它可以作为很多疗法的辅助及整体化治疗方案中的一部分。这也使得它被广泛应用于临床,包括家庭治疗、夫妻治疗、性虐待治疗、药物滥用治疗及精神分裂症治疗,同时也被拓展应用到社会服务机构、学校教育部门和企业管理服务中,并在儿童青少年及非自愿当事人中特别适用(Franklin 和 Trepper,2011;沙泽尔,2011)。麦克唐纳(2011)则建议如果单纯使用 SFT 三次以上没有效果,则需要整合或改用其他疗法。

8.6.6 小结

在不到 30 年时间里,SFT 已广为人知且在学校、医院、家庭治疗、心理卫生、儿童与社会福利、收容机构与监狱司法系统等都有应用,体现了一种落实"希望与尊重的实用主义"(Jong 和 Berg,2013;黄丽和骆宏,2010;许维素,2013)。SFT 较容易入门,但知易行难,看似简单实则复杂,和其他心理疗法一样,要求治疗师在掌握晤谈技巧后不断内化理念方能熟练应用。目前虽然不少循证研究证据验证了疗法的效用,但仍需要更多特别是临床验证性研究成果的支持。

(骆　宏)

8.7　团体心理治疗

团体心理治疗(Group Psychotherapy)是指在团体情境中提供心理帮助的一种心理治疗形式。它是通过团体内人际交互作用,促使个体在互动中通过观察、学习、体验,认识自我、探讨自我、接纳自我,调整和改善与他人的关系,学习新的态度与行为方式,以发展良好的生活适应的助人过程。在帮助那些有类似心理困扰的人时,团体是一种经济而有效的方法,这已经成为临床心理工作者的共识。专业的心理服务形式包括一对一的个别心理治疗和多人参与的团体心理治疗。无论是家庭、工作还是社交场合,生活中人们遇到的问题大多是人际关系问题,在团体心理治疗的互动过程中,来访者的问题会直接呈现出来,便于觉察和有效地改进。相比个别服务而言,团体的效果更好,因为它和人们真实生活情景非常贴近,就像一个生活的实验室,"三人行必有我师",在团体中学习到的态度和行为、改变了的情感与认知更容易迁移到现实生活中。团体心理治疗一般针对需要人格改变的临床服务对象,如具有明显情绪问题或长期心理困扰的人,以医疗机构中的病人为主。

团体心理治疗是欧美国家首先发展出来的一种心理治疗技术。最早使用团体的形式来治疗病人的先驱是美国的医生普拉特(J. H. Pratt)。20 世纪初,由于受科技发展水平及医疗条件限制,患了肺结核病的人可能终身带病并有传染他人的危险,被社会人士所恐惧,如同对待精神病人一样远离和回避他们。因此,病人除了身体的疾患,还有情绪上的困扰,孤单寂寞,心灰意冷。1905 年,在波士顿做内科医生的普拉特见此情景,将住院的 20 多位肺结核患者组成团体,他称之为 class,采取讲课、讨论、现身说法的形式,团体每周聚会 1—2 次,普拉特亲自向患者讲解有关肺结核病的常识、治疗及疗养方法,鼓励团体成员,激发战胜疾病的勇气和信心。通过团体的分享和讨论,成员在认识上相互启发,情感上相互理解支持,改变了因患肺结核病而产生的沮丧情绪与消极的态度。可以说,普拉特的探索奠定了团体心理治疗的基础。

而最先提出并使用"团体心理治疗"概念的是维也纳精神科医生莫里诺(J. L. Moreno),他首创了一种以现实生活为模式的团体心理治疗的方法——心理剧(psychodrama)。早在 1911 年,他就开始探索自己独特的团体心理治疗方法。他将需要治疗的儿童组成一个团体,鼓励孩子以演戏的方式重现生活中的问题情境,通过这种方法来了解孩子的幻想、心理冲突和心理障碍。他认为这种以戏剧表演的方式揭示生活是真实的、科学的、有效的。后来他又运用于成人的心理治疗中,不断完善,在 20 年代逐渐形成了独特的心理剧这种团体心理治疗方法。莫雷诺认为,每个人都存在创造和自我教育的天然倾向,但在患者和不善人际关系的人身上,这种潜能被埋没了,心理剧可使之重新发挥出来。心理剧治疗通过特殊的演出形式,使主角(患者)的人格结构、人际关系、心理冲突和情绪问题在戏剧活动过程中逐渐呈现出来,达到精神宣泄、减轻压力和自卑感,并能激发患者的自发性、创造性,增强适应环境和克服危机的能力。心理剧于 1925 年传入美国后,在理论上与实践上有了更大的发展,成为一种有世界影响的团体心理治疗技术。

现代心理团体工作主要有三种:心理治疗、人际关系训练和成长团体。心理治疗的重点是补救性、康复性的,成员可以是精神病人,也可以是有明显心理困扰的人;后两种是成长和发展性的,参加者是普通人,目的是为了改善关系,发挥潜能,自我实现。团体心理治疗已经广泛应用在医院、学校、社区、企业、军队、监狱等领域。在医疗临床心理服务中,团体心理治疗不仅应用于焦虑症、抑郁症、强迫症、恐怖症、摄食障碍、物质依赖、精神病、癌症病人、艾滋病人等患者的治疗,也应用于家庭暴力、哀伤、职业压力、慢性疼痛、教养子女问题、患者家属支持等问题的矫正或处理。

8.7.1　团体心理治疗的疗效机制

当代团体心理治疗最具影响的治疗师欧文·亚龙(Irvin D. Yalom)认为:团体心理治疗是如何帮助病人的? 如果我们能对这个看似幼稚的问题做出准确而肯定的

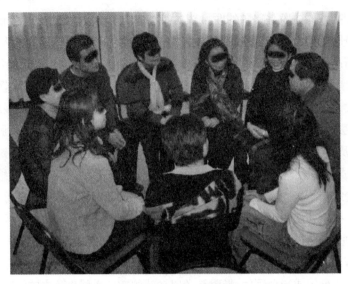

图 8.2　团体心理治疗场面

回答,我们就能用核心的组织原则来处理心理治疗中最令人苦恼和最有争议的问题。

　　团体心理治疗过程中哪些因素导致人产生积极的改变,从而达到治疗的效果?这是每一个运用团体工作的心理治疗师必须了解的,从而巧妙地利用能促进成长的积极因素,为团体成员的改变和成长创造良好的条件和环境。与个别心理治疗相比,采用团体的形式进行心理治疗时,团体的互动过程会出现一些独特的疗效因素,成为改变的机制。在曾被美国精神医疗期刊评价为最具影响力的教科书之一的、更被广大团体心理治疗专业工作者视为必备的《团体心理治疗理论与实务》中,亚龙(2005)认为治疗性的改变是一个非常复杂的过程,而且是经由人类各种经验错综复杂的交互作用而产生的。这种交互作用被他称为"疗效因子"。下表是作者根据亚龙的观点和自己 20 多年带领团体的心得整理出的疗效因子及对团体心理治疗师的启发和参考。

表 8.1　疗效因子及其对治疗师的启发(根据亚龙观点而整理编制)

疗效因子	内涵	对团体心理治疗师的启发
灌注希望 (Instillation of hope)	成员意识到其他成员的进步和团体的作用;成员对自己的进步持乐观态度	治疗师应善用该因子,定期提醒成员对自己进步的注意,尽一切努力来提升成员对团体治疗疗效的信心。
普遍性 (Universality)	成员意识到其他成员也有与自己相似的感受或问题	治疗师要引导成员改变自己的不幸是独特的认识,看到大家的共同性,彼此会产生共鸣,而减轻担心和焦虑。

疗效因子	内涵	对团体心理治疗师的启发
传递信息 (Imparting of information)	治疗师或同伴提供建议	在团体中,治疗师可以适时提供对心理问题的正确看法,或对生活问题的忠告、建议,或直接指导,起到心理教育的功能。
利他主义 (Altruism)	成员通过向团体的其他成员提供帮助获得积极的自我认识	在团体初期,成员会认为自己是一个包袱,当发现自己对别人很重要时,会觉得振作和提高自尊。治疗师应鼓励成员互相帮助,在给予与接受中互惠互利。
原生家庭的矫正性重现 (The corrective recapitulation of the primary family group)	成员通过与团体其他成员的互动,矫正性复现了一些重要的家庭中的行为模式	大多数成员进入团体时都带着从家庭中所感受到不满意经验。团体在许多方面类似家庭,成员以曾与双亲及兄弟姐妹互动的方式来与领导者及其他成员互动,如依赖、竞争。治疗师可以引导成员对固有的角色进行探索和调整,并鼓励尝试新行为,修通未完成、未处理的过去事情。
发展社交技巧 (Development of socializing techniques)	团体提供给成员一种环境,允许成员用更具适应性的方式互动	基本社交技巧的培养是所有治疗团体中的疗效因子。在团体中待得时间较长的成员会获得高度成熟的社交技巧。治疗师要鼓励成员学会如何有效地回应别人、解决冲突、有同理心。
行为模仿 (Imitative behavior)	成员通过观察他人的学习经历来学习	模仿是一种有效的治疗力量。团体中治疗师的示范行为会影响成员,团体成员之间互相的观察学习,都会影响成员放弃不适应的行为。治疗师要主动示范适应的行为。
人际学习 (Interpersonal learning)	输入:成员通过与其他成员分享来获得个人洞察; 输出:团体提供给成员一种环境,允许成员用更具适应性的方式互动	人际学习既是团体治疗的重要因素,也是团体情景中特有的历程。团体是社会的缩影,每个成员的人际形态会在团体沟通中呈现出来,通过觉察、修通移情等,发展出辨认不适应的人际行为的能力,并改变它。
团体凝聚力 (Group cohesiveness)	由团体提供的并体验着在一起的感觉	有凝聚力的团体,成员会彼此接纳、支持,而渐渐在团体中发展出有意义的关系。治疗师应该了解一下团体凝聚力的因素,强化团体凝聚力。
情绪宣泄 (Catharsis)	成员表达对过去的或此时此地经历的感受;这种表达使成员感觉更好	治疗师在团体中要帮助成员释放压抑的感情。开放的情绪表达对团体治疗的过程极为重要。
存在性因素 (Existential factors)	成员最终接受他/她必须对自己的生命负责	治疗中的存在因素包括责任、基本孤独、必然性等。人的存在是在真诚状态下的自我创造,学会接纳各种可能性和限制,认识到自己对生命的责任,提供一种改变的力量。治疗师与成员同在也是所有疗效因子中蕴含的助人力量。

　　团体心理治疗的价值在于能产生促进团体成员改变的机制,疗效的探讨已经成为团体心理治疗研究中的重要课题。实践中影响团体成员改变的因素很多,除了团

体内的疗效因素,如治疗师对团体的处理和干预策略给团体成员带来的效果,也包括团体外的疗效,比如家人的支持。影响疗效的因素复杂而又多元。团体内的疗效因素会因领导者的背景、个人特质、团体心理治疗的不同阶段而变化。

8.7.2 团体心理治疗的不同类型

团体心理治疗有不同分类标准和视角。按照团体心理治疗的目标分类,可以分为改善抑郁状态的团体、癌症病人重建生命意义的团体、愤怒情绪控制团体等;按照团体成员的特征分类,可以分为妇女团体、青少年团体、老年人团体等;按照团体心理治疗的形式分类,可以分为心理剧治疗团体、表达性艺术治疗团体等;按照团体心理治疗的工作领域分,可以分为医院团体治疗、学校团体治疗等。以下分类是根据团体心理治疗依据的理论来划分的,介绍了最常见的精神分析取向、行为治疗取向、认知行为治疗取向、人本治疗取向。此外还有很多取向的团体心理治疗,如存在治疗、现实治疗、沟通分析治疗、完形团体治疗、叙事团体治疗、短程焦点团体治疗等。

8.7.2.1 精神分析团体治疗

精神分析团体治疗是将精神分析的理论、原则和方法应用于团体成员的一种形式。其目的在于揭示团体中每个成员的核心冲突,使之上升到意识层面,以此促进成员的自我了解,认识并领悟自己被压抑了的种种冲动和愿望,最终消除症状,较好地适应和处理各种生活情境与挑战。

有效而又及时地解除团体成员对自由沟通与交流的抗拒和防御心理是团体领导者最关键的技能。因为团体治疗的基本环节是引导成员尽可能坦率和不加防御地同其他成员或领导者交流。通过这些作用,才有可能对团体中每个成员的思想、情感和行为方式做出判断。在成员们的相互沟通或交往中观察到移情和反移情、投射作用,动员成员理解行为、处理个人和团体的抗拒作用。

在精神分析团体治疗中采用的主要技术包括:启发并鼓励成员作自由联想、对成员的梦与幻想进行解析、分析阻抗、揭示移情与反移情等。精神分析团体治疗通常由6—8人组成,每周一次,每次1.5—2小时,成员围坐在一起谈自己的问题、感受、联想、愿望。领导者在恰当的时候做出分析和解释。精神分析团体治疗的适应证主要是神经症和人格障碍。

8.7.2.2 行为团体治疗

行为团体治疗是指把行为治疗的理论和技术应用到团体治疗中,它具有四个特征:第一,用具体的行为主义的术语来阐述问题,并确定治疗目标;第二,所有的方法与技术都是针对成员的外部行为或症状本身;第三,对适应不良行为和新行为进行客观的测量与评定;第四,采用学习原则促进团体成员的行为变化。

按照行为主义的观点,个体的不适应行为或各种神经症都是个体在其生活环境中学习到的错误行为,它也可以通过重新学习而被改变或使之消退。在团体行为治疗中,团体是训练和学习的场所。团体为成员提供更多的机会以提示和激励成员改变不适应行为,学习新行为。团体成员实施新行为而得到的强化不仅来自领导者,也来自成员之间相互作用,这种社会环境的强化作用比个别行为治疗更有效。行为主义的团体治疗常用技术与方法包括:集体系统脱敏、集体放松训练、示范疗法、角色扮演、社交技能训练等。

8.7.2.3　认知行为团体治疗

认知行为团体治疗是指在团体情境下将认知法与行为疗法相结合,帮助团体成员在认知、情感、态度、行为方面做出改变。按照认知行为疗法的基本观点,个体的心理障碍和行为问题产生于错误的思维方式以及对现实的错误的感知。因此,只有帮助个体学会辨识并且改善这些不合理的信念、价值观、归因等认知及其过程,才有可能有效地改变来访者不适应的行为。

在认知行为团体治疗中以美国临床心理学家艾利斯(Albert Ellis)于 20 世纪 50 年代创立的理性情绪疗法(简称 RET 法)应用最为广泛。其要点是帮助团体成员去除其功能失调的信念,如对问题的不现实、不客观、不合理推断、归因和解释等,而代之以合理、恰当、现实的信念。艾利斯认为,使人们产生心理障碍这一结果的并不是某个诱发性事件本身,而是人们对事件的不合理、不恰当的解释和评价,艾利斯称之为"功能失调的信念"。当人用这种信念解释自己遇到的事件,就会不快、痛苦、愤怒,对自己不满,还会迁怒于环境。要改变不适应的行为,首先要改变不合理的信念,通过与不合理信念辩论等技术,改善心理适应。艾利斯发现这种疗法不仅适用于个别治疗,也适用于团体治疗,就与自己的同事们在世界范围内推广 RET 团体治疗。80年代,艾利斯将这种方法与技术概括为三部分:RET 认知团体治疗技术、RET 情感团体治疗技术、RET 行为团体治疗技术。具体技术包括:与不合理信念辩论、重新构想技术、认知家庭作业、合理情绪想象、角色扮演、脱敏技术、技能训练等。认知行为团体治疗适应证包括各类焦虑症、抑郁症、冲动行为等。

8.7.2.4　个人中心团体治疗

个人中心团体治疗也称会心团体,译自于英文 encounter group,是美国人本主义心理学家罗杰斯倡导并首创的团体心理治疗方法,它的理论基础是罗杰斯的个人中心疗法理论。会心(encounter)最初的含义是交往、心与心的交流,但现在使用这个词往往有三种含义:第一,广义上指人类潜能开发运动;第二,一般指包括 T-团体/T-小组、敏感性训练团体、心理剧、格式塔专题讨论会等集中的团体体验;第三,狭义专指基于罗杰斯理论与实践而发展的团体治疗,通常也称为基础会心团体(basic encounter group)治疗。

罗杰斯深信每个人都有一种内在的需要,以生长和提高自己,每个人都具备解决自身问题的能力和动机,心理适应不良的人也如此。团体治疗的目的不是为了治疗,而是促进个体的发展,包括了解自我,寻找自信心,建立协调的人际关系,促进个人成长和自我实现。为此,团体治疗在于创造一种融洽、真诚的气氛,建立一种信任、理解的关系。

罗杰斯认为,会心团体治疗的目的是说服人们降低社会屏障,不受心理防御机制阻抑地揭示自己核心的情感,即真实的自我,以使每个成员都被其他人如实地看待,并从其他成员中得到关于自我肯定和否定的反馈,以便真正地认识自我、培育和增加自尊和关心,增强自我意识和责任感,改变适应不良行为,体会生活的丰富意义。因此,参加会心团体的成员主要是健康的正常人或抱有某些烦恼的正常人。参加的动机多半是为了了解自己、探索自己成长的障碍,旨在改善和发展自己。会心团体作为一种很有实效,且广为应用的团体心理治疗形式,至少具有以下四个作用。

第一,提供自我探究的机会:在会心团体中成员摆脱了日常生活中角色的束缚,提供了触及自己内心深处真实自我的条件和气氛,有助于自我探究,加深对自我的认识。

第二,提供在变化激烈的时代里生存的再学习机会:现代社会中传统的价值观受到冲击,在家庭、人际关系、教育、婚姻等领域正在发生一场悄悄的革命,人们探索着在价值观多元化的条件下新的生活方式。会心团体活动使参加者有机会接触各种不同的人,了解各种生活方式,起到对自己再发现再认识的作用。

第三,提供了与陌生人交往的机会:人生的一大乐趣是能遇到各种类型的人。虽然在日常生活中也有与陌生人打交道的机会,但是不如会心团体这样有组织地集中地提供与陌生人交往的机会和条件,使得成员可以学习与陌生人交往,尝试建立良好的人际关系的可能。

第四,起到心理治疗的作用:会心团体是以促进健康人心理进一步发展为目的,而不是以矫正心理障碍为目的。但是存在心理适应问题的人通过会心团体活动,认识到自己问题所在,找到解决问题的途径与方法,实际起到了矫治的作用。但是,对那些有严重心理障碍者不宜。

会心团体可以集中组织,也可以分散进行。分散进行是指每周聚会1—2次,每次2—2.5小时,在指定地点指定时间活动。集中组织一般是利用3—5天时间,成员共同生活、集中住宿、连续几天经历团体。团体从开始到结束一般经历困惑探索阶段、信任接受阶段、自我探求阶段、变化成长阶段等历程。

8.7.3 团体心理治疗的准备与实施

团体心理治疗常因团体的目标不同、发展阶段不同、参加的对象和规模不同而采取不同的方法、不同的治疗模式。从组织和实施的角度看,所有的团体心理治疗首先必须确定团体的目标,然后确定团体的规模和治疗时间,甄选团体成员组成团体,制定治疗的方案或计划,才能实施团体心理治疗。团体心理治疗结束后,需要对团体效果进行评价、追踪,以巩固团体的疗效。

8.7.3.1 团体心理治疗的准备

(1)确定带领团体的治疗师。团体心理治疗是否有效最关键的因素在于团体治疗师,一般称团体领导者(Group Leader)。领导者在团体中所扮演的角色,以及其发挥的功能,受个人特质、知识、经验、技术运用等因素影响。因此团体领导者除了必须掌握团体心理治疗的理论、知识、方法、技术之外,必须明了自己在团体中的职责。团体领导者的职责集中表现在:第一,鼓励和调动团体成员参与的积极性和兴趣。第二,适度参与并引导成员,并为成员做示范。第三,提供恰当的解释。当团体成员对某些现象难以把握或对某个问题分歧过大而影响活动顺利进行时,团体领导者需要提供意见、解释。第四,创造融洽的、温暖理解、安全的团体气氛,使团体成员坦率地开放自己,并互相尊重、彼此支持。为此,团体领导者必须具备:良好的人格特质;对团体治疗理论有充分的理解;具备建立良好人际关系的能力;掌握基本的团体带领专业技巧;具有丰富的心理治疗经验;严格遵守职业道德和伦理规范。

由于团体心理治疗形式多样,使用范围广。在团体心理治疗的前期准备中选择合适的团体领导者很重要,团体领导者要熟悉自己将要带领的团体成员面临的问题,有丰富的治疗经验。如果条件允许,最好有协同治疗师,可以在带领团体中扩大对团体的觉察和感知,互相补充。

(2)确定团体的性质。团体治疗师需要考虑将要带领的团体性质是结构式还是非结构式的、是开放式还是封闭式的、是同质还是异质的。结构式团体是指事先有充分的计划和设计,有明确的主题和练习来带领团体,而非结构式团体是指团体心理治疗过程灵活性弹性大,讨论的主题是随团体进程而自然引发的,一般适合年龄较长、心智成熟、表达和反思能力较强的人。开放式团体是指成员不固定,不断更换,新成员可以随时加入,而封闭式团体是指一个团体的成员从开始到结束保持不变,这种团体的成员安全感和认同感更高。同质团体指团体成员本身的条件或问题具有相似性,如大学生团体;异质团体指团体成员自身的条件或问题差异大、情况比较复杂,如年龄、经验、地位极不相同的人,差异越大,复杂程度越高,对团体领导者更有挑战,也更有充分的机会让成员去学习和改变自己。

(3)确定团体的规模。团体规模指团体的参加人数。人数太少,团体的丰富性及成员交互作用的范围欠缺,成员会感到不满足、有压力,容易出现紧张、乏味、不舒畅的感觉。人数太多,团体治疗师难以关注到每一个成员,成员之间沟通不易,参与和交往的机会受到限制,团体凝聚力难以建立,并且妨碍成员分享足够的交流时间,致使在探讨原因、处理问题、学习技能时流于草率、片面、表面,而影响治疗的效果。如果是封闭式的团体心理治疗,人数不宜过多,一般小团体 6—8 人为宜,超过 10 人,容易影响团体凝聚力。

(4) 确定团体治疗的时间、频率及场所。团体心理治疗的时间和次数要考虑对象和团体目标,一般 8—20 次为宜。活动间隔每周 1—2 次,每次时间 1—2 小时。每次时间长短需要根据成员的特点、身体状况而定。注意力不容易集中的成员时间可以短一些。针对心理障碍者的团体治疗可能会持续半年至一年甚至更长的时间。

团体治疗的场所的基本要求是尽量避免成员分心,也就是要使团体成员在没有干扰的条件下集中精神投入团体。因此场地需要能够保护成员的隐私,不会有被别人偷窥、监视的感觉;有足够的活动空间,可以随意在其中走动、活动身体、围圈而坐,可面对面交流;环境舒适、温馨,使人情绪稳定、放松;交通便利,位置适宜,方便成员顺利到来。

(5) 招募团体心理治疗的成员。通过张贴广告和海报、宣传单张、小册子、报刊、广播、网络等媒体,可以招募团体成员。广告和海报的措辞要谨慎、有吸引力和感召力。尽量选用一些正面、积极的词语,以满足各类不同的需要者。也可以通过个别治疗,发现来访者在发展课题或心理问题方面与团体的目标和主旨较为接近,经介绍团体目标,征得同意,加入团体。也有经由其他渠道,如学校老师、其他科室医生或其他治疗师转介而来。

(6) 甄选参加团体心理治疗的成员。参加团体的团体成员应具备的条件:自愿参加,并怀有改变自我和发展自我的强烈愿望;愿意与他人交流,并具有与他人交流的能力;能坚持参加团体活动全过程,并愿意遵守团体的各项规则。但自愿参加团体心理治疗的申请者并不一定都适合成为团体成员。因此,团体治疗师还要对申请者进行筛选,以便排除那些无法在团体中得益,而只可能阻碍和破坏团体进程的人。常用的筛选方法有直接面谈、心理测验和书面报告。面谈一般 15—25 分钟,提出的问题主要有:你为什么想要参加这个团体? 你对团体的期望是什么? 你以前参加过团体吗? 你需要帮助的是什么问题? 你能做到全程参加并保守秘密?

8.7.3.2 团体心理治疗的过程

任何一个团体心理治疗都会经历从起始、过渡、工作、结束的发展过程。在整个过程中,每个阶段都是连续的、相互影响的。

(1) 起始阶段。起始阶段是一个定向和探索的时期。这一阶段团体成员最重要的心理需求是获得安全感。互不相识的人因为参加团体而走到一起来了,都想知道别人的背景、问题。同时成员对领导者也会产生兴趣,想知道他会怎样带领团体。但由于陌生,成员的行为常常是谨慎的、试探性的、小心翼翼的,轻易不会暴露自己,甚至出现沉默。此时,领导者的主要任务是协助成员相互之间尽快熟悉,增进彼此了解,澄清团体目标,订立团体规范,逐渐形成合作互助的气氛,建立安全和信任关系。团体契约或规范的确定在起始阶段很重要,以便保证团体心理治疗的顺利进行以及团体成员的主动参与。

(2) 过渡阶段。过渡阶段是团体过程艰难的转型时期,团体领导者要协助成员处理他们面对的焦虑、抗拒、担忧以及矛盾冲突,以便减少防卫,促进彼此的信任和关系建立,学习如何真实地表达自己,主动投身团体过程。这一阶段团体成员最重要的心理需求是被真正接纳和有归属感。团体领导者必须冷静沉着面对,主动、真诚而积极地关心每一个成员,协助他们了解自我防御的行为方式及处理冲突的情境,鼓励成员谈论与此时此地有关的事情,使成员能面对并且有效地解决他们的冲突和消极情绪,以及因焦虑而产生的抗拒,使团体发展到比较成熟关系的阶段。

(3) 工作阶段。工作阶段是团体心理治疗的关键时期。团体成员最主要的需求是利用团体解决自己的问题。团体发展到这个阶段,团体凝聚力和信任感已达到很高的程度。成员充满了安全感、归属感,互相接纳,互诉衷肠,开放自我,表露出更多的个人信息及其生活中问题,并愿意探索问题和解决问题。同时也表现出真诚地关心他人的行为。成员从自我的探索与他人的反馈中尝试改变自己的生活,并得到其他成员的支持、鼓励。此时的领导者也必须开放自我,并设法使成员在团体进行过程中集中注意力,朝向团体目标和个人目标,做有益的改变。

(4) 结束阶段。结束阶段团体成员由于分离在即,一些成员心中充满离愁别绪,同时想利用最后的机会表露自己希望、害怕的情绪,以及对别人的感受。同时成员必须面对自己的团体经验作出总结,并向团体告别。领导者要把握好这个机会,使成员能够面对即将分离的事实,给予成员心理支持,协助成员做出个人的评估,整理归纳在团体中学到的态度、认知、情感、行为,将团体中所学的东西应用于日常生活中,使成员继续改变与成长。

8.7.3.3 团体心理治疗的效果评估

团体心理治疗是否达到目标? 成员对团体效果和反应是否良好? 团体心理治疗所用的方法是否正确? 团体合作是否充分? 有无需要改善的地方? 对这些问题的回答都需要通过团体效果评估去了解。疗效评估主要是指通过不同的方法,搜集探讨有关团体目标达成的程度、团体成员在团体内的表现、团体特征、团体成员对团体活动的满意程度等资料,帮助治疗师及团体成员了解团体心理治疗的成效。以下介绍几种常用的团体心理治疗效果评估方法。

(1) 行为计量法。行为计量法是要求团体成员自己观察某些行为出现的次数并做出记录,或者请团体成员之间与团体成员有关的人(家长、老师、朋友等)观察及记录成员的行为,以评估成员的行为是否有所改善。行为计量法除了可以用来记录外显行为外,也可以记录团体成员的情绪和思维。记录形式可以是表格或图示,也可以用录音和录相呈现。

(2) 标准化的心理测验。心理测验是一种对人的心理和行为进行标准化测定的技术。在团体心理治疗评估中,运用信度和效度较高的心理测试量表,比较一下参加治疗前后相关指标的变化,可以反映出团体成员行为、情绪的变化,以评估团体心理治疗的效果。但测验种类的选择必须符合团体的目标。例如,抑郁症治疗团体可以选用贝克抑郁量表,作为团体成员抑郁水平前测和后测的工具,通过前后比较,反映成员的变化和团体的疗效。

(3) 调查问卷。调查问卷是指团体治疗师设计一系列有针对性的问题,让团体成员填写,以搜集团体成员对团体心理治疗过程、内容、团体成员关系、团体气氛、团体目标的达成、治疗师的态度及工作方式等方面的意见。问卷内的问题可以是开放式的,也可以是封闭式的。自行设计的问卷虽然不一定严谨,但它的好处在于能让团体成员自由发表他们的想法和感受,因此能搜集到一些其他方法难以获得的宝贵的第一手资料。

除了上述三种主要方法外,还可以通过团体成员日记、自我报告、治疗师工作日志、观察记录等方法来评估团体的发展和治疗的效果。

8.7.4 团体心理治疗的应用实例

为了使读者更加了解团体心理治疗,本节将以台湾团体心理治疗学会理事长陈若璋(2007)教授设计开发,并在台湾的监狱实际应用的,针对性侵害加害者进行的认知行为治疗团体为例,说明团体心理治疗的准备与实施。该团体心理治疗的目的是预防再犯,团体的名称是:性侵害加害者预防再犯团体。团体心理治疗的目标:第一,学习认清并接受自己的问题;第二,了解性犯罪害人且害己;第三,学习订立治疗计划,改变自己的人生。(治疗计划包括了解自己的性偏差循环,学习处理自己害怕与愤怒的情绪,探讨逃避责任、否认等相关的心理问题。)该团体心理治疗的理论依据是"再犯预防模式",该模式可以增强内在的自我管理、增加对自己行为的觉察、辨识自己的再犯历程、增加自我控制的能力、协助成员发展特殊的应对技巧。该团体心理治疗的带领者是受过该方案培训的临床心理师或咨询心理师。团体成员是性侵害加害者(在押服刑人员中性侵害加害者,如强奸、乱伦等性犯罪者)8—10人。治疗过程共24次,每周1次,持续6个月。团体结束时有专用的评估量表。整个团体心理治疗过程见下表。

表8.2　性侵害加害者认知行为团体心理治疗计划

次数	主题	重要目标	团体心理治疗师的准备
第1次	团体及成员介绍	在提供说明与抉择机会下,稳定成员参与团体的动机: (1) 介绍治疗者及成员 (2) 介绍团体 (3) 治疗初期的目标 (4) 同意书的说明及签订团体契约	(1) 阅读及了解成员犯罪历程及处刑 (2) 团体规范 (3) 治疗合约 (4) 成员基本资料 (5) 犯罪基本资料 (6) 性侵害犯罪加害人社区团体心理治疗实施办法 (7) 录音录影知情同意书
第2次	确认团体规范及探讨目前生活困境	处理团体成员的抱怨与回归社区的适应情形,从近日困境中学习行为/认知/情绪间的联结: (1) 学习解决自己的困扰 (2) 了解个人成长背景如何影响行为模式 (3) 团体参与的再决定	(1) 建立团体规范 (2) 签订治疗合约
第3次 第4次 第5次 第6次 第7次	成长史讨论(每次2人/以10人计,约需5次)	探讨成员早期经验中的"重大事件"及"犯罪心理因素"及与"犯罪危险因子"相关因素: (1) 家人相处 (2) 求学过程 (3) 人际交友情形 (4) 成长经验与自我人格特质间的关联 (5) 自我人格特质与犯罪历程之关联	事前存在的因子(发展相关因子)性加害者再犯相关的危险因子一览表
第8次 第9次	两性关系的探讨	探讨成员两性相处的经验: (1) 两性关系 (2) 早期性经验 (3) 婚姻关系 (4) 非异性关系 (5) 两性关系与犯罪的可能性关联	(1) 领导者需事先了解与犯罪相关的"性倒错"知识;且对团体中可能揭露令人震惊的性倒错行为有所准备 (2) 领导者需事先准备:对公开探讨性问题的技巧 (3) 领导者需事先准备:团体成员可能对领导者的私人性关系感兴趣 (4) 领导者需事先准备:若需自我表露时可能的尺度
第10次	犯罪历程的探索	探讨犯罪历程,及造成犯罪的可能原因: (1) 哪些因素和你犯罪相关? (2) 再度犯罪的一些可能原因?	(1) 性加害者再犯相关的危险因子一览表 (2) 犯罪相关经验填写表 (3) 治疗结束后,需发给成员"犯罪循环检核表"当作业,填写后于下次带来

次数	主题	重要目标	团体心理治疗师的准备
第 11 次 第 12 次 第 13 次 第 14 次 第 15 次	介绍犯罪历程及循环(每次 2 人,以 10 人计,约需 5 次)	从行为循环原理中了解,行为模式有其发展的步骤;进一步通过了解自己的犯罪历程,发展有效的预防模式: (1) 行为循环 (2) 犯罪历程	(1) 犯罪循环检核表 A (2) 犯罪循环检核表 B (3) 治疗结束后,发给成员"再犯预防细节回忆单"当作业,填写后于下次带来
第 16 次	再犯预防模式	再犯预防模式说明、范例及练习: (1) 介绍再犯预防模式 RP (2) 如何进行再犯预防 (3) 范例介绍 (4) 实际练习	(1) 使用再犯预防细节回忆单 (2) 要求成员回去填写嫌恶单
第 17 次	再犯预防应用技术——内在控制	再犯预防应用技术——内在控制: (1) 视觉想象技术 (2) 内在对话法	要求成员回去填写五项嫌恶源资料
第 18 次	再犯预防应用技术——外在控制	再犯预防应用技术——外在控制: (1) 刺激物的控制 (2) 避免的策略 (3) 支持网络 (4) 提醒手册	要求成员回去填写提醒手册
第 19 次	复发预演	复发预演的概念及步骤: (1) 确认你的高危险情境 (2) 选择干预方式 (3) 想象自己出现在高危险情境中 (4) 在心中使用想象嫌恶源来干扰自己继续犯罪 (5) 以正向的自我对话来鼓励自己	要求成员回去后思考和记忆复发预演的步骤
第 20 次	受害者同理	协助成员发展对受害者的同理,面对自己的行为对他人所造成的伤害,并愿意负起责任,预防再犯: (1) 同理心对再犯预防的帮助 (2) 发展同理心的方法 (3) 性创伤对受害者的身心影响 (4) 同理心的练习:三思而后行	要求成员在生活中练习同理心
第 21 次 第 22 次 第 23 次 第 24 次	结束团体	(1) 准备结束团体 (2) 确认成员学习到预防再犯的方法 (3) 处理成员团体结束时复杂的情绪 (4) 让成员回顾团体历程的发展 (5) 让成员分享对其他成员之感激 (6) 让成员分享对领导者之感激	(1) 再次请成员复诵其高危险情境、干预之方法,及可联系的支持网络 (2) 使用一些活动来协助成员回顾团体及分享其感受

(樊富珉)

8.8 基于电话、网络的心理咨询

8.8.1 电话心理咨询

8.8.1.1 电话心理咨询的基本概念

(1) 电话心理咨询(telephone counseling)是指利用电话这一通讯手段,应用心理咨询和心理治疗的技术,及时、迅速地帮助面临心理困境的人们解决问题,恢复心理平衡状态,提高社会适应能力。电话心理咨询在国外已有很多年的发展历史,热线分得很细,从咨询员的选拔、培训、督导到管理都做得非常规范。我国第一条心理咨询热线开通于 1987 年 8 月 1 日,是由天津精神科医生陈仲舜开设的,名为"心理救援电话"。此后在中国的大中城市涌现了许多心理热线并蓬勃发展。现在中国有多少条热线较难统计,随着心理服务的社会需求增加,电话心理咨询还在不断增加。目前国内开设电话咨询的机构包括专业医疗机构、企事业单位、公益服务机构和个人。但机构的管理、人员的培训及督导等方面还有待进一步规范。

(2) 电话心理咨询的特点。电话心理咨询具有可及性、隐匿性、及时性和有效性的优点。咨询不受时间和场地的限制,迅速及时,不分昼夜,不论远近。由于不用面对面咨询,来话者免去了害羞、尴尬、自责等心理负担,更便于倾诉自己的困扰;并且,可以自由决定何时需要拨打咨询电话,在咨询过程中不必担心自己主动中断通话受到责备,使来话者有更多的自我支配权,控制感增强。特别是在来话者精神崩溃的紧急关头,能提供及时的心理上的支持,并可以与急救机构联动,以提供帮助和服务,起到扭转乾坤的作用。不仅如此,还可以对危机来话者进行随访,了解其动态心理状况,提供转诊信息。

电话心理咨询并不仅限于心理危机,各种心理问题都可以使用电话咨询。电话心理咨询大多是免费提供服务,免除了来话者担心咨询费用过高的问题,同时为公众提供了一条便捷的享受心理服务的途径。据北京市心理援助热线来话者数据分析显示,来话者中近 70% 的人是第一次接受心理咨询服务。

当然,电话心理咨询也有其局限性,由于缺乏咨询连续性,信息来源只能依靠倾听作为唯一途径,信息获取受限,很难对复杂问题进行深入改善,所以更适合一般的心理困扰咨询或心理危机紧急状况的即时干预。

(3) 电话心理咨询的分类。国外电话心理咨询主要用于心理危机干预。国内目前开展的形式包括一般性心理咨询、特殊的心理服务热线、心理危机干预。一般性心理咨询针对人们的心理问题,提供心理健康教育,缓解来话者的情绪困扰,帮助来话者用建设性的方式解决问题,提供心理服务的相关信息。特殊心理服务热线可以按不同的人群或不同的问题设立。如青少年心理热线、大学生心理热线、妇女心理热线、老年人心理热线,针对家暴热线、针对同性恋人群的热线、针对戒毒人员热线等(杨眉,2003)。除此之外,电话心理咨询非常适合心理危机干预,一般危机干预电话是一年365天、每天24小时开通,可以方便、及时地帮助处于危机中的求助者得到支持、陪伴,化解危机。

8.8.1.2 电话心理咨询的基本方法

(1) 电话心理咨询的基本流程包括问候、搜集信息、聚焦问题、评估、问题解决、给予信息或转介、结束来电。

问候:在拿起电话后,应使用标准问候语:"您好!……热线!"向来话者明确这里是心理咨询热线,并让来话者从问候中感受到尊重。如有需要,可以简单介绍热线的服务范围,打破其疑虑,有助于增强信任感。

搜集信息:在来电15—20分钟内让来话者倾诉其困惑、不安。帮助来话者专注于目前的问题,澄清自己的困惑、感受及需要;有效地引导来话者进行情绪宣泄,给予深入了解、支持,探讨来话者的想法感受、情感痛苦及对处境赋予的意义。关注此时此刻。获取来话者的基本信息(年龄、读书年限、职业、婚姻等)。

聚焦问题:通过询问,澄清、判断来电目的;针对来电目的,专注于某一焦点问题。引导来话者专注于此时此刻并注意时间把控。

评估:通过标准提问(或量表)给予评估,各种问题之间过渡自然。能够结合来话者的困惑、问题进行评估,将评估结果反馈给来话者,如"根据您提供的信息经过评估提示目前您有一些抑郁的情绪"等。进入解决问题阶段的过渡。

解决问题:询问来电者对其状况的看法、期望是什么。"您对这一评估结果有何看法?"让来话者一起积极地参与问题的解决,询问来话者既往应对方式及效果,以及目前想到的解决方法。如果来话者考虑不出方法,以建设性的方式启发来话者思考:"您有没有考虑过……?"如果来话者想不出任何解决问题的方法,问来话者是否认识与他有类似经历的人运用什么方法,哪些是对来话者可能有效的。当来话者遇到两难的选择时同来话者共同分析方法的利与弊,引导来话者独立选择解决问题的方法。与来话者讨论解决问题的具体步骤、方法,方法的可行性,实施方法过程中可能遇到的困难以及应对方式。

给予信息/转介:给予来话者所需的信息。对于不适合电话咨询的来话者予以转介。

结束来电:对咨询进行全面总结,获得来话者对咨询的反馈,给予希望(贾晓明,2006)。

(2) 电话心理咨询的基本技巧包括倾听、共情、沟通、澄清、关注此时此刻。由于电话咨询的特殊性,所以对热线电话服务的人员技术要求较高,除时间限制外,因只能通过电话这一唯一媒介获得信息,更需要掌握言语会谈的技巧和良好的倾听能力。由于在电话接听过程中,不能直接观察到求助者的表情和动作,只能通过电话的声音和语调来间接判断求助者的精神状态和情绪变化,倾听就变得尤为重要,只有听好了、听对了,才能有效地帮助来话者。在听的过程中要做到不评判、保持中立,用接纳、尊重的态度,耐心、积极地倾听,从来话者的倾诉中捕捉其情感感受,倾听本身就可以为来话者提供支持,传递温暖,与来话者建立信任的咨询关系。倾听时要注意澄清"谁、怎样、何时、何地、什么"等关键点,以便于确定主要问题和咨询目标。

在言语交流过程中始终保持冷静、平和的心态,通过语速平稳、语气坚定、语调柔和的专业沟通方式使来话者获得稳定感。通过开放式的问话了解更多的信息,封闭式的问话确定重点信息。

为了在有限的时间里提高咨询效果,在电话咨询中需专注"此时此刻",集中在来话者的主要问题上,有的放矢。

(3) 电话心理咨询注意事项及伦理问题。电话心理咨询不同于面询,咨询员不能在电话中为来话者做任何精神疾病的诊断和治疗,仅作状态评估,提供足够的心理学知识、方法和手段;双方共同对所面临的问题达成共识;来访者能积极地、建设性地面对自己的困难和问题,选择使用更适应、更有效的应对方式去思考和行动。

电话咨询中也涉及伦理道德问题,在进行电话心理咨询时,不可以利用热线咨询谋取私利,应科学、准确传播心理相关信息,热线咨询员应当具备基本的社会政治责任感。在遵守国家法律法规的基础上开展工作。不做违背法律、基本社会道德的行为。有义务防范和处理个人、团体和社会应急事件;在面对应急或突发事件时,要沉着冷静,依据自己的执业范围恰当地处理,不得违反相关职业守则;对应急事件不可隐瞒、弄虚作假。秉承公正性,应当尽最大可能保证每一位来话者都得到同等的机会,获得满意的答复,以客观、科学、公正的态度对待每一位来话者,避免个人价值观对来话者的影响,努力做到多提供科学咨询,少给予道德价值评判;多提供选择方案,少给予直接建议。尊重文化差异和多样性,对自己不了解的文化应当先接纳、学习,切忌不顾文化差异,歧视不同文化,伤害其他民族、宗教团体的感情。对电话咨询过程录音应当事先取得来话者知情同意。充分尊重求助者的隐私权。未经来话者知情同意,严禁透露来话者的个人信息、求助问题以及相关信息,更不可利用上述信息谋取私人利益。

如果来话者有伤害自身或他人危险、危害公共安全风险时要打破保密原则,告知相关人员,并进行危机干预。

8.8.1.3　电话心理咨询的特殊来电处理

(1) 危机来电。电话心理咨询在防止由于心理危机所酿成的悲剧方面有特殊价值。对来话者的危机干预旨在减轻危机者的焦虑、释放内心负性情绪,利用危机者的内部和外部资源帮助他们重新获得控制感;增加解决问题的选择来缓解自杀危险(吉利兰和詹姆斯,2000)。

咨询员在干预过程中要表现出冷静、不评判、专业能力和真诚的关注,尤为重要的是与来话者建立信任关系,以平稳、接纳的态度应对来话者,给其情感宣泄的机会,保证其安全,并在短时间内进行尽可能全面评估,包括直接询问是否有想死的念头或计划、想死的理由和生存的理由、自杀的危险性,如有必要可以给与更直接的指导,以激发和增加其自我控制感,强调自杀是解决"临时问题"的"不可逆"的方法,帮助其寻找其他解决问题的方法。所以,要求咨询人员必须具有一定的咨询经验和应变处理能力(金泽儿和南森,2000)。

(2) 骚扰来电。这类电话在电话咨询中较常见,多指来话者不是真正通过电话咨询解决他们的困扰,而是为了达到其他一些目的,如无事寻开心、性骚扰等。对于寻开心的来电,一旦识别,要向来话者重申电话咨询的服务宗旨,是为真正需要帮助的人提供心理服务,并礼貌地结束来电。如果同一个号码反复电话骚扰,可以进行短期电话屏蔽。

性骚扰电话多发生在男性来访者对女性咨询员,往往给她们带来被利用、被攻击感,而出现不舒服、愤怒等体验。处理时主要集中在来话者现在的问题和感受,并评估来话者的意图,避免让来话者去过多谈论性行为方面的细节,相信你的直觉,如果感到"不好",可以转介同性咨询员或直接挂断电话。可以的话,从专业的角度理解"性骚扰"来电,他们的行为恰恰说明他们不能通过正常方式来对待性的问题,在心理上存在困扰,让来话者面对困扰。当然,不是所有涉及性问题的来电都是骚扰来电,对于真正有性方面困扰的来电应真诚地给予帮助。

(3) 反复来电。反复来电多具备如下特点:在两周或数周内频繁拨打咨询电话,而且没有明显的危机;多次来电问题的焦点未变,反复诉说同一事件或情况;显示出不愿改变现状的趋向;可能在感到孤独、无聊或想要讨论芝麻绿豆之类的小事时拨打咨询电话;也许是个孤独者、独居者、与他人缺乏交往者,用热线电话作为一种与人接触的方式等。反复来电容易使电话咨询员产生挫败感,容易对真正的困扰问题或危机失去敏感性。

处理时注意询问来话者想要从电话咨询中得到些什么帮助,评估自上次来电后有什么变化,并评估自杀危险,制定管理计划对来话者做一些限制,并给予来话者相应的支持,到计划的谈话时间时结束来电,对反复来电的时间和次数认真记录,并按计划执行接电过程。

8.8.1.4 电话咨询员的个人成长及心理减压

长期从事电话心理咨询工作,咨询员会面临心理和身体两方面的疲劳。心理咨询的内容多以负面为主,随着时间的增加,激情的减退,易产生心理压力,在工作中易出现"感情用事",认同来话者的负面看法,失去中立的原则;因电话咨询仅靠听觉感知,长期戴耳机工作会产生疲劳感;特别是对于24小时提供服务的热线,咨询员的饮食、睡眠等生物钟打乱;在工作和生活中会表现压抑、烦躁和不耐烦,为解决他人的问题导致自己精疲力竭。我们无法选择来话者,即使棘手也不能忽视他们的问题,重要的是咨询员要意识到自己的情绪改变,并采取措施减轻自己的压力,避免心理枯竭的产生,学会如何支持自己以及相互支持显得尤为重要。

做助人工作要调整自我期望值,避免扮演"万能的上帝",需了解电话咨询工作可能对自身造成的影响,包括心理枯竭的征兆和症状,意识到心理紧张状态是由"工作情景"造成的,而不能简单归结于自己的能力不足,少自责、多反思;调动可利用的资源,包括定期参加专业培训、个别或团体督导,与同行取长补短、相互信任和支持,同事间多鼓励和赞扬,学习放松及自我减压。只有清楚、客观地了解自己,不断提高心理咨询的技能和水平,才能增强胜任工作的能力。助人者必先自助。

8.8.2 网络心理咨询

8.8.2.1 网络心理咨询的界定

网络心理咨询有广义狭义之分。从广义上讲,网络心理咨询是治疗师与异地的求助者运用电脑在网络上沟通时所进行的心理治疗和信息提供等服务,咨询师通过网络所提供的治疗与信息服务都在此概念里。求助者通过专业网站提供的信息,学习掌握有关心理健康的知识和技能;咨询者通过网站的各种互动功能,向求助者介绍心理学知识,提供心理咨询服务和心理援助,包括信息的提供(如网页)以及其他未以特定专业治疗关系为基础的网络互动服务(如 BBS、留言板、讨论区)等等。从狭义上讲,网络心理咨询是咨询师与求助者之间运用电子邮件、网络文字、网络视频等沟通方式,以特定专业咨询关系为基础的网络心理服务,是网络上持续性的即时或非即时的远距离互动过程,以此帮助求助者解决心理困扰,促进自我成长。(贾晓明,2013)

网络心理咨询具备以下特征:网络为媒介;远距离互动。

专业人员提供的心理咨询与心理治疗专业服务,包括网络个别咨询和网络团体咨询。运用网络提供心理服务还有其他的方式,但不属于网络心理咨询的概念范畴,在此予以澄清:

一是网络心理健康教育。网络心理健康教育是指提供网上心理健康信息资源,介绍心理学知识为主的服务。或者咨询师通过电子邮件或网络公告板对求助者共性的问题提出解答、建议。此种服务较多为宣教功能或信息提供,而缺少专业交流与互动。

二是以面询为目的的网络心理咨询介绍。有些机构提供的网络心理咨询与治疗服务,也会与求助者进行网络互动,但目的是为了让求助者走下网络,走向现实中的咨询室,接受面对面心理治疗。这属于一种推广服务。

三是网络自助团体。一些网络使用者成立自助小组,为了解决共同的问题,利用论坛里的公告板、聊天室等分享信息、交流经验、支持互助,没有固定的咨询师参与其中。

8.8.2.2 网络心理咨询的分类

美国注册心理咨询师协会于 2001 年针对咨询(治疗)的分类为网络咨询(治疗)做了一个颇为精准明确的定位——可分为面对面咨询与科技辅助远距咨询两大类,科技辅助远距咨询又可依据咨询人员与远程个案的信息往返的时间间隔分为即时(synchronous)与非即时(asynchronous)两类(NBCC, 2001)。

即时网络心理咨询是本地咨询与治疗人员与远程个案的信息交流以实时或同步的方式进行,当咨询与治疗人员传递信息之后几秒钟内,远程个案可以在远程计算机屏幕看到治疗人员的信息而可以实时针对该信息做响应。可以分为即时文本咨询、即时音频咨询和即时视频咨询三类。

非即时网络咨询是指咨询师和求助者的交流不是发生在同一时间的方式。不能实时反应的原因是因为所采用的咨询与治疗平台或媒介没有同时上线或不能察觉对方上线的机制,而非指网络信号延迟造成的不同步现象。最常见的非即时远距咨询与治疗是通过电子邮件来完成的。发件人向接受人电子信箱发送信件,接受人必须

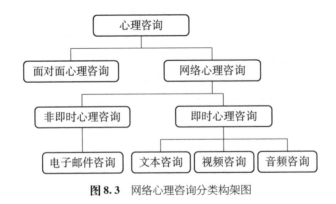

图 8.3 网络心理咨询分类构架图

打开自己的电子信箱查看新邮件,阅读邮件信息。从发件人发送信件到收件人阅读邮件并回复邮件会有一定的时间间隔。

8.8.2.3　网络心理咨询的基本过程

一个较完整有效的网络心理咨询过程与面对面的传统咨询既相似,也有所不同。网络心理咨询过程划分为四个阶段,即初始阶段、过渡阶段、工作阶段和结束阶段。(由于音频咨询类似电话咨询,视频咨询类似面对面咨询,在此均不做赘述。)

(1)文字网络心理咨询的基本过程。网络心理咨询与传统心理咨询的基本原则是相同的,但由于网络心理咨询的隐匿性特点,以及文字书写的咨询方式,每个咨询阶段,其都有不同于传统咨询的一些特点、方式和原则(周蜜、宗敏和贾晓明,2012)。

初始阶段:在本阶段,咨询师的工作内容主要包括澄清、理解来访者的问题,建立信任的咨询关系。由于网络心理咨询存在空间距离和隐匿性的特点,缺乏非语言的信息,并且文字输入会造成信息量的获取少,增加了咨询师和来访者之间的距离感,来访者会有更多的试探,使咨询关系的建立更为困难。

首次咨询的重要任务,一是咨询师的介绍及对网络心理咨询的引入性教育;二是澄清来访者的动机与问题;三是评估来访者是否适合网络心理咨询及与咨询师是否匹配;四是讨论后续咨询与转介。

促进咨询关系建立需要有效的方式和原则。咨询师选用亲切的中性的昵称,咨询师使用字体颜色、大小与来访者匹配,咨询师在咨询中增加个人化表露,咨询师理解来访者使用的网络语言和符号,咨询师恰当使用网络语言和符号,咨询师向来访者传达"在场感",都有利于咨询关系的建立。良好咨询关系的特点是平等、信任、安全、开放,在网络心理咨询中通过网络交流的特点,持有真诚、尊重、共情的态度,才有利于建立良好的咨询关系。

过渡阶段:过渡阶段一般为初始阶段与工作阶段中的1—2次咨询。此阶段的重要任务为有效应对来访者的问题徘徊,搜集相关信息,对来访者的问题进行心理评估和个案概念化,与来访者共同确立咨询目标。心理评估后要根据来访者的情况做出必要的转介与危机干预。

工作阶段:工作阶段首先要根据个案概念化后的咨询目标确定干预策略。干预策略可以有改变认知策略、改变行为策略、促进情感体验策略、促进自我改变策略等。采用适宜的干预策略还需要注意网络的限制以及来访者的接受程度。

结束阶段:当来访者达到了治疗目标,并且能在日常生活中使用学到的新的应对技能,咨询的进程就进入到最后的结束阶段。此阶段的重要任务是回顾咨询过程,处理分离焦虑以及未完成的事件。

（2）邮件网络心理咨询的基本过程。电子邮件心理咨询指的是以网络电子邮件为媒介，运用各种心理咨询的理论和方法，帮助求助者以恰当的方式解决其心理问题的过程。邮件网络心理咨询大致可分为咨询前的准备、咨询的初始阶段、咨询工作阶段、评估结束阶段。每个阶段中又有不同的环节(赵嘉路和贾晓明，2011)。

这里需要着重提出的是，从预约邮件的回复之后，咨询性邮件工作前，咨询师需要同来访者先进行两三次邮件联系，这部分工作包括：签署咨询协议、来访者填写《电子邮件心理咨询个人信息登记表》、确定开展工作的时间安排和方式等。咨询师需要进行评估筛查，最终确定该来访者是否适合接受电子邮件咨询。

电子邮件心理咨询技术包括阶段性咨询邮件回复技术和功能性咨询邮件回复技术。阶段性咨询邮件回复以"联结、理解、重构、行动"为主要回复框架，发展出内容与情感反映技术、感受再现技术、问题复述技术、共情性表达技术、聚焦与深化技术、试探性提问技术、治疗性进展建议技术。功能性咨询邮件回复技术包括情感括弧、立即性描述、文学式描述、反问多重技术、"那时那地"技术、表情符号技术等。

（3）其他形式的网络心理咨询。还有一种网络心理咨询的方式是在网络中提供当事人自行学习使用的自助程式与软件的互动式网络咨询。这种咨询以认知行为疗法为主。网站内建设有清楚的程式步骤教导当事人因应症状、辨别情绪与想法、学习改变负向认知、更积极地面对生活以及预防复发的方法。此外，也有认知治疗的教育程式开发。研究发现，当事人能够接受自助方式进行的认知治疗，也能因此获得认知的改变与学习。(张匀铭和王智弘，2009)

8.8.2.4　网络心理咨询的特殊问题

（1）网络心理咨询师的胜任能力与资格认证。网络心理咨询师首先要有系统的心理咨询训练，进而具有面对面心理咨询的实践经验，最后，还需要经过网络心理咨询的专门培训。在网络心理咨询中，"互联网"成为咨访双方沟通的唯一媒介，这种沟通方式对咨询师的专业能力提出了相应的特殊要求。

首先，咨询师对网络技术，除硬件知识外，应了解当前流行、通用的各种网络交流工具，能够应对网络咨询中出现的故障，能熟练且严谨地采取各种网络技术措施保证咨询中的信息安全。其次，因网络心理咨询的交流方式主要以文字交流为主，因此对网络心理咨询师的文字使用能力提出了高要求。最后，网络心理咨询师应熟知网络语言。

（2）网络心理咨询独有的专业关系。因网络心理咨询的匿名性、便捷性、缺乏非语言信息等特点，致使治疗关系存在以下特点：关系的建立需要时间较长、关系的维持存在难度、双重关系的避免存在困难、投射与移情反移情的可能性大增。对于网络心理咨询师来讲，通过虚拟网络与来访者建立真实的信任关系是较大的考验。网络心理咨询中,咨询师需以真实的身份出现,并要有特别的专业设置,以保证网络心理咨询的有效性,比如,需要有网络咨询专用的联系方式;以足够专业的方式开启会谈;咨询过程要坚守专业规范;需要与来访者对咨询过程的投入问题如咨询时间、地点、咨询中的行为有专门的讨论;对线上线下的互动方式有提前的约定等。

（3）来访者问题评估与诊断的困境。在网络心理咨询中,咨询师由于缺乏对来访者非语言信息的观察,缺乏与来访者面对面的直接互动经验,较难评估来访者的求助动机、合作态度、期望程度,容易导致忽视来访者问题的特殊性和严重性。因此,网络心理咨询师在评估时应更为谨慎。

（4）网络心理咨询的保密难题。网络没有绝对的秘密可言,这对于在保密性和安全性方面有着特别要求的网络心理咨询来讲是一个无法回避的难题。作为网络咨询师,出于对保护来访者利益的需要,对网络中保密性的考虑应当永远放在第一位。网络心理咨询师需要将网络本身的保密劣势及其由此可能带来的影响告知来访者,并除自己严守保密原则外,有责任预警来访者保护隐私。

（5）网络心理咨询不适宜的群体。包括有严重病理性、危险性行为的来访者;有严重心理疾病的来访者;具有思维障碍的来访者;身陷暴力或虐待性关系的来访者;具有较少的计算机和网络经验及知识的个体。

（贾晓明　梁　红）

本章参考文献

Baer, R. A. (2003). Mindfulness training as a clinical intervention：A conceptual and empirical review. *Clinical psychology：Science and practice*, *10*(2)：125 - 143.

Carlson, L., Beattie, T., Giese-Davis, J., Fari, P., Tamagawa, R., & Fick, L. (2014). Mindfulness-based cancer recovery and supportive-expressive therapy maintain telomere length relative to controls in distressed breast cancer survivors. *The Journal of Alternative and Complementary Medicine*, *20*(5)：A24 - A25.

Creswell, J. D., Myers, H. F., Cole, S. W., & Irwin, M. R. (2009). Mindfulness meditation training effects on CD4 + T lymphocytes in HIV-1 infected adults：A small randomized controlled trial. *Brain*, *behavior*, *and immunity*, *23*(2)：184 - 188.

Eric, M. M., Louise, C. J., & Joseph, E. O. (2013). *Acceptance and Commitment Therapy and Mindfulness for Psychosis*. Wiley-Blackwell.

Franklin, C., & Trepper, T. S. (2011). *Solution-focused Brief Therapy：A Handbook of Evidence-Based Practice*. Oxford University Press Inc.

Grocke, D., Bloch, S., Castle, D., Thompson, G., Newton, R., Stewart, S., & Gold, C. (2014). Group music therapy for severe mental illness：a randomized embedded-experimental mixed methods study. *Acta Psychiatrica Scandinavica*, *130*(2)：144 - 153.

Hölzel, B. K., Carmody, J., Evans, K. C., Hoge, E. A., Dusek, J. A., Morgan, L., & Lazar, S. W. (2010). Stress reduction correlates with structural changes in the amygdala. *Social Cognitive and Affective Neuroscience*, *5*：11 - 17.

Hölzel, B. K., Carmody, J., Vangel, M., Congleton, C., Yerramsetti, S. M., Gard, T., & Lazar, S. W. (2011). Mindfulness practice leads to increases in regional brain gray matter density. *Psychiatry Research：Neuroimaging*, *191*(1)：36 - 43.

Haase, L., Thom, N. J., Shukla, A., Davenport, P. W., & Johnson, D. C. (2014). Mindfulness-based training attenuates insula response to an aversive interoceptive challenge. *Social cognitive and affective neuroscience*, *11*(1)：182.

Jason, B. L., Steven, C. H., & Robyn, D. W. (2007). *Learning Act：An Acceptance & Commitment Therapy Skills-Training Manual for Therapists*. New Harbinger Publications.

Jill, A. S., & Niloofar, A. (2014). *Big Book of ACT Metaphors*: *A Practitioner's Guide to Experiential Exercises and Metaphors in Acceptance and Commitment Therapy*. New Harbinger Publications.

Jong, P. D., & Berg, I. K. (2013). *Interview for solution* (4th ed.). Pacific Grove: Brooks/Cole.

Kabat-Zinn, J., Lipworth, L., & Burney, R. (1985). The clinical use of mindfulness meditation for the self-regulation of chronic pain. *Journal of Behavioral Medicine*, *8*(2): 163-190.

Kabat-Zinn, J., Wheeler, E., Light, T., Skillings, A., Scharf, M. J., Cropley, T. G., & Bernhard, J. D. (1998). Influence of a mindfulness meditation-based stress reduction intervention on rates of skin clearing in patients with moderate to severe psoriasis undergoing photo therapy (UVB) and photochemotherapy (PUVA). *Psychosomatic medicine*, *60*(5): 625-632.

Liu, X., Xu, W., Wang, Y., William, J., Geng, Y., Zhang, Q., & Liu, X. (2013). Can Inner Peace be Improved by Mindfulness Training: A Randomized Controlled Trial. *Stress and Health*, *31*(3): 245-254.

Lundy, H., & McGuffin, P. (2005). Using dance/movement therapy to augment the effectiveness of therapeutic holding with children. *Journal of Child and Adolescent Psychiatric Nursing*, *18*(3): 135-145.

Maujean, A., Pepping, C. A., & Kendall, E. (2014). A systematic review of randomized controlled studies of art therapy. *Art Therapy*, *31*(1): 37-44.

Mills, L. J., & Daniluk, J. C. (2002). Her body speaks: The experience of dance therapy for women survivors of child sexual abuse. *Journal of counseling & development*, *80*(1): 77-85.

Niklas, T. (2010). *Learning RFT*: *An Introduction to Relational Frame Theory and its Clinical Applications*. New Harbinger Publications.

Paul, E. F., Frank, W. B., & Fredrik, L. (2013). *Mindful and Effective Employees*: *A Training Program for Maximizing Well-Being and Effectiveness Using Acceptance and Commitment Therapy*. New Harbinger Publications.

Roesler, C. (2013). Evidence for the Effectiveness of Jungian Psychotherapy: A Review of Empirical Studies. *Behavioral Sciences*, *3*(4): 562-575.

Steven, C. H., & Spencer, S. (2005). *Get Out of Your Mind and into Your Life*: *The New Acceptance and Commitment Therapy*. New Harbinger Publications.

Steven, C. H., Frank, W. B., Dermot, B. -H., & John, A. (2006). *Acceptance and Mindfulness at Work*: *Applying Acceptance and Commitment Therapy and Relational Frame Theory to Organizational Behavior Management*. Haworth Press Inc.

Steven, C. H., Kirk, D. S., & Kelly, G. W. (2011). *Acceptance and Commitment Therapy*: *The Process and Practice of Mindful Change*. Guilford Publications; 2nd Revised edition.

Vink, A. C., Zuidersma, M., Boersma, F., Jonge, P., Zuidema, S. U., & Slaets, J. P. (2014). Effect of music therapy versus recreational activities on neuropsychiatric symptoms in elderly adults with dementia: An exploratory randomized controlled trial. *Journal of the American Geriatrics Society*, *62*(2): 392-393.

Witek-Janusek, L., Albuquerque, K., Chroniak, K. R., Chroniak, C., Durazo-Arvizu, R., & Mathews, H. L. (2008). Effect of mindfulness based stress reduction on immune function, quality of life and coping in women newly diagnosed with early stage breast cancer. *Brain, behavior, and immunity*, *22*(6): 969-981.

蔡成后,申荷永.沙盘游戏模具收集与主题分析[J].社会心理科学,2005,20(2): 47-51.

陈若璋.性侵害加害人团体处遇治疗方案——本土化再犯预防团体模式[J].台北:张老师文化出版,2007.

陈语,赵鑫,黄俊红,陈思佚,周仁来.正念冥想对情绪的调节作用: 理论与神经机制[J].心理科学进展,2011,19(10): 1502-1510.

大原浩一,大原健士郎.森田疗法与新森田疗法[M].大阪: 世界保健通信社,1995.

邓玉琴,刘兴华,梁耀坚,攸佳宁,唐一源.觉知抗抑郁训练对参与者抑郁情绪干预初探[J].中国临床心理学杂志,2010,18(06): 813-816.

黄创华,吴幸如.音乐治疗理论模式的比较分析——以奥福音乐治疗团体之效果研究为例[J].咨商辅导学报: 高师辅导所刊,2004(10): 1-29.

黄丽,骆宏.焦点解决模式: 理论和应用[M].北京: 人民卫生出版,2010.

[美]吉利兰,詹姆斯.危机干预策略[M].肖水源,等,译.北京: 中国轻工业出版社,2000.

贾晓明.心理热线使用手册[M].北京: 中国轻工业出版社,2006.

贾晓明.网络心理咨询理论与实务[M].北京: 北京理工大学出版社,2013.

[法]金泽.格式塔疗法——相处的艺术[M].缪小幼,宇鸣,译.北京: 中国轻工业出版社,2009.

[英]克拉克森.完形治疗的实践[M].卓纹君,等,译.台北: 心理出版社股份有限公司,2009.

[英]克拉克森,迈肯温.波尔斯: 完形治疗之父[M].张嘉莉,译.台北: 生命潜能文化事业有限公司,2000.

李振涛.心理疗法探索——森田疗法与内观疗法的借鉴与创新[M].北京: 北京大学医学出版社,2013.

李振涛.森田式心理疗法[J].中华行为医学与脑科学杂志,2014,3(9): 851-852.

李宗芹.舞蹈治疗发展史中对身体运作理路的回顾与反思[J].中华心理卫生学刊,2011,24(1): 131-153.

林敏.舞蹈对少年儿童心理疾病治疗作用的调查与实践研究[D].昆明: 云南艺术学院,2014.

刘珝珺,严虎,陈晋东.沙盘游戏在精神疾病治疗中的疗效及应用现状[J].医学综述,2014,20(6): 1065-1067.

陆雅青.从涂鸦看治疗中的危机与转化[J].台湾艺术治疗学刊,2009,1(1): 1-13.

吕淑贞.舞蹈动作团体在精神病患之应用[J].职能治疗学会杂志,1988,6: 43-50.

马前锋.音由心生,乐者药也[D].上海: 华东师范大学教育科学学院心理学系博士论文,2008.

[英]麦克唐纳.焦点解决治疗：理论、研究与实践[M].骆宏,洪芳,沈宣元,译.宁波：宁波出版社,2011.

[英]乔伊斯.格式塔咨询与治疗技术[M].叶红萍,等,译.北京：中国轻工业出版社,2005.

[美]沙泽尔.超越奇迹：焦点解决短期治疗[M].雷秀雅,等,译.重庆：重庆大学出版社,2011.

申荷永,陈侃,高岚.沙盘游戏治疗的历史与理论[J].心理发展与教育,2005,21(2)：124-128.

苏琳,樊作树.对慢性精神分裂症患者辅以舞蹈治疗的疗效观察[J].中华精神科杂志,1999,32(3)：167-169.

魏源.国外绘画心理治疗的应用性研究回顾[J].中国临床康复,2004,8(27)：5946-5947.

[英]温尼科特.涂鸦与梦境[M].北京：北京师范大学出版社,2014.

吴樱菁.运用解释性现象学分析以探讨治疗性的沙图之表达与意义[J].台湾艺术治疗学刊,2009,1(2)：79-97.

吴樱菁,高淑贞.沙游治疗与其相关研究之分析[J].教育心理学报,2010,42(2)：277-296.

[日]新福尚武.精神医学大事典[M].东京：讲谈社,1984.

许维素.建构解决之道：焦点解决短期治疗[M].宁波：宁波出版社,2013.

[英]亚隆.团体心理治疗：理论与实务[M].李鸣,等,译.北京：中国轻工业出版社,2005.

杨眉.妇女热线咨询手册[M].北京：中国妇女出版社.2003.

杨佩倩.表达性艺术治疗中的"起、承、转、合"初探[J].咨商与辅导,2014,345：31-34.

张勾铭,王智弘.以全球资讯网为介面之认知治疗网路即时咨商研究：以忧郁情绪当事人为例[J].教育心理学报,2009,41(1)：45-68.

张怡敏.客体关系理论取向之艺术治疗[J].咨商与辅导,2008,271：28-33.

赵嘉路,贾晓明.电子邮件心理咨询的治疗性回复模型与技术的实证研究[J].中国临床心理学杂志,2011,19(6)：834-837.

周红.表情达意与心灵润泽[D].南京：南京师范大学博士论文,2005.

周蜜,宗敏,贾晓明.即时文字网络心理咨询的阶段特征[J].中国心理卫生杂志,2012,26(11)：831-837.

周为民.循历史轨迹谈音乐治疗的形成与发展[J].中国音乐,2006(3)：66-69.

下编 心理治疗的临床运用

9　儿童人际创伤的治疗干预

9.1　儿童性侵犯:"家庭为本"关系取向治疗模式 / 249
　　9.1.1　儿童性侵犯概述 / 249
　　9.1.2　"家庭为本"关系取向治疗模式 / 251
9.2　家庭养育逆境相关心理创伤的治疗 / 260
　　9.2.1　家庭逆境概述 / 260
　　9.2.2　家庭逆境引致的心理创伤治疗 / 261

　　人际创伤,是指儿童在日常生活中长期、反复遭受或目睹人际暴力,并/或与主要照顾者的依附关系受到破坏所造成的心理创伤,即发展创伤障碍(developmental traumatic disorder, DTD)(van der Kolk, 2005)。

　　人际创伤给儿童身心发展和脑神经系统造成深远的灾难性负面影响,严重破坏儿童完成三个主要发展任务的能力,包括对他人和世界的信任、自我调节和形成正面的自我观,从而导致儿童在情绪、行为、认知、社交(社会性)和身体健康方面发展失调(van der Kolk, 2005)。因此,及早终止人际暴力,及时为受害儿童提供有效的治疗干预,有利于预防人际创伤对儿童造成长期的负面影响。

　　本章将着重讨论儿童性侵犯和家庭养育逆境的治疗干预策略及方法,因为这两个主题是儿童人际创伤中最复杂、最普遍的,希望帮助读者能够借此举一反三。

　　为了行文清楚,本章分为两个部分。9.1 介绍"儿童性侵犯:'家庭为本'关系取向治疗模式",9.2 介绍"家庭养育逆境相关心理创伤的治疗"。

9.1　儿童性侵犯:"家庭为本"关系取向治疗模式

9.1.1　儿童性侵犯概述

9.1.1.1　儿童性侵犯是一种人际创伤

按照世界卫生组织(WHO)的定义,儿童性侵犯是指:使尚未发育成熟的儿童参与其不能完全理解、无法表达知情同意，或违反法律，或触犯社会禁忌的性活动。对儿童进行性侵犯的人可能是成年人，也可能是年龄较大或相对比较成熟的其他儿童；他们相对于受害者在责任、义务或能力方面处于优势地位（Krug 等，2002；WHO，2014）。

侵犯者通常是儿童认识、熟悉或信任的成人，甚至就是儿童的家人。可见儿童性侵犯的关系过程具有隐秘性、强制性、操控性和羞耻感，是一种反复、持续、长期存在的人际暴力。男童、女童皆可能成为受害人。即使儿童在性侵犯过程中没有受到武力威胁，没有受到生命安全和身体完整性的威胁，仍会受到不同程度的身心发展负面影响。因此，儿童性侵犯是一种人际创伤，会严重破坏儿童享受正常童年的能力。

9.1.1.2 儿童性侵犯对儿童身心发展的负面影响

长期、反复地受到性侵犯将会严重地破坏儿童完成身心发展任务，对于儿童的身心健康和发展造成广泛的、灾难性的负面影响。

研究表明，儿童性侵犯是导致儿童、青少年和成年后持续出现情绪问题、行为问题、学业/职业问题、人际关系问题和身体健康问题的重大风险因素（Kendall-Tackett, Williams, 和 Finkelhor, 1993；Maniglio, 2009；Chartier, Walker, 和 Naimark, 2007）。遭受性侵犯的儿童比没有遭受性侵犯的儿童更容易出现严重、持久、多样的精神症状/障碍，包括创伤后应激障碍(PTSD)、抑郁、焦虑、强迫症、行为问题(攻击行为、ADHD)、性行为问题、自我伤害(自杀)、进食障碍、物质滥用、解离障碍、边缘人格障碍等。如果不能及时得到充分有效的保护和治疗，这些症状/障碍将持续终生，会严重地破坏受害者生存、发展、享受生活的能力（Kendall-Tackett, 2012），甚至使他们成为加害者（Beitchman 等，1992；Briere 和 Elliott, 2003；Daigneaulta, Héberta, 和 McDuff, 2009；Friedrich, 1993；Mannarino 和 Cohen, 1996；Cutajar 等，2010；Putman, 2003；Van Gerko 等，2005；Noll, Trickett, 和 Putman, 2003）。

儿童在情绪、认知、行为、社交和身体健康方面出现多种多样的复杂症状，正是人际创伤造成发展创伤障碍的表达，包括：(1)破坏人际信任的关系创伤/背叛创伤；(2)自我调节功能失调；(3)形成负面的自我看法。不过，性侵犯给儿童造成的负面影响不仅来自性侵犯事件本身，还取决于儿童与身边成人的关系。

研究显示，儿童在披露性侵犯后能否得到家人的支持，比性侵犯事件本身更能影响儿童的心理创伤康复（Cohen 和 Mannarino, 1996, 1998；Deblinger, Lippmann, 和 Steer, 1996）。如果侵犯者是儿童的家人，性侵犯使整个家庭遭受"关系创伤"（relational trauma）（Sheinberg 和 Fraenkel, 2001）或"背叛创伤"（betrayal trauma）（Freyd, 1996），不仅严重地破坏儿童对家人的基本信任，而且也使未参与性侵犯的家长陷入保护儿童和维持家庭完整的两难境地,因而无力顾及受害儿童的需要。因此,治疗干预不仅要针对儿童个人,还要修复家庭关系,协助家人与受害儿童建立安全的依附关系。

研究表明,安全的依附关系是减轻童年虐待导致成年后适应问题的重要调节因素(Aspelmier, Elliott,和 Smith, 2007; Muller, Gragtmans,和 Baker, 2008)。最能让儿童在危险时感到安全的是:身边熟悉的人向自己表达接纳、理解、慈悲和体谅的态度和行动。这种"安全且熟悉"的人际互动能够让脑神经压力反应系统平静下来,产生有助于疗愈创伤和身心发展的神经内分泌生理状态,从而缓解并疗愈由人际创伤引致的负面影响(Ludy-Dobson 和 Perry, 2010)。

受害儿童在性侵犯事件和披露过程中,不仅要面对自己的内心挣扎,还要面对一系列关系困境。他们需要有机会向未参与性侵犯的家长表达混乱的感受和想法。家长的体谅、肯定、支持和保护,更有助于协助儿童修复对成人的信任。

有关儿童性侵犯心理治疗疗效研究结果显示,未参与性侵犯的家长与儿童一起参与治疗过程能够增加治疗效果(Pollio, Deblinger,和 Runyon, 2011)。另外,长期关系创伤导致儿童形成比较固定的神经压力反应,只是依靠"每周一次个别治疗"的传统治疗模式是远远不够的。受害儿童需要在"安全且熟悉"的日常环境中建立足够、稳定的健康人际关系,接受照顾者给予稳定持续的支持,才能有效地用新的压力反应模式取代多年形成的反应模式,从而减轻创伤症状(Gaskill 和 Perry, 2012)。

9.1.2 "家庭为本"关系取向治疗模式

"家庭为本"关系取向治疗模式的目标是:提升每个家庭成员的能力,修复并增强亲子连结,支持家庭发挥支持和保护儿童的功能,让家庭重新成为一个安全、抚育的地方,有能力为受害儿童提供创伤疗愈的环境和资源。

9.1.2.1 理论架构

谢因伯格和弗伦克尔(Sheinberg 和 Fraenkel, 2001)整合家庭系统、社会建构主义和女性主义三个理论视角,提出"家庭为本"关系取向治疗模式的理论架构。

(1) 家庭系统理论视角。该理论强调,儿童性侵犯及其披露过程给每个家庭成员造成负面影响,并以循环因果的方式相互影响,从而破坏家庭关系,并阻碍家庭发挥支持和保护儿童疗愈创伤和身心发展的功能。因此,针对儿童性侵犯的治疗干预不能只针对受害儿童个人,而要以整个家庭为服务对象,强化正面的家庭关系,特别是要改善受害儿童与未参与性侵犯的父母的亲子关系。

(2) 社会建构主义理论视角。该理论强调,人们在社会交往中运用语言建构出特定的心理和关系现实。一个人对自己或对别人说的话,或者别人告诉他/她有关他/她的经历的那些话,都影响着这个人如何看待自己的经历和人际关系,并建构说者与听者之间的关系。

遭受性侵犯的儿童及其未参与性侵犯的家人如何理解性侵犯事件、如何看待自己、如何看待别人、如何看待家人之间的关系,都深刻地影响他们的创伤疗愈。治疗师要善用语言技巧,转化受害儿童及其家人对自己、对家人的负面看法,进而重建家庭关系。

另外,社会建构主义承认多元视角,认为每个人对于某个特定的事件或经历都会有不同的看法,本质上不存在哪个看法优于其他看法。人们对自己、对世界的理解是在关系中通过协商达成的共识和行动,都与权利息息相关。因此,在帮助受害儿童及其家庭的过程中,治疗师要放下"专家"的权威地位,与整个家庭建立平等、合作的伙伴关系,允许每个家庭成员表达自己内心不同的声音,并创造机会邀请家庭成员相互尊重彼此的表达,示范并促进家庭建立平等、公平、公正的家庭文化。

(3) 女性主义理论视角。该理论强调性别关系权利不平等的社会现实和父权家长制对性别特征的文化期待普遍存在于家庭生活之中,影响家庭成员如何看待儿童性侵犯事件,也影响家庭成员之间的关系模式。因此,治疗干预需要转变家庭成员的父权观念,进而转化阻碍支持和保护受害儿童的家庭互动模式,建立平等、公平、公正的家庭文化和家庭互动模式(Hare-Mustin 和 Marecek, 1994)。

女性主义提醒我们,家庭系统理论中的"循环因果""中立""补偿"等经典概念似乎假定:家庭系统中所有家庭成员具有同等权利参与维持并产生某个行为的关系互动模式。系统取向的治疗师如果不考虑社会文化普遍存在性别权利不平等,而只用这些概念来解释乱伦等其他暴力的原因,很容易认为"女儿性吸引父亲","女性家长作为妻子未能回应丈夫的情绪和性需要、作为母亲未能回应女儿的安全需要和情绪需要"是导致乱伦的主要原因。这样,就把本应由侵犯者承担的个人责任转嫁给整个家庭,最终落在女性家庭成员身上,通常是女儿和母亲(Costa 和 Sorenson, 1993; Barrett, Trepper,和 Fish, 1990; Blumer, Papaj, 和 Erolin, 2013)! 这种"责备受害者"和"责备母亲"的专业话语来自压迫女性的性别观念,即女性对于满足每个家庭成员,特别是男性家庭成员的需要负有责任。侵犯者通常也会用这种性别观念迫使女孩服从性侵犯。如果家庭继续用僵化的传统性别观念组织家庭生活,就不可能改变促使性侵犯继续发生、无法保护孩子的家庭互动模式,甚至还会传给下一代。

9.1.2.2 核心内容

"家庭为本"的关系取向治疗模式包括以下五个核心内容。

(1) 以家庭整体为服务对象。治疗干预要协助整个家庭发挥支援儿童疗愈创伤、避免再次受害、保护家里其他儿童免受性侵犯的功能。也就是说,不仅要帮助受害儿童个人,还要帮助未参与性侵犯的家长和兄弟姐妹处理创伤反应;不仅要帮助个人做出改变,还要帮助整个家庭关系发生建设性改变,特别是修复并增强受害儿童与未参与性侵犯的父母之间的关系。

(2) 治疗的重点是"关系",而不只是"个人症状"。传统心理治疗的重点是为受害儿童提供个人心理治疗,目的是消除症状。而"家庭为本"关系取向治疗干预的重点则强调改善正面的家庭关系,目的是提升家庭关系疗愈潜质,使家庭有能力承担保护儿童的责任。

关系取向治疗干预同样会安排与儿童或家长个别会谈,不过,其中一个目的是分别协助儿童和家长在情绪上和内容上为亲子会谈做准备,用于修复和增强亲子关系,而不只是停留在改变儿童的认知和行为上。因为关系取向治疗干预强调在关系层面减轻或消除个人症状,这样,即使不用专业的认知行为疗法和其他心理治疗资源,也可以减轻儿童的症状并维持疗效。

(3) 强调个人问题出现在特定的社会生活背景中。关系取向治疗干预在理解个人问题时,不仅是性侵犯事件本身的影响,还要和家庭共同探索:哪些层面的社会生活背景制造更多的压力、干扰疗愈创伤,哪些层面的社会生活背景是促进疗愈的实际或潜在的资源。然后,通过改变家庭成员的意义(看法)去改变他们的关系模式,或者通过改变行动模式去改变他们的看法。例如:家庭系统披露后,整个家庭是怎样回应的? 未参与性侵犯的家庭成员处境和态度如何? 他们是否与受害儿童站在一起? 受害儿童是否被安置在安全的地方? 家外系统披露后,警务、儿童保护和司法部门在调查过程和司法程序中是否做到保护儿童免受二次伤害? 相关部门是否确保儿童及其家庭的安全? 相关部门是否及时为儿童及家庭提供所需要的资源和服务? 学校、社区是否支援受害儿童及其家庭?

社会文化观念 社会阶层、文化、种族和宗教影响家庭成员如何看待男人、女人、儿童、权力、性与家庭,影响他们对于受害儿童的态度和反应。例如:相信女人对男人/男孩负有责任的家长更容易责备受害儿童,而不认为侵犯者应负全部责任。相信"家丑不可外扬"有强烈贞操耻感的家长不容易相信受害儿童,甚至选择"私了"或否认性侵犯发生,或不愿寻求专业帮助(龙迪,2007)。治疗师需要与家庭共同探讨:家庭怎样建构出这些意义? 这些意义如何塑造家人之间的关系模式? 如何限制家庭的灵活性以及做出改变的能力?

治疗师本人的价值观 治疗师需要反思,本人的价值观如何影响自己对受害儿童及其家庭的态度和反应。

(4) 从"问题为主"转向"强项/长处为主"。受害儿童及其家人习惯于从"问题""困难"和"缺陷"的角度讲述自己的不幸经历,建构负面的个人身份和家庭身份,例如

"无力无助的受害者""无能失败的父母""性侵犯家庭"等。这些负面身份感很容易使儿童及其家人局限地看待自己和家庭关系，因而难以做出建设性的改变。

治疗师可以善用叙事治疗的方法，协助儿童及其家人讲述他们的正面经验，带出个人及家庭的长处、力量和资源，从而增强个人掌控感和家庭凝聚力。不过，治疗师在此之前要先充分聆听并理解性侵犯造成的负面经验，并且在整个会谈过程中两者兼听，避免忽视性侵犯造成的痛苦现实和依然存在有可能发生性侵犯的危险。

治疗师还可以邀请儿童及其家人参与整个服务过程的决定，表达尊重、平等、合作的态度，创造机会让儿童及其家人展现、培育和善用自己的能耐、力量和资源。

(5) 倡导建立平等、公平、公正的家庭文化。关系取向的治疗模式需要平衡家庭成员的个别需要和家庭的整体需要。儿童的最大利益/需要与家庭整体利益/需要相冲突时，治疗师需要动员家庭优先考虑儿童的安全或需要。

9.1.2.3　治疗原则

为了实现"家庭为本"关系取向治疗模式的目标，治疗师在帮助受害儿童及其家庭时需要遵守以下五项原则。

(1) 优先保障儿童安全。优先保障儿童身心安全，是指消除儿童继续受到性侵犯的真实危险情境，包括确保性侵犯行为已经停止；保障儿童不与侵犯者住在一起；保障儿童在日常生活中能够得到足够的保护，以便不再遇到侵犯者，不会再次遭受性侵犯等。这是提供一切治疗干预的前提条件！

保障儿童身体安全的责任应该由成人承担。治疗师首先要做安全评估。必要时，需要与警务部门、儿童保护部门和家长合作，把儿童安置在安全的地方。在进行治疗干预时，治疗师在保证儿童身体安全的前提下，提升儿童的心理安全感，也就是让儿童感到可以在生活中找到能够并愿意保护、照顾、关心和明白自己的人。

(2) 建立平等、尊重、合作的伙伴关系。治疗过程是治疗师与儿童及其家庭共同处理性侵犯经历的合作旅程。治疗师有责任小心建构让儿童及其家人觉得安心的治疗环境。也就是说，与儿童及其家人建立平等、尊重、合作的治疗关系，避免复制性侵犯强加给儿童及其家人的人际经验——被操控和被利用。这是帮助儿童及其家长修复信任、乐观和自尊的必要条件。

为此，治疗师需要意识到，自己在治疗关系中所处的权利地位不可避免地高于儿童及其家庭。治疗师需要小心善用专业权利，尊重儿童及其家人自主决定的权利，尊重每个家庭成员的表达，运用儿童及其家庭熟悉的语言并增加他们的能力感，从而恢复儿童及其家庭的掌控感（有能力影响自己生命中发生的事情）。治疗师还要批判性地反思自己的信念和行动如何影响儿童及其家人的反应。

(3) 服务提供者的伦理立场。女性主义关于性别与权利的论述（上述）让我们看到：儿童性侵犯，是在权利不平等的关系中发生的人际暴力。停止暴力，是一个伦理问题。因此，治疗师在整个治疗过程中不可能、也不应该保持中立，而要坚守平等、公平、公正的伦理立场，避免责备受害者、责备母亲、责备家庭。内容包括：

- 发生性侵犯完全是侵犯者做出的错误行为。无论受害儿童和未参与性侵犯的父母出于何种情况、对性侵犯事件做出何种反应，侵犯者都必须为性侵犯行为承担全部责任。

- 侵犯者必须彻底停止暴力行为（包括性侵犯），是提供治疗的前提。否则，治疗师必须先停止治疗，同时与儿童保护部门或警务部门密切合作，采取有效措施停止性侵犯行为发生。

- 当保护儿童安全与保存家庭完整性相冲突时，治疗的首要目标是"让性侵犯不再发生"，而不是保存家庭完整。在家内性侵犯的情况下，这个伦理立场尤为重要。

（4）根据儿童个别化需要制定个别化治疗方案。制定最佳治疗方案应该根据每个受害儿童的个别需要，而不要根据"性侵犯"这个标签来假定：所有遭受性侵犯的儿童都需要同样的专业服务。

第一，并不是所有受害儿童都受到同样严重程度的性侵犯。儿童性侵犯行为不仅包括体腔插入的行为，还包括非体腔插入的行为，甚至包括非身体接触的行为。因此"性侵犯"这个标签不能涵盖所有受害儿童的创伤经验和治疗需要。

第二，大部分受害儿童不只遭遇"性侵犯"这一单个创伤事件，还在不同情境遭受或目睹多重人际暴力创伤事件，例如身体虐待、情绪虐待、疏忽照顾、家庭暴力、同伴欺凌等。因此，在制定治疗方案时，要考虑到儿童的全部创伤经历和实际临床表现，而不要想当然地假定：性侵犯是儿童生命中最严重的创伤经历，也不要把儿童所有的表征问题都归因于受到性侵犯。

第三，并不是所有儿童对于性侵犯经历都会产生同样的创伤反应。性侵犯给受害儿童造成怎样的负面影响，并不单取决于性侵犯事件本身，还取决于：披露后家人、学校、社区和制度响应能否给儿童提供足够的支持和保护？儿童具有怎样的个人抗逆力？儿童是否遭受其他创伤事件？治疗师在制定治疗方案时，需要考虑这些因素。

第四，并不是所有受害儿童及其家庭都需要治疗。格罗斯等（Grosz 等，1999）研究显示，他们的样本中大约 24% 受害儿童接受危机干预后评估，并没有表现出需要深度治疗。如果受害儿童有一位支持自己的父母、所受到的性侵犯轻微、能够适应日常生活要求和成长需要，就不一定要接受深度治疗。

（5）与跨部门多专业人员合作。儿童遭受性侵犯的家庭所面对的挑战可能治疗干预的范畴,包括儿童不安全、经济来源有限、照顾孩子的困难、有交通困难、障碍语言、医疗需要等。治疗师个人及其机构不可能为每个儿童及其家庭提供所需要的所有服务。因此,治疗师在整个治疗过程中,需要与公安、社工、司法、医疗、教育等部门紧密合作,转介家庭接受其他所需要的服务。

9.1.2.4　组织治疗过程

性侵犯给每个儿童及家庭造成不同的伤害,因此,没有适合所有受害儿童及家庭的统一"菜单"。治疗师需要基于"家庭为本"关系取向治疗模式的理论架构、核心内容和治疗原则组织治疗过程,包括确定治疗对象、评估治疗需要、选择治疗方法、建立服务流程。

(1) 确定治疗对象。并不是每个受到性侵犯的儿童及其家庭都需要治疗服务。治疗师需要尽快确定哪些儿童及其家庭需要治疗。否则,拖延治疗可能会使症状放大或变为长期的,或导致儿童及其家人抵制治疗。

(2) 不需要治疗干预。如果受害儿童及其家人没有表现出明显的情绪和行为症状,或者症状轻微不影响正常生活,儿童照顾者、学校、社区得到足够安全可靠的支持,儿童及其家庭不需要接受治疗干预。不过,治疗师仍要为儿童及其家人提供有关儿童性侵犯的心理教育,纠正儿童有关性侵犯的误解,降低受害儿童再次受害的可能性(Saywitz 等,2000)。治疗师还应该给儿童及家人留下联络办法,邀请他们在日后有需要的时候联系服务机构。

(3) 需要即时治疗干预。披露儿童性侵犯或报警过程都会给整个家庭带来极大的压力,因此,需要尽快为儿童及其家人提供即时心理支援(即危机干预)。即时心理支援一般包括 1—3 次的会面,可由参与调查的社工或临床心理学家完成。工作重点是了解儿童及其家人在整个过程中的感受,协助他们了解创伤事件的事实,正常化创伤反应,善用简单的解决问题技巧。

(4) 需要短程治疗干预。在以下三种情况下,受害儿童及其家庭需要接受短程治疗干预,通常是 10—15 次。

第一,性侵犯的严重程度较轻,儿童受困扰的反应也较轻,例如,出现单纯的PTSD 症状和适应困难症状(不愿上学、发脾气、不能专心、担心未来……)。

第二,照顾者不能为儿童提供情绪支持和精神抚慰,甚至其情绪反应成为受害儿童的压力源,造成亲子关系紧张。例如,感到无力帮助自己的孩子,感到内疚,缺乏来自家人和朋友的社会支持,担心孩子一辈子毁了等。

第三,照顾者想要更好地理解孩子的感受和需要,愿意学习帮助孩子疗愈创伤的方法。

(5) 需要长期/深入创伤心理治疗。如果儿童长期反复遭受严重的性侵犯(例如：性侵犯行为涉及体腔插入和暴力、侵犯者是儿童信任或关系密切的人），或伴有其他暴力伤害，经过短程治疗干预后仍出现发展创伤障碍(DTD)的表现，包括混乱型依附、自我调节失调（包括情绪调节失调、认知失调、人格解离、身体功能失调)和负面的自我看法，就需要接受长程心理治疗（通常一年以上）。

(6) 评估治疗需求。

第一，评估前准备：治疗师在与儿童及其家人会面之前，需要先根据已有信息进行初步评估，包括性侵犯的形式、性活动的严重性、性侵犯发生的次数或频率、性侵犯持续的时间、涉及的人物与儿童及其家庭的关系、家人在知悉性侵犯事件后的反应等，从而确定进一步评估的内容及方向。

第二，评估方法：治疗师不能只靠儿童本人提供的信息作出评估判断，还要与认识儿童的相关人士会面去了解儿童整体的身心发展状况，因为儿童有可能不能表达或分辨这些影响。治疗师可以分别与儿童及其家人单独会谈（不包括侵犯者），了解他们对性侵犯的反应和忧虑的问题；也可以安排家庭会谈，了解受害儿童及其家人之间的角色分配或互动模式。

(7) 评估内容。包括评估安全、评估儿童、评估家长、评估兄弟姐妹等。

第一，评估安全，包括是否有家庭暴力、自杀或自我伤害的想法和行动、危险行为（在外游荡、激烈地攻击他人、极端失控行为导致父母无力管教、性行为问题等）。如果治疗师发现存在上述危险的可能性很大，就要立即对未参与性侵犯的父母（照顾者）做相关的心理教育，与他们一起制定安全计划，以确保儿童安全。

第二，评估儿童，包括儿童的成长历程、家庭生活经验、学校生活经验、心理素质（例如自我概念、世界观、性向、智能、情感表达、解难能力、适应性）、儿童在经历性侵犯前后的表现（例如饮食、睡眠、情绪、行为、学业、人际关系、闲暇生活表现等）。除此之外，还要了解儿童对性侵犯经历的看法或理解，特别是儿童如何看待性侵犯发生的责任归因。

第三，评估家长，是为了评估他们在治疗干预中可能或可以发挥的作用。内容包括：家长的心理素质（例如性格、价值取向、情绪调控、解决问题能力等）和成长经历（例如与原生家庭的互动、是否是童年性侵犯的幸存者等）；他/她对孩子性侵犯经历的看法或理解，特别是他们如何看待性侵犯发生的责任归因；他/她与受害儿童的依附关系质量、他/她对侵犯者的依附或忠诚、他/她在获悉性侵犯后的身心反应等。

第四，评估兄弟姐妹。兄弟姐妹作为家庭系统中的一部分，不可避免也受到性侵犯的影响。同时，他们的反应也是受害儿童性侵犯经验的一部分。因此，治疗师需要评估兄弟姐妹在整个性侵犯事件中的角色及经历。例如：兄弟姐妹是否目睹事情的经过或参与其中，他们对性侵犯事件及受害儿童的理解、看法或归因，他们自己的身心反应等。

(8) 选取服务方法。

已有研究证实,一些心理治疗模式能够有效地促进受到性侵犯的儿童疗愈创伤。例如,聚焦创伤的认知行为疗法(TF-CBT)、游戏治疗、亲子关系疗法(CPRT)和亲子互动疗法(PCIT)等。其中,TF-CBT 能够最有效地治疗受性侵犯儿童 PTSD、抑郁、焦虑等症状,已得到广泛严谨的研究证实(Putman, 2003)。

然而,性侵犯给儿童及其家庭造成的人际创伤是复杂多样的,没有任何一种治疗模式能够满足所有受害儿童及其家庭疗愈创伤的需要。例如,TF-CBT 特别适合缓解由性侵犯事件引致儿童出现的 PTSD、焦虑、抑郁等创伤症状。但是,如果儿童遭受长期严重的性侵犯和其他人际暴力伤害,出现人格解离、自我调节失调、混乱型依恋等症状,或者在性侵犯发生之前就出现严重的行为问题和心理创伤症状,单用 TF-CBT 是不足够的,还需要其他治疗方法,协助儿童建立安全依附、学习情绪调节技巧,增强儿童的自信感和掌控感。

治疗师需要根据受害儿童及其家庭的需要和专业判断,从不同治疗模式中选取适切的治疗要素,创意、灵活地组合适切的治疗方法,回应每个儿童及其家庭疗愈心理创伤的需要。

(9) 建立会谈流程。"家庭为本"关系取向治疗模式要求治疗师既要单独约见家庭成员举行个人会谈,又要约见全家举行家庭会谈。按照以下次序安排会谈,避免家庭成员在情绪不稳定的情况下相互伤害,有利于建立正面的家庭关系。

① 约见未参与性侵犯的家长。治疗师在见受害儿童之前,要先单独约见未参与性侵犯的家长。在父女乱伦的情况下,先见母亲。一般来说,家长得知孩子遭受性侵犯后,情绪上会受到很大的冲击。治疗师在见儿童之前,先给家长单独时间有机会表达对性侵犯事件的复杂经历和感受,以及披露后所经历的关系改变和自我看法的改变等,从而建立合作关系。

② 单独与受害儿童会面。治疗师要与儿童建立平等、尊重、合作关系,了解儿童对性侵犯及披露过程的看法和感受,包括对披露过程和家人反应的担忧、儿童的适应和困扰情况。

③ 首次家庭会谈。在未参与性侵犯的家长和受害儿童彼此之间建立基本信任的前提下,治疗安排家庭会谈,让家长和儿童彼此初步表达支持,并一起作出解决困难的决定。整个短程治疗和一部分长程治疗的主要任务就是:观察亲子互动模式,通过与家长谈论孩子的正面特征把批评转为正面描述,从而修复亲子连结。

④ 分别为受害儿童及其未参与性侵犯的家长提供个别治疗。通过个人、小组形式,协助受害儿童、未参与性侵犯的家长和兄弟姐妹平行地分别处理各自的复杂情

绪,疗愈个人创伤,以便重建亲子连结。根据实际需要,这一步的工作可能不止一次。包括:

- 协助受害儿童处理负面情绪(例如内疚、自责、羞耻,对未参与性侵犯的家长恐惧、愤怒、担忧,对侵犯者爱恨交加等)和负面看法(例如对自己、对未参与性侵犯的家人)、学习情绪调节技巧、提升个人掌控感,为在家庭会谈中能够向未参与性侵犯的家长表达自己的看法和感受做心理上和内容上的准备。
- 协助未参与性侵犯的家长处理复杂情绪(内疚、愤怒、无力、无助、羞耻)和负面看法(对受害儿童、对侵犯者、对自己)、学习处理儿童行为问题的方法(PCIT)、学习理解和回应受害儿童需要的方法(CPIT),为在家庭会谈中能够向受害儿童表达肯定、支持、理解做心理上和内容上的准备,特别是向儿童保证落实保护儿童免受性侵犯的计划。
- 协助兄弟姐妹处理负面情绪和负面看法。

⑤ 家庭联合会谈。当儿童及未参与性侵犯的家长在各自的治疗中稳定下来时,治疗师可考虑邀请他们一起会面,其目标是协助儿童与未参与性侵犯的家长建立安全的依附关系,并共同在日常生活中努力强化关系上的安全及互信。主要内容包括:鼓励儿童直接向家长表达需要和愿望,指导家长做出正面的回应(体谅、支持、肯定、保护),让儿童知道家长会保护自己,可以随时向家长求助。

⑥ 安排侵犯者加入家庭会谈。如果侵犯者是家人,有时需要安排侵犯者加入家庭会谈。目的是,受害儿童需要有机会听到侵犯者认错、道歉并保证不会再犯,或者受害儿童希望重建家庭关系。这通常是安排在治疗干预后期。不过,并不是每个家庭都能进行,需要考虑很多因素。

治疗师要事先接触性侵犯者,并小心判断侵犯者是否愿意并能够为其性侵犯行为承担全部责任,包括:侵犯者是否充分理解自己利用在家中的地位和权力做出的性侵犯行为给儿童带来的伤害? 是否对儿童有足够的同理心? 是否已经清楚并愿意有担当地采取一切行动,保证自己不会再犯? 是否已接受相应的辅导,改变自己的思想和行为?

同时,治疗师还要小心评估儿童是否愿意并已有足够能力与侵犯者做家庭会谈。应该允许儿童充分参与决定自己是否觉得需要有这个会谈、是否原谅侵犯者等。

治疗师还要确保每个参与会谈的家庭成员都明白并同意会谈的目的不是要求儿童原谅侵犯者,而且愿意讨论如何在家中建立安全的关系。无论儿童是否已经准备好原谅侵犯者,侵犯者都应面对并承担自己应付的责任,并负责任地改变自己的行为。

在安排会谈时,治疗师还要留意并确保侵犯者没有诱导或强迫儿童同情他或原谅他,或答应家庭重组等。

（龙　迪）

9.2　家庭养育逆境相关心理创伤的治疗

9.2.1　家庭逆境概述

9.2.1.1　定义

个体遭遇的逆境最多来自家庭,而非学校、同伴等其他环境。年龄越小,经历家庭逆境的可能性越高,对逆境的敏感性越大。家庭逆境包括儿童虐待和未达到虐待程度的不良养育。儿童虐待是一个不容忽视的重要问题,而且多数发生在家庭内部,尤其发生在婴幼儿期。家庭的不良养育虽然严重程度不及儿童虐待,但是现有的研究越来越支持它会产生长期的生物学效应,尤其是在发展的敏感期。

9.2.1.2　家庭逆境引致心理创伤的危险因素

一般来讲,家庭逆境的危险因素可分为结构性因素和过程性因素。结构性因素包括贫困、单亲家庭、精神障碍、家庭正在或者尚未从某些创伤或强烈的应激中走出来(亲人离去等)、家庭中有人患有严重的躯体疾病(癌症、残疾等)、留守儿童。

不过,上述家庭逆境结构性危险因素并不必然导致创伤。创伤的产生常常与家庭逆境的过程性因素有关,即家庭成员之间日常的相处模式和相互关系和家庭成员如何感知、理解和应对逆境等。例如家庭气氛低沉、死板、悲伤,家人之间互相指责,表达时情绪高涨,过于重视廉耻教育,看问题非黑即白、边界不清等。这些过程性因素往往是结构性因素发挥作用的中介机制。

9.2.1.3　家庭逆境对个体心理行为发展的影响

个体对家庭逆境的反应性和应对能力呈现出随着年龄增加逐渐发展的特点。从婴幼儿到学龄前期、学龄期和青少年时期,脑神经的结构和功能、依恋、应激系统[交感副交感系统、下丘脑—垂体—肾上腺轴(HPA)]、情绪的自我调控、皮层的高级功能等都在不断发展。自发性应对和主动应对也随之发展。上述结构系统大致在 0—2 岁、3—4 岁、12 岁、15 岁、18—19 岁处于发育的高峰期(敏感期),可塑性强。按发育的进程,敏感"部位"逐渐从相对执行"低级"功能的脑区(如恐惧的非条件性反应)发育,过度到高级功能(如脑皮层对情绪中枢恐惧的抑制)发育。

脑神经的程序性发展过程依赖环境的刺激。那些和环境适宜、适合生存的神经元和连接网络得以留存,而"闲置"的则被剪除。

HPA 轴和皮层、边缘系统、丘脑存在密切的、相互连结的网络联系。应激到达边缘系统后就会激活 HPA 轴。该轴各激素(尤其皮质醇)可与海马、杏仁核、蓝斑、皮层相应受体结合,负反馈调节上述脑区功能。

　　动物和人类实验证实,家庭逆境可以通过表观遗传改变上述系统的结构和受体表达,造成对各种人际信号(表情、声调、姿势)的过度敏感,导致识别、登记、处理和反应(恐惧、愤怒等)出现偏差。研究发现,焦虑患者更容易将中性严肃的面孔识别为有危险的恐惧面孔,而抑郁患者容易识别为低落的悲伤的表情。

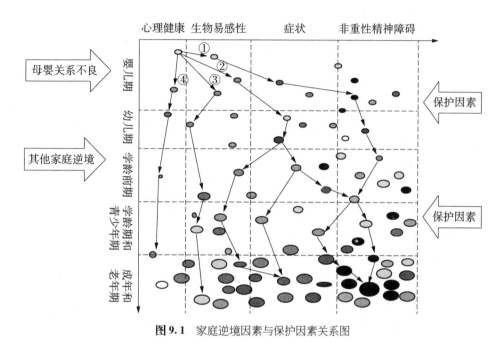

图9.1　家庭逆境因素与保护因素关系图

　　如图 9.1 所示(圆圈的大小和密度表示精神现象的丰富性;颜色的深浅表示严重性)。①、②箭头线方向表示在家庭逆境作用下,在不同发展时期出现的生物易感性。当应激增加时,出现症状(过度哭闹、选择性缄默等)和依恋障碍,甚至导致精神障碍(抑郁焦虑等)容易复发、慢性化。③箭头方向表示早期给予治疗,生物易感性可能出现一定程度逆转,降低未来出现精神障碍的概率。④箭头方向表示家庭逆境减少甚至消除时,未来心理卫生健康概率更高。

9.2.2　家庭逆境引致的心理创伤治疗

9.2.2.1　一般治疗原则

　　无论哪种治疗方法,最基础、最重要的是在治疗过程中逐渐建立为来访者利益最大化考虑、不加人际操纵的、真诚、可信赖、平等、合作的治疗关系。

　　(1) 关系。关系是通过治疗双方在言语和非言语的交流中不断建立起来的。

治疗师持有的基本信念会在交流中体现出来。治疗师对待求助者的基本假设是治疗成败的重要因素。治疗师需要在长期的临床实践中不断觉察自己的助人目的和"潜台词"。治疗师应当逐渐树立这样的信念：治疗师为的是促进来访者的自我修复，帮助来访者有意识地找到改变的方向并接受为了改变所应当承担的责任。

如果治疗师带着以下信念，很有可能会妨碍于个体的修复。在极端情况下可能会带来新的创伤。例如："你真可怜""我很难相信受到创伤的人有自我康复的能力""由我决定改变的方向和进度""由我掌控治疗的进程""我照顾你，救赎你，你受到伤害，你很弱"等。

有助于治疗的正面信念是，"你遇到了困难，我相信你自己的储备""你有能力恢复。我是来促进和帮助你发掘你的资源的"。

事实上，个体也会有意无意地试探、邀请、使用可用的外在和内在资源进行修复。当治疗关系足够信任和安全时，受助者的自我修复能力会被极大地激发出来。

（2）治疗的整体性、社会性和系统性。从生态系统的角度来看，人生活在系统中。以个体为系统的中心。他/她自身的气质特点、心理发展、逆境前的心理健康状况、生物学特点、逆境中是否有躯体伤害残疾、家庭环境等都是这个系统组成部分。

在个体之外围绕着三层环境结构。最内层是"微系统"，指家庭环境，涉及养育特点、家庭动力、家庭发展历史、每个家庭成员的心理资源和脆弱点，以及对逆境的反应和应对等。这些因素会很大地影响父母如何帮助个体学会调控情绪和行为。

第二层是中观系统，包括学校、同伴、社区、社会网络和其他支持性系统（课余小组）、父母的就业情况等。它与个体的接触和影响相对"微系统"较弱。

最后一层是宏观系统，包括社会文化的价值和信念。社会文化的影响是渗透式的，通过明显和潜在方式不断影响着创伤的发生和应对。如"棍棒出孝子""不打不成器"等。

对逆境的反应发生在各种因素相互关联的系统中。因此，改变环境，尤其是儿童每日生活的家庭、学校以及其他密切接触的环境对于个体发挥修复力去修复创伤至关重要。

使得个体受到逆境的因素，也是处在一个与其他因素相互关联的系统里。因此，治疗往往会涉及对直接因素和关联因素的帮助。

例如，治疗者发现，父亲在最近一年开始打骂儿子，而这种情况在此之前比较少见。在这一年，父亲在酗酒后发现孩子在家做作业磨磨蹭蹭，有时甚至偷懒不做作业，就忍不住大发脾气。一年前，儿子也有多动，不注意听课，做事拖沓，但是并没有如此受到打骂。父亲这一年失业，人生跌入低谷，并且债务在身。母亲不断抱怨父亲投资失误。于是，父亲开始借酒消愁。

治疗师了解到这些情况后，要从系统性、社会性和整体性来设立治疗计划。首先通过居委会征得父亲同意，将父亲送到戒酒中心进行戒酒治疗。第二步是通过社工渠道，为父亲推荐工作机会。第三步也许可以对夫妻和家庭进行工作，改变他们的交流模式，促进应对外部应激能力。

（3）做好心理教育。家庭逆境所导致的创伤往往更加容易被羞耻化，不利于改变（比如贫穷、疾病、社会阶层低等等）。遭受创伤的个体往往感到自己是受害者，同时又是责任者（如"是我的不好，导致了我成为受害者"），出现诸如愤怒、内疚感、负罪感、羞耻感。他们过度认同受害者和责任者的角色，深陷其中不能自拔。

当治疗师能够通过心理教育这个简单的步骤帮他们摆脱这些病理性的角色认同，就会激发他们内在的修复能力。例如，个体可能会出现慢性的恍惚状态，常常是家人刚刚提醒他拿钥匙出门，结果还是没带钥匙。这种状态会使个体和家人感到迷惑。他们不知道究竟怎么回事？以后会怎么样？可能会由此产生自责和冲突。

心理教育的目的就是以正常化的眼光去看待逆境后出现的一系列反应，从而接受事实，了解治疗的基本过程、机制和有效性。具体做法包括：

解释家庭逆境：是什么？发生了什么？易感人群？造成创伤的一般性原因等。

解释逆境后一般会出现的症状（童年时胆小、退缩、过度担心紧张等），以及家庭逆境和现在出现的心理症状之间的关联。启发他们理解家庭逆境如何影响自己现在的生活，包括对于自己的看法与他人相处的关系模式。帮助他们逐渐理解：需要调整一部分内在模式，而不是修改全部，不是否定"我"的完整性，更不是把这些投射成别人的问题——"都是他们的错"。

（4）正常化创伤反应。个体在遇到创伤后出现症状并不是个别现象，这些症状本身也有一定的功能和生存意义，例如容易紧张、担心、出汗、手抖等。当然，正常化的过程也要基于治疗者对于个案的深入了解。

（5）告知诊断。治疗师尽可能以通俗的方式，和坦诚的态度告知诊断，并讨论有关诊断的事宜。如果儿童存在自伤、自杀和攻击行为，尤其应当告知家长。尽管告知诊断是必要的、重要的，但治疗过程应该是去诊断的过程。诊断只是一种索引，一个标签，一个给予治疗方向的指针。但是，在实际治疗中，需要去诊断、去标签。一方面，治疗针对的是具体个体在日常中表现出的现象，过度强调诊断标签没有意义；另一个方面是，诊断往往有标签效应，被贴了标签的人往往会产生角色认同，并且会产生与标签有关的负性自我体验。例如："我是个早期在不良家庭逆境中养大的患者，我和其他人不同。他们都有美好的过去，我没有。"

（6）告知治疗方案和路径。心理教育并不只是在治疗的开始时展开，实际上是贯穿于整个治疗中。随着治疗的进展，随时会需要心理教育。心理教育不是授课式的单向教育,而是基于平等、信任的治疗关系,告知与家庭逆境相关的创伤知识,并可以借此话题上展开治疗性会谈。

(7) 积极的资源取向。来寻求帮助的家庭或者个体,以及治疗的目标就是想去除这些恼人的影响正常功能的过度反应,由于这些反应过度强烈或者持续时间超长,个体和家长都希望能够最好有魔法师,把它们都扔到垃圾桶里去。这种"去除"的心态往往正是造成和维持问题的问题。

治疗者当然要清楚家庭逆境的负面效应和给个体带来的不利,但是,逆境反应也是一种自然的反应,我们要做的不是像对待肿瘤一样"切除"创伤反应,而是给它们一些空间,看到其积极的意义,并且永远相信和挖掘个体和家庭以及各大系统所蕴藏的、尚未发现的资源。治疗者以及个体和家庭往往在治疗的过程中会被问题"催眠",看不到问题以外的资源和积极因素。在极端困难的案例中,资源确实有限,但是我们依然可以挖掘和开创。

积极资源取向要求治疗者始终保持中立、以好奇的心来看待逆境后反应,等待时机寻找到积极的资源。

9.2.2.2　治疗方向

家庭逆境治疗中很大的一个阻碍是家庭本身就是问题的产生者,家庭会有相当大的阻抗和羞耻感,很难参与到治疗的进程中,尤其在治疗开始、治疗联盟尚未有效建立的时候。治疗师要不断地确认和降低家庭阻抗和羞耻。正如前述,治疗师可以用言语的方式做心理教育。更为重要的是,治疗师的内在态度。

当听到孩子正在经历着母亲的情绪不稳定的歇斯底里,经常不期而遇发脾气,摔东西。10岁的来访者出现社会退缩,对立违抗,抑郁情况。你的内在态度是什么?这些内在态度有时候连治疗师都没有意识到,它经常以一种潜隐自然反应的方式呈现给家庭,就像骑行自行车时候的自然反应。治疗师作为普通人都来自不完美的家庭,这些家庭逆境在治疗师内心会激起何种感受和反应?你是否会认同?你会如何选择作为治疗师的角色?是去把孩子拉过来保护,对着母亲说不要这样对待你的孩子,然后对着丈夫说你要关心你的妻子,还是同情那个无助的妻子?……这些都需要治疗的内省和督导。

治疗师始终要坚信一点:无论来求助的家庭或者孩子和家庭逆境如何,"没有一个父母不希望自己的孩子在心和身上都健康",只是某些因素阻碍了爱的正常表达。这种去故意化和去恶意化的理解家庭中的逆境现象,以及理解在儿童身上发生的精神病理现象,可以帮助治疗师采取更加中立、积极的姿态去工作。

另外一个值得注意的现象是问题越严重和越难以改变,往往是家庭关系和家庭某些成员功能不良甚至精神病理严重和慢性化的映射。这好比,孩子的问题是水中的影子,而家庭系统问题是影子的原型。当然这种映射关系并不是线性的一一对应。也需要看到其他因素的作用(比如,儿童本身的因素、家庭发展周期、更大系统、社会文化变迁等等)。但是当具体到临床的工作中时,这种关注映射关系的思路对临床工作是有用的微观工具。比如,当接触到一个非常容易感到被否定的儿童(如我在他人眼中,是个胖子,是爱发脾气、反应慢的人)。当治疗师和家庭展开工作时,可以试探性地留神是否家庭或者某些成员也容易感到被否定。例如,如果尽管使用中性提问的方式时,妈妈仍然表现出不断强调孩子是多么慢、不听话和对抗,强调问题的根源是孩子,对治疗师的客观反馈几乎充耳不闻,其实很有可能感到自己被否定了。比较好的方法是使用更加积极的语言、肯定他们的努力,对其对孩子的观点不加以快速的纠正,而是部分或者暂时认同其观点。当他们感到一些被认可包容,防御降低的时候,可以指出家庭的反应和孩子的反应何其相似——都容易觉得被否定,都会不断地强调对方的错误、自己的无辜和正确。

再一个需要留意的通常现象是问题越是严重和难以改变,越是标定一个家庭具有强大的"吸引力",治疗师可能会被带到家庭的固有不良交流模式中,治疗师可能会感到自己也被家庭的问题催眠了,或者吸了过去。还是以前面的那个例子为例子。当妈妈不断强调孩子的缺点和毛病,对治疗师的中肯建议和客观反馈充耳不闻。治疗师可能也会出现不断地强调,隐含地或者直接地告诉妈妈需要在养育中考虑改进的地方。其实,这时治疗师已经被家庭"邀请"进了其固有的不良交流模式中。能够帮助治疗师"解套"的方式一个是好奇。好奇是在发现差异后保持中立,不加过早价值道德判断的能力。妈妈不断强调孩子本身的问题,而忽视自身需要调整的部分。这就是一种差异。治疗师可以好奇,为什么妈妈只是单方面强调孩子的问题而闭口不谈自己需要改变的责任呢?妈妈是一个30多岁职业女性,受过良好的教育,除了有些抑郁焦虑以外,没有智力和心理发育上的缺陷,她具有良好的思考的能力。为什么这么简单的道理不能明白?为什么在爸爸和奶奶在场的时候会一直这样表达?这种对差异的好奇的自问,可以使治疗师和问题保持一定距离,进而思考妈妈如此表达方式的个人内在原因和家庭关系层面的原因,治疗也不仅仅集中在妈妈本身,可以转移到家庭的关系层面。

另一个"解套"的方法是可以组建反映小组,来帮助治疗师了解自身进入到家庭后的反应,从治疗师的反应作为窗口和切入点,了解复杂的家庭关系和动力。

治疗有时也需要提供一些建议。下面列出的是简易的操作化的认知行为干预。主要包括如何表扬、选择性注意、有效的暂停,以及行为图表。

(1)表扬:以一个例子来解释,创伤后很多个体会表现出警觉性增高,容易激惹,脾气暴躁,喜欢"挑刺"。他们可能会非常注意门窗是否关好,睡觉要拉住窗帘。这个时候,家长理解到症状是有积极的生存意义,可以用表扬的方法:"你到晚上就关好门窗,你很注意安全。"表扬要具体生动,切忌用这种方式:"做得好,你是个好孩子!"同时也要及时,一致,真诚。不能为了达到表扬的效果而操纵表扬。这种欠真诚的表扬,很快就会失效。所以,表扬的前提依然是有一颗关注的心,留心细节,不带过早判断的观察,并表扬。

(2) 选择性注意:该个体表现出挑剔,不顺从,妈妈让其在固定的时间去洗脸刷牙,他不愿意去,怨气满腹,对父母的要求很生气,故意把牙膏挤到了地上,抱怨香皂不好闻,洗不干净,要求换香皂。这时,较好的方法是发出明确的指令后,耐心等待或者走开干其他的事情,不去关注。消极性的关注往往也是不良行为固化下来的原因。如果,母亲这个时候喋喋不休,不断地要求指正孩子的行为,甚至呵斥,这种消极的关注会起到强化个体的行为。需要注意的是,治疗者应当告知家长,刚开始使用这种方法的时候,可能会出现挑衅不服从行为的升级。该个体当发现父母对自己的不顺从行为没有任何反应时,会更加气恼,他把牙刷折断,扔在了地上。这时父母需要保持冷静,始终明白孩子的行为不过是为了引起父母的注意,是在故意激怒父母。

(3) 暂停:这是一种惩罚。当父母觉得自己不能坚持做到选择性注意,可以选择这种方式。暂停的地点为最安静刺激最少的房间,暂停的时长可以按照 1 岁 1 分钟,8 岁为 8 分钟折算。在第一次使用暂停技术时,应当向孩子解释。上例中,可以对孩子讲,如果他不停止在洗手间踢门,就采取这个措施,这个告知应当确定且明晰,即针对的是反复踢门,而不是泛泛的为了守规矩而获得惩罚。在这样的警告后,如果孩子仍然不停止踢门,再给予一次警告,然后父亲需要冷静地就事论事地将孩子送进房间。父母要克制,不要对孩子说的话或者行为作出消极关注。告知孩子只有当停止尖叫时,才开始计时。在这个过程中,父母要坚定有力执行。

(4) 行为图表:目的是为了减少不良行为,增加良好行为。简言之,需要符合几个原则:每次只选择一个行为作为改变目标;与孩子明确讨论如何在图表上得到一颗星星(每天早晨按时起床,得 1 颗星星);让孩子决定想得到的最好的礼物(如果连续 5 天得到星星,周末去看动感超人电影);至少每周算一次星星,给予奖励;给予奖励和小星星的原则应该前后一致。

9.2.2.3　治疗模式

(1) 亲子互动治疗(parent-child interaction therapy, PCIT)。该治疗模式目的是为了促进亲子关系,改善他们的交流模式,从而改善个体的行为和情绪问题。尤其适合低龄儿童及其家庭。该模式基于个体不同阶段的发展、依恋理论和社会学理论,整合了行为治疗、游戏治疗,训练父母如何有效率地管教孩子,改善父母孩子关系,促进有权威的养育。

相当多研究证实这一治疗模式对个体各种对立违抗和品行障碍有效。同时由于个体虐待常常发生在家庭,父母与孩子之间的互动改善以及有效养育,可以降低个体虐待的再发生。研究同样证实其在这方面的效力。

PCIT 包括两个模块,模块一是建立亲子互动,通过游戏的方式培育亲子关系,并教父母如何在与孩子的互动中使用人际信号,包含如何赞扬、反映、亲密、描述和加入享受互动。模块二是训练父母如何使用游戏和行为治疗的方法有效地管教孩子。该治疗有较好的经济成本效益。

(2) 聚焦创伤认知行为治疗(trauma focus cognitive behavior therapy, TF-CBT)。该治疗模式以认知行为治疗为基础,但并不是单纯的认知治疗,而是一个整合方案,包括强调家庭参与,并以治疗关系为中心加入创伤的叙事治疗。研究证实,该治疗模式可以有效减轻性侵犯、多重创伤和创伤性哀伤造成的 PTSD、抑郁、焦虑等创伤症状。

该治疗模式共分为十个治疗单元,按顺序包括:①对个体创伤的心理教育;②父母的养育技巧;③如何放松;④情绪表达和调控;⑤认知应对和加工:认知三角;⑥创伤的叙事;⑦认知应对和加工:处理创伤体验;⑧对创伤暗示的身临其境的掌控;⑨亲子共同会谈;⑩促进未来的发展和安全。

除了亲子联合会谈外,在每周一次会面的间隔中还要约见个体和家庭。家长和个体都经过相同的治疗单元。这十个单元的排列有递进的关系,即后一个单元是以前一个单元的技巧和概念发展起来的。

(3) 眼动脱敏和再加工治疗(eye movement desentilization and reprosessing, EMDR)。该治疗模式认为,创伤记忆是引起症状的原因。创伤体验发生时,它可以压垮正常的认知神经应对系统。EMDR 可以帮助处理这些创伤记忆,减少创伤的延迟反应,促进个体发展出更具适应性的应对方法。

这个治疗模式通过邀请创伤个体回忆压力情境,给予双侧感觉刺激(如双侧眼动,蝴蝶拍等),从而达到脱敏治疗效果。大量研究证实对成人的 PTSD 有效,被WHO 推荐。个体和青少年 EMDR 的治疗加入了符合个体的元素,比如绘画等,治疗效果也得到研究支持。

EMDR 分为八个治疗阶段,分别是:①病史采集,进行个案的筛选,界定出目前存在的问题和相关的过往经历,为记忆再加工列出一个目标序列计划;②准备阶段和稳定化,建立个体安全感,进行心理教育,帮助个体建立情绪调控能力,保证有效的状态转换;③评估,提取并激活需要再加工的创伤性靶目标记忆,对这个目标的成分进行结构化的评估和极限值测量;④脱敏,采用双侧刺激来再加工与目前存在的问题相联系的所选事件(靶目标),直到成功地脱敏;⑤植入,强化和提升正性记忆的联接;

⑥躯体扫描,对任何残留在生理/躯体层面上的记忆呈现部分选择再加工,清除让人困扰的躯体感受;⑦结束,重新定向注意力,安排下次的治疗计划;⑧再评估,重新提取靶目标,评估整体的功能水平,检查治疗效果。

(4) 叙事治疗。不同的创伤治疗模式通常都会使用叙事的方法,较少单独使用叙事治疗帮助创伤个体。这种方法可以有效地治疗性侵犯、灾难、社区暴力造成的心理创伤。在治疗者的带领和指引下,个体逐渐地展示出创伤时的内容及其带来的痛苦感受。但是,切记使用这种方法之前,应当确认个体已经具备或学会了情绪调节技巧。儿童个体在叙事过程中如果出现较为强烈的反应,治疗者可以邀请其使用情绪调节技术缓解情绪。叙事治疗还可以帮助个体获得对生活的掌控感。随着治疗的进展,可以改写故事的结局,赋予新的发展方向,从而将创伤经历整合到自己的生命中,在自我概念中加入新的元素。叙事可以是多种形式,包括书写、歌词、诗歌、绘画、说唱等。

(5) 药物治疗。个体创伤后可引起各种达到精神科诊断标准的精神障碍,如创伤后应激障碍、依恋障碍等。一般不主张药物治疗,因为目前的研究尚未证实药物作用的有效性,而是证实应把心理治疗作为首选。

抗抑郁剂舍曲林和氟西汀在个体的创伤后应激障碍中进行了随机对照研究,但是结果显示和安慰剂相比没有差异。其他抗抑郁药物未作有效性研究。安定类药物有抗焦虑作用,但因为影响白天学业和物质滥用可能,一般也不推荐使用,仅仅在必须时服用。第二代的抗精神病药对成人的创伤后应激障碍有某些效果,但个体创伤依然缺乏实证研究。情感稳定剂的研究结果也不尽如人意。

但是,精神科药物可在某些方面对症处理。决定是否需要药物治疗,精神科医生需要根据个体和家庭的实际情况,协商是否使用精神科药物。

游戏治疗本身不作为单独的治疗个体创伤的方法,而是在不同的治疗模式中加以使用,因此在此不做介绍。

(6) 家庭治疗。家庭治疗对家庭逆境有很好的作用。家庭治疗强调系统和整体性。因为家庭逆境造成的创伤往往发生在家庭内部的关系上,而且两个人的关系其实往往涉及他们和第三个人之间的关系,家庭构成了一个互相关联的关系网络。被治疗者处在一个由人际关系构成的关系网络环境中。很多情况下,单纯针对来访者的治疗并不奏效,因为和他有关的关系网络没有改变,被治疗者的问题会重新出现。儿童尤为如此。

针对家庭逆境的家庭治疗通常(但非绝对)包括以下步骤:加入、评估与活现、探讨与呈现、寻找资源和可能改变的方向。

第一,加入。经历逆境后的家庭,急需他人的理解和支持,这种渴望之强烈,就像沙漠中绝望的旅者渴望清泉一般。所以,与此类家庭工作的基本原则是加入每一位成员,共感其所痛,体会其不幸。要做到这点,除了保持对每一位成员积极的关注、倾听和回应以外,还需要治疗师将自己置身于家庭的关系中。治疗师应当是一个"参与者",而非站在远处的"客观观察者"。比如:当妈妈在谈论丈夫早年去世后母子生活的不易时,治疗师除了回应妈妈的不容易和悲伤之外,也应当敏感地察觉到母子作为二元体在早年应对这一严重丧失时的艰辛。所以此时也应当注意观察母亲诉说时儿子的反应,适当的时候邀请他补充妈妈的陈述。这种治疗策略不仅是给儿子的悲伤一个出口,从人际互动层面讲也是通过邀请儿子加入母亲的谈话,促进母子在当下形成支持彼此的联盟,调动家庭自己的资源来起到疗愈作用。这种对母子情感的体察,需要治疗师在访谈中真正把自己放到每一位成员的位置上,加入他们,去体会会谈中成员间细微的情绪和信息流动。

第二,评估与活现。除了逆境本身的冲击外,家庭采取的应对方式本身往往也会维持由逆境带来的不良影响。一个贫困的家庭中,父母为了在孩子面前维持一种"我们家还可以"的假象,刻意勒紧裤腰带为孩子提供各种条件,避免谈论贫困。这种隐瞒会造成并维持父母一种难以言说的焦虑,并且会传染给孩子。因此,治疗至关重要的一步是评估家庭的应对模式和维持问题的互动。

一般家庭在进入治疗室时,都会在无意识中带给治疗师一个他们精心编辑的"故事"版本:这就是我们家的事实。但是,家庭在咨询室中呈现的真实互动往往与他们口述的相差甚远。一个声称自己对孩子很放手的妈妈,结果在访谈中却被发现不管治疗师问孩子什么,她都要跳出来代替孩子回答。因此,评估家庭应对方式的最直接有效方法,是鼓励家庭在治疗师面前讨论他们的冲突,活现出真实的互动。比如,上述遭受贫困折磨的家庭,治疗师会鼓励父母在现场讨论如何在孩子面前处理贫困的话题,进而观察父母处理该分歧的方式,是合作、回避还是彼此抱怨。

第三,探讨与呈现。通过活现看到家庭互动模式的入口后,治疗师需要做的下一件事是由此切入进行深入探索,帮助家庭明晰和体验他们这些应对方式是何以发展和维持的。此时,需要的是治疗师对家庭关系和互动充满好奇心。比如上述贫困家庭,现场父母的活现呈现出他们习惯采取回避的方式处理逆境问题。那么接下来需要问的是"是什么让你们决定采用这样的方式来应付贫困?""据你们观察,这样的方式效果如何?"这些问话目的在于开启家庭对自身状况的思考,目前的应对方式是否有效? 如果无效又是为何?

第四,寻找资源和可能的改变方向。当家庭对自己的互动和应对方式有了新的觉察和理解,彼此达成协议同意在家庭关系层面做工作之后,治疗师可以与其讨论未来可行的改变方式。家庭治疗相信改变的资源就在家庭内部,而无需主要依靠外力达成。因此,访谈应当以指向资源的提问为主,鼓励家庭自己去挖掘资源和方法。比如,针对上述贫困家庭,为了探讨如何调整父母的沟通模式,可以假设提问孩子"你估计爸爸需要妈妈如何跟他说话",或是前馈提问孩子"你觉得今天访谈结束后回到家,他们做点什么不一样的事,就能少吵架"。针对困惑于不知道如何向孩子讲明家庭贫困状况的父母,可以鼓励二人试着在现场讨论,这样既可以再次评估他们的沟通方式,又可以通过活现,在现场培养夫妻合作应对困难的方式。

上述四步并没有所谓绝对的前后顺序,许多时候各步混在一起交替出现,治疗师需根据访谈中家庭的反应,灵活调整,避免机械复制。

(石振宇　刘　亮)

本章参考文献

Aspelmeier, J. E., Elliott, A. N., & Smith, C. H. (2007). Childhood sexualabuse, attachment, and trauma symptoms in college females: Themoderating role of attachment. *Child Abuse & Neglect*, 31, 549 - 566. doi: 10.1016/j. chiabu. 2006. 12. 002.

Barrett, M. J., Trepper, T. S., & Fish, L. S. (1990). Feminist-informed family therapy for the treatment of intrafamily child sexual abuse. *Journal of family psychology*, 4(2): 151 - 166.

Beitchman, J. H., Zucker, K., Hood, J. E., DaCosta, G. A. (1992). Akman, D., & Cassavia, E. A review of lonterm effects of child sexual abuse. *Child Abuse & Neglect*, 16: 101 - 118.

Blumer, M. L. C., Papaj, A. K., & Erolin, K. S. (2013). Feminist family therapy for treating female survivors of childhood sexual abuse. *Journal of feminist family therapy*, 25: 65 - 79.

Briere, J., & Elliott, D. M. (2013). Prevalence and psychological sequelae of self-reported childhood physical and sexual abuse in a general population sample of man and women. *Child Abuse & Neglect*, 27: 1205 - 1222.

Chartier, M., Walker, J., & Naimark, B. (2007). Childhood abuse, adult health, and health care utilization: Results from a representative community sample. *American Journal Epidemiology*, 165(9): 1031 - 1038.

Cohen, J. A., & Mannarino, A. P. (1996). Factors that mediate treatment outcome of sexually abusedpreschool children. *Journal of the American Academy of Child & Adolescent Psychiatry*, 35: 1402 - 1410.

Cohen, J. A., & Mannarino, A. P. (1998). Factors that mediate treatment outcome of sexually abusedpreschool children: Six-and 12-month follow-up. *Journal of the American Academy of Childand Adolescent Psychiatry*, 37(1): 44 - 51.

Cohen, J. A., Mannarino, A. P., & Devlinger, E. (2006). *Treating trauma and traumatic grief in children and adolescents*. New York: Guilford Press.

Costa, L. & Sorenson, J. (1993). Feminist family therapy: Ethical considerations for the clinician. *The family journal: Counseling and therapy for couples and families*, 1(1): 17 - 24.

Cutajar, M. C., Mullen, E. P., Ogloff, J. R. P., Thomas, S. D., Wells, D. L., Spataro, J. (2010). Psychopathology in a large cohort of sexually abused children followedup to 43 years. *Child Abuse & Neglect*, 34: 813 - 822.

Daigneaulta, I., Héberta, M., & McDuff, P. (2009). Men's and women's childhood sexual abuse and victimization in adultpartner relationships: A study of risk factors. *Child Abuse & Neglect*, 33: 638 - 647.

Deblinger, E., Lippmann, J., & Steer, R. A. Treating sexually abused children suffering posttraumaticstress symptoms: Initial treatment outcome findings. *Child Maltreatment*, 1(4): 310 - 321.

Freyd, J. J. (1996). *Betrayal trauma: The logic of forgetting childhood abuse*. Cambridge, MA: Harvard University Press.

Friedrich, W. N. (1993). Sexual victimization and sexual behavior in children: A review of recent literature. *Chile Abuse & Neglect*, 17: 59 - 66.

Gil, E. (2006) *Helping abused and traumatized children: Integrating directive and nondirective approaches*. New York: W. W. Norton & Company.

Grosz, C. A., Kempe, R. S., & Kelly, M. (1999). Extrafamilial sexual abuse treatment forchild victims and their families. *Child Abuse & Neglect*, 24: 9 - 23.

Hare-Mustin, R. T., & Marecek, J. (1994). Feminist and postmodernism: Dilemmas and points of resistance. *Dulwich Centre Newsletter*, 4: 13 - 19.

Kendall-Tackett, K. (2012). The long-term health effects of child sexual abuse. In P. Goodyear-Brown (Ed.), *Handbook of child sexual abuse: Identification, assessment, and treatment.* (pp. 49 - 67). Hoboken, NJ: Wiley

Press.

Kendall-Tackett, K. A., Williams, L. M., & Finkelhor, D. (1993). Impact of sexual abuse on children: A review and synthesis of recent empirical studies. *Psychological bulletin*, *113*: 163 - 180.

Krug, et al. (2012). *World report on violence and health*. Geneva: World Health Organization.

Landreth, G. L., & Bratton, S. C. (2006). *Child parent relationship therapy: A 10-session filial therapy model*. New York: Routledge.

Ludy-Dobson, C. R. & Perry, B. D. (2010). The role of healthy relational interactions in buffering the impact of childhood trauma. In E. Gil (Eds.), *Working with children to heal interpersonal trauma: the power of play* (pp. 26 - 28). New York: The Guilford press.

Maniglio, R. (2009). The impact of child sexual abuse on health: A systematic review of reviews. *Clinical Psychology Review*, *29*: 647 - 657.

Mannarino, A. P., & Cohen, J. A. (1996). Family-related at variables and psychological symptom formation in sexually abused girls. *Journal of Child Sexual Abuse*, *5*: 105 - 120.

McNeil, C. B., & Hembree-Kigin, T. (2010). *Parent-child interaction therapy* (2*nd ed.*). New York, NY: Plenum.

Muller, R. T., Gragtmans, K., & Baker, R. (2008). Childhood physical abuse, attachment, and adult social support: Test of a mediational model. *Canadian Journal of Behavioral Science*, *40*: 80 - 89. doi: 10.1037/0008 - 400X.40.2.80.

Noll, J. G., Trickett, P. K., & Putnam, F. W. (2003). A Prospective Investigation of the Impact of Childhood Sexual Abuse onthe Development of Sexuality. *Journal of Consulting and Clinical Psychology*, *71*(*3*): 575 - 586.

Putman, F. W. (2003). Ten-year research update review: Child sexual abuse. *Journal of American Academy of Child & Adolescent Psychiatry*, *42*: 269 - 278.

Saywitz, K. J., Mannarino, A. P., Berliner, L., & Cohen, J. (2000). Treatment for sexuallyabused children and adolescents. *American Psychologist*, 55: 1040 - 1049.

Sheinberg, M. & Fraenkel, P. (2001). The relational trauma of incest: A family-based approach to treatment. The Guilford Press.

van der Kolk, B. A. Developmental Trauma Disorder: Toward a rational diagnosis for children with complex trauma histories. *Psychiatric Annual*, *35*(*5*): 401 - 408.

Van Gerko K., Hughes, M. L., Hamill, M., & Waller, G. (2005). Reported childhood sexual abuse and eating-disordered cognition and behaviors. *Child Abuse & Neglect*, *29*: 375 - 382.

WHO. (2010). Child maltreatment, http://www.who.int/mediacentre/factsheets/fs150/en/.

龙迪.性之耻,还是伤之痛[M].桂林:广西师范大学出版社,2007.

10　儿童青少年期心理障碍的心理治疗

10.1　概述 / 273

　　10.1.1　概念 / 273

　　10.1.2　儿童心理治疗与成人心理治疗的区别
　　　　　　/ 274

　　10.1.3　儿童心理治疗的内容 / 275

　　10.1.4　心理治疗的目的和意义 / 275

10.2　儿童心理治疗发展简史 / 275

10.3　儿童心理治疗的特点、原则及家长的作用 / 277

　　10.3.1　儿童心理治疗的特点 / 277

　　10.3.2　儿童心理治疗的原则 / 279

　　10.3.3　儿童心理治疗中家长的作用 / 281

10.4　儿童心理治疗的基本步骤和选择及影响因素 / 282

　　10.4.1　儿童心理治疗的基本步骤 / 282

　　10.4.2　儿童心理治疗的选择 / 283

　　10.4.3　影响儿童心理治疗的因素 / 285

10.5　儿童心理治疗中的常用方法 / 286

　　10.5.1　游戏治疗 / 286

　　10.5.2　行为治疗 / 290

　　10.5.3　家庭治疗 / 295

　　10.5.4　不同疾病的家庭关系特点 / 297

　　10.5.5　认知行为治疗 / 298

　　10.5.6　儿童行为的自我控制 / 299

10.6　常见儿童心理障碍的治疗 / 301

　　10.6.1　心身障碍 / 301

　　10.6.2　儿童行为障碍 / 302

　　10.6.3　情绪障碍 / 303

　　10.6.4　行为干预 / 305

10.1 概述

10.1.1 概念

儿童青少年期(child & adolescent)一般是指 18 岁前的年龄段,其中包含婴儿期、幼儿期、学龄前期、学龄期和少年期(为了行文的简洁,本章以下用儿童来指代儿童青少年)。这个阶段的儿童经历了生理心理发展的多个关键期,他们在适应环境发展的过程中,容易经受各种因素的影响,产生心理问题,进而发展成心理障碍或精神疾病。由于儿童的可塑性比成年人强,所以,心理治疗在对儿童心理问题或心理障碍的综合干预中具有重要意义。

儿童心理治疗是指受过专业训练的心理治疗师,配合儿童身心发展的状态及社会变迁的趋势,应用心理学的原理和方法,通过与被治疗者(儿童以及家庭或相关人员)之间的个别治疗、团体治疗或家庭治疗活动,促进相关人员为儿童成长提供良好的环境,使儿童的认知、情绪、行为、人际关系等有关问题发生改变,身心健康成长,潜能得到充分发挥的过程(傅宏,2000)。这个定义兼顾了儿童健康发展所需的条件、心理治疗的目标和方式。

对儿童进行的心理咨询和心理治疗,与对成人的心理咨询和心理治疗不一样。不能简单地将儿童看成"微缩的成人"或者"小大人",儿童发育为成人是一个渐进的过程,这个过程是儿童的心理逐渐成熟、人格逐渐独立和能力逐渐增长的过程(陈一心,2009)。对儿童进行的心理治疗要在尊重儿童心理发展基本规律的基础上进行,儿童心理治疗既有在理论和技术上与成人的相似性,又有其实际操作中的独特性和规律性。仅仅按成人的理论和方法来进行咨询和治疗,而不顾及儿童的独特性是远远不够的。

儿童心理治疗师首先要掌握不同年龄阶段儿童的身心发展规律和特点,然后将一般心理治疗的基本理论和方法用于儿童,最后才能寻找出适合儿童的特殊治疗方法。就儿童而言,要让他们认识到自己的心理问题或心理困惑并寻找解决方法,主动与治疗师配合,不断改变自己,促进心理和行为的进一步成熟是非常重要的。

儿童遇到的困惑大多数为发展性问题,比如学习困难、学校适应困难、同伴相处冲突等,因此既可做心理治疗,又可做心理咨询。在心理干预过程中,需要重视教育性、支持性和指导性工作,既要针对具体问题,又要着眼于个体的成长,因此,儿童心理咨询与心理治疗有时需要交叉进行。

10.1.2　儿童心理治疗与成人心理治疗的区别

对儿童的心理治疗与对成人进行的心理治疗在很多方面存在区别,这不仅仅是因为成熟、年龄、理解等原因,还有更多的因素需要去理解。

动机不同:成人通常能意识到心理问题的存在,成人会被别人鼓励或者建议去寻求心理帮助,往往可以自己决定是否去咨询或治疗;儿童往往不能意识到心理问题的存在,他们很少会主动接受咨询或治疗,通常由周围的成人或者家长为其作出是否治疗的决定。由于并非儿童自己做出要咨询或治疗的决定,所以会影响治疗关系的建立,治疗依从性比较差。目前越来越多的学校恐惧(school phobia)现象,孩子们认为自己没有问题,是家长的原因,而家长则认为是孩子出了问题。造成这种现象的原因可能是儿童对咨询或治疗的过程和目标缺乏认识,或者说根本不知道咨询到底是怎么一回事。一个因为过多玩电脑网络游戏而耽误了正常学习的小学生,经常因为做功课而发脾气,当父母对这个孩子没有办法的时候,往往会带孩子到心理咨询中心来寻求帮助。父母认为孩子需要心理医生的帮助,孩子则坚决拒绝来咨询,他认为不是他的问题,父母亲才是真正要咨询或治疗的对象;甚至认为来咨询的目的就是让心理医生来帮助父母亲管教自己。这样,在咨询或治疗的过程中,也会对治疗产生阻抗。

语言理解和语言表达的不同:儿童的语言发展和认知水平尤其是抽象思维能力有限,会影响到在咨询过程中对语言的理解、表达和对情绪的感受。作为咨询师或者治疗师,必须理解到这一点。成人咨询时经常使用的“话外音”“醉翁之意不在酒”“暗喻”均不适应于儿童,咨询师必须在儿童能理解和表达的水平与他们进行对话,而不至于产生儿童不理解治疗师所说话的结果。用讲故事、做游戏、绘画等非言语技巧就更适应于儿童,能通过以上技巧让儿童得以表达自己的感受和想法,而且不会造成他们的焦虑和挫折感。

儿童更多依赖于家庭环境:相对于成人对家庭环境变化的左右和控制,儿童往往是家庭环境变化的反应者,几乎没有力量采取行动去消除环境尤其是家庭的压力,只能被动地对父母争吵、父母离异、学习压力等做出反应,也就是所谓的心理问题。由于儿童的生活完全依赖于环境,不能单独被治疗,所以就应该把环境作为治疗的一部分来处理。成人能够单独接受咨询或治疗,能对家庭环境的变化进而对自己的变化有主动性、有选择性。

儿童个性的不确定性:儿童的个性在不断地变化和发展,具有很强的可塑性,很容易受到治疗的影响。良好的治疗关系一旦建立,就会对儿童产生积极影响。

10.1.3　儿童心理治疗的内容

儿童心理治疗的直接对象主要是儿童和青少年,专指未满 18 岁的未成年人。

不能自诉、言语表达能力不够的幼儿尚不能作为直接咨询或治疗对象,应该由其父母亲、监护人、养育者陪同,协助进行间接的心理咨询和心理治疗。

实际上,儿童心理咨询和心理治疗的内容涉及儿童从出生到青春期这个广泛年龄阶段的心理发展过程及其包含的许多心理问题。

儿童心理发展:儿童的气质管理、家庭教育、促进儿童身心健康、独生子女的养育、儿童心理卫生保健、青春期性咨询等等。

儿童行为问题:一般心理卫生问题如咬指(趾)甲、吸吮手指、发脾气、退缩行为、依赖行为;注意缺陷多动障碍、品行障碍、对立违抗性障碍、电脑(电子)游戏成瘾行为、电子产品使用过度等等。

儿童情绪问题:依恋障碍;各种恐惧、焦虑、抑郁、强迫情绪;自信心不足、自尊心下降、人际关系紧张。

学习问题:学习成绩下降、学习兴趣不足、学习成绩不平衡、学校技能发育障碍、考试焦虑和成就焦虑、升学压力。

家庭关系问题:父母教育观点不一致给儿童带来的影响;家庭结构异常(单亲、离异)所致儿童心理障碍;精神疾病的家庭康复。

10.1.4　心理治疗的目的和意义

儿童心理治疗的目的在于解决儿童和青少年所面临的心理困难,减少焦虑、抑郁、人际关系紧张等主观不适症状,改善其依赖、退缩、敌对等适应不良行为,促进其人格进一步成熟,能以积极的态度、适当的行为方式来处理心理问题和适应社会生活。

心理治疗可以理解为帮助人改变行为、情绪、人格的过程。从这个意义上讲,治疗者是助人者,帮助被治疗者自己改变自己;被治疗者则要有积极改变自己的动机和行为,在专业人员的帮助下,消除心理困扰,促进自我实现。

10.2　儿童心理治疗发展简史

最早对儿童进行心理治疗的当属西格蒙德·弗洛伊德(Sigmund Freud),他于 1909 年对"小汉斯"进行的治疗,被认为是试图从心理的角度来解释和治疗儿童期心理障碍的经典案例(Freud,1909),但是,实际上,他本人并没有直接对儿童个案进行过咨询或治疗。

直到 1926 年,他的女儿安娜·弗洛伊德(Anna Freud)向奥地利维也纳精神分析学会做了一系列名为"儿童精神分析技术"的演讲,这些演讲引起了学者们的广泛关注,从此奠定了她在儿童精神分析方面先行者的地位。到了 1932 年,梅兰妮·克莱因(Melanie Klein)强调儿童游戏的象征意义,将儿童的自由游戏引进来代替成人的自由联想技术,从而发明了游戏治疗(play therapy)。虽然精神分析治疗和游戏治疗两大阵营在很多观点上存在差异,但安娜·弗洛伊德和克莱因仍然是儿童精神分析领域的主要代表人物,大多数的精神分析著作都分为安娜·弗洛伊德和克莱因两派的观点。

1905 年,比内(Binet,A.)完成了智力测验的早期工作,被当时的法国学校用来进行教育分类,对儿童心理的研究及应用起到了积极的作用。

1909 年,美国医师海利(Healy,W.)在芝加哥创设了第一个儿童精神病理研究所,对儿童的行为发展进行生物、心理和社会的研究和治疗,同时对一些过失儿童进行行为指导。以后,在美国的许多地区(如伊利诺伊、波士顿等)都从有行为问题的儿童入手,相继成立了儿童行为指导所。所以,有些学者认为,儿童的心理咨询和治疗开始于对儿童的行为指导。20 世纪 20—30 年代,在我国的上海也受当时儿童指导运动的影响,开展了不同形式的儿童指导运动,由于众所周知的原因,儿童指导运动也就没有再发展。

1940 年—1950 年间,心理分析治疗作为主要治疗手段被应用于儿童,甚至对精神分裂症患者进行了治疗和研究。

1960 年以后,行为治疗、认知治疗、家庭治疗等技术开始被应用于儿童的临床工作。我国对儿童的心理咨询和治疗工作,其实在 20 世纪 30—40 年代就已经开展过,当时在上海、北京、成都、南京等地开设了儿童行为指导所。以后,由于种种原因心理咨询业甚至心理学工作基本上处于停滞状态。直到 80 年代中期,以南京、上海、北京、长沙等地的儿童精神病门诊率先开展了儿童心理咨询工作,到 90 年代末的十几年里,儿童心理咨询和心理治疗工作在省级儿童医院儿保门诊、妇幼保健院、精神卫生中心得到了普遍的发展。

进入 21 世纪,心理卫生工作进一步受到政府和社会各界的重视,江泽民总书记在 2001 年世界卫生日到来之际给世界卫生组织总干事布伦特兰的复函中,阐述了全国范围内已初具规模的心理卫生医疗和保障体系,就表明了中国政府愿意继续与世界卫生组织加强合作,大力推动包括心理卫生在内的各项卫生事业发展的观点。

2001 年 12 月 28 日,经上海市第十一届人民代表大会常务委员会第三十五次会议通过并颁布于 2002 年 4 月 7 日实施的第一个地方性法规《上海市精神卫生条例》,把学校心理健康教育、为学生提供心理卫生服务和心理咨询作为儿童的权利写入了法律。2003 年 7 月,世界精神病协会(WPA)、世界卫生组织(WHO)和国际儿童和青少年精神病学及相关专业协会(IACAPAP)在瑞士日内瓦召开专门会议,就全球儿童心理卫生服务从对儿童心理卫生服务的意识(awareness)、初级预防(primary prevention)、管理和治疗(management and treatment)三个层面提出具体实施方法,其中与心理治疗有关的措施占有相当重要的位置。这是 WPA、WHO 和专业协会 IACAPAP 第一次合作把全球儿童心理卫生服务作为专题来研究。

2012 年 12 月 26 日,全国人大颁布了《中华人民共和国精神卫生法》,更加强了心理健康、心理咨询和心理治疗的重要性,从根本上树立了精神卫生的法律依据。2015 年 3 月 1 日颁布实施的修订后的《上海市精神卫生条例》,对心理咨询和心理治疗从业人员、服务对象和执业地点又做出了规定,推进了心理卫生事业的发展。

10.3 儿童心理治疗的特点、原则及家长的作用

由于儿童青少年与成人的区别很大,在与儿童青少年进行心理咨询和心理治疗的过程中,必须先了解和遵循儿童青少年的心理发展特点,按照对儿童青少年治疗的原则进行工作,才会取得良好的效果。

10.3.1 儿童心理治疗的特点

在对儿童进行心理治疗时,需要考虑以下儿童心理的特点,并采用相应技巧,才能够得到儿童的配合,取得良好的治疗效果。

10.3.1.1 儿童的身心成熟程度决定儿童的行为方式

心理治疗师必须掌握儿童身心发展每个阶段的特征,才能判辨来访儿童哪些心理现象是发展的正常现象,哪些是发展障碍或身心发展不平衡造成的异常表现,据此探讨该如何对他们进行心理治疗和干预。如,一个 8 岁的儿童,每天得到妈妈的无微不至的关怀,会感到很幸福、很温暖而且很渴望,而一个 15 岁的少年每天得到妈妈的关注,则会表现出不屑、厌恶和逃离。

10.3.1.2 年幼儿童不会因感到情绪问题而主动寻求心理帮助

(1) 年幼儿童周围的成人必须能别识出孩子的心理问题。由于年幼儿童自我觉察与解决问题的能力尚未完全发展,遇有心理困惑时,很少会诉说,多数以外化的行为表现出来,例如发脾气、攻击行为、对立和违抗行为、离家出走等等。通常是父母亲、祖辈、其他养育者或老师从儿童日常活动中发现问题,建议或带领年幼的儿童去接受心理咨询或心理治疗。

(2) 心理治疗开始时与儿童建立起良好的治疗关系非常重要。治疗环境通常是

比较特殊、设置严格的环境,要让儿童消除对陌生环境的恐惧感,治疗室中要摆放一些玩具和绘画的纸与笔,使儿童感到亲近和有兴趣。

(3) 治疗师的语言和非语言沟通要温和、亲切、自然。在进行个别治疗时,先通过观察儿童与父母亲的互动去了解亲子关系,待儿童与治疗师熟悉后,再让父母离开。治疗师使用的语言要使儿童及其家长都能够听得懂并能够回应,儿童阶段常使用的"萌语"、卡通人物用语对治疗会有帮助。

(4) 要激起儿童的求治欲,提高其治疗依从性。在第一次治疗过程中,让儿童领悟到目前状态下,所遇到的难题和负性情绪体验,明白治疗师的目的是帮助他解决问题,重新体验快乐,从而取得儿童对治疗的配合。

10.3.1.3 儿童语言沟通能力不完善

年幼的儿童或部分年长儿童,语言发展水平和抽象思维能力有限,缺乏靠言语和语言沟通来表达心意和感受的能力,有时也不太理解"成人的话"和"隐喻"。因此,要善于观察儿童的非言语表现,使用与儿童发展阶段接近水平的语言与非语言沟通方式与之交流。要给儿童充足的时间表达感受和想法,或提示一些词汇,供其选择,帮助表达。提建议要简短、明了,好理解,能为儿童接受。

可运用了一些有效的技巧,这些技巧有助于儿童清楚地表达他们的想法和内心世界,有助于咨询了解儿童与行为有关的情感和经验。对一些年幼的儿童可通过游戏活动、木偶、绘画、音响、比赛或与治疗师一起编故事等活动,将他们内心的情感、想法最大程度地表达出来。

10.3.1.4 儿童心理问题的不确定性

儿童个性在不断地变化和发展,使心理问题呈现多样性,同地也体现了很强的可塑性,容易受环境变化及治疗的影响。

对儿童心理问题的判断,先要认清其所处的发展阶段,大多数儿童青少年的问题都只是在他们发展的一定阶段出现,并随着年龄的增长逐渐恢复正常。譬如,婴幼儿阶段出现的吮吸手指一类习惯问题、夜惊等睡眠问题,学龄儿童常见的孤僻、爱发脾气、害羞等问题,青春期前后出现的社交问题,这些问题在没有造成过分突出影响的情况下,都应该判断为正常现象,而不是障碍。只有当行为问题明显突出,并妨碍了个人的正常学习或生活,或者在不该出现的年龄阶段出现了一些有关的行为障碍时,我们才应该去考虑这种问题是否应被列为行为偏差或是心理障碍。

10.3.1.5 儿童行为受环境的影响大

相对于成人对家庭、环境变化的左右和控制,儿童往往是家庭或环境变化的反应者。研究表明大部分儿童青少年的行为问题与其家庭结构、父母教养方式、父母行为习惯以及情绪表达方式直接相关。因此要把环境作为产生问题的系统的一部分,包含在心理干预过程中。对于儿童青少年的治疗通常必须考虑让家庭成员参与到其中,争取家庭成员积极配合治疗,必要时进行家庭治疗或夫妻治疗。必要时还要考虑让家庭以外的学校和社区介入治疗,例如在20世纪70年代的美国,以问题学生为主要工作对象的社会工作者哈特曼(Hartman, A.)博士将生态系统的概念应用到其工作中,她认为问题学生所处的是一个复杂的生态系统,对其产生直接影响的包括家庭、学校和社区等全部的外界环境系统(1995)。为了帮助照料者理解这个复杂的系统并且学会组织系统内部关系,她发明了被称为生态环境图(ECOMAP)的图谱工具,用以描绘个体的生态圈(Ray和Street, 2005)。

10.3.1.6　儿童行为受自我观念与人际态度的影响

(1) 行为受自我观念的影响:儿童对自己的看法如果是积极的,觉得自己是有能力、善良、受到关爱的人,他便表现出正向的行为,并且追求更符合社会期许的正向行为发展;反之,若认为自己很差劲、不善良、不受关爱,便可能自暴自弃,表现出各种问题行为。

(2) 行为受人际关系的影响:儿童如果具有社会兴趣,就有了未来发展良好的人际关系及融入和谐社会的心理基础。所以儿童心理治疗,不能只以改变行为,或获得良好的学业成就为目标,而应促进儿童建立良好的自我观念与人际态度。

10.3.1.7　躯体疾病常以心理问题为表象

儿童的一些情绪和行为障碍与躯体问题关系密切。尤其对于年龄较小的儿童来说,躯体反应往往是心理障碍的提示信号。如青春期情绪障碍与甲状腺功能异常相关;行为退化,往往与生病尤其是住院治疗,得到父母的过度照料相关;疼痛、发烧、腹泻等,往往反映了他们的某种潜在的需求。因此,对儿童进行心理治疗前,注意询问和检查躯体情况非常重要,切莫忽略身心相互影响。

10.3.1.8　儿童的治疗动机

儿童青少年不像成人患者,他们很容易受到家长和老师观点的影响,他们对于自己的心理健康水平虽然有一定的认识,但是,还没有那么深刻。家长和老师的建议会增加儿童青少年接受心理治疗的动机。对于年幼的儿童,游戏治疗、绘画治疗、音乐治疗和沙盘治疗会更合适、更容易被接受。

10.3.2　儿童心理治疗的原则

对儿童施行心理治疗,应从发展原则出发,矫治与发展结合,把矫正障碍作为近期的具体目标,把促进发展作为长期目标。心理治疗的形式,也要符合儿童心理发展的阶段,符合其个性特征,所以行为治疗、游戏治疗和家庭治疗是儿童最常用的治疗方法。

在治疗过程中,应根据实际情况,随个案变化,灵活及时地调整治疗方案。在对儿童进行心理咨询和心理治疗的过程中,应该遵循以下原则。

10.3.2.1 良好的治疗关系

心理治疗是在人际关系或者相互作用的过程中进行的,心理治疗过程中涉及的接纳、理解、倾听能力、感情移入、尊重等技巧都在明显影响着治疗师与儿童和青少年的关系,这种治疗关系贯穿于治疗的始终,会直接影响到治疗能否成功及其治疗效果。在对儿童进行心理治疗时的治疗关系不同于传统意义上的医患关系,也有别一般的师生关系、亲子关系、兄弟关系、同学关系、祖孙关系、朋友关系。它是局限于特定时间和地点的,给儿童提供专业帮助的合作关系,目的在于使其减轻痛苦、改善行为和更好地适应社会。

10.3.2.2 尊重信任原则

对于前来要求治疗的儿童和青少年,不论其年龄大小、心理问题是什么、问题的轻重程度、问题的性质如何,也不管是否喜欢这个孩子、他们父母的经济收入多少,心理治疗师都应该尊重并信任他们。认真询问他们的困惑,细心倾听他们的诉说,默默观察他们的言行举止,适时地做出反应,相信他们所讲的话。尊重和信任是治疗过程中治疗关系得以维持和健康发展的重要保证。

10.3.2.3 保密原则

儿童和青少年的很多心理问题都是因为父母关系、人际关系、学习成绩、身体残疾、亲子关系、成长问题、性困惑等牵涉到个人隐私的事件诱发或引起的,作为心理治疗师要严格遵守"保密"的职业道德,不把儿童和青少年的隐私向公众或媒体散播,不能在没有得到儿童允许的情况下将谈话告诉家长或老师,更不能作为茶前饭后的笑料去议论。在治疗的过程中,有些问题或事实要向儿童的父母求证或说明的,要在征得儿童同意后才可以进行。

10.3.2.4 挖掘资源原则

多数儿童青少年虽然都是带着心理问题或被压抑的心情来咨询或治疗的,但并非他们全都失去了自我修正的心理功能。治疗过程中,治疗师要不断注意和挖掘儿童青少年的长处和优点,从他/她的言谈中找出积极的资源,利用资源启发和帮助他/她将潜在的心理能力发挥出来,这样的原则称为资源取向(resource oriented)的心理治疗原则。

10.3.2.5 综合性原则

相对于药物治疗等其他治疗方法而言,心理治疗涉及的理论、技术和知识面都多而广,所要解决的心理问题也是千变万化,因此,治疗师在进行治疗时,不可拘泥于一种学派、一种理论或一种方法,而应该将诸多理论和技术整合在一起,熟练运用于需要帮助的每一个孩子。必要时可以考虑在进行药物治疗的同时进行心理治疗,即整合治疗(integrated approach)。

10.3.2.6　预防原则

儿童的很多心理问题与儿童的生长发育有关,是生长过程中的行为、情绪偏差,早期、正确、即时的识别,寻找合适的机构进行咨询和治疗往往会起到防患于未然的作用,到表现出明显的心理障碍时再去治疗,为时已晚。

10.3.3　儿童心理治疗中家长的作用

众所周知,家庭是儿童成长的第一环境,家长对儿童心理发展的影响关系重大。行为治疗理论认为:父母的行为对儿童有重要影响,儿童的一些不良习惯是通过模仿父母而习得,或通过父母的强化而重复发生。系统家庭治疗理论认为:家庭是一个系统,父母孩子都是系统内的成员,所有成员的行为都是相互影响的,这种相互作用的结果,既可导致家庭成员比如孩子产生心理问题,也可导致心理问题被维持。儿童大多数心理问题的产生与发展或多或少地与父母有关,因此,对儿童的心理治疗自然就需要父母的参与。

对于年幼的儿童和青少年,心理治疗方法的选择往往受到家长的很大影响。年幼儿童的家长希望孩子的治疗不受药物副作用太多的影响,他们往往选择心理治疗,他们对心理治疗的认识、理解和期望,会左右医生对儿童治疗的决定。青少年则是受自己和同龄人对心理治疗的理解的影响,自己会作出接受或拒绝心理治疗的决定。

10.3.3.1　父母是儿童接受心理治疗的领路人和决策者

儿童,尤其是小年龄儿童,大多数是由父母发现问题,领着孩子前来寻求心理帮助的。愿不愿带孩子去接受心理咨询和治疗,到哪去寻求帮助,找谁帮助,能不能按约定时间准时到场,什么时候结束心理治疗等等问题,大多数情况下都由父母决定。所以父母对心理治疗意义的理解与依从性,以及对咨询师和治疗师的看法,对儿童心理治疗计划的施行至关重要。无论是个别治疗还是家庭治疗,心理治疗师跟儿童的父母建立良好的治疗关系和与儿童建立治疗关系同等重要。通过心理教育,提高父母对心理治疗的正确认识,消除耻感,促进他们主动参与,以带动儿童积极配合心理治疗过程。

10.3.3.2　父母是儿童心理问题的共同呈现者

从父母与孩子走进心理治疗室开始,通过观察家庭成员之间的言语或非言语交流,治疗师能感受到家庭互动模式是怎样的。因此,父母与孩子在一起,能比较直观地呈现某些问题,使咨询师或治疗师能够获得对问题的假设。通过交流,治疗师要帮助家长和孩子认清各自的责任,寻找到他们之间解决问题的潜能并发挥出来解决问题。

因此无论直接或间接参与儿童心理咨询与治疗,家长都需肩负起义不容辞的责任。

10.3.3.3　父母是儿童心理问题的影响者

父母既可影响儿童心理问题发生,又可影响问题的改变。由于家庭成员之间的行为是相互影响的,所以对于被动接受心理治疗的儿童来说,父母行为的改变,或对儿童行为反应的改变,必定会带来儿童非适应性行为的变化。参与儿童心理治疗的过程,就是父母不断学习如何改变问题的过程。

10.3.3.4　父母是儿童心理成长的推动者

由于咨询师或治疗师与儿童在治疗室中相处的时间有限,儿童在生活中实践新的行为方式,有时还需要依靠父母的积极协助,通过不断提醒、示范、配合,才能促进儿童成长。尤其是对年幼儿童,父母对其恰当的情感关注十分重要,因此父母需要努力改变不适当的教育方式。

在对儿童进行心理治疗的过程中,要重视父母作用,充分利用父母的积极资源,启发父母做到主动、负责、不断学习、积极协助和努力改变。

10.4　儿童心理治疗的基本步骤和选择及影响因素

儿童心理治疗一般分为收集资料、诊断分析、制定计划、实施干预和追踪巩固等基本步骤,无论选择何种治疗方法,在整个过程中,贯穿始终的最重要的是建立良好的治疗关系。

10.4.1　儿童心理治疗的基本步骤

10.4.1.1　收集资料

收集资料是儿童心理治疗第一阶段的工作。重点了解与问题相关的情况:儿童什么行为被定义为问题行为?它是怎么产生和发展的?什么条件下问题行为表现充分?什么情况下问题行为会消失?儿童个人发育和发展情况、家庭与学校环境、学习情况、人际关系是怎样的?儿童在会谈时由言语或非言语表现出来的心理状态与行为特点是怎样的?

除了使用询问的方法外,临床心理评估也是非常重要的方法,通过各种信效度良好的评估量表、问卷和检核表等工具,了解儿童心理状态,对于心理治疗的计划和实施显得非常必要。

10.4.1.2　诊断分析

从生物、心理、社会各个层面分析所得资料,作出诊断。区分是一般的心理问题,还是临床心理障碍;这些问题的主要因素是心理社会因素为主,还是器质性因素所致;分析儿童、青少年及家长有无求治的动机等。在明确诊断基础上,与儿童和家长就治疗目标达成共识。

10.4.1.3　制定计划

围绕治疗目标,针对来访儿童具体情况拟定一个治疗计划,切忌对不同对象都采用同一固定的治疗模式。

10.4.1.4　实施干预

在治疗师的协助下,儿童与家长逐渐找到处理问题、应对困难的方法,学习以较成熟的方式适应情况,包括改变看法、态度、行为,控制欲望,以恰当的方式发表意见等。干预的方法视不同心理治疗流派而异。

实施干预须在与儿童和家长明确了治疗目标的基础上方可进行,否则缺乏合作,难以起效。行为治疗,往往还需签定契约,对双方的责、权、利作出明确规定。

10.4.1.5　追踪巩固

儿童心理治疗往往是一种延续的过程,有些问题终结后也会再度发生,或者产生新的问题。因此,心理治疗起效后,要继续鼓励、支持、训练儿童与家长,尝试新的思维和行为模式,发挥潜能,有效地改善、适应生活环境。每次回访,应当帮助儿童及其家长评估疗效,发现进步。如若追踪显示问题已经解决,则心理咨询告一段落。

五大步骤尽管有先后顺序,但并非界限清楚单向进行的。收集资料与诊断分析,基本同时进行。在澄清问题过程中,咨询师或治疗师与来访者一起建构了产生问题的原因、可能的改变方向以及可通过什么技术与途径促使改变。这实际上已经对问题开始了干预。所有的假设在治疗过程中,会不断地得到印证或推翻,然后再收集资料,诊断分析,调整治疗计划。当取得所期待的结果时,需要及时强化与巩固,使心理治疗不断迈向最终目标。

10.4.2　儿童心理治疗的选择

选择心理治疗要根据儿童青少年所呈现出来的问题以及治疗师对心理治疗的把握程度而进行,面对儿童青少年,我们就心理治疗方法的选择,有以下的原则。

10.4.2.1　心理治疗的动机

心理治疗的动机越强烈,获得治疗的效果就会越好。也就是说,相信心理治疗,才会愿意参与治疗。家长、老师对心理问题的认识和态度会影响到儿童青少年的治疗动机。他们往往选择心理治疗,他们对心理治疗的认识、理解和期望,会左右医生对儿童治疗的决定。青少年则是受自己和同龄人对心理治疗的理解的影响,自己会做出接受或拒绝心理治疗的决定。

老师对心理问题的认识和理解要比家长稍微理性一些,他们对于家长去寻求帮助还是不去寻求帮助的建议非常重要。当然,目前越来越多学校设立心理咨询室和增添心理辅导老师,无疑对提高儿童青少年心理健康水平会起到积极的作用。

10.4.2.2 心理治疗的时机

什么时候进行心理治疗?

(1) 疾病初期。对于任何心理问题和精神病来说,疾病初期就进行心理治疗是非常重要的,有些心理问题早期就进行心理干预的话,疾病就不会往更严重的程度发展。

疾病初期就进行心理治疗也要求治疗师与儿童之间有良好的治疗关系,治疗师要有充分的信心去和儿童及其家长建立良好的治疗关系。

疾病初期进行心理治疗还要遵循的一个原则就是随时调整治疗思路,不断审视自己对于疾病的诊断是否正确。有创伤后应激障碍史的患者,在心理治疗的过程中,往往会因为回顾到最初的创伤体验而使症状变得更加严重。治疗师需要审视心理治疗是否存在危险。例如,对一个抑郁症患者,只进行心理治疗而不考虑药物治疗则是很危险的,尤其是存在自杀观念和自杀行为时,要优先考虑药物治疗;在自杀观念和自杀行为得到缓解时,增加心理治疗才是顺理成章的事。

(2) 疾病症状明朗期。对于任何一个心理问题诊断明确的儿童青少年,心理治疗都必须伴随药物治疗的进行而开始。焦虑症和抑郁症儿童,先用药物控制症状的同时,安排他/她进行系统和规范的心理治疗;对于精神分裂症而言,如果不使用药物控制病人的幻觉、妄想等症状,他/她就没有办法坐下来进行心理治疗;治疗不是按照顺序先药物治疗然后再心理治疗,或者先心理治疗后药物治疗的,而是将两者融合在一起,达到有机的结合。

(3) 疾病的缓解期。在疾病的缓解期,心理治疗就显得更为重要。

通常情况下,在疾病的急性期,家庭问题、人际关系问题往往被掩盖起来。到了疾病缓解阶段,这些问题就逐渐成为突出问题了。随着症状的改善,亲子关系问题、学习问题、日常生活料理等就会渐渐占去儿童及其康复的位置,使得原本应该受到重视的心理治疗变得无人问津。

10.4.2.3 医生的受训经历

心理治疗是一门非常专业的实用学科,如果没有经过严格的训练、实践和督导,掌握和使用心理治疗技术通常会比较困难。

(1) 泛泛而谈的心理教育。对于存在心理问题或者心理疾病的儿童青少年而言,心理卫生常识是最基本、最重要的帮助手段。众所周知,接纳、理解、宽容、放开心、想开点等等,就是告诉儿童的一般心理卫生保健知识,没有特别心理学理论和操作性技巧,对任何一个个体多少都会有些帮助,但绝对不是心理治疗。心理教育或者心理卫生知识的宣教,对任何人都是有用的。

(2) 心理治疗流派的影响。治疗师在进行心理治疗以前,如果系统地接受了心理治疗的培训,那么,他至少可以用系统的或规范的心理理论和方法去处理遇到的临床心理问题。然而,接受不同心理治疗流派训练的医生,在进行心理治疗的过程中也会采用不同的心理治疗方法去解决问题。理论体系不同,认识心理问题的角度不同,寻找解决心理问题的途径不同,所以,解决问题的方法也就不同。擅长家庭心理治疗取向的治疗师,着眼点就在于家庭成员之间的关系,通过互动、关系问话、找出家庭资源等方法去解决患者的家庭心理问题;擅长于行为治疗的治疗师,评估儿童的不良行为,找出使行为增加或减少的环境因素,通过强化、消退等方法进行行为治疗。

10.4.3 影响儿童心理治疗的因素

10.4.3.1 对心理问题的认识程度

近年来,在我国,对心理问题的认识程度越来越增加。2005 年,我们对某市某学校的心理老师调查"多动症是精神病吗?",有 47% 的老师认为"多动症"是精神病。2010 年,我们再就同样问题对老师进行了调查,结果显示 95% 的老师认为"多动症"不是精神病,而是儿童心理问题(金文岚、杜亚松、钟向阳和芮彭年,2010)。老师况且如此,何虑大众对心理问题的意识率低呢?

只有提高民众对心理卫生知识的认识,提高大众对心理健康的重视程度,减低对心理问题的歧视和病耻感,心理治疗的应用和传播才会得到应有的发展。

10.4.3.2 家人所持观点不一致

如果一个家庭有一个精神病患者或者心理障碍儿童,当面临治疗选择时,通常会出现以下几种情况:(1)父母之间观点不一致:妈妈同意药物治疗,爸爸则反对药物治疗,主张心理治疗;(2)祖辈和父辈的观点不一致:一般情况是祖辈往往反对药物治疗,认可接受心理治疗,而父辈往往可以既接受药物治疗又接受心理治疗。

10.4.3.3 经济因素的影响

相对于药物治疗而言,心理治疗的费用稍高,而且占用时间较多,这是影响心理治疗的重要原因之一。相对于心理治疗而言,药物治疗有起效快、治疗方法简单、省时、省事的优点。

药物治疗的费用在一些省市、地区已经可以在医疗保险的范围内得到解决,而心理治疗多数的省市还没有得到保险,心理治疗在不少地区还没有得到医保的支持。

10.4.3.4 治疗效果

心理治疗起效慢,有研究显示,80% 家庭治疗在平均 3.4 次治疗后才会起效。对于急于解决问题、没有心理卫生知识、相信药物治疗、有精神病家族史者药物治疗应该为首选治疗方法,而心理治疗则是次要考虑。

药物治疗副作用明显甚至无法耐受副作用者、药物治疗效果比较差者、药物治疗依从性差者、慢性病人、发病和病情发展中心理因素起重要作用的病人、有心理治疗动机者要把心理治疗作为首选治疗方法,而药物治疗则为次要选择。

总之,无论是药物治疗还是心理治疗,临床医生都要在明确治疗目标的情况下,做出自己的选择,达到合理、有效的治疗。

能够从药物治疗中得到帮助和获益,是患者和他们的家属的期望,也是对医生的信任的体现。通过药物治疗改变了患者对于疾病的看法,解除了对疾病的顾虑,会增加对疾病治疗的信心,所以,"药物治疗也是心理治疗"。

10.5　儿童心理治疗中的常用方法

10.5.1　游戏治疗

游戏治疗是指"系统性地运用某种理论模式以建立起的一种人际沟通历程,在治疗中,受过训练的游戏治疗师运用游戏的治疗性力量,协助个案预防或是解决其所面临的心理社会困扰,并达到最佳的成长与发展"。这样的定义,蕴含的几个要素是:(1)必须是受过训练的游戏治疗师;(2)有正在面临,或是未来有可能面临心理社会困扰的个案;(3)游戏的治疗性力量,包含治疗师在理论的引领之下,系统性地运用玩具、游戏活动、玩偶、绘图用具等媒介,与个案展开的人际沟通历程。通过这样的历程,让儿童在游戏情境中,能自然地表现出其想法、感情和行为,借着彼此和谐的互动过程,降低儿童的焦虑和防御,以增进儿童对自己的了解,进而养成解决问题的能力。

游戏治疗适用于3—12岁具备一定言语表达和运动能力的非智力低下儿童,每次治疗时间约40—50分钟。个别游戏治疗为一对一的治疗方式,团体游戏治疗大约有2—4位小朋友共同参与。

10.5.1.1　游戏治疗的原则

(1) 融洽性原则:游戏治疗的主要目的是让儿童自由表达自己的情感,因此宽松融洽的环境成为必要,其中关键是治疗师与儿童建立融洽的关系。治疗师在与儿童初次见面时,应表情亲切、语气和蔼,满怀热情地欢迎儿童。

(2) 接受性原则:治疗师要无条件接受儿童,对儿童有真正兴趣。这种无条件接受主要表现为用心爱他们,接受他们的人,这是治疗成功的关键。这要求治疗师对儿童的任何行为不应有批评和责备,也尽量不用虚泛的赞美词去表扬,可以客观描述值得肯定的行为。

(3) 许可性原则:在治疗室中,儿童表达感情的程度取决于治疗师许可的态度,尤其是治疗师的口头表达。如在儿童进入治疗室时,可以先告诉他:"这里的玩具可以随便玩,想玩什么玩什么。"有些儿童可能不想玩或不知道该玩什么,这时治疗师若保持沉默态度,会让儿童觉得治疗师说话算数,产生一种安全感,也有利于他们决策能力的发展。

(4) 敏感性原则:治疗师必须迅速认识到儿童所表达的情感,以富有洞察力的方式向儿童解释这些情感体验,帮助儿童洞察自己的能力。游戏是儿童感情的象征,治疗师领会并表达儿童的感情时,只要把这一象征性的行为翻译为语言,而不要对此进行探究,如问儿童"××是不是你啊?"等问题,让儿童在治疗师的引导下继续前进。

(5) 信任性原则:治疗师要深信儿童有自己解决问题、表现负责行为的能力。治疗师只是引导并促发儿童将解决自己问题的能力显现出来,让儿童明白,他们有能力解决自己的问题,并且学习为自己的决定负责任,作最后的决定和着手改变是自己的责任。具体如让他们自己选择所玩的游戏,自由表达自己的行为。这些都有利于儿童逐渐放松并表达自己的感情。在此过程中,治疗者不对儿童施加压力。

(6) 渐进性原则:治疗师应该认识到治疗是一个渐进的过程,不能急于求成,加快治疗的进程。儿童若准备好向治疗师表达什么,他会主动表达,但如果儿童未准备好,治疗师催促或强迫,只会让儿童退却。给儿童一个自由空间,则可能会因治疗师的耐心而获得成功。在治疗过程中,儿童是主导者,治疗师主要是营造一个温暖、安全与接纳的环境,让儿童在过程中学会探索自己、接纳自己、理解发生在他们身上的一些不幸或困扰事件,再慢慢找到自己的对应方法。因此治疗师只是跟随者,不需要不断提问题,不需要夸奖儿童,不需要提建议,更无需斥责或挑剔儿童的言行。

(7) 限制性原则:游戏过程中要建立一些必不可少的限制,但这些限制设立的前提是能帮助儿童接纳个人及关系中种种责任。如严格遵守时间的限制,不能故意毁坏玩具,不得攻击自己、其他成员或治疗者,不能将游戏室的玩具带回去等,均是让儿童体会现实生活中应遵守的社会规范,学习自控,并且为自己的行为负责任。治疗者在给予儿童一些限制时,态度要一致且委婉而坚决。

10.5.1.2 游戏治疗的分类

(1) 个别游戏治疗。治疗师与儿童以一对一的方式进行游戏。除明显的精神异常外,凡存在心理障碍的儿童都适用,尤其适合于不愿轻易吐露隐藏在内心深处痛苦的儿童。游戏中常以儿童为主,让儿童在游戏中逐渐暴露问题,治疗师根据这些问题对儿童进行引导、治疗。这类游戏治疗种类繁多,包括:绘画、讲故事、布偶、橡皮泥、艺术、沙盘游戏等等。

(2) 团体游戏治疗。团体游戏治疗是团体治疗和游戏治疗自然而有机结合的治疗方式,这种模式的治疗是开放性的,任何成员都可以随时加入进来。它综合运用指导性、非指导性游戏治疗技术，以及其他一些治疗技术，针对儿童不同问题开展不同的游戏疗法。主要用于社交退缩和遭受躯体虐待或性虐待的儿童。

（3）亲子游戏治疗。亲子游戏治疗又称家庭游戏治疗，最适用于那些由于病态家庭系统而造成的心理障碍或行为异常的儿童。治疗中，治疗师根据具体情况设计出以儿童为中心，父母共同参与的游戏情境，为儿童创造一个可接受的、安全的环境，让他们在其中充分表达自己，同时建立起对自己和父母的信任。

10.5.1.3　游戏治疗过程

游戏治疗是个连续的过程，一般包括治疗前的会谈与诊断、实施治疗、结束治疗、治疗后的追踪与反馈等几个步骤。治疗过程一般经历部分重叠且渐进的三个阶段，每个阶段都会面临不同的问题。

（1）开始阶段（导入、设置、建关系、提假设）。在正式进入治疗阶段前，通常治疗者会教父母如何让儿童清楚即将来临的治疗经验，并且尝试回答儿童内心的一些想象、疑惑或担心。

开始第一次的游戏治疗时，治疗者和儿童双方一起进入游戏室，治疗师让儿童知道治疗设置，包括游戏室所有的玩具都可以玩，儿童可以决定要不要玩，以及要怎样玩，治疗时间有多久，告知治疗师会在结束前 5 分钟与最后 1 分钟提醒，让儿童有所准备。

此阶段重点是营造开放、容许与接纳的气氛，和儿童建立良好的关系，以助儿童自发地探索其内在情绪、想法及行为。

若儿童进入治疗室后犹豫不决，治疗者应表现宽容允许的态度，由儿童自行决定下一步的行动。治疗者可教导儿童使用其所不会用的材料，但不要拘泥于玩具一定要有固定的玩法，鼓励儿童可以充分发挥创造力和想象力。治疗过程只需提醒结束的时间。

在此过程中，治疗者的同理、中立、不给建议，以及针对儿童的困扰问题提出初步假设均颇为重要。

（2）治疗阶段（接纳、宣泄、解释、改变）。在此阶段，治疗师无条件的接纳会让儿童更有安全感，更能自由地探索。透过玩具的中介作用，儿童强烈或深层的情绪，例如悲伤、愤怒、恐惧等，可经过宣泄趋于缓和而放松下来。由于此阶段双方的关系已建立，若治疗者是采取结构性的治疗取向，可针对第一阶段所形成的假设，选择最重要或最迫切的问题加以处理。治疗者可引导儿童选择适当的玩具或活动来进行游戏。

当游戏治疗更有进展之后，治疗师尝试对儿童的行为及情绪提出解释。此时个案可能会有抗拒改变的情形，或将许多对他/她生命历程中重要他人（如父母亲）的正向或负向情绪转移到治疗者身上,因此治疗师对此现象要有敏锐的觉察和处理,这是治疗取得的一个较大进展。最后,当儿童出现清楚、独立、明白,合乎现实的正向或负向态度时,说明治疗已经取得令人满意的结果,这时治疗师可以考虑结束治疗。

(3) 结束阶段(提前告知、减少频率、处理分离)。结束阶段需谨慎处理。进入结束期,儿童会出现很多问题。一些儿童会退化,出现治疗初期的情况,这可能是因为他们还没有做好结束的准备,对于要脱离治疗师这一事实不能接受,企图用退化来阻止治疗的结束。这就需要治疗师向儿童及其监护人提前告知结束时间和理由,以便让他们有心理准备,并且逐渐减少治疗的频率,处理分离焦虑。

在结束前的回顾阶段,治疗者要将儿童的改变归功于儿童自己的努力,亦须向儿童的监护人说明治疗目标的达成情形,以及今后监护人所需注意的事项。必要时向他说明日后若还有需要,可以如何找到包括治疗者在内的适当资源。

10.5.1.4 游戏治疗常用技巧

(1) 反映:治疗师用语言对儿童行为做描述,称为反映(reflection)或跟随(tracking)。这表达了对儿童在游戏室各种反应的专注与了解。例如治疗师说:"你很专心地把这些(动物)摆成你想要的样子。"或是:"虽然你很难把这个(积木)放到那个(车子)上面,但你不断努力尝试。"在这些反应中,治疗师不主动指称玩具的名称(动物、积木、车子),除非儿童自己说出来,因为你不知道对儿童而言,那些东西是他心目中是什么。治疗师专注于儿童的一切口语、行为或是非口语表现,并适时反映,除了反映儿童的游戏行为,更要反映其较为深沉的情绪和想法。后者则是同理心的反应,例如儿童很愤怒地说:"这个人太坏,把他关起来!"治疗师可以反映:"你很讨厌这个人做的事情。"

(2) 结构化:有一些重要的信息要让儿童及其父母(监护人)知道,例如:游戏治疗的时间、频率、地点、双方关系、保密的原则与例外,以及所设的限制等。

(3) 阐释:治疗师通过本身的理论取向,引导儿童去思考与感受其行为,并对其有所洞察。

(4) 设限:儿童需要学习遵守的规范。游戏治疗虽然是提供一个温暖、安全与接纳的环境,让儿童在治疗室里充分探索自我与表现自我,但是在游戏治疗的过程中,儿童若有伤害自己、治疗师或游戏室的行为,必须给予限制。另外的一些状况,例如:儿童想把游戏室的玩具带走、想提早离开,或是想在游戏室大小便等,都是必须设限的情境。学会遵守规则,才能获得行动的自由。

(5) 身体姿势:治疗师尽量维持和小朋友相同的高度,以体现和儿童的平等关系。在治疗过程中,治疗师要注意身体和双脚须同一个方向;身体姿势要保持轻松、不具攻击性状态;语调缓和,有时要配合儿童的情绪反应而有高低起伏。

(6) 对儿童沉默的处理：儿童有权决定如何运用其治疗时间,治疗者不宜太快或过度打断儿童的沉默。当儿童真正感受到被尊重(何时说、说什么以及怎么说),才有可能学习到如何自主、如何尊重自己与他人。治疗者在面对儿童的沉默时,一方面应观察其行为反应模式,另一方面可以适时同理或引导。

(7) 宽容：宽容指的是治疗师无条件接纳儿童。治疗者在治疗情境营造的宽容气氛,有助于儿童逐渐卸下其防御,真实呈现自己。当儿童在治疗初期手足无措时,治疗者不会马上指导儿童做什么或玩什么;当儿童不小心(或故意)把画水彩的水翻倒,治疗者不会马上将其擦净或是予以指责,治疗者想表达的是尊重儿童有自己做决定与解决问题的能力,如此的心态方能真正激发儿童成长与发展的潜能。

需要强调的是,在治疗过程中,最重要的是儿童与治疗者之间的关系,技巧是其次。

10.5.2　行为治疗

10.5.2.1　概念

行为治疗是指利用心理学的理论和技术,直接改变或改善治疗者行为的治疗方法。

行为治疗自 20 世纪 50 年代创立并被推广应用至今,从理论基础到实用技术都有很大的变化。目前,谈到的行为治疗大致上由三个部分所组成,它们的内容和方法有明显差别。第一部分,由沃尔普(Wolpe, J.)根据经典条件反射原理而建立的系统脱敏治疗,最初主要用于治疗儿童动物恐怖症,由于疗效肯定,已被广泛应用于治疗各种恐怖情绪。第二部分,是斯金纳(Skinner, B. F.)根据操作条件反射理论和学习理论建立起来的,主要用于治疗儿童和成人的不良行为,被称为行为矫正方法。第三部分,是融合了认知理论和行为理论,要求通过改变思维过程来认识引起焦虑的刺激,作为中介因素的认知活动在行为活动中起重要的作用,运用这种方法进行的治疗称为认知行为治疗。

行为治疗中,对儿童问题行为的分析应以其外在表现为基础。界定儿童问题时也要用可操作术语,比如不要用不听话笼统描述儿童问题,而要用"上课做小动作""回家作业边做边玩"等具体的行为表现说明儿童存在的问题,这样就可以准确测量问题的发生频率和时间等。

儿童自我意识、认知模式等尚未发展成熟,他们的行为更多地受外在因素的影响。所以在治疗幼小的儿童时,很少运用内部强化系统和改变儿童的认知结构去矫正行为问题,而通常采用"非认知"的治疗方法。同时因为行为治疗流派强调"任何不良适应行为均可重新学习"的理念,所以学校及家庭环境中,成人应以身作则,提供良好的示范作用。

操作性行为矫治技术对改变年幼儿童的外显行为十分有效。不光是在治疗室,在生活中父母也可以运用这些技术来改变儿童行为,如大小便失禁、无节制的哭闹、大肌肉动作发展迟缓以及语言发展迟缓等。

10.5.2.2 行为治疗的基本理论

(1) 经典条件反射。基于巴甫洛夫的条件反射理论,认为条件反射(唾液分泌)不是与生俱来的,是后天习得的,一定是在条件刺激(铃声)与非条件刺激(肉)反复多次相结合出现后才能建立起来,条件反射有泛化、辨别等规律,受非条件刺激的影响增强或消退。此学说有助于对人类情绪、动机、行为的理解,也就是说当个体处于良好环境,经过适当学习,就可能形成正常的健康行为;而当个体处于不利环境,又经过不适当学习,就可能形成不健康的行为。行为治疗在于利用条件反射的建立或消退规律,创设良好环境,引导患儿进行适当学习,消除不良行为并获得健康行为。但对较复杂的行为模式难以解释。

(2) 操作性条件反射。桑代克在研究中发现,将猫关入一只迷箱,门被滑杆拴住,猫只有拉开滑杆才有可能逃出箱子,否则就要受到惩罚,这就是操作性条件反射。经过反复试验,猫学会拉开滑杆开门逃离,而且所需时间越来越短。猫的这种逃离行为能力并非马上出现的,而是随着时间在反复实践中逐渐获得并得到增强的。桑代克发现愉快的行为后果更有可能促使行为的再现,而不良的行为后果则更可能减少行为的再现。随后著名的美国行为学家斯金纳发展了操作性条件反射学说,将行为效果促进操作行为发生的现象称作强化作用,积极的强化能满足个体愿望的反应增加,消极的强化使个体去除或逃离不愉快结果的反应增加。因此,他认为行为治疗在于改变强化的方式从而达到改变病态行为的目的。

操作性条件反射理论强调个体从操作活动中自己获得奖罚,操作性行为是一种自发的行为,其出现与环境发生的某些后果有关,或者说是作用于环境并产生效果的手段或工具,如婴儿啼哭可引来母亲的抚爱、老鼠压杆可以获得食物。这种行为最初是偶然碰上出现的反应,通过多次反复实践均能得到同一反应而得到加强,这时就变成了自发的行为,即操作性行为。操作性行为可分三类:①阳性强化反应:操作性行为得到奖励,则反应会逐渐增强;②阴性强化反应:操作性行为与阴性刺激相伴出现,阴性刺激对反应起了强化作用,则反应就会逐渐减弱;③惩罚反应:任何行为出现会导致惩罚,这种行为就会减少。

这种理论常被用于指导多种行为治疗,以达到学习新的良好行为,保存已获得的行为,减少或消除不良行为的目的。

(3) 社会学习理论。社会学习理论也认为人的行为是后天习得的,但并非一定以直接强化为动因,而是以一定的榜样为观察、模仿对象,通过注意、保持、再现和建立动机四个阶段学习而来的。通过这些阶段的学习,儿童把榜样从头脑中的表象变为实际仿效过程,从而形成与榜样相似的行为。

儿童的许多经验不是通过亲自操作实践而来,而是通过观察学习其他儿童或成人而来的,这种观察学习较经典条件反射和操作性条件反射更为复杂。通过观察学习,儿童可以获得新的反应模式,增强或削弱原来已有的反应模式,在原有经验的基础上获得新的知识。在学习过程中,得到增强、奖励的行为要比受到惩罚的行为容易学习。

治疗的关键在于避免接触对儿童不利的模仿对象,提供对儿童有利的模仿对象,从而帮助儿童习得良好的行为。

10.5.2.3 行为治疗的实施

(1) 良好的治疗关系。行为治疗和其他心理治疗一样,治疗者要把被治疗者的儿童当做一个独立的个体去理解、接纳、倾听、关心、了解和帮助。建立良好的治疗关系不仅有利于治疗者在采取干预措施之前全面了解儿童的问题,而且有利于其在形成适应行为的过程中有足够的勇气去克服遇到的困难。

(2) 确定靶行为。治疗前要了解儿童的病史,对其行为进行分析,确定行为问题和目标行为(靶行为),明确行为问题中行为与刺激的关系。靶行为确定得越准确越具体,治疗效果就越好,治疗过程中要避免将靶行为与一般行为问题混为一谈,否则治疗效果不佳。例如,在治疗多动症儿童时,最初所选的靶行为是"过多的动作",往往在治疗的过程中会把该多动儿童的学习成绩作为目标行为来观察和处理,这样就改变了靶行为,当然,治疗效果就不会好。

(3) 选择恰当的行为治疗方法。在选择行为治疗方法时,要考虑两点,其一是每种治疗方法都有其最佳适应证,根据要治疗的行为问题来选择治疗方法。其二要认识到儿童的行为问题中哪些是需要强化的,哪些是需要减弱的,哪些是需要培养的,才能从治疗技术的角度选择治疗方法。

(4) 进度和疗程。和其他心理治疗一样,行为治疗的早期,进度可适当快些,每周治疗 1—2 次,当适当性行为出现并需要巩固治疗时可适当延长治疗间隔时间。行为治疗以不良行为减少或消失和适应性行为的建立为疗效标准,所以,行为治疗没有一致的疗程,可以数周到数月。

10.5.2.4 行为治疗的基本技术

在行为治疗前,要了解儿童的病史,对其行为进行分析,确定行为问题和目标行为(靶行为),明确行为问题中行为与刺激的关系,对儿童进行初步评估,以便行为治疗得以有的放矢地进行。因此,在行为治疗的实施之前,要了解:靶行为的表现形式、内容、社会意义和功能;就靶行为和有关控制因素之间的关系提出假设;初步设计个体化治疗方案;选定便于观察的行为变量以便评估治疗效果;评定儿童对行为治疗的主观反应,对治疗者和治疗的接受能力;评定治疗依从性;初步评估儿童对行为治疗原则的了解程度等等。

(1) 系统脱敏治疗。系统脱敏就是一步一步地逐渐消除儿童对各种恐怖性刺激所带来的焦虑和紧张,当儿童面对一种较弱的刺激时,让他产生一种在生理上抑制焦虑的放松状态,当较弱的刺激能够忍受后,再逐渐增加刺激的强度,直到最强刺激也不引起焦虑为止。

系统脱敏包括以下四个步骤。①肌肉放松训练:让儿童注意到全身的肌群,先让肌肉紧张,然后放松达到舒适、自我感觉良好的状态。通常所用的放松训练方法有渐进性肌肉松弛法、腹式呼吸法、注意力集中训练法和行为放松法。②衡量主观焦虑程度:想象或体验在某种情境中自己主观的焦虑程度,并给予等级评分。让儿童写下引起焦虑的各种情景并按等级进行打分,例如 0 级表示没有焦虑情绪,10 级表示非常焦虑,然后让他对此时的焦虑情绪进行打分并排序。③建立焦虑放映等级:根据自己主观对焦虑的评分数,由小到大排序,并将引起焦虑的刺激从时间和空间上联系起来。④重新学习:将焦虑等级中引发焦虑的事件与肌肉放松训练真正对应起来,遵循以下的治疗规律:放松—刺激—焦虑—放松,最后达到最强刺激也不焦虑的治疗目的。

(2) 暴露疗法。暴露疗法是指儿童在治疗师的帮助下找出导致症状出现的刺激,并且让他长时间暴露于该刺激中,使得儿童产生适应过程而消除症状、改变对刺激的感知和认识以及建立新的行为模式。暴露疗法属于系统脱敏治疗的变型,当患有动物恐怖症、考试焦虑症或强迫行为的儿童较长时间暴露在假想或真实的可导致焦虑、恐怖的场景之中,使他出现最大程度的焦虑或恐怖体验,此时只要不伴有疼痛或其他躯体的厌恶性感觉,经过反复地、长期地暴露于刺激中之后,这类不良情绪就会逐渐消失。

(3) 塑造疗法。根据观察学习的原理,当个体出现第一个目标行为的起始反应时就给予强化,当这个起始反应已被个体掌握,就应停止强化并开始强化另一个更接近目标行为的反应,通过连续强化不断接近目标行为,最终建立起目标行为。

塑造治疗的步骤:确定目标行为;选择适当强化物;选择一个合适的起始行为;列出通向目标行为的连续相似的行为;对每一步的正确反应立即予以强化。

(4) 强化治疗。强化是指行为被紧随其后的直接结果加强的过程。直接结果就是行为的强化因子。强化导致行为增加或减少。

正强化和负强化:正强化是行为发生后导致结果增加或增强,此时强化因子为正性,如儿童对人有礼貌就会得到家长的表扬,儿童以后就会更有礼貌,儿童的感受是得到奖励或支持,表扬儿童的行为就是正强化。负性强化是行为发生后导致结果减少或消除,此时强化因子为负性,如儿童为了避免把玩具到处扔带来的妈妈的斥责,以后每次都把玩具收好,儿童的感受也是愉快的,这里妈妈的斥责就是促使儿童每次玩后收拾玩具的行为就是的负强化。

原始强化与次级强化:原始强化是指将人的基本生存需要如摄食、饮水和睡眠等或逃避痛苦的刺激如寒冷、酷热等作为强化因子,当幼儿能按时上厕所而不将小便撒在裤子上,就给他一块他喜欢吃的糖果。次级强化中的强化因子是通过个体内部的学习过程起作用的,如教育行为不良儿童,要使表扬成为正性强化因子,儿童必须将得到的表扬视为一种有价值的东西。有时所使用的强化是通过儿童周围环境中的有关人员来实现的,这种强化又称社会性强化。

连续性强化和间隙性强化:连续性强化是指对儿童的每个行为都给以强化,连续性强化能在短期内获得所需行为的增加,一般用于刚刚开始学习一个行为或第一次从事一个行为时。间隙性强化不是对儿童的每个行为都给以强化,而是有时或间隙性地给以强化,间隙性强化使行为得到增加是一个缓慢学习的过程,多用在行为治疗结束阶段,目的是让儿童习惯逐渐运用和固化其新习得的行为。

(5) 消退疗法。根据操作条件学习的原理,对于某些会强化不良行为的因素予以撤除,不良行为得不到强化后就会减少乃至消失,是操作性行为弱化的过程。例如,一个儿童每次愿望得不到满足的时候就会发脾气或者哭闹,家长看到他的发脾气或者哭闹行为而不去关注,他的发脾气或者哭闹就会逐渐减少。切记治疗中不能再给予强化物,对发脾气或者哭闹的儿童就不要再给予关注,否则治疗将难以奏效。

(6) 暂时隔离法。当儿童出现不良行为时,去除一切可能的强化因素一段时间,以达到减少或消退不适切行为的目的。可以让他离开他感兴趣的环境(游戏室、游乐场)或者将阳性刺激物暂时隔离(关掉电视、停止游戏),不良行为就会逐渐减少。

暂时隔离法实施主要分三个步骤:(1)确定靶行为(例如,攻击行为);(2)每次靶行为出现时,将儿童带离问题环境;(3)强化适切的替代行为(将自己攻击的情绪讲出来)。暂时隔离法的实施应始终和替代行为的强化结合起来进行,使得替代行为逐渐增加最终替代不适当的行为。

一般用于对自己或他人有危险的冲动、攻击行为而又无其他去除强化因素的有效治疗方法时。

(7) 厌恶治疗。基于条件学习理论而建立的一种治疗方法,当儿童出现不良行为时,给予负性强化或不愉快刺激(苦味剂、疼痛刺激),两者多次结合后,不良行为就会减少。每当儿童出现某种不适切欲望或进行某种不适切行为时,就给以额外的可令人产生不快的心理与生理反应的刺激(厌恶性刺激),例如当一个儿童不断吸吮手指时,给他的手指涂上黄连素溶液而且不能让他用水洗掉,这样反复操作,就会使这种吸吮手指行为或欲望与黄连素引起的不愉快反应之间建立条件反射联系,吸吮手指行为或欲望会得到消退。一段时间以后,当不再给以厌恶刺激时,一旦儿童出现这种不适切行为或欲望时,仍然会体验到令人不快的不适反应,从而使他不得不中止或放弃用这种不适切行为来回避不舒服的体验。

通常采用的厌恶刺激有催吐药、异味氨水、水雾喷射、苦味剂、疼痛刺激等,这些刺激常常令人产生疼痛、恶心、呕吐等不快反应。实施厌恶疗法时要求厌恶刺激必须强烈到足以抑制儿童原有的不适切欲望或行为的程度,对儿童不能造成任何伤害。

10.5.3　家庭治疗

10.5.3.1　概念

家庭治疗是以"家庭"为治疗对象的一种心理治疗方法,它以整个家庭为对象来规划和进行治疗,把焦点放在家庭成员之间的关系上,而不是过分关注个体的内在心理构造、心理状态或行为层面上,因此家庭治疗属于广义集体心理治疗的范畴。

由于家庭治疗在不同治疗的进程阶段往往涉及夫妻关系,因此,家庭治疗有时与婚姻治疗(couple therapy)密不可分,有文献将它们称为婚姻家庭治疗。当家庭中的青少年因为家庭因素不能够独立、成长时,要针对该青少年进行个别心理治疗(individual therapy)。

10.5.3.2　基本观点

结构式家庭治疗中最核心的观点是:家庭结构、次系统和边界。

(1) 家庭结构。家庭结构是一组隐形的功能需求或规则,整合家庭成员彼此互动的方式。例如,当父母第一次吵架时,孩子会介入吗?父母会要求他不要管大人的事吗?母亲会把孩子拉进来对抗父亲吗?情况并不确定。但随着家庭互动的多次重复,模式就会固定下来。当再度出现这样的问题时,同样的互动方式将再度出现。从"孩子可能会介入"变成"孩子总是会介入",以至于最后形成一条规则:孩子是父母之间的调停者。家庭是不会直接把他们的潜在结构暴露给治疗师的,要借助于家庭成员在治疗历程中谁对谁说什么,以何种方式说,结果如何,才可以了解到家庭的结构。

一个功能良好的家庭应该具有阶层化的结构。例如,父母必须能驾御其子女以及次系统之间的分化。结构功能必须有互补性,例如,丈夫和妻子要像团队一样运作,共同组成和维护管理联盟等。

(2) 次系统。家庭由不同的次系统组成。次系统通常是依照性别(男/女)、时代

(父母/孩子)、共同兴趣(智能性/社会性)或功能(谁负责做哪些家务)来做区分。每个成员都可能同时属于几个不同的次系统,在不同的次系统可能拥有不同水准的权力、扮演不同的角色、进行不同的互动。例如,当一个7岁孩子的要求被家长拒绝后,他可以安静地听父亲给他讲道理,但在母亲面前却大哭大闹。因而,在结构式家庭治疗中,治疗师分别会见不同的次系统是非常重要的。

配偶、父母和同胞次系统是家庭中最显著和重要的次系统。配偶次系统的强度和持久性是家庭稳定的关键。丈夫和妻子如何学习协商歧异,协调彼此的需要和发展互补角色,对未来的改变和需求可能具有稳定性和应对性。

当一个次系统中的成员占据或侵犯另一个不属于他的次系统时,经常会产生麻烦。例如,在家庭中一旦允许小孩评价、研究、干预父母的争吵时,他/她就会不适当地卷入父母次系统中。确保父母次系统、配偶次系统能适当地隔离儿女次系统是结构派的重心。

(3) 边界。家庭各成员和各次系统是由边界隔开的。边界掌控着家庭成员彼此间接触的性质和频率。过度僵化的边界在次系统与次系统之间,以及与家庭外的系统之间筑起一道道不能逾越的障碍。过度僵化的边界导致疏离(disengagement),个体或次系统虽然能保持其完整独立,但缺乏照顾、提供协助和彼此情感的交融。过度模糊不清的边界使得其他人可以任意地入侵,就会导致纠结(enmeshment)。家庭成员过度关切和卷入彼此的生活,虽然支持性很高,也须付出很大的代价,牺牲彼此的独立性。

10.5.3.3　家庭治疗的基本原则

(1) 注重"感情与行为",淡化"道理与理由"。家庭系统中的问题,不能单靠说理来推论原因与责任,要多谈"情"。如果让彼此有诚恳、关心、相爱的感觉,问题常常会很快解决。

(2) 注重此时此地(here and now)。关心现在的人与事,针对家庭目前所遭遇的困难和问题,探讨如何调整、改善或适应,这样才能把握整个家庭要求治疗的动机,推动家庭发生变化。

(3) 强调优点,忽视缺点。当处于不良心理状态时,人们很难注意生活中正面积极的事。治疗师要帮助被情感所影响的父母或夫妻由"负"转"正",发现孩子的闪光点,或体会配偶的好处与良苦用心,以便协助他们恢复彼此间好的情感。

(4) 提供协助,不代替作决定。在家庭治疗的过程中,治疗者只能提供意见,协助家庭成员分析求助问题不同的解决方式之利弊及可能的结果,以便他们作出决定,千万不可越俎代庖。

儿童学习困难、行为障碍、情绪障碍、适应障碍、人际关系问题、神经性厌食和心身疾病等心理问题,往往反映了家庭系统问题,或需要家庭的支持,因此常常给予家庭治疗。

家庭治疗强调要从整体大的环境系统来了解儿童,治疗师要能了解与尊重多元文化(Garralda 和 Raynaud, 2008),而非纯然以自己的世界观或价值观来看待儿童及其所处的环境。同样的,当治疗师从家庭整体的系统来了解儿童呈现的问题,再透过不同的家庭治疗理论与策略时,将可协助儿童松动其家庭系统带来的困境。对家长的心理干预,亦可协助儿童所处的家庭朝向正向发展。

10.5.4 不同疾病的家庭关系特点

10.5.4.1 进食障碍的家庭关系

结构式家庭治疗创始人米纽庆(Minuchin, S.)以治疗心身疾病而著称,对神经性厌食症的家庭治疗进行积极的探索。进食障碍患者的家庭特点可以表现为:①家庭经济条件好:家庭经济条件大多良好,父母有一定的文化程度;孩子聪明、漂亮,在校学习成绩优秀,有的甚至在班上数一数二。她们有些是受社会上或家庭中审美观的影响,认为瘦才是美、越瘦越美,有的患者本身母亲就有节食的习惯。②对母亲的依赖较强:由于对母亲的依赖性强,孩子往往没有办法达到心理上的自立,又因为不能自立,对母亲的反抗会更大,以至造成母女关系的难分难解。③与父母亲之间彼此控制:孩子和父母亲是控制与反控制的两个对立面,双方互相控制和反控制是相互斗争的结果。④孩子和家庭成长不同步:在这样的家庭中,孩子长大了,家庭却没有随之同步成长,父母仍想控制孩子,孩子觉得自己是处于一个完全无助的状态,就会通过厌食症状来控制父母。

10.5.4.2 精神分裂症患者的家庭关系

家庭治疗是从对精神分裂症患者的治疗开始的,综观家庭治疗历史,对精神分裂症的家庭治疗反而没有对于其他心理障碍使用的多,而对于精神分裂症患者多应用在家庭康复过程中。

精神分裂症患者的家庭关系有如下特点:①双重束缚:在家庭中,无论孩子采取什么样方式取悦家人,家人尤其是母亲的回应都是负面的和惩罚性的,使病人无所适从,产生心理矛盾,在这种两难的情况下病人只好放弃与家人和外界的接触,活在自己的世界里,与人和外界隔绝。②现实解释:对现实解释具有软性特点,完全缺乏一致性与恒常性,昨日之"真",今日成"伪",明日又成"真";家庭内部的信息交流高度变化不定,刚发出的信息马上就失效。对于这种家庭来说,由于规则变化太快,简直无法改变其具体规则。③认识事物方式的绝对化:家庭成员认识事物的方式都表现出非此即彼,不白就黑,交流时的矛盾焦点往往集中在争论中的谁对谁错,纠缠不清。

10.5.4.3　心身疾病的家庭关系

心身疾病的家庭关系的特点表现为：①对现实硬的解释：极其"硬性"，对家庭的现实是什么，应当是什么，全家人的观点非常一致，并深受这种观点的约束。②成员关系的表里不一：外表的公开关系明确且认可，暗地里对关系的解释却并非如此，因此往往伴有焦虑和内疚感，关系不清是由于公开和私下交流层次之间的矛盾。派系严格固定并忠诚地保持着，但却总是否认派系的存在，因为派系被视为对家庭团结的威胁。③价值系统狭隘固定：价值系统合乎常情，严格一致地保持着并给予狭义的解释，任何家庭成员都不能提出异议。

10.5.4.4　双相情感性障碍的家庭关系

双相情感性障碍家庭关系的关系特点通常表现出：①夫妻的限制性互补关系：相互对立、相互限制而又相互补充，风格相反又要相互适应，通常是因为缺乏沟通和情感交流所致。②子女被卷入父母关系：子女往往被卷入父母的限制性互补关系之中，扮演着维护和强化这种关系的角色，通过两个方面来表现出来。既反抗家庭内部僵化、压抑的气氛，又会通过表现出疾病给父母带来麻烦和痛苦，以稳定和强化父母之间的关系。③认知模式：看待事物时非常绝对化，评价人往往是要么"好"，要么"坏"；要么"善"，要么"恶"；认识问题非常极端，没有折衷或辩证看待。

10.5.5　认知行为治疗

认知行为治疗适合年龄 8 岁以上的儿童。因为小年龄儿童的认知发展不够成熟，理解认知行为疗法有些困难。有学者认为，只有达到了皮亚杰所说的具体运算阶段的儿童才能从观念的质疑中得到好处。其适用范围十分广泛，包括焦虑、抑郁、强迫性障碍、惊恐障碍、社交恐怖、疑病症、创伤后应激障碍等。

纵使认知行为疗法的形式各异，但它们都有一个共同的假设：个体对于事件的解释决定了他的情绪和行为；儿童之所以有情绪困扰，是因为其诸多负性的自动化思考内容，以及缺乏良好的社交应对技巧所致。因此可以通过教导儿童正向的思维模式，以及练习正向的自我暗示语言，让儿童改变其想法，从而改善其情绪及行为。

儿童实施认知行为治疗要点：①孩子及其照顾者必须积极参与治疗；②治疗的焦点在于解决当下困扰孩子的问题或情境；③治疗者要对儿童无条件地接受；④激发儿童治疗动机；⑤教会孩子和其照顾者分辨认知与情绪的关系；⑥鼓励儿童不断练习正向思维模式；⑦需结合孩子的心理发育特点灵活运用治疗技术。

10.5.6 儿童行为的自我控制

10.5.6.1 自我控制的概念

不论儿童还是成人的绝大多数病理心理异常都是缺乏自我控制(self control)。洛格(Logue, F.)将自我控制定义为"正在进行的行为其结果是犒赏延迟"。自我控制的概念与大量近似形容良好品质的概念相重叠,弗洛伊德提出了"现实原则"和"享乐原则",米歇尔(Mischel, W.)提出"快意延迟"概念。自我控制可操作的定义是"个体为了获得有价值但延迟的结果需要等待多长时间"。

自我控制缺乏与冲动有关,冲动常常表示不能预见行为的后果。考虑后果但不被即刻享乐所诱惑的行为其结果不同于没有预见的行为。自我控制是处于即刻快乐与延迟快意之间的状态。

自我控制的原则:①做到自我控制就要控制冲动性并遵守原则;②保持在解决冲突过程中的平静以控制攻击性;③遇到挫折会平静自己而不是随意发脾气;④面对谎言带来较多好处时选择讲出真相;⑤亮出自己观点而不是回避讨论;⑥遵守冗长的医学治疗。

10.5.6.2 自我控制是儿童心理治疗的关键

自我控制本身不构成任何一种心理障碍,但可以是很多心理障碍的中心成分。

冲动控制障碍如病理性赌博、病理性偷窃和拔毛癖,都可以从其行为中体验到快乐、快意或信念,尽管长期下去是有害的。

成瘾行为是一种障碍原型,在其病程过程中包含即刻快意,应用过程中的快乐使得成瘾物质能长期应用下去。病理性赌博的核心特征是持续的赌博行为,尽管赌博行为重复地、严重地干扰着个人、家庭和职业情况。

神经性贪食在多食发作期间"有一种缺乏控制感"。

单纯性肥胖症越来越多,它使数以千万计的儿童处于短期快乐与长期目标之间的传统自我控制两难状态,与正常体儿童相比,肥胖儿童更不容易控制自己去延迟快意。

人格障碍缺乏自我控制。反社会人格障碍是"不能提前计划的行为冲动模式,由某一时刻的刺激作出决定,没有预见性,对自身或他人的后果没有考虑"。边缘性人格障碍至少在行为和内驱力两个方面表现出冲动性。表演型人格障碍常常不能忍受挫折,要求要即刻满足。

破坏性行为障碍也是自我控制能力降低,ADHD儿童中与执行功能有关的自我控制困难是其基本的、核心的特征。巴克利(Barkley 和 Russell, 1997)援引研究证据称 ADHD 儿童是"抵抗即刻诱惑和(或)延迟快意的能力差,基本损害是缺乏对反应的抑制"。他认为 ADHD 儿童有特殊的自我控制困难:在竞争性任务中维持努力困难或努力得不到强化。

品行障碍患儿也是选择即刻犒赏多于选择长期目标,DSM-IV 的描述是"常常早期出现性行为、饮酒、抽烟、使用非法物质、鲁莽而冒险",品行障碍到成人后的一个可怕结果就是犯罪。多数的罪犯自控能力较差。物质滥用、性行为混乱、冲动性消费、非计划怀孕、交通事故、赌博等行为都存在自控能力差的问题。

10.5.6.3 自我控制的特点

(1) 稳定性:对自我控制的研究来自米歇尔等对学前儿童的犒赏延迟以及到少年期犒赏延迟的比较,结果显示儿童自我控制能强者,到少年期父母评定他们更有自控能力和计划性更强。

(2) 可测量性:大量对成人自我控制的自陈式报告、自我控制评定量表就是让一个成人对自己儿童时的行为进行评定。有不少研究者编制出测验工具:沃尔特(Walter)及其同事创造了令人兴奋的技术,那就是将被测评者放在要求他应该怎么做的环境中直接对其进行测评;科尚斯卡(Kochanska, G. A.)和他的同事开发了测评儿童自我控制能力的成套测验;克鲁格(Krueger 等,1996)开发了对 12—13 岁儿童的一种操作测验,在计算机键盘选择屏幕中的混合数字,选中了就有即刻犒赏,即有40%机会马上赢取一枚硬币。

(3) 与注意过程有关:犒赏延迟技巧,就像注意力一样,是一个发育性因素,随着儿童年龄增大而增加。就年龄而言,自我控制与指导一个人注意技巧有关,因为抵挡诱惑的一种方式是指导他将注意力转移开来。

(4) 动量效应:今天某人自我控制的良好的标志就是他昨天或上周或上个月如何去操练好,这个理念的效应就是"滚动",自我控制或自我放纵都要获得动量。

10.5.6.4 自我控制的训练方法

(1) 不放弃:坚持自我控制不要轻易放弃,如果个体不能坚持到底,那么自我控制的有效实现就难以进行。

(2) 设置目标:是应用自我控制达到目标的第一步,使人完成有用的工作、自我照顾、帮助他人、维持社会关系。

(3) 制定远期目标:一旦确定了远期目标,个体就会将它牢记在心中,而不是只记得短期诱惑。

(4) 提供消耗快意的方法:在形成自我控制目标时,最好不要一下子就定到极端的苦行僧似的行为。从时间上要有对即刻消耗快意的适当方法。自我控制的训练项目更应该像是去工作,因为快意延迟的目标可以被消耗快意所平衡。

(5) 有适当的难度:在训练的过程中,按等级化将要消耗的快意分为不同的等级,让训练者一步一步地接近要达到的目标,尽量不要去激活被训练者的抵抗和避免被控制行为的反跳。

（6）培养自我控制的能力：人们常常把无能归因于自己的特性，特别重要的是说"我可以做""我不可以做"。如果一个儿童被人以负性归因的态度说他太傻而得不到延迟犒赏，就没有更多的理由不让他选择更多的即刻快意。

（7）做出决定：确定选择时机、列出选择项目、预测后果，整合这些信息并作出选择。

（8）实践需要充足的时间：布鲁姆（Bloom）及其同事通过与成功的钢琴家和游泳获胜者进行访谈，每一个成功者在高中毕业以前投入练习的时间，最保守的估计是6 000—8 000小时，粗略地估计学生学习数学的时间为每天1个小时（包括听课和做作业），从幼儿园到12年级所需训练时间要超过2 300小时。波诺（Bono）和圣阿诺（de Saint-Arnaud）进行调查后发现，要获得良好的操作能力而不仅仅光会欣赏的话，每门技巧所花的时间是：小提琴1 200小时、功夫600小时、钢琴450小时、口琴50小时（1982）。

（9）教儿童顺从，塑形做家务：做家务和听从父母的要求表现出儿童对转移努力的脱敏。通过犒赏，儿童感受到条件快乐，该理念可以解释对父母行为训练的部分成功（杜亚松，2013）。

10.6 常见儿童心理障碍的治疗

10.6.1 心身障碍

心身障碍，指心理社会因素在起病发展过程中，起重要作用的躯体功能性障碍。儿童常见的有神经性呕吐、腹痛、头晕、头痛、尿频、遗尿、遗粪、发热、口吃等等。判断标准为：①有心理因素引起的躯体症状，心身有时间相关；②躯体有明确的病理性过程（如呕吐）；③不符合身体疾病及情绪障碍的诊断。

儿童心身障碍的发生，通常与应激状态下引起的强烈情绪反应相关。因此，心理治疗的目标：首先要稳定患儿的情绪，其次要培养良好的个性，提升儿童耐挫能力和环境适应能力，促进儿童心身健康发展。

心理教育，督促儿童锻炼身体，提高肌体适应功能水平，是减轻应激状态下躯体不适当反应的有效措施，非常重要。

行为治疗，有助儿童去除非适应性行为，建立适应性行为模式，更好地适应环境，健康成长。

认知行为治疗，可改变患儿对压力的认知，提高耐受性，找到应对压力的适当方法和策略，增强其信心，最终提升积极情绪，使应激事件引起的情绪反应减轻，症状缓解。

家庭治疗,可以促进亲子互动变化,疏通家校沟通,去除心理诱因(包括家庭和学校里的压力),提高父母、养育者和老师对患儿的理解、关心,提供心理支持,帮助儿童稳定情绪,建立安全感,减轻或消除症状。

游戏治疗,不但能使治疗师和父母了解年幼患儿的感受和困惑,也能帮助其改变对应激事件或环境的认知和感受,探索解决问题的方法,理解身心关系,从而更好地配合心理治疗,主动改变。

因此,对儿童心身障碍的治疗,要多方面分析原因,采取多渠道干预模式,从心身两方面促进健康。

10.6.2　儿童行为障碍

儿童行为问题,大体可分为两大类:习惯问题和原发性行为问题。"习惯问题"主要表现在与身体有关的习惯性行为上,如:吸吮手指、咬指甲、手淫和夹腿综合征等。"原发性行为问题"指与环境或生物学因素有关的行为问题,如:活动过度、冲动攻击行为、不服从父母和老师的违拗行为、逃学问题、偷窃和说谎行为问题等等。

原发性行为问题,依其严重性而又被分为:一过性问题、品行障碍与违法行为。偏离正常的程度较轻,持续时间较短,社会功能受损较小,而且是跟心理发展相关的,就被认为是"一过性行为问题"或发展性行为问题。假如其行为问题,反复持久出现,在严重程度与持续时间上都超过同龄儿童所允许的范围,且儿童同时具有社会环境适应困难的特征时,即被称是"品行障碍"。假如再进一步,其问题更严重,如触犯法律时,称为"违法行为",需要面对法律上的制裁,因此对儿童行为问题应加以重视。

如果行为问题是因为情绪问题而引发的(比如:因为愤怒而打架,或因为害怕而说谎),则称为继发性行为问题,仍属于广义的行为问题范围,可是原发因素是情绪问题或情绪障碍,需要对儿童的情绪与行为同时进行干预。

有的行为问题,通过行为治疗、游戏治疗和家庭治疗就能改善,而有的(比如注意缺陷多动障碍)需配合药物治疗。心理治疗的目标在于使儿童能区分适应性与非适应性行为,意识到自己负性行为后面的正面动机,强化适应性行为,改善亲子互动,促进儿童健康发展(杜亚松,2014)。

儿童习惯性问题,多数采用行为治疗,比如吸吮手指、咬指甲常常是因为不安或焦虑引起,可采用强化疗法,增进某些适应行为(如专心听课不做小动作),以减弱或消除不适应行为(吸吮手指,咬指甲);或采用放松训练减轻焦虑,减少不安动作。对儿童手淫或夹腿综合征行为表现,可采用多种方式,去除局部刺激,转移儿童注意力,适当增加大肌肉运动类活动,减少儿童手淫或夹腿摩擦的条件和机会,等等,最终达到使不良行为消退的目标。

其他儿童行为问题,依不同年龄有各种不同的诱因。小年龄,往往与家庭生活事件相关,与家庭不适当的养育方式或养育环境相关。大年龄,往往与不清晰的价值观、不恰当的处事方式,以及责任心不强相关。而父母的行为榜样以及对儿童行为问题的看法与处理方法,又起到了减少问题行为或强化问题行为的重要作用。父母对儿童不良行为的熟视无睹或过严处罚,这两种极端态度均会鼓励与强化儿童不良行为的发展。因此除了使用常规的行为治疗针对行为问题之外,家庭治疗也常用,目的在于改善父母行为表现、养育方式或亲子互动模式,增强成员间的直接交流和相互支持,建构有利儿童健康成长的家庭环境。

同一行为,不同年龄代表的含义不同,小年龄儿童说谎常为"骗吃"或"骗玩",大年龄儿童说谎常为有目的掩盖或逃避某一事实,或虚构一个为其所困的事实,因此对小年龄儿童的行为治疗,主要正向强化其适应性行为。而对大年龄的,则要引导其理性思维方式和正确的价值观,帮助其学会恰当的处事方式,培育其对自己、对别人、对社会的责任心,也就是说认知行为治疗更合适。

心理治疗需要注意的是:首先任何行为,均事出有因,找准其因,才可解其所困;对儿童行为的评价要就事论事,不能夸大,也不能过分联想,以偏概全。也就是说,有一事说一事,不要翻老账,不要因一时或一事否定孩子整个人;对儿童行为的否定要对事不对人,也就是说,否定的是针对某事的某一行为,而不是否定与事相关的人;否定一种行为的同时,要引导其找到或学到另一种能被肯定的行为。

其次任何行为,总是能找到其背后的正面动机。比如儿童说谎"作业做完了",大都是为了让自己合理地玩;逃学可能是为了观察离异的父母是否会因此着急,而一起寻找自己,以证明"父母还是爱我的";偷窃是为了"拥有最好的、最新的"。他们的动机正确,但是手段错误。治疗师如能保持价值观中立的态度,就容易透过现象看本质,帮助儿童找到适当的或正确的满足途径。

10.6.3　情绪障碍

儿童情绪障碍是指发于儿童少年时期,以焦虑、恐惧、强迫、抑郁以及转换症状为主要临床表现的一组疾病,常见的有焦虑症、恐惧症、学校恐惧症、强迫症、抑郁症和癔症等。各种儿童情绪障碍的患病率为 0.3%—6.99%,可见于各阶段儿童,女性高于男性。

儿童情绪障碍是由生物学因素、心理因素和环境因素交互作用的结果。需要采用综合干预的措施,包括:防治结合,医生、家长、老师、患儿共同配合,药物治疗,心理治疗,物理治疗,环境改变相互协调使用。

儿童由于心智发育不成熟,内在需要没有得到满足时容易出现负面情绪问题:恐惧、紧张、焦虑、抑郁等,这些都属于儿童对内外环境变化的正常情绪反应。当某一负性情绪反复出现,原因明确,持续时间不超过一个月,对正常学习、生活有一些影响,但无功能损害的情绪反应,可归于情绪问题,只要给儿童或家长一些心理干预即可解决,无需服药。而如果儿童对挫折表现出过度紧张、焦虑、恐惧、抑郁等情绪反应,并且因此降低了他们的生理及社会功能,就演变成了情绪障碍,此时除了心理治疗,还需要酌情给予药物治疗。

儿童情绪问题表现形式多样,从行为到躯体,五花八门,他们不像成人自己会反思,说出自己怎么不高兴了,因为什么不高兴了,或者有典型的焦虑、抑郁症状与体征。因此,全靠成人观察与分析,心理治疗需要父母的配合或共同参与。心理治疗的目标是:儿童学会识别和表达自己的情绪和愿望,对事物能够正确认知,以恰当方式满足自己的愿望,进而做到良好的情绪管理;父母转变养育理念和方法,改变夫妻互动和亲子互动,与孩子共同成长。

儿童情绪障碍的心理治疗要考虑到以下因素:

(1)年龄:年幼的孩子,其情绪反应比较属于本能性,高兴就笑,不高兴就哭闹,而且其表现比较原本,分不清焦虑、忧郁或痛苦等不同的情绪,而且常常跟躯体症状及行为合并而混合表现;自己不会用言语表达与申述,需要父母和治疗师仔细地观察,通过儿童活动、表情、饮食、睡眠等变化,并结合生活事件而获得理解;而且随年龄而有不同的表现情形,即从原本混合而逐渐向特殊衍化。

(2)语言沟通:处在闹情绪状态中的儿童往往不愿说话,此时绘画常常是很好的沟通媒介,通过绘画,常常能让儿童投射他们的情绪问题或生活事件。也可采用其他游戏治疗方法。

(3)治疗技术:主要依靠心理支持与情绪稳定技术,改善情绪;采用行为治疗的原则而改善行为;采用家庭治疗,促进父母与其他养育者的行为模式,以及与儿童关系的改变,而改善其问题。

(4)治疗手段:对年幼儿童不宜做认知性或分析性的治疗,适合行为干预,或用讲故事、做游戏等方法改变认知,或通过家庭治疗或儿童父母的婚姻治疗建立温馨的家庭氛围,改善儿童情绪;10岁以上儿童,视其认知发展水平可适当运用语言沟通技巧,改变其认知与感受,从而改善情绪。

一般说来,原则上要注意不要轻易批评老师,而要设法与老师沟通,取得配合治疗。也不要轻易批评或归罪于父母的过错,要稳定父母情绪,这对儿童极为重要。要善用儿童喜好,多用编故事、做榜样、给强化的技巧,这将起到很好的效果。任何情况下,要先处理情绪,然后才能心平气和地处理问题。如果儿童情绪问题是源于父母的夫妻关系问题,那么首先要讨论夫妻两人愿不愿一起帮助孩子,以及彼此愿意接受的做法是什么? 在达成共识的基础上才可能开展其他问题的讨论。

10.6.4　行为干预

这里谈到的行为干预不同于传统意义上的行为治疗,仅仅是对孤独谱系障碍儿童的行为治疗,希望读者能对孤独谱系障碍儿童的干预有所了解。

10.6.4.1　结构化教学

结构化教学有以下特点:

(1) 教学环境结构化:将教学环境进行合理布局,合理摆放家具以及划分区域,并为活动内容设置清晰的环境布置(环境结构),提高孩子的独立能力,训练他们对规则的服从,减少不良情绪反应。将教学环境划分为各种学习区、游戏区、工作区、进餐区以及固定的卫生间,不同分区之间有转换地带,使患儿明确每个区域的功能。

(2) 作息时间结构化:由于患儿的组织能力差,不能很好地连续记忆,因此要设计各种程序表(即作息时间表),包括集体和个人的日程表、周计划和月历等,并根据不同的能力设计不同的标识,制定常规的信息展示方式,让他们明白要去哪里、要做什么(程序时间表和工作系统),在合适的地方给予视觉提示(视觉安排)。由于患者接受视觉刺激的能力比接受听觉刺激强,因而可以采用视觉策略帮助孩子更好地理解各种要求和规则,并可帮助他们提出请求。

(3) 教学内容结构化:根据孤独症患者不同的能力,安排合适的教学内容。

(4) 视觉策略:在每一个活动场所安排视觉结构或视觉线索。

10.6.4.2　应用行为分析

应用行为分析法(ABA)的理论基础是斯金纳的操作条件反射,简单地说,就是所有生物都可以通过有目的的行动来获取他所需要的东西,得到的东西就是对他行为的奖赏,并会强化、巩固他的这个行为,如果没有一定的奖赏物,那种固定的行为也会逐渐消失。应用行为分析法的主要目的是为孤独谱系障碍的个体提供专门的强化行为干预。

(1) 应用行为分析的设想。所有的行为均被认为是适用于 ABA 的学习。在恰当治疗方式下,有利于个人和环境形成互动。如果在学生与环境之间取得恰当平衡,就会产生持久的行为改变。ABA 鼓励通过新行为的建立来发展新的技能,通过教导新的替代行为来减少不恰当的行为。

(2) 应用行为分析的特点。一对一教学;早期训练,最好在 3 岁以前进行;在确定患儿基本技能的基础上,设计特殊的恰当的教学内容;训练需要一定强度,给予频繁的学习机会,每周 30—40 小时,每次训练 2—3 小时(包括休息),每个项目 5 分钟,结束后休息 1—2 分钟;训练计划需要包括家长在内的治疗组来进行,一个治疗组每周工作合计达 30—40 小时。

(3) ABA 的主要治疗目标。①生活自理能力:训练其日常生活自理能力,包括进食、穿衣、个人卫生、上卫生间、恰当做家务以及建立安全意识和行为。②注意能力:主要是要让孩子能安静坐下来认真做功课,能听从指令,与其他人共同注意同一个目标或内容。③语言交流能力:训练孩子模仿发声,听从指令,提出要求,命名及进行有效交谈。④模仿能力:练习模仿动作、发声模仿以及进行各种其他的复杂模仿。⑤运动能力:包括大运动、精细动作及口肌训练。⑥游戏能力:训练孩子做社交游戏、假想游戏、桌面游戏、互动游戏、团体游戏,练习音乐和歌唱等。⑦学习能力:训练孩子能够分类、排序、配对,认识数字和字母,知道数量,进行数学训练以及阅读训练。

10.6.4.3　图片交换沟通系统

图片交换沟通系统(PECS)是一个定位于视觉的课程,着眼于交流的起始部分,适用于无语言发育、不能用语言做社交沟通的学龄前儿童,利用代偿的、非语言的交流方式传递信息。

(1) 优点:PECS 课程不是训练孩子对特定词语或指示的常规反应。交流是由孩子发起的,是自然的、有意义和有强烈动机的,有强烈的奖赏效应,容易被孩子接受。训练效果起效较快,对每个孩子都有特定效果。能够鼓励孩子在自然情景中独立地找出交流对象,为孩子提供了无限的潜在的交流对象,并且孩子能很快将交流泛化,与更大范围的人群交流。所使用的材料便宜,图标可以很简单,易于准备和携带。适用范围广泛,老师、治疗师和家庭成员都容易使用。

(2) 遵循的原则:从日常生活中常用的图标例如玩具、饮料、食物等缓慢开始;了解孩子特别的爱好,制定相应教学内容;需坚持不懈并制定恰当的目标;需耐心,不放弃,持之以恒。

(3) PECS 的训练阶段

第一阶段:自发性交换。第一训练员充当沟通对象,第二训练员负责提供身体提示,且第二训练员起到了决定性的作用。整个过程可以简单地概括为教患儿拾取、传递、放下、收回等动作,将图片传递给第一训练员同时训练员说出图片的名称。当患儿完成动作后予以图片一致的奖赏,如玩具、食物的一部分等。重复此行为 10—15 分钟,使患儿能够单独完成图片交换任务。

第二阶段:距离和持续性。这一步开始之前先反复训练第一阶段数遍。在这一阶段的距离主要指两方面:患儿与训练员的距离;患儿与图片的距离。逐渐增加患儿与图片的距离以及患儿与训练员的距离,使患儿能够自发及持续地运用图片来交换自己想要的物件。

第三阶段：分辨图片。在这一阶段我们可以概括为识别图片和识别实物。首先我们在沟通簿上贴上患儿喜欢的和不喜欢的对象各一张，当患儿拿起正确的图片时，训练员给予口头鼓励同时将实物拿给患儿；其次贴上很喜欢的和次喜欢的对象，当患儿取出其中一张图片交给训练员时，训练员拿出两样物件让患儿自己选择与图片相一致的物件，同时对患儿说"你想要（物件）"。逐渐增加沟通簿上的图片，训练顺序同上。

第四阶段：使用图片句子。在这一阶段我们要训练患儿运用图片句子来换取自己想要的物件。当患儿走到沟通簿前，从板面中选出适合的图片，拼成句子条"我要+（物件）"，将句子条撕下，交给训练员以得到自己想要的物件。训练员在接过句子条后逐一指出图片并说"你说，我要××"。当患儿掌握句子条后，可逐渐增多图片放在沟通簿上，让患儿可选择不同的对象进行交换。

第五阶段：回答问题。沟通簿内准备有"我要"的图片和相应的句子条，同时提供一件患儿想得到的物件，训练员指着"我要"的图片并同时询问患儿："你要什么？"然后患儿撕下"我要""小车"，组成句子条递给训练员，训练员问患儿："你要什么？"当患儿熟悉后，训练员只需要进行口头提问"你要什么？"，然后等待患儿撕下"我要"和对象图片拼成句子条进行交换。

第六阶段：评述事物。首先把"我看见"图片放在"我要"图片之下，同时向患儿出示一件他较不喜欢的对象，治疗师问："你看见什么？"同时指出"我看见"图片，患儿把"我看见"图片和相适应的对象图片拼成句子条，完成后治疗师做出口头回馈："是的，你看见××"并予训练无关的对象作奖赏。逐步训练其他问题，最后随机向患儿提问。

10.6.4.4　地板时光训练

地板时光（Floor Time）训练是针对患儿的社会交往缺陷，用符合孩子的能力水平，跟随儿童的自然兴趣的引导技术，与孩子互动，创造建立专注及亲密关系，建立双向的有目的的交流，鼓励表达情绪、感受及想法，建立逻辑性思维。

课程安排：自发发展的恰当的互动（推荐每天有6—8节20分钟的课）；半结构化的问题解决互动；通过解决问题学习语言和词语（每日3节20分钟的课）；考虑运动、感觉及视觉—空间活动综合进行；最好邀请照顾者参与其中，在家庭里练习，巩固效果。

进行地板时光训练的五个步骤：

（1）观察。用耳及眼睛观察幼儿的行为及状态，观察内容包括：面部表情、声调、身体动作、身体姿势、言语的运用。

（2）展开沟通圈。当了解幼儿的情绪及活动模式后,运用恰当的态度及言语开始接触他,按照幼儿此时的兴趣,介入他的活动中,如用说话形容幼儿的情绪(哇,很好玩!),协助他展开沟通圈。

（3）跟从幼儿的带领。当成功进入幼儿的活动时,继续让幼儿做主导。注意成人只是幼儿的玩伴,及协助他完成他想做的活动,通过这种关系模式,协助幼儿建立适应并掌控环境的能力,从而建立自信心,同时让幼儿体验到被理解、被接纳的感觉。

（4）延伸并扩大活动的内容。延伸患儿的沟通模式及意图,如:由目光示意延至数一、二、三才开始玩,装聋作哑,故意做错让幼儿提出纠正,协助幼儿扩展活动层次。由重复的动作到加入主题活动(如:骑自行车变为坐出租车),逐渐加入感受词(如:我好开心)。

（5）让幼儿关闭沟通圈。当幼儿延伸你的玩法到用他自己的方式进行活动时,沟通圈便关闭。当与幼儿互动时,一个又一个的沟通圈会相继开关。猜测彼此的想法及手势沟通的建立,幼儿开始体会到双向沟通的重要性。

地板时光训练的基本原则:根据孩子的个性化特点,跟随孩子的引导,从孩子的相应的发展水平参与进去,建立在他/她的自然兴趣上。创造一个与其发展相适合的游戏环境,开始和闭合交流的循环(即沟通圈),扩展交流的循环,有建设性地互动以帮助儿童达到他/她自己的目标。愉快地互动,必要时加点阻碍,增加难度。拓宽儿童互动经历的范围,扩展主题和/或情感范围,扩大在互动中应用的处理和运动能力的范围,享受和介入那些处理生活中各个不同主题的游戏。挑战孩子,使他参与到被忽视或避免的互动类型中,使他应用那些平时很少利用或不愿运用的处理能力。用声音和/或词语、视觉、触觉、动作等辅助训练可获得更好的效果。

（陈一心　杜亚松）

本章参考文献

Barkley, & Russell, A. (1997). Behavioral inhibition, sustained attention, and executive functions: constructing a unifying theory of ADHD. *Psychological Bulletin*, 121(1), 65-94.

Freud, S. (1909). *Analysis of a phobia in a five-year-old boy. Standard Edition*, 10. London: Hogarth Press.

Garralda, M.E., & Raynaud, J.P. (2008). *Culture and Conflict in Child and Adolescent Mental Health*. NewYork: Jason Aronson.

Hartman, A. (1995). Diagrammatic assessment of family relationships. Families in Society. *The Journal of Contemporary Social Services*, 76(2), 111-122.

Ray, R.A., & Street, A.F. (2005). Ecomapping: An innovative research tool for nurses. *Journal of Advanced Nursing*, 50(5): 545-552.

陈一心.儿童心理咨询与治疗[M].北京:北大医学出版社,2009.

杜亚松.儿童心理障碍诊疗学[M].北京:人民卫生出版社,2013.

杜亚松.注意缺陷多动障碍多模式干预[M].北京:人民卫生出版社,2014.

傅宏.儿童青少年心理治疗[M].合肥:安徽人民出版社,2000.

金文岚,杜亚松,钟向阳,芮彭年.对上海中小学教师注意缺陷多动障碍知晓率的调查[J].中国健康心理学杂志,2010,18(03):307-309.

11　精神病性障碍的早早期心理社会干预

11.1　精神病的早早期识别 / 309
11.2　精神病的早早期社会心理干预 / 311
　　11.2.1　社区推广 / 312
　　11.2.2　评估 / 313
　　11.2.3　干预:基于家庭的心理健康教育 / 313

精神病性障碍(以下简称为"精神病")发病前的数月至数年间已经出现情绪、行为、认知或功能的异常变化,这一阶段被称为精神病的前驱期。早期识别前驱阶段特异性变化的指标或指标组合来预测精神病的发生成为近20年来精神医学领域研究的热点。在这些研究基础上,美国精神障碍诊断与统计手册第五版(DSM‑5)纳入了新的诊断分类"轻微精神病综合征"(Attenuated Psychosis Syndrome, APS),用来表示具有高度精神病风险的临床障碍。对精神病风险的早期识别和干预旨在建立精神病一级预防的社区网络,从而阻止或延缓疾病的发生。为了与疾病发生后尽早实施的早期干预相区别,本章把在精神病发生之前实施的干预称为早早期干预。对早早期干预模式的探索尚处于起步阶段,目前尚未有特异性的干预方法可供借鉴,本章结合国内外的研究文献对精神病早早期的心理社会干预作简要介绍。

11.1　精神病的早早期识别

前瞻性的早期识别精神风险研究始于澳大利亚的"个人评价与风险评估"(Personal Assessment and Crisis Evaluation, PACE)项目和美国耶鲁大学的"危险因素的识别、管理和教育干预"(Prevention through Risk Identification, Management and Education, PRIME)研究。它们从轻微阳性症状、素质因素、功能损害和病程进展四个方面构建了精神病超高危(ultra-high risk)病理模型。精神病高风险因素主要包括以下几个方面：(1)12—30岁的青年人群是精神风险的高频年龄阶段,平均年龄15—16岁；(2)一级亲属具有精神病或心境障碍病史者；(3)与人相处困难并有不寻常思维或怪异行为者；(4)在短时期内出现行为、情绪或思维的明显变化,尤其是伴有社会退缩和功能下降者；(5)轻微精神病症状,如多疑、敏感、片段性的幻觉或交流紊乱等。而DSM-5在对超高危路径进行大量实证分析和研究后认为,稳定的素质因素(遗传和人格)并不预示近期的精神病发生,而轻微阳性症状频繁出现伴随功能损害时的精神病风险更高。因此,它们最终采用APS定义精神病高风险状态,具体诊断标准如下：

表11-1　DSM-5的APS诊断标准

至少存在一种下列症状的轻微形式,现实检验能力保持,症状的严重程度或出现频率足以引起临床关注：

妄想

幻觉

言语紊乱

症状在过去的1个月内必须至少每周出现1次；

症状必须在最近1年内出现或加重；

症状产生的痛苦或功能损害足以引起临床关注；

症状不能被其他精神障碍所解释,包括抑郁障碍或双相障碍伴随的精神病性症状；

排除物质或其他躯体疾病所致的心理反应；

不满足于其他任何精神病性障碍的诊断标准。

轻微精神病症状是指严重程度较轻或持续时间短暂的阈下精神病症状,患者的自知力相对保存。需要注意的是,APS是建立在临床表现、功能损害和自我痛苦的多维度基础上的综合判断,单一的精神病理症状并不一定具有精神病风险。轻微妄想症状包括多疑/被害观念和牵连观念。中等程度的妄想观念认为他人不可信赖或过度警觉。重度妄想观念者则表现为对危险的松散认识,具有敌意,内容不固定,尚未达到精神病水平,在交谈中具有防御行为。现实检验能力和内省力可保持,但是常认为世界是敌意和具有危险的。轻微妄想症状还可表现为离奇的思维内容,如认为自己具有超现实能力。中度者认为自己具有天赋、有权势或具有特殊性。重度者则认为自己具有超级思维,常疏远朋友或亲人。特异性思维可导致不现实的计划和投资,但是这些荒谬的想法可被持续性的质疑和证据扰动。轻微幻觉主要是感知觉的变化,通常体现在听觉和视觉器官的感受性异常。当幻觉为中等程度时,声音或形象未定型,如听见吱吱声或看见阴影。当幻觉达到重度时,体验变得栩栩如生或频率增加,可干扰注意力和思维。感知觉异常可引起行为变化,但是可被现实扰动。思维紊乱常表现为奇怪的言语,如表达含糊、隐喻或刻板言语,交流无法聚焦中心或思维跳跃。中度交流紊乱者常将谈话主题跳跃至不相关领域,通过提醒很容易重新回到当下语境,言语含糊但可理解。重度交流紊乱者可出现思维散漫或阻滞,在压力情景下加重,通过提醒可回到当下的谈话框架。

APS患者能够意识到自己心理状态的变化,对精神病样的体验具有理性认识,通常能够意识到感知觉和奇异想法的非合理性。上述症状必须引起痛苦感或功能损害,而且这些轻微症状能够引起自己或他人的关注时才被认为属于临床障碍。

APS在普通人群中的发生率尚不确切,估计患病率约为3%左右。1年内发展为精神病性障碍的比例约为22%。APS诊断的建立目前尚有争议,大部分患者最终并未转化为精神病。其多样性临床结局逐渐引起人们关注,促进该领域对精神病症状发展的可逆性进行了广泛的探讨和研究,也为社会心理干预在精神病领域的早早期干预提供了理论依据。

11.2　精神病的早早期社会心理干预

APS概念的建立即为早期识别精神风险从而尽早实施干预,预防或延迟精神病的发生,重点对象是发生率较高的青少年人群。关于精神病超高危人群的干预模式尚处于探索和研究阶段,部分临床指南已关注该领域(见表11.2),但是尚未形成可供临床使用的操作范式。下面简要介绍美国 PRIME 项目的精神病超高危人群临床干预指南。

表11.2　精神病超高危人群的临床干预指南

机　　构	建　　议
美国精神病学协会(2004)	● 详细评估和规律监测
加拿大精神病学协会(2005)	● 提供监测 ● 可以提供支持治疗和对症治疗
国际早期精神病学协会(2005)	● 抗精神病药不常规使用,除外以下情况:快速衰退型、严重自杀风险使用抗抑郁治疗无效、显著的攻击性和敌意使他人处于风险中 ● 一旦使用抗精神病药物建议持续使用 2 年以上
澳大利亚人和新西兰皇家精神科医师学院(2008)	● 除非症状直接导致自我伤害或攻击性增加,不常规使用抗精神病药物
意大利国立卫生院(2008)	● 抗精神病药物的使用尚无定论 ● 推荐使用认知行为治疗

机 构	建 议
德国精神病学、心理治疗和神经病学协会	● 持续关注和随访 ● 假如症状达到障碍水平,可进行认知行为治疗、社会治疗 ● 假如症状达到精神病性水平可以使用抗精神病药物

该指南包括以下重要元素:

(1) 监测:与高危者定期会面,使用标准化的评估工具进行评估。评估频率依据患者的症状和功能而定,如果症状和功能稳定可每月随访一次,如果不稳定可每周一次。评估的重点是症状和功能是否加重,是否达到精神病水平。

(2) 心理治疗:所有治疗的基础元素包括心理健康教育、社会支持、定期监测(至少通过电话联系),治疗对象除了高危个体之外还包括家庭、配偶或朋友。

(3) 心理健康教育:教育高危者和家庭识别与应对轻微症状(前驱症状),以及如何转诊。

(4) 处理伴随症状:识别伴随症状,如焦虑、抑郁,如果造成功能损害应加以抗抑郁药物治疗。

(5) 抗精神病药物:除非达到精神病水平,一般避免使用抗精神病药物治疗。使用抗精神病药物治疗要获得本人或监护人的同意。

需要注意的是,上述指南处于研究阶段,尚未在大范围的临床实践中加以使用。对精神病高危人群的干预是基于评估的随访监测,重点是建立支持性的医患关系、教育患者和家人对症状的理解和识别,治疗主要目标是减轻症状、阻止社会功能下降、预防精神病转化,次要目标包括对家人和伴侣的支持、减轻病耻感。精神病超高危人群仍以社会心理干预为主,大部分患者可以获得康复或延缓精神病的发生。

另一项关于精神病超高危人群的早期识别和干预研究"波特兰识别和早期转诊项目"(PIER)经过对 12—25 岁青少年的大范围研究,制定了精神病早早期干预策略,包括社区推广、评估和干预。

11.2.1 社区推广

社区推广的主要目标人群是在校学生,精神卫生工作者以及与青少年密切接触者,如家长和教育工作者。社区推广的重点是宣传精神病早期变化的识别和转诊路径,主要目标包括:

(1) 教育专业人士如何早早期识别精神病高危人群,包括学校教育心理工作者、社区医生和精神科医生。

（2）教育社区成员认识精神病前驱症状以至尽早寻求专业帮助,包括家庭成员、青年工作者、学生。

（3）建立以社区为基础的精神病高危人群识别和干预网络。

社区推广包括三个阶段:第一阶段是培训具有专业知识的社区人员,关键因素是识别精神病风险的早期信号,以能快速转诊接受进一步评估。具有专业知识的社区人员包括心理卫生工作者、社区自助团体、家庭成员或目标人群的朋友。第二阶段中,精神科医生与社区专业人员建立长效的促进机制。这一阶段的合作方式是多元化的,包括定期的圆桌会议、案例督导以及互联网沟通等。临床医生对社区人员进行专业支持和帮助。第三阶段,社区专业人员成为社区推广的核心力量。社区、学校(包括大学)、诊所和社会机构中的推广专员能将精神病风险的早期识别和转诊路径长期有效地推广至社区人群,形成长效的早期识别和干预网络。

11.2.2　评估

专业评估是治疗的关键环节。目前,专业评估主要借助于结构式的临床访谈工具,使用最广泛的是精神病风险综合征结构式访谈(SIPS),包括阳性症状、阴性症状、瓦解症状和一般症状,结合功能状态和症状出现频率综合评定精神病风险。当达到APS的诊断标准时,则认为需要临床关注或干预。专业评估由经过训练的精神卫生专业人士操作。

11.2.3　干预:基于家庭的心理健康教育

家庭心理健康教育主要是训练家庭成员如何与精神卫生专业人士合作,为精神病风险者提供进一步的治疗措施。家庭心理健康教育模式起源于严重躯体疾病的家庭健康教育。该模式在精神病高危人群中进行了深入研究,获得了较有利的证据支持。

（1）加入(joining)。这一阶段主要任务是与所有参与会谈的家庭成员建立良好的关系,主要技术包括澄清转诊背景、多边结盟、理解支持、接纳等。向家庭提供有关精神病风险的生物学模型知识,包括精神病理学现象、神经生物学机制、临床结局、治疗手段、流行病学等,主要目的是去标签化。重点传递早期轻微症状特征以及如何影响社会功能和关系,介绍如何识别和处理症状带来的麻烦。激发整个家庭持续治疗的动机,可口头达成协议。首次访谈最好在评估后的 48 小时内完成。与来访者和家庭成员首次接触时要热情、真诚,不给对方施加压力,提供 24 小时危机干预联系方式。建议家庭尽量给来访者提供有利的社会心理环境,以促进功能恢复,如家庭成员间的支持、鼓励、温暖等。

该阶段的会谈频率可在前 3 周每周 1 次,前三次会谈来访者可只参加一次。单独会见父母时,允许他们表现出悲伤、恐惧、不信任、挫败等负面情绪,澄清父母的体验和情绪。加入阶段尽量避免单独与精神病风险个体进行会谈,旨在强调家庭对精神风险的影响和责任,避免"会谈设置"给个体的压力。

(2) 家庭教育工作坊(family education workshop)。当治疗师与家庭成员的关系稳定后,可邀请家庭参加多家庭心理健康教育工作坊。家庭教育工作一般进行 4—5 次会谈,会谈场所可按教室布局。理想的家庭教育在评估后 4—5 周开始,前期一般需要单独与每个家庭进行 3 次左右的会谈。有时候,可能只有 1—2 个新家庭符合标准,此时可进行小团体教育,不必等待足够多的家庭。此阶段的目标是尽快将家庭纳入家庭教育团体中。在多家庭健康教育工作的首次会谈中,治疗需要呈现精神病风险的生物、心理、社会模型。介绍方式包括视频、PPT、演讲、讨论、疑难解答等多模式结合。治疗师帮助参与者理解在多家庭团体中如何与个体和家庭进行工作,主要包括如何管理症状以及症状易诱发的痛苦。同时需要探索和澄清精神病风险症状之外的正常反应。该阶段的主要对象是家庭成员(父母),精神病风险个体如果自愿、有兴趣且能够耐受信息和社会化带来的痛苦,也鼓励参与。

(3) 团体组建(community re-entry)。在每周 1 次,共进行 2 次多家庭教育工作后,家庭成员可重新组建团体,此后每月进行 2 次团体会谈。每个多家庭团体会谈一般包括 5—6 个家庭,如果一个新的家庭评估后需要进入团体,则立即参加到目前正在进行的团体中,无需等待新的团体。快速进入多家庭团体会谈可有效降低个体的痛苦感、改善功能、提高家庭成员的相互沟通。该过程的主要任务是促进个体的轻微症状康复,制定康复计划或辅助策略,这一阶段通常被称为"工作团体"。在团体中,指导家庭成员如何应对和处理:治疗依从性、减轻痛苦、提供支持、避免生活事件、避免毒品和酒精滥用、提高症状耐受等。参与者还需要学会如何解决问题和沟通技能训练。

多家庭团体强调通过教育、训练和示范来控制情绪表达和更明确的信息交流,从而解决和应对情绪、社会孤立、病耻感和社会负担。多家庭团体通过增加团体容量和密度模拟社区,从而减少病耻感,提供一个相互支持的氛围,从他人身上学习如何解决相似问题的方法。

多家庭团体模式融合了心理健康教育、家庭行为管理和多家庭治疗的某些元素,被称为"二代治疗模式"。一些家庭可能在治疗中出现脱落倾向,原因如下:

① 不愿与其他家庭分享个人信息的文化信仰;

② 家庭缺少与团体合作的能力;

③ 父母的工作可能受到团体的影响;

④ 家庭成员的交通不便；

⑤ 家庭成员可能在团体的负面体验。

如有上述情况，治疗师需要及时发现，并单独与家庭会面回顾这些不利体验，运用问题解决策略帮助家庭处理面临的困难。多家庭团体治疗的早期阶段是与单个家庭进行工作，此时需要澄清治疗进程，尤其是即将进入多家庭团体的准备。

（4）社会职业管理

经过数周或数月的治疗后，大部分来访者显示出回归社会的迹象，这预示他们可以耐受社会挑战。该阶段主要实施于需要特别关注的来访者，大部分来访者的社会功能只是轻度损害，随着症状减轻或消除可以自然恢复社会功能。多家庭健康教育通常强调两个最常见的社会损害领域：社会技能和受教育能力。个人评估包括社会功能、认知功能和与他人分享信息的能力。轻微精神病症状常影响患者的认知功能（思维和判断能力），出现注意力不集中、执行能力下降、学习新知识能力减退等，需要花费更多的精力应对日常事务。这些能力的缺损导致学习或工作能力下降，并带来挫败感。

教育支持包括与学校合作促进学习能力发展。一些学生因为紧张和症状困扰不愿继续上学，这又会提高家庭的应激水平。治疗师可以通过与校方合作减轻家庭负担，让教育工作者理解前驱期症状的生物因素，以及这些因素如何影响学习能力。校方一旦了解这些学生学习能力下降背后的原因，可进行针对性的安排。当学生的学业下降可以被理解时，他们会感到放松从而更好地管理症状，提高学习能力。压力的减轻对于减小精神病风险、促进症状恢复是必要的。

职业支持可以改善精神风险者的轻微症状，促进焦虑、分离、瓦解等症状的恢复。当患者找到一份符合其兴趣和能力匹配的工作时，他们将变得更有组织性和高效性。确保一份能力匹配的工作，需要职业治疗师提供专业的职业指导，如工作技能培训、简历设计、面试技巧、培养良好的工作习惯等；有时，职业治疗师需要直接与雇主接洽，实地训练和帮助患者。当职业治疗师无法直接与雇主面谈时，可以向雇主提供患者的认知和功能评价信息。这些信息决定了患者获得工作的机会和获得支持的水平。职业支持和教育支持一样，通过改善患者的功能损害减轻压力，降低精神病风险。

总体而言，精神病超高危人群仍推荐社会心理干预为首选干预手段，谨慎使用抗精神病药物，具有焦虑抑郁等伴随症状时可应用抗抑郁药物。获得循证医学支持的社会心理干预包括认知行为治疗和多家庭团体治疗，其他治疗需要进一步研究。认知行为治疗的具体步骤可参见本书前述章节。

（陈发展　姚玉红　史靖宇）

本章参考文献

APA. (2013). *Diagnostic and Statistical Manual of Mental Disorders (DSM-5)*, 5th. ed. American Psychiatric Publishing Inc. , Arlington.

Fusar-Poli P, Carpenter WT, Woods SW, et al. (2014). Attenuated Psychosis Syndrome: Ready for DSM-5. 1? [J]. *Annu. Rev. Clin. Psychol.* , 10: 24. 1 - 24. 38.

Portland Identification and Early Referral (PIER) Program. (2014). *Early Detection and Intervention for the Prevention of Psychosis in Adolescents and Young Adults*. Portland.

12　精神分裂症的认知行为治疗

12.1　精神分裂症 CBT 发展历史 / 318

12.2　认知行为治疗精神分裂症的循证医学证据 / 319

12.3　CBT 对精神分裂症症状的理解 / 321

　　12.3.1　对妄想的理解 / 322

　　12.3.2　对幻觉的理解 / 322

　　12.3.3　对阴性症状的理解 / 323

　　12.3.4　对焦虑、抑郁等负性情绪的理解 / 324

12.4　精神分裂症 CBT 的总体安排 / 324

　　12.4.1　精神分裂症 CBT 的主要内容 / 324

　　12.4.2　精神分裂症 CBT 的治疗安排 / 325

　　12.4.3　精神分裂症 CBT 的总体过程 / 326

　　12.4.4　精神分裂症 CBT 的阶段 / 327

12.5　精神分裂症 CBT 的主要技术 / 327

　　12.5.1　治疗关系建立技术 / 328

　　12.5.2　资料收集与评估技术 / 329

　　12.5.3　案例解析 / 330

　　12.5.4　针对妄想的治疗技术 / 331

　　12.5.5　针对幻觉的治疗技术 / 332

　　12.5.6　针对阴性症状的治疗技术 / 334

　　12.5.7　针对抑郁、焦虑情绪的治疗技术 / 335

12.6　精神分裂症 CBT 与其他心理治疗 / 337

　　12.6.1　个体化治疗 / 337

　　12.6.2　依从性治疗 / 338

　　12.6.3　接受与承诺治疗 / 338

　　12.6.4　社会技能训练 / 338

　　12.6.5　支持性心理治疗 / 339

　　12.6.6　家庭干预 / 339

12.7　精神分裂症 CBT 的局限性及发展方向 / 340

　　12.7.1　精神分裂症 CBT 的理论问题 / 340

　　12.7.2　精神分裂症 CBT 的研究方法问题 / 340

　　12.7.3　精神分裂症 CBT 的适应证 / 341

　　12.7.4　精神分裂症 CBT 的文化适应性 / 341

精神分裂症是一种慢性迁延性疾病,病情多波动,残留不同形式的精神症状,常常导致患者不同程度的社会功能受损。尽管近20年来精神分裂症的药物治疗取得了很大的进展,但精神分裂症药物治疗的总体结局没有发生根本性改变。据报道,在临床上25％以上的精神分裂症患者需要几种非典型抗精神病药物联合治疗或进行维持治疗,大概有25％—60％的精神分裂症患者即使是坚持服药,但幻觉、妄想等症状仍持续存在,约75％首发的和稳定期的门诊患者不愿长期服药,依从性很差。约有5％—10％的病人从药物治疗中没有任何获益。所以,近年来精神分裂症治疗观念发生了很大的变化,强调在抗精神病药物治疗基础上进行全病程的心理社会综合治疗模式。在既往的心理社会干预方法中,家庭治疗、患者及家庭成员教育、支持性心理治疗、社会技能训练等多种方法证明对于防止精神分裂症复发,降低再住院率、致残率,促进患者社会功能康复具有一定的效果。但是,精神分裂症的心理社会综合干预模式仍然有许多不尽如人意的地方,进一步去寻找一种更有效的、能被患者及家属接受的心理治疗方法是非常必要的。近年来,在欧美进行的临床随机对照试验证实认知行为治疗(Cognitive Behavioral Therapy, CBT)联合精神药物治疗对精神分裂症具有较好的疗效。在英国和美国的精神分裂症临床治疗指南中已把CBT作为首选的心理治疗方法进行推荐(徐子燕、杨清艳和李占江,2006)。

12.1　精神分裂症CBT发展历史

　　在既往谈及精神分裂症的心理治疗时,大家一致认为是不可能的事情。即使认为心理治疗对精神分裂症是有益的也仅限于恢复期和缓解期的患者。在20世纪30年代现代心理治疗诞生后,精神动力性心理治疗在美国精神病学界一直占居主导地位,并将精神分析尝试用于精神分裂症的治疗。50年代后,随着抗精神病药物的出现,抗精神病药物对精神分裂症治疗的效果得到充分的肯定,反而使精神病学家对精神分析治疗精神分裂症的有效性提出挑战,产生了疑问。在60年代,大量的对照研究显示抗精神病药物治疗的疗效优于心理动力心理治疗和环境治疗(milieu therapy)。在80年代,进一步的研究也没有得到强有力的证据支持精神分析对精神分裂症治疗的有效性。因此,精神分裂症的心理治疗研究进入低潮。尽管在这一阶段行为治疗还在精神科临床上得到一定的应用。

　　在20世纪70年代,随着认知科学的发展,认知心理学的诞生对心理治疗带来很大的影响。80年代后,以改变人的观念、态度或思想来纠正异常心理或行为的治疗方法,即CBT得到很大发展。由于这种治疗方法可操作性强,借用了行为学派的科学研究方法,使CBT循证研究取得了很多结果,特别是针对抑郁、焦虑障碍的治疗得到了许多随机对照研究结果的支持。在认知行为治疗精神分裂症最早的尝试可以追溯到 1952 年。CBT 创始人之一艾伦·贝克(Beck, A. T.)对一例病程 7 年、药物治疗无效的精神分裂症进行了认知治疗。患者以被害妄想为主,觉得中央情报局人员跟踪监视自己。贝克通过详细了解患者妄想系统形成的前后经过,增进患者的现实检验能力去改变他以前对事情发生抱有的信念,即对患者理解事物的不同方法提出可供选择的不同方案并进行现实检验。经过 8 个月 30 期的治疗后,当患者再次怀疑被监视时,能退一步分析、推翻自己错误的信念,而不是一味地认为自己的想法是绝对的真理(Beck 和 Rector, 2000)。虽然在 50 年前贝克用认知治疗的方法对精神分裂症的心理治疗进行了有意义的尝试,但贝克后来还是把认知治疗的重点放在抑郁症的治疗上,从而催生了认知治疗,在心理治疗流派中独树一帜,并广泛应用到精神科的临床实践中。认知治疗逐步发展接纳行为治疗的观点和方法,也自称为 CBT。所以,CBT 是在认知治疗基础上发展而来的心理治疗方法,它强调认知、行为和情绪的相互影响和作用,在临床上除用于抑郁、焦虑障碍治疗外,也用于人格障碍的治疗。在 CBT 对情感障碍成功治疗的基础上,对精神病性症状的治疗逐渐成为众多研究与治疗的焦点。精神分裂症的 CBT 指的是联合药物治疗的一种心理治疗方法,主要是对幻觉、妄想、焦虑、烦躁不安等精神症状进行认知重建,加强现实检验的能力。在 90 年代初期,认知行为治疗精神分裂症的个案报道再次出现在研究文献中,随之在英国等地出现了临床研究报道。在近十年来大规模的多中心随机双盲对照研究结果和荟萃分析资料频繁出现在国外专业杂志上。在最近的英国国立临床优化研究所(NICE)和美国精神病学协会分别制定的精神分裂症临床指南中,CBT 作为最有效的心理治疗方法被推荐。

12.2　认知行为治疗精神分裂症的循证医学证据

按照循证医学对证据强度的划分,最强有力证据的是多中心随机对照试验及其元分析的结果。在元分析中常用效应值(Effect Size, ES)大小来对所用研究中治疗的效果进行评价。ES<0.20 表示无效,0.20≤ES<0.50 表示低效,0.50≤ES<0.8 表示中效,ES≥0.8 表示高效。近年来有关精神分裂症 CBT 的元分析结果显示,多数研究认为 CBT 对精神分裂症有明确的治疗效果。古尔德等(Gould 和 Mueser, 2001)对 7 个对照研究共 340 例患者的元分析结果显示 CBT 对减轻精神症状的 ES 为 0.65(95%CI = 0.56—0.71)。雷克托等(Rector 和 Beck, 2001)对 7 个随机临床试验共 383 例患者进行了元分析,CBT 的 ES 为 0.91(SD = 0.14)。

塔里尔等(Tarrier 和 Wykes, 2004)对 20 个随机对照研究共 739 例患者的元分析结果显示,CBT 对精神分裂症治疗的平均 ES 为 0.37(SD = 0.39),其中有 17 个研究选取的病例是持续服药但仍有顽固幻觉妄想症状的患者,这些研究的平均效应尺度为 0.4(SD = 0.32)。当然 CBT 并不是对所有的精神分裂症患者都有显著疗效。迪克森等(Dickerson 和 Lehman, 2006)分析了 14 个样本量不少于 20 例的门诊精神分裂症患者的 CBT 效果,大多数研究结果显示 CBT 在总体精神症状和阳性症状的减轻上优于对照组,在阴性症状上 CBT 疗效优于对照组的研究和对照组优于 CBT 组各占一半,而在抑郁情绪和社会功能方面对照组效果优于 CBT 的研究相对较多。琼斯等(Jones, Cormac, Silveira,和 Campbll, 2004)综述了 30 篇文献描述的 19 项临床试验,认为 CBT 合并标准治疗并不能降低复发率和再住院率,但确实可以降低病人的住院风险。在中短期内精神状态会有改善,但 1 年以后这种改善会消失。该作者认为认知行为治疗精神分裂症仍然不能得出明确的结论,需要进一步研究。威克斯等人(Wykes, Steel, 和 Everitt, 2008)最近应用临床试验报告统一标准(Consolidated Standards for Reporting of Trials, CONSORT)对纳入统计的 34 篇文献进行了 ES 大小分析,CBT 对靶症状、阳性症状、阴性症状、功能状态、心境和社交焦虑在总体上是有益处的。ES 间于 0.35—0.44 之间,但是对绝望症状是无效的。总之,认知行为治疗精神分裂症大概对 50%—60% 的患者有治疗效果。CBT 的疗效主要体现在更好地改善阳性和阴性症状、精神分裂症后的抑郁症状、提高治疗依从性、较快恢复自知力、缩短住院时间、降低复发率、改善社会功能和职业技能等多方面。

在药物治疗基础上进行 CBT 不仅用于相对病情稳定的患者,也有治疗急性期患者的报道。传统观点认为急性期患者不适合于这种"谈话式"的治疗方式,但研究证实,在精神分裂症急性期进行 CBT 是可行的,而且比对慢性期病例更有效。研究发现在急性期对患者采用 CBT,幻觉、妄想症状改善时间缩短,康复较快,随访 5 年显示复发率明显减低。巴佐尼(Bazzoni)等对 385 例急性期住院患者进行 CBT 的研究,与以往常规治疗记录相比,患者经 CBT 后住院率减少 1/3,暴力事件的发生率下降 1/2,患者企图外逃的现象几乎消失,而且患者对 CBT 团体治疗表现出相当高的满意度(Davis, Lysaker,和 Lancaster, 2005)。齐默尔曼等(Zimmermann 和 Favrod, 2005)分析了 14 个随机对照研究,共 1 484 例患者,CBT 对急性期的 ES(0.57)要高于慢性期患者(0.27)。

由于 20%—30% 的慢性精神分裂症患者在用足量传统抗精神病药治疗时症状几乎没有改善,即使是使用治疗剂量的氯氮平,仍有 40% 的难治性患者对此没有反应,所以,对于难治性精神分裂症患者也有合并使用 CBT 的研究。达勒姆(Durham)等的研究结果显示药物治疗联合 CBT 的临床疗效(33%)显著优于常规药物治疗

（12％）和药物治疗联合支持性心理治疗(16％)。药物治疗联合 CBT 比联合其他心理治疗更能明显改善药物难治性患者的阳性、阴性症状,尤其是在阳性症状方面疗效持续时间更持久,住院时间相对更短,心理社会功能进步更多（Temple 和 Beng-choon, 2005)。

在临床实践中,约有 1/3 患者每一次精神症状急性发作后,社会功能损害及残留症状更加严重。所以采取有效的方法对患者进行早期干预和减少发病次数很有必要。莫里森等(Morrison 等, 2004)报道,58 例处于阈下症状 16—35 岁的患者,随机分为 CBT 组(35 例)和监测组(23 例),6 个月后发展为精神病的风险 CBT 组(2)低于监测组(5)。对 144 例出现复发前驱症状的患者进行为期 12 个月的 CBT,研究结果显示 CBT 组患者的再住院率(15.3％)及复发率(18.1％)明显低于常规治疗组(分别为 26.4％, 34.7％),而且 CBT 对精神症状、总体心理健康水平和社会功能方面都有明显的改善(GulIlley 和 O'Grady, 2003)。

12.3 CBT 对精神分裂症症状的理解

认知行为治疗抑郁、焦虑障碍具有自己的病理心理模型或假说,指导心理治疗实践。当将 CBT 引入精神分裂症的治疗时同样需要治疗的假说或对精神分裂症病理心理现象的认识和理解。在这方面,当前对精神分裂症病理心理机制的认识并不像人们对抑郁症的认识那样深入和全面,提出了一整套的理论假设,而对精神分裂症的病理症状形成的理解多是基于一些临床观察和调查、简单实验和经验,并没有形成系统的病理心理理论模型,只是 CBT 对精神分裂症病理心理现象的初步认识。在认知行为治疗精神分裂症时经常用到的是易感素质—应激模型和精神分裂症的认知模型。在易感素质—应激模型中,强调精神分裂症症状的出现或维持取决个体素质和应激因素两个方面的交互作用。在个体素质中,由于个人的自我概念、认知评价方式、归因风格、应对方式的不同会导致精神症状的出现或维持,也可能是个体遭受到一定程度的生活、工作等应激,不能够很好地解决而致。一旦症状形成,病人通过灾难化或安全行为使精神症状得以维持。精神分裂症认知模型认为,认知缺陷可能是精神病性体验的根源,如由于神经通路的障碍不能区分内、外刺激引起的行为反应。由于不能准确地理解别人的意图,进行错误的推论,特别是精神分裂症患者易于快速、过度自信地作出结论(Jump to Conclusion, JTC),将坏事件归因于外界的归因方式是妄想形成的重要前提。对感觉输入意义的缺乏或对其意义快速、自动评估的受损使病人对社会环境中无关的事情(也许对病人个人有意义)赋予重要的意义,出现关系妄想。也有的病人为了保护自己免受自我价值或自尊的损失而出现"自我服务"

的妄想或幻觉,而不是焦虑或抑郁,如偏执观念或夸大妄想、上帝的声音等。一旦妄想性想法存在,患者便只注意支持自己想法的证据而无视相反的证据,不能对相关信息进行识别来校正错误的感知觉和思维,使妄想得以维持。如果病人从其记忆中获取想法或想象并归因于外在的来源,就构成了幻觉体验的基础。

12.3.1 对妄想的理解

妄想是精神分裂症最常见的症状之一。精神分裂症精神病理学认为,妄想是固定的、坚信不疑的、不可解释的错误信念。在 CBT 中认为妄想是病人对过去体验(经历)的解释,企图来理解事件的来龙去脉。不论是短暂的还是持久的妄想对病人都是有意义的,反映了病人目前或过去的经历或体验。妄想也作为一种适应功能,可以在许多躯体和心理状态(失聪、应激、睡眠剥夺)下出现;在异常的环境条件下普通人也可出现非理性信念;除涉及妄想外,不存在推理能力的受损。而且,妄想是可测量的、多维度的、可解释的,是连续谱系的。妄想的可测量性体现在妄想的内容、坚信程度、持续时间等方面。妄想可随着时间的变化,其内容和坚信的程度并不总是绝对不变的,而是可波动的。妄想的坚信程度与妄想持续的时间和放弃妄想给病人带来的心理的、社会的结局有关。妄想是多维度的,如妄想形成的条件、妄想的系统性、坚信程度、对妄想的情绪、行为反应。在 CBT 中某个维度的改变都会带来治疗的效果。妄想并不总是不可解释的,在病人的推理过程中也可能用其他解释方式进行替代。在人们的观念中从妄想观念到正常观念(非妄想的)是一个连续谱,经过妄想观念—双重意识(double-awareness)—非妄想观念三个阶段。在临床上精神分裂症的康复过程中经常见到妄想观念恢复到正常观念的三个相反的阶段。

12.3.2 对幻觉的理解

幻觉是在缺乏感官刺激的情况下,感官生动地体验到外在客观现实的存在。幻觉的认知模型认为幻觉是患者概念化自己的自动思维,只不过病人把这种自动思维感知为来源于自己外部的。听、视、躯体幻觉完全是内在的认知现象,因为这些认知具有外在真实事件所有的特点,所以会导致病人强烈的情绪和行为反应。在妄想同时存在的情况下,对外界的易罹性和应激事件都会促发幻觉体验,使思维通过内在言语转化为幻觉。本特尔(Bentall)等研究显示,有幻觉倾向的精神分裂症患者很难将自身想象的内在事件与客观现实区别开来,即将内部产生的信息当成外界真实存在的东西。他们因此推测,由于患者的认知系统出现了混乱,使信息加工过程产生了偏差,即对现实的检验能力出现了差错,因而造成患者分不清内在信息与外在信息之间的差别,他们认为这些可能是幻觉产生的根源。由于幻觉会引起很强的情感反应,通过安全行为(如社会退缩)和功能紊乱性解释(如,神在和我说话)使幻觉维持下来。

在幻觉的形成机制假说中关于听幻觉的最多。霍夫曼(Hoffman)认为听幻觉是言语处理机制任意启动使"寄生记忆"进入意识领域的结果。菲尔斯(Firth)提出实际上个体内部产生言语是正常的,但幻听患者的内在言语监控系统功能紊乱,对信息的选择和整合认知能力存在缺陷,把内部的言语感知为外界的、异己的声音,患者不能筛去无关信息,也没有恰当的自我意识来正确辨识知觉和思维的来源即产生幻听。而本特尔(Bentall)则认为幻听患者的言语加工过程正常,只是他们的信念、态度偏差决定了对内在言语的错误解释。患者存在知觉的偏差,患者更容易把铭记在心的字句回想成听到的声音,或是把一些响声误认为是真实的言语。查德威克(Chadwick)和伯奇伍德(Birchwood)认为病人对幻听的情绪和行为反应受其对幻听的信念调节,这些信念并不总是与幻听内容有关。幻听的认知模型三个核心要素强调,幻听本身不是问题,而病人对幻听的评价是导致病人痛苦和功能障碍的原因所在。对幻听的不良应对方式使幻听持续存在,如对幻听的警觉、安全行为、回避等。

12.3.3 对阴性症状的理解

精神分裂症的阴性症状包括思维贫乏、情感淡漠、注意缺陷、意志缺乏、社会退缩等。这些症状的出现与大脑额叶功能改变有关,部分也与抗精神病药物治疗副作用有关。在进行 CBT 时,我们需要从认知角度去理解它们,发现有关的心理社会因素,揭示它们对病人的意义,才能进行干预。阴性症状的认知模式认为,情感的平淡或淡漠可能是病人遇到"创伤性事件"后的"休克反应"。这种创伤性事件可能是现实发生的,也可能是病人自己评价认为的,也可能是对妄想、诋毁性幻听的直接防御反应。思维贫乏或交流困难,可能是病人不能表达,也可能是不愿意表达,如对批评的幻听或妄想反应。意志缺乏是指驱力和动机的减退,也可以理解为"驱于静止"。过度刺激(如幻觉、妄想、焦虑)导致注意力不集中,注意力受损,越是尝试努力应对,遇到的挫折、失败越严重,使病人绝望,无法行动。社会退缩是对过度刺激的一种应对方式。通过降低过度刺激来减轻压力。若患者将不良事件归于内在的、持久的和整体的因素,可能更易导致社会功能障碍。精神分裂症的慢性迁延病程与患者负性的自我概念、低预期值及外在的控制源有关。依据贝克的绝望理论,在这些因素的长期作用下,患者形成了一种压抑性服从的应对策略,甚至产生宿命论的思想,从而逐渐出现社交退缩甚至回避等阴性症状。基于以上对阴性症状的理解,阴性症状认知模型认为阴性症状可能具有保护功能,是对过度刺激作用或目前不能达到的期望的一种反应。

12.3.4 对焦虑、抑郁等负性情绪的理解

在精神分裂症发病前、发病期或病情恢复的不同阶段病人可以出现焦虑、抑郁等负性情绪,需要进行心理干预。在发病前,由于患者遭遇到不同的生活事件给病人带来挑战,导致焦虑、抑郁等情绪症状。在发病期,由于精神症状的充分发展,幻觉、妄想也可以引起病人的情绪反应,依据幻觉、妄想内容的不同以及病人对幻觉、妄想的评价而出现不同形式的情绪症状。比如患者凭空听到有人骂自己的声音,会感到愤怒;凭空看到怪物的影子,则会感到恐惧;无缘无故认为有人在监视跟踪自己,则会紧张害怕。如果病人住院治疗,住院本身会增加病人的情绪症状,可以表现出恐惧、焦虑、绝望或抑郁。如果病人是强制入院更会使病人感到恐惧或愤怒。当疾病经过治疗自知力恢复后,患者意识到自己被诊断为"精神分裂症"时,由于病耻感、歧视、偏见以及对未来生活、工作、学习的担忧或绝望,出现焦虑或抑郁情绪。

12.4 精神分裂症 CBT 的总体安排

精神分裂症的 CBT 是在精神药物治疗基础上进行的辅助治疗。就目前的研究看,尚没有不用抗精神病药物进行 CBT 的报道。精神分裂症的 CBT 就是应用认知治疗的方法和原理,结合精神分裂症的症状和疾病特点,在全面分析病例的基础上采用认知矫正、行为演练、应对方式训练等方法纠正患者的不良情绪、减轻患者的痛苦,减少复发和精神残疾,增进社会功能。认知行为治疗精神分裂症的主要目的是减轻患者痛苦、增进其功能为主,而不是以消除精神病性症状为目的。尽管在 CBT 中有针对精神病性症状的技术和方法,也只是通过这些方法使精神病性症状对患者的情绪、行为等的影响减轻或消失,而不是以症状的消除为目的。当然,在针对这些精神病性症状工作的过程中,由于病人痛苦情绪和社会功能的改善,也可能使病人体验到的精神病性症状减轻或消失。

12.4.1 精神分裂症 CBT 的主要内容

CBT 作为心理治疗重要方法之一,有关心理治疗的共同因素在精神分裂症的治疗中同样具有很重要的作用。通过患者与治疗师的互动,建立平等、真诚、互信、合作的心理治疗关系是治疗的基础,在精神分裂症的 CBT 中也不例外,甚至于更具有挑战性,因为患者疾病特点本身就对建立人与人之间关系存在敏感、多疑、恐惧等的阻碍。尽管这样,治疗关系的建立仍然是精神分裂症 CBT 最基础、最重要的治疗内容之一,而且这一治疗内容要贯穿于 CBT 的整个过程之中。在治疗关系建立的基础上,精神分裂症 CBT 就要针对患者的精神病性症状,如幻觉、妄想、社会退缩等症状

进行工作,探究患者对这些症状的体验、看法,寻求患者的非理性想法,通过行为试验等现实检验的方法,纠正患者对其症状的错误想法,用可以接受的其他观念来代替病态的思维,从而减少这些症状给患者带来的痛苦。由于患者在体验到精神症状之初,一直在思考或试图解决这些症状给他们带来的痛苦,所以,患者会形成各种各样应对这些症状的思维、行为方式。这些应对策略可能会给患者的症状带来强化,使症状得以巩固或维持。所以,识别患者不成熟的应对策略,进行恰当应对方式的学习与使用也是认知行为治疗精神分裂症的内容之一。精神分裂症的药物治疗目前普遍存在治疗依从性差、复发率高的问题,这些问题的出现不仅与患者对疾病本身的认识、社会的偏见、对药物治疗的错误认识有关,也与病人对疾病复发征兆不了解、不知道如何进行复发的预防有关。在精神分裂症 CBT 中也把患者药物治疗依从性和疾病复发预防作为重要的内容进行干预。除了上述内容外,精神分裂症 CBT 也会针对不同的病人的个别问题进行干预,如睡眠、自杀、自伤、抑郁、焦虑情绪等。

12.4.2 精神分裂症 CBT 的治疗安排

精神分裂症 CBT 一定要在安静、舒适、简单、患者比较熟悉的治疗室中进行。治疗方式有两种:个别治疗和团体治疗。团体治疗的优点在于成本低、效率高和资源配置好,但这种方式缺乏对个体病史、病情及社会技能等个人情况的了解,不能有针对性地进行治疗。由于英、美医疗服务模式的不同,一般在英国大多采取个别认知行为治疗模式,这种方法多用于治疗妄想症状,而在美国团体治疗模式应用相对较多。

CBT 是结构式的,治疗时间是灵活的,由治疗师和患者来一起来制定共同的目标,根据目标来安排具体日程。结构式的日程在每一期治疗的开始即制定好,在每期结束时要留家庭作业,包括:监测引起妄想或幻觉的促发性事件、情绪状态、负性自动思维和功能失调性思维。CBT 是有时限的,治疗时间和频率要视患者个人情况及病情而定。一般在研究中提供的是数月(每周 45 分钟—8 小时,持续 2—9 个月)的强化治疗。也可以是每周 15—45 分钟、持续 6 次的短期治疗。经典的治疗是总共治疗 15—20 小时,频率为每周或隔周一次,每次进行 15—45 分钟,其中包括中间的停顿以及制定目标的时间。对于药物难治性病例,可给予 6—12 个月、12—30 次的治疗,但一般多采取 9 个月共 20 次的治疗。尽管有些研究报道治疗时间越长效果越好,但在临床上由于患者的经济因素及治疗师时间有限等问题,实际治疗的时间则较短,疗效也比较确切。在英国 CBT 也可由训练有素的社区精神科护士来提供,治疗次数仅 6 次,对精神分裂症的预后也有帮助。在我们进行的手册指导下的精神分裂症 CBT 研究中,3 个月内共进行 12 次治疗,每次 15—45 分钟。频率为第 1 周治疗 2 次,第 2—8 周进行 8 次治疗,第 9—10 周 1 次,第 11—12 周 1 次。最后进行了 3 个月,1次/月的巩固治疗。在英国的精神分裂症治疗指南中要求,CBT至少达到6个月以上才能有更好的效果。

在目前的临床实践和研究中,认知行为治疗精神分裂症患者的年龄范围在18—65岁之间。尚没有儿童精神分裂症CBT的报道。针对精神分裂症的急性期、症状持续期、残留期患者的CBT都有研究报告。也有报告对精神病前驱期症状进行CBT治疗,具有预防精神病发病的作用。现有的资料显示,开展CBT的机构有精神科的急性病房、社区医疗机构、司法精神科病房。尽管CBT没有绝对的禁忌症,但是痴呆或谵妄、冲动攻击和严重精神发育迟滞的患者绝对不能接受CBT,严重激越和思维紊乱的患者也不能进行CBT。

12.4.3 精神分裂症CBT的总体过程

至今也没有一种公认、统一的CBT方案来治疗精神分裂症,但其中以金登(Kingdon, 1994)描述的综合性CBT方案为代表(Gaudiano, 2005)。首先,通过对患者的精神症状及诊断进行教育并提出治疗原理;其次,确定以前的疾病发作次数,解释思维和行为之间的相互作用。典型的是首先通过标准的认知行为技术治疗共病的情绪或焦虑问题(如认知重建和行为激活),一旦患者的情感协调,然后就开始让患者用"现实检验"技术去处理幻觉、妄想等阳性症状。例如,在患者描述了关于幻觉的非理性思维后,指导患者用行为试验检验其非理性思维的可靠性、真实性。同样通过认知重建技术对患者的妄想提出质疑。接下来的治疗主要集中在改善阴性症状(如社会技能训练)和预防复发。精神分裂症CBT的大体流程如图12.1。

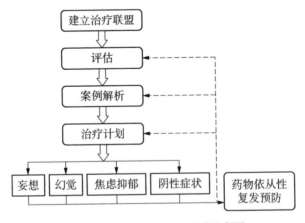

图12.1 精神分裂症CBT总体流程图

如图 12.1 所示,精神分裂症 CBT 首先从建立并维持良好的治疗关系,形成治疗联盟开始,然后收集资料进行全面评估,根据患者病情及个人情况,分析患者主要问题的成因,提出治疗假说,制定治疗策略。依据疾病的应激—易感模型,在患者对疾病及症状有全新的认识和理解的基础上,针对导致精神症状持续存在的情绪问题,幻觉、妄想及阴性症状,患者对药物的依从性和复发预防开展工作,达到减轻患者痛苦,提高社会功能及预防复发的目的。

12.4.4　精神分裂症 CBT 的阶段

整个精神分裂症 CBT 过程一般可分为初期、中期和后期三个阶段。

12.4.4.1　治疗初期

第 1 次会谈的主要目标是与患者建立良好的治疗关系,并尽可能地减轻他们的一些症状。在开始的 2—3 次会谈中,治疗师通过评估和案例解析,找出患者的主要问题,并制定一系列的应对策略指导和帮助患者,找出和确定主要问题应贯穿于整个治疗的初期阶段。紧接着是对各种问题进行排列,讨论哪一个是最主要的问题。另一个目标是找出病人的认知模式,识别其消极、不合理的思维内容,设法向他们说明认知、情感和行为间的密切关系,并布置一些家庭认知作业。

12.4.4.2　治疗中期

会谈侧重于解决较为复杂的问题,如病人的幻觉、妄想、阴性症状、情绪症状和药物依从性等问题,并从中找出他们条件式和潜在的负性认知图式。一般对这五个方面分别进行两次治疗性会谈。若有特殊情况,如病人只有其中的某个或几个问题,可根据问题的轻重缓急具体情况适当调整会谈次数和内容。治疗中期是 CBT 的关键时期,除了主要针对治疗问题进行实质干预外,同时也具有承上启下的作用,保证治疗的连续过程,顺利平稳地过度到治疗的后期。

12.4.4.3　治疗后期

注重矫正病人负性的自动思维。当病人感到症状或症状所引发的抑郁或焦虑开始减轻之后,对识别出的负性认知图式或最主要的问题进行解决。CBT 就是在发现这些图式或核心信念后诘难这些适应不良性观念或假设,并以新的、更趋于现实的认知系统来取代。同时针对疾病复发问题进行必要的教育性干预。当病人逐步好转,能比较现实、客观地应付和处理生活中的压力时,CBT 的会谈次数将逐渐减少,最终告一段落,结束疗程。

12.5　精神分裂症 CBT 的主要技术

CBT 涉及很多具体治疗技术,在精神分裂症的 CBT 过程中不同的国家、学者在技术的应用上也不一样。我们在此介绍认知行为治疗精神分裂症大家常用的技术方法。

12.5.1 治疗关系建立技术

在所有心理干预中,治疗师与患者治疗关系的建立与维护是必不可少的,在精神分裂症 CBT 中也不例外。在所有心理治疗关系建立中所用的方法,在精神分裂症的 CBT 中也可使用。尊重和理解病人是最基本的要求,设身处地与患者交流,耐心倾听患者的经历与感受,积极地调动病人的治疗动机,强调合作的、直接的、以行为为导向的治疗关系,达到高度真诚、温暖、积极关注和准确共情的治疗氛围是所有有效心理治疗的共同特点。所以,学习建立与患者的有效治疗关系是一个很长的职业旅程,但也是不可逾越的职业发展节点。在精神分裂症 CBT 中更要关注下述的关键技术。

12.5.1.1 共情、温暖和真诚

在每次治疗访谈中,治疗师均需要做到正确的共情,这要求治疗师不但要具有感同身受的能力,同时还能够客观地进行判断,从而找出患者所持有的歪曲的信念和不恰当的应对行为。正确共情的关键是真诚。真诚的治疗师能够通过诚实、自然的语言或带有情感的行为和患者沟通,让患者感到治疗师真正地理解他们的处境。真诚的治疗师应善于传递建设性的反馈,而并非去隐藏真相。

12.5.1.2 合作

在 CBT 中,治疗师和患者处在高度合作的过程之中,共同设立治疗目标和工作日程,做出和接受反馈意见,将 CBT 的技术应用到日常生活中。治疗师和患者共同把有问题的思维和行为作为目标,然后仔细检查过去所做的一切是否有效。发现目前的缺点和不足后,设计并使用新的应对策略来处理这些难题。在精神分裂症 CBT 中合作显得更为重要。只有充分的合作,患者才能够遵循与治疗师制定的治疗方案,布置的家庭作业也才能够质量较高地完成,才能达到治疗师所期望的治疗效果。

12.5.1.3 教育性或指导性

CBT 的治疗关系中指导性非常重要。好的 CBT 治疗师应擅长以高合作性的方式传授知识,运用苏格拉底式的方法,鼓励患者全身心地投入到学习中去。由于 CBT 的指导性或教育性特点,友好的、积极的、建设性的、有魅力的和创造性的信息传递方式,创造一个有刺激性的学习环境是重要的。采用苏格拉底式提问以及练习,以行为为导向的学习,治疗师和患者共同协作获取知识,并将这些知识应用到现实生活中去。在学习过程中强调团队工作和合作过程,来帮助患者改变生活。

12.5.1.4 治疗关系建立的有关因素

在建立治疗关系时,由于精神分裂症本身的疾病特点,幻觉、妄想、社会退缩、焦

虑和抑郁等症状都会增加治疗师与患者建立治疗关系的难度。所以,在面对精神分裂症患者的治疗时,我们要有充分的思想准备,要有耐心。同时也要考虑到患者个人的情形。由于前来治疗的患者持有的期望、生活经历、症状、人格特点变化多端,因而治疗师需要根据患者的需要因人而异地建立有效的治疗关系。应该避免单一的、固定的治疗关系,并根据每个病人的特点建立灵活多变、个性化风格的治疗关系。当然,在治疗关系的建立过程中,要善于利用一些积极的因素来促进治疗关系的建立。如果患者对症状具有良好的自知力,自己对幻觉、妄想等症状感到痛苦,承认自己的精神问题,愿意改变自己的现状,这时建立治疗关系相对容易。患者在既往的治疗过程中与医生或其他医疗工作者保持良好的关系或者患者能够得到家庭成员的支持和理解,愿意接受 CBT,愿意讨论自己的问题等因素也有利于治疗关系的建立。

12.5.2　资料收集与评估技术

在精神分裂症 CBT 初始,建立治疗关系的同时就开始进行有关患者的资料收集和评估分析。资料的收集和评估越全面、快速,越有利于尽早进行治疗方案的制定,开始心理治疗。资料的收集与评估和治疗关系的建立与维持是一样的,不可能一次就完成,需要后续的访谈进行不断地补充与完善,贯穿于整个治疗过程。在资料收集方面,除患者的一般社会人口学资料外,重点收集患者的现病史(主要精神症状的发展演变规律、治疗情况等)、躯体疾病与治疗情况、精神疾病家族史、物质滥用史、既往重大的生活事件或创伤经历、个人史(出生时情况、早年智力和身体发育情况、家庭经济状况及家庭成员间关系、个人在校学习、工作和交往情况、兴趣爱好等)。同时对患者要进行风险、精神状态、社会环境、认知/行为/情感间联系的评估。

12.5.2.1　评估幻觉、妄想、阴性症状的维度

症状出现的频率、数量,确信的程度,对患者的情绪、行为的影响程度,对内外原因的信念以及患者对此采取的应对策略等。

12.5.2.2　认知—行为—情感间联系

CBT 的核心是认知—行为—情感之间的关系。患者症状的出现、维持与认知—行为—情感之间的联系有关,患者症状的减轻或消失亦然。分析三者之间的关系对于理解患者的症状形成,制定治疗计划是非常有益的。

12.5.2.3　识别患者的力量和资源

患者阻止或促进治疗的因素、控制症状的强度、个人成长的能力,以及患者可利用的可减轻精神症状的各种社会支持资源。

12.5.2.4　可接受 CBT 的能力

要对患者的记忆、注意、认知功能、思维障碍、完成家庭作业和其他治疗任务的能

力进行评估,判定患者能否接受 CBT。

12.5.3 案例解析

即案例概念化。治疗师全面收集患者信息后,在评估资料的基础上对其疾病的发生演变规律提出自己的假设的过程,这个过程就是案例解析。案例解析是 CBT 中最重要的技术之一。案例解析就像是 CBT 的路线图,它将患者下列各个方面的信息都整合起来:(1)诊断和症状,(2)童年经历和其他有影响的经历,(3)周围环境和人际关系问题,(4)生物、遗传、躯体疾病因素,(5)社会支持和个人资源,(6)典型的自动思维、情绪、行为类型,(7)潜在的认知图式。治疗师把这些因素整合起来,分析患者发病的易感素质因素和诱发因素、疾病持续存在的维持因素和促进疾病恢复和社会功能康复的保护因素。在分析这些因素的时候,需要在两个层面上进行。一是在疾病本身的发生发展上。治疗师会非常细致地关注患者患病初期的表现、经历和想法,因为这些信息对于理解患者现在抱有的核心信念、行为方式会有很大关系。在这一过程中,治疗师使用苏格拉底式提问探究患者疾病发生及发展过程的有关因素,勾画出疾病发生发展的时间表,全面理解疾病发展的整体过程。另一个层面是在精神症状层面。从认知、情感和行为的相互关系的视角出发,来理解目前精神症状出现和维持的可能因素,以及这些因素的相互作用的特点,探究其相关心理社会和生物学因素,在此基础上提出对患者进行 CBT 的生物心理社会模式假设,同时制定相应的治疗计划。由此可见,一个符合病人疾病发展实际情况的生物心理社会整合假说对于制定针对性更强的治疗计划显得十分重要。所以,案例解析的成败直接关系到 CBT 的成败,是精神分裂症 CBT 初学者必须掌握的基本技能之一。乍看起来,将患者所有的信息进行综合,提出个性化的生物心理社会的工作假设,制定出个性化的方案似乎很难。但是,我们这里所描述的案例解析是注重实效并且易于操作的。案例解析的关键步骤是操作性假设的形成。治疗师利用认知行为的理论结构形成与个体特殊的症状群、存在的问题、病人可拥有的资源相关的个性化的理论解析,随后这种操作性假设就可以用来指导治疗干预。

在治疗早期,案例解析可以只是一个纲要或略图。我们可能对诊断并不肯定,也可能在搜集资料,也许是刚刚准备做 CBT。然而,在治疗初期就开始思考案例解析是至关重要的,随着对患者了解的不断深入,可以不断地将观察到的内容及更复杂层面的内容添加到案例解析中去。不断地来补充、修饰和完善先前提出的工作假设。如果意识到病人长期存在的依赖性特征阻碍了治疗进程,这就需要考虑改变治疗假设和计划。如果以前没有意识到的力量或因素变得很明显,那么治疗过程就要根据如何利用这些力量或处置这些因素而发生改变。在治疗的中期和晚期,案例解析工作逐渐变得完善,对每次治疗干预逐渐能够提供更为完善的干预计划。

在CBT过程中,治疗师通常会给患者提供案例的概念化,用简捷的语言或通俗易懂的图画来解释患者症状或疾病本身的发展过程,在疾病过程中患者的特殊经历、有关人物对他的影响,患者可以利用的力量和资源等。让患者理解自己的问题所在,以强化患者的治疗动机,增进治疗联盟。

12.5.4 针对妄想的治疗技术

妄想是精神分裂症最常见的症状之一,内容多涉及日常生活中人际关系的问题,如被攻击、被影响、被操纵、被控制或被贬低等等。妄想的一个显著特点就是患者解释的"中心性",他们总是认为自己是整个事情的焦点人物,任何事情都和自己有关,给自己带来很多的困难、痛苦或问题。CBT针对妄想的治疗并不是直接去挑战患者的妄想内容,而是依据CBT对妄想的认知理论,指导治疗师围绕妄想的不同维度来进行工作。如对妄想形成的再归因,妄想概念的正常化、妄想内容的替代解释、行为试验等技术,通过这些技术的使用,动摇妄想的坚信程度,降低妄想对患者情绪和行为的影响,从而达到减轻患者痛苦,促进社会功能的作用。

在对妄想的CBT初始,治疗师要追溯妄想的起源,评估妄想的内容、患者对妄想的情感投入,以及了解患者的推理过程。要温和地询问患者妄想的形成、起因和基础。探究妄想在起始阶段的感受、看法,可能的原因和对自己的影响。然后,应用正常化技术,来帮助患者改善对妄想的认识和态度。妄想在正常人的某些条件下也可一过性出现,如睡眠剥夺。所以,妄想并不只是精神病态的表现,也是一个人对应激的一种反应形式。通过正常化技术的实施,患者对妄想的心理紧张会有所下降,从而会有利于治疗联盟的建立与巩固。在牢固的治疗联盟建立的前提下,治疗师鼓励患者由自己信任的人来制定标准,把注意力集中在能看得见的事物特征上,用这些方法能纠正妄想内容对信息加工的影响,鼓励患者寻找支持及反对自己信念的信息,引导其重新归因,从而使妄想性信念得以动摇。在整个过程中运用引导发现、言语挑战、行为试验和现实检验等技术动摇患者对妄想的坚信程度,降低对妄想的痛苦。引导发现即向患者提出"苏格拉底式"的问题,帮助患者去发现有这些想法和知觉体验意味着什么,通过这个过程,有助于治疗师和患者建立治疗联盟,而且更方便治疗师了解症状是如何产生和持续的。言语挑战是找出患者的一个妄想信念,不直接去攻击患者的妄想或其他非理性的信念,而是引导他发现对于妄想信念支持的证据能否有其他的解释,即引导他换一种观点(用治疗师的观点)来重新解释自己的妄想体验,并找出和自己观点相反的证据,同时治疗师向患者解释信念是如何影响个体的行为、态度和情绪的。通过再归因,改变信念,达到行为和情绪的改变。行为试验即由治疗师和患者共同制订试验方法来决定患者的想法是否正确,这个阶段需要强调行为试验的可行性,需要与患者共同决定,而且还需要同情,不是向患者发出挑战。行为试验对精神分裂症的患者非常有效。需要着重指出的是,治疗师不是去挑战患者的信念,而是逐渐地对支持他们信念的证据进行提问。治疗师不要告诉患者他们错了,而是逐渐地鼓励患者考虑其他的解释,患者的解释只是事件的可能原因之一。治疗师作为同伴与患者一起去决定事实是支持还是反对患者的妄想信念。现实检验即指导患者用行为和事实去检验其非理性思维的可靠性、真实性。治疗师也可向妄想患者介绍现实检验的示范。运用这些技术帮助患者慢慢向妄想进行挑战。下面是治疗师与患者的治疗对话,主要应用了引导发现提问来探讨支持或否定患者被害妄想的证据,以达到动摇妄想坚信程度的目的。

> 患者:有人总是在监视我,以决定如何杀害我。
>
> 治疗师:那么你一定很害怕……这是理所应当的。
>
> 患者:你认为这是他们干的事吗?
>
> 治疗师:有可能。但也许有其他解释。你是怎么知道是他们呢?
>
> 患者:谁还能像他们这样去迫害别人哪?
>
> 治疗师:好的,那我们一起把这个人找出来,尽管做这些挺可怕的,但我们需要调查出证据。我会尽力帮你一起找的。

CBT 对妄想治疗的内容包括识别病态的思维和信念、评论这些思维信念的正确性、鼓励患者对认知进行自我监控、找出和思维相关的情绪和行为、识别校正思维偏差。

12.5.5 针对幻觉的治疗技术

幻觉也是精神分裂症常见症状之一,在临床上常常给患者带来很大的困扰或痛苦,甚至在幻觉的影响下给家庭、社会带来危险。尽管抗精神病药物治疗可以使许多幻觉症状消失,但仍有许多顽固性的幻觉,特别是幻听难以驱除。尽管在以前认为心理治疗对幻觉是没有效果的,但 CBT 在治疗精神分裂症幻觉方面进行了很多的尝试,在降低幻觉给患者带来的痛苦,以及提高患者对幻觉的应对策略方面取得了一定的效果。在 CBT 对患者的幻觉进行干预时,首先要加深对患者幻觉症状的理解和认识,对此,有不同学者对幻觉的认知病理心理进行了一些探讨,但仍不能用于指导针对幻觉的 CBT。在进行 CBT 时首先要与患者建立良好的治疗联盟,然后系统地评估幻觉的内容及特点、患者的情绪反应,然后与患者讨论幻觉,进行幻觉的正常化和教育,再了解对幻觉的信念并重新归因,指导患者对幻觉的应对策略等。

在临床上,精神分裂症幻觉最常见的形式是幻听,CBT 中更多的探索是针对幻听进行的。治疗师要仔细询问患者的幻听性质,为治疗性干预找出更多线索。要了解患者关于声音的频率、持续时间、强度以及其变化;在什么情况下容易产生声音;在什么情况下这声音变得微弱或是消失;在最开始有这声音前是否有什么特殊事件发生;又是什么样的人在对患者说话及患者对声音的反应如何等等。在幻听的评估中也可以使用精神病症状评定量表来评价幻听经历的影响。在量表评定过程中,有助于患者理解他的幻听与其他人经历的幻听在内容和形式上的相似性,更多地了解幻听不同维度的信息,让患者意识到幻听的强度与应激水平、应对技巧等其他因素有关。在评估时治疗师会问患者能否识别出幻听,是什么人的声音,声音从哪里来? 与患者探讨如果我们知道声音的位置,如果我们走近这个位置,声音是否会变得大些? 同时,评估时还要问患者自己对幻听的解释,因为他的解释直接与其行为和情绪有关。大多数患者会和声音建立起某种人际关系,采取一些有效的或无效的应对策略。由于幻听中命令的口气及内容,患者认为这声音是无所不能、无所不知的或是不可控制的,于是患者就感到很无助、脆弱、无望或沮丧。

对精神分裂症患者的幻听进行正常化和教育是非常有用的。由于精神分裂症患者体验到幻听很常见,所以告诉患者在正常人中出现幻听的情况也很多,对于患者理解他的声音是非常有益的。比如睡眠剥夺、应激、居丧期、服用毒品等。用患者能理解的方式向他们解释幻听产生的原理。选择并再现一个已知能促发幻听出现的刺激,如回忆或想象一个场景,讨论患者敏感的话题,或是集中注意隔壁房间的语音语调,这些情况很可能就会促发幻听产生。在治疗关系建立的基础上,通过声音日记记录患者声音的情况、态度、解释和行为,通过与患者讨论幻听的情况来探究患者听到这些声音的其他原因或解释,动摇其对幻听的坚信程度。通过声音日记可以了解患者自己使幻听声音减弱或消失的应对策略:通过戴耳机听音乐,跟随听到的音乐,让自己忙碌起来,或是集中精力和别人谈话。向患者证实不理睬声音的要求或内容不会有可怕的结果。也可以与患者一起制定应对卡,把声音日记记录的应对声音有效的策略记录到卡片上,当遇到声音出现时利用应对卡提示的方法不断练习,提高患者的应对策略。这种方法尤其适用于那些能理性对待幻听的患者。对于特别顽固的患者,还是要从患者对幻听的解释着手,"苏格拉底式"的提问很有必要,即问患者别人能听到这个声音吗? 为什么? ……以判断从什么样的切入点去挑战患者对幻听的解释,用现实检验技术让患者验证幻听的真实性。准备一个声音日记,记录下幻听一天中的波动情况。幻听内容、相关的行为和情绪也要记录下来。以下是治疗师用现实检验技术治疗幻听的示范。

患者：我听见有三个人在说话……

治疗师：看上去好像你对这个非常生气。

患者：他们总是在议论我——这简直就是一种折磨。

治疗师：你认为这声音是怎么回事？

患者：我也不知道，可能是无线电波或是超声波。

治疗师：别人能听到这声音吗？

患者：也许吧……是的，他们一定也能听到，那声音有时很大很清晰。

治疗师：那好，让我们试验一下。我们准备一个录音机，把这声音录下来。

用现实检验的技术设计行为试验以动摇患者对幻听固有的看法。在现实检验之后，再次提供其他解释。如：他所听到的声音很可能是一种幻觉，是脑子里的声音，而并不是真实存在的声音。很多时候，患者会固执地坚信，声音是现实存在的，理由是他的耳朵确实听到了声音。这时需要注意，治疗师不能对患者说"你错了"，而是应该友善地鼓励患者考虑其他的可能性，患者的解释可能只是事情的原因之一。

12.5.6　针对阴性症状的治疗技术

阴性症状是精神分裂症患者五大症状之一，尽管目前一些新型抗精神病药物对阴性症状的治疗有一定效果，但在药物治疗基础上患者仍然残留一定的阴性症状，导致社会退缩等社会功能的减退。一些患者在幻觉和妄想得到很好控制后残留一些阴性症状，在自我指向性行为上缺乏动机、情感加工和社会约束，表现出思维贫乏、情感淡漠和意志缺乏等阴性症状。CBT 认为阴性症状是精神分裂症患者对应激、疾病和社会交往的反应模式，阴性症状对于患者保持内心平衡具有防御的功能。目前的研究显示，CBT 对精神分裂症阴性症状的疗效不如阳性症状明显。

精神分裂症阴性症状的 CBT 中，对于阴性症状患者，利用治疗关系获得情感交流的难度相对较大，所以建立良好的治疗关系显得尤为重要。治疗师应满腔热情、诚恳，关心患者的利益，力图理解和满足患者的需要，对患者的态度和情绪保持相当的敏感性。对阴性症状的理解与解析，即认知概念化贯穿于整个治疗过程。将阴性症状表现概念化，如患者表现出言语少，内容贫乏，可能是患者脑子空空没什么可想的，也可能是没有什么可说的；也有可能是患者能力的丧失而不能说或者由于幻听、妄想的影响而不敢这样表达。注意的缺陷可能是幻觉和妄想相互竞争使目标指向出现问题所致，也可能是患者焦虑紧张导致的注意力分散。情感的淡漠可能是由于心理创伤引起的退缩、兴趣下降所致，也有可能由药物的锥体外系副反应引起等。应用 CBT 基本理论模型对患者阴性症状的形成和维持原因进行提炼，提出工作的假设，也就是症状解析。经过与患者一起工作,患者能够理解自己的症状并能了解自己症状的来龙去脉以及维持的原因,帮助患者用合理的思维和行为替代这种已经意识到的精神症状。如患者意识到自己的症状属于"思维贫乏",就要强化言语沟通能力的训练,用"找乐趣"来替代。了解到自己有"情感淡漠",则用"积极交流"来替代,如此反复并建立新的认知模式,加强包括注意转移、自我陈述和社交行为活动等应对策略的使用,识别并强化患者实现目标的动机,逐步提高患者的认知水平。在社会退缩方面,更多应用行为活化、行为活动日记、等级任务表等技术,关注患者的人际关系问题,鼓励患者应用新的、良好的行为模式,不断地得到检验和强化,让患者用新的思维和行为模式去应对日常生活,通过让患者完成现实生活中的任务来解决阴性症状问题。

在精神分裂症阴性症状 CBT 过程中,治疗师要根据患者能力高低,激发患者对各种治疗项目的兴趣,加强社会活动和提高职业技能。在制定活动目标时,短期目标一定要切实可行,能够逐步实现并注入希望,以达到长期目标的实现。如果制定目标太高、太难,实现困难,会打击患者的治疗信心,阻碍 CBT 的实施。如果治疗师和家属对患者的期望过快过高,会给患者造成更大的压力,而且患者在实现目标过程中也容易遭遇挫折失败。患者因不能完成而放弃目标,这样反而会增加患者的退缩。所以在治疗过程中,要逐步制定治疗短期目标,而且这个目标一定要是患者能够执行的,注意不要让患者感觉到有压力。另外,在阴性症状的 CBT 中,家庭作业任务的布置也非常重要。由于患者的理解力、注意力、执行功能的缺陷,对于家庭作业的理解、操作方面都会面临一定的困难,所以,家庭作业的内容要更为客观具体,具有很强的操作性,必要时也需要家属的参与,以保证家庭作业能够得到比较好的完成。这一点对于阴性症状患者的治疗非常关键。有时候这一过程需要比较长的时间,在执行具体的行为活化任务前,主要是激发患者的治疗动机,消除阻碍患者执行行为作业的影响因素,如幻听、有关信念或抑郁情绪等。

12.5.7　针对抑郁、焦虑情绪的治疗技术

精神分裂症患者可以出现焦虑、抑郁症状,这些症状可能在精神分裂症患病之前、患病同时或在病情缓解之后。有时精神分裂症患者会产生继发性精神疾患,如创伤后应激障碍、广场恐怖或社交焦虑障碍等,这些疾患会进一步加重精神分裂症的核心症状。在临床上,25%—40%的精神分裂症患者有抑郁或焦虑的情绪问题。由于幻觉、妄想引起的焦虑或抑郁的情绪反应,一旦幻觉、妄想得到很好的控制,这些情绪反应也会相应地有所缓解。而当患者自知力逐渐恢复,知道自己被贴上精神分裂症的标签,他们也会变得焦虑、抑郁,甚至有自杀意念。患者更多地被社会关注,被期望

达到正常人所应该有的社会功能,如结婚、工作和交朋友等等,但很多患者并不能很好地执行这些功能,屡次的失败使他们抑郁甚至自杀。18%—55%的精神分裂症患者有抑郁情绪并有自杀企图,10%—15%的患者自杀成功。

对于精神分裂症患者出现的抑郁或焦虑问题进行认知行为治疗,首先要全面系统地评估焦虑、抑郁情绪的性质、严重程度、发生和维持的原因。精神分裂症的抑郁通常与绝望感有关。当患者在评价自己的精神疾病,认为自己有损失、受侮辱、受到陷害或自我贬低时就会出现。对于精神分裂症患者的抑郁焦虑问题进行生物心理社会发病模型的心理教育,可以减轻由于患病带来的耻辱感。对于随着自知力的恢复而出现的抑郁可以用去病耻感、正常化的解释。如我们一起与患者讨论糖尿病病人的情况,他们经过系统的、长期的维持治疗,大多数病人保持着正常的工作和生活。对于由于幻觉、妄想导致的焦虑抑郁情绪,通过针对幻觉和妄想的心理治疗技术减低它们给患者带来的痛苦。针对患者的焦虑抑郁情绪问题,需要分析情绪问题的原因,通过情绪日记记录情绪的变化,同时观察情绪变化的规律、变化的有关因素,帮助患者识别自动性思维和功能失调性态度,找出患者的自我消极评价,回顾这些观念由产生到现在的原因及过程,进行重新评估。在患者报告出许多自动性思维时,治疗师要和患者一起从中找出最令患者苦恼的、且有代表性的自动思维。然后用苏格拉底式提问,针对该自动性思维做工作。在进行苏格拉底式提问时主要的问题包括:(1)支持和反对这个想法的证据分别是什么?(2)有没有其他的解释(帮助患者重新归因)?(3)最坏的结果是什么?能承受得住吗?最好的结局呢?(4)相信这个想法的结果是什么?改变这个想法又会有什么结果?我该怎么做?(5)如果身边的人遇到同样的问题,我会怎么去与他说?根据患者的情况,选择性地问上述问题,然后再次评估患者现在对自动思维的相信程度是多少,情绪感受如何。通过这样,帮助患者来评价并修正他/她的自动性思维,达到矫正以前错误的信念,系统阐述新的信念,用新的信念代替旧的信念并按此程序教会患者如何进行自我治疗。

由于疾病本身或疾病的后果,很多患者确实经历了更多的负性生活事件,这使他们把自己评价成为"彻底的失败者"或"无用的人",对此,要针对患者的核心图式进行工作。由于认知图式是由童年经历形成的,可以通过回顾生活史来发现患者的认知图式。创伤性事件、紧张的人际关系等都是识别出图式的重要信息来源。也可以问以下方面的情况:对患者有影响的人物;患者的兴趣和爱好;家庭、文化及社会影响;所受教育;经常受到的批评等等。还可以利用问卷或量表来评价患者的认知图式。针对图式的治疗除了应用上述苏格拉底式提问外,还可以应用行为试验、现实检验等方法进行。针对焦虑症状的处理,要求患者进行情绪日记记录患者的理性和非理性反应,探究患者的非理性信念、对事件结果危险性的夸大性解释,纠正这些非理性的观念和推理。同时应用放松训练技术,可以直接缓解患者的焦虑情绪。在治疗过程中,给患者提供新近关于精神分裂症治疗的进展报道和乐观前景,对减轻负性情绪也很有益处(Turkington, Dudley,和 Warman, 2004)。

以上对精神分裂症 CBT 的主要内容和技术进行了初步介绍。在精神分裂症 CBT 中,有关抗精神病药物治疗依从性的教育和精神分裂症复发的预防也是 CBT 的主要内容,对于提高药物治疗的依从性,提高治疗效果,早期识别患者的复发征兆,降低复发率、再住院率和致残率具有重要作用。在精神分裂症 CBT 中,最主要的任务是要找出和症状相关的思维和情感,再重新评估这些思维内容与情感和精神症状的关系。治疗的关键点在于建立信任的治疗联盟,治疗师避免用对质或审判的口气去提问患者。一旦患者接受认知行为治疗,他们就会严肃地对待自己的疾病,并对那些离奇可怕的体验到底意味着什么感兴趣。在治疗过程中,不断地鼓励患者与他们遇到的困难作斗争,积极参与社会活动,勇于承担社会角色。

12.6　精神分裂症 CBT 与其他心理治疗

正如前面提到,精神分裂症的心理治疗涉及很多方法,除了精神动力学派心理治疗对精神分裂症的治疗没有效果外,人们还对精神分裂症的其他心理治疗进行了很多有益的尝试,从不同的角度对精神分裂症患者进行心理上的支持和帮助。

12.6.1　个体化治疗

个体化治疗(Personal Therapy)是由霍加蒂(Hogarty, 1995)创立的针对精神分裂症的心理治疗方法。个体化治疗认为精神分裂症的核心缺陷是情感调节障碍,在治疗中主要是关注病人的情感调节障碍。该方法的主要目标是促进对病人情感状态,特别是负性情感的理解,增进患者对情绪应激更加适应性的反应。治疗的主要内容包括疾病教育、社交技能训练和家庭作业。在行为练习方面主要提高对自己和他人的意识。尽管个体化治疗与 CBT 是独立发展起来的心理治疗方法,但与 CBT 有很多共同之处。如强调治疗关系、治疗结构、增进对症状的理解与解释、设定治疗目标、学习对症状的应对策略等。但也有不同之处,如个体化治疗对精神症状不进行正常化、不挑战与阳性症状有关的信念、不进行动机的干预等。个体化治疗也进行过实证的研究,作者进行了 3 年的个体化治疗,复发率 29%,在某些社会功能方面有一定效果,但与支持性治疗和家庭治疗区别不大。

12.6.2　依从性治疗

　　药物依从性治疗(Compliance Therapy)是在精神分裂症急性期实施的相对比较短程的治疗方法。治疗的主要内容是药物治疗的依从性,而对患者的情感和精神症状并不关注。治疗的目标是增加患者出院后药物治疗的依从性。依从性治疗一般次数较少,在院内进行4—6次,然后在院外进行几次强化治疗。通过治疗师的提问和反思性倾听,患者来思考自己的行为。依从性治疗可以分三个阶段进行,首先治疗师与患者一起讨论其病史,然后探讨患者对药物治疗的矛盾情感或态度,最后与患者一起关注到药物治疗是维持患者高质量生活的重要策略。在英国有研究报道,依从性治疗在精神分裂症患者的自知力、治疗态度、药物治疗的依从性和总体功能方面较非特异性咨询的效果要好,但另一个重复研究结果显示,在患者出院1年后并没有发现任何益处。事实上,依从性治疗的方法与CBT具有很大的重叠,也可以说,精神分裂症CBT中完全包括了依从性治疗。

12.6.3　接受与承诺治疗

　　接受与承诺治疗(Acceptance and Commitment Therapy, ACT)是CBT的一种变异疗法。CBT强调修饰患者的认知,促进更加理性观点的发展,而ACT是在更广的范围来修饰病人与自己的思维之间的关系。ACT的假设认为,人们控制与压抑自己的精神活动是无助的,反而鼓励人们不加判断或留心地去接受或体验自己的思想或情感。对于精神病性症状和负性思维,要求患者不要去与它们对抗或行动,只是静下心来关注它们(Just Notice)。同时,ACT也鼓励患者确定自己的目标并为之努力,针对某些症状采取必要的应对策略以达到这些目标。但是,ACT并不追求对精神症状的理解与解释,也不挑战患者的信念或思维,不进行药物治疗教育和社会技能训练。有研究报道这种治疗对精神分裂症的治疗是有效的。

12.6.4　社会技能训练

　　精神分裂症患者尤其是有阴性症状的患者,通常会有社会和职业方面的问题。社会技能训练就是帮助患者重新获得社会技能、改善功能和减轻症状的治疗方法。传统的社会技能训练运用教导、示范、排演、反馈和家庭作业的方法来让患者学习人际交往的技巧(包括眼神交流、言语及身体语言),从而提高患者的社会功能。这主要是限于行为治疗的一种方法。在精神分裂症CBT中有时也会使用角色扮演等社会技能训练,增强患者的社会功能。菲林等(Pilling, Bebbington,和Kuipers, 2002)对9个随机对照试验研究的元分析显示,社会技能训练除能有限地提高患者的社会行为技能外,对社会功能的改善不能起到明显作用,而且很少有证据显示社会技能训练能减少复发率、住院时间和提高生活质量。但最近的研究显示,对于特定领域的社会技能训练,如生活技能、职业技能、娱乐技能等,较传统意义上的非特异性的社会技能训练对于精神分裂症具有更好的效果。

12.6.5　支持性心理治疗

支持性心理治疗(Supportive Psychotherapy)是一种非标准化的心理治疗,主张以一种支持、真诚和同情的方式为患者提供基本的评估、心理教育和咨询。专门的技术包括倾听、关注、反省、释义、总结、反馈、避免批评、讲解关于精神分裂症及其药物治疗和副作用的信息。单纯地进行精神分裂症的支持性心理治疗研究很少,大量的研究是以对照组的形式出现的,特别是在认知行为治疗精神分裂症的临床试验中应用较多。已有的研究显示,接受支持性心理治疗的精神分裂症患者较常规药物治疗的患者表现更为良好,有时在某个方面与 CBT 组患者的效果近似。但总体上来说,支持性心理治疗的效果不如 CBT。赫得克等人(Haddock, Tarrier, 和 Morrison, 1999)报道,药物治疗分别联合 CBT 和支持性心理治疗,随访两年结果后 CBT 和支持性心理治疗组的复发率分别为 44％和 73％,差异存在显著性,而且 CBT 组距下一次复发的平均时间(730 天)也明显长于支持性心理治疗组(527 天)。

12.6.6　家庭干预

家庭干预的目的是改变精神分裂症患者与家庭成员的交往模式,降低复发率。在精神分裂症患者家庭中,"高度情感表达"最能恰当地形容某些精神分裂症患者与其家属或照料者之间的情感互动,与高复发率密切相关。菲林(Pilling, Bebbington, 和 Kuipers, 2002)综述了 18 个关于家庭干预共 1 467 例患者的随机临床研究发现,家庭干预能降低精神分裂症患者的复发率、提高治疗依从性和整体协调一致性,而且治疗时间越长效果就越好(治疗 10 次或 6 个月以上)。但这些研究对患者入组的要求是患者必须和高情感表达的家庭成员生活在一起,所以家庭干预并不是对所有精神分裂患者都有效。尽管家庭干预并不能有效改善症状,但由于能降低复发率等疗效,可以将其联合个体认知行为治疗以取得更好效果。事实上,在精神分裂症的认知行为治疗中,有时候遇到高情感表达家庭也需要对家庭成员进行干预。而且,认知行为治疗中家庭作业的完成也有赖于家庭成员的支持与配合。所以,CBT 联合家庭干预可能对精神分裂症患者的治疗效果更理想。

12.7 精神分裂症CBT的局限性及发展方向

CBT是当前英、美发展最快的精神分裂症的心理治疗模式,尽管大量的临床试验研究支持CBT对精神分裂症的疗效,但仍然有没有疗效的研究报道。所以,精神分裂症CBT的研究仍处于起步阶段,尚存在许多问题有待解决。

12.7.1 精神分裂症CBT的理论问题

在我们考虑用认知行为治疗精神分裂症的时候,首先让我们想到的第一个问题是怀疑、质问。究其原因,因为我们对精神分裂症病因学的理解太少了。大家都认为,精神分裂症是生物学原因所致的疾病,与遗传、神经发育和神经递质异常等生物学因素有关,这怎么进行心理治疗? 大家又想,生物心理社会医学模式的转变,心理治疗在精神分裂症的治疗中应该起到一定的作用。这就要求,CBT如何来理解精神分裂症的症状,如何来理解精神分裂症的心理病理机制或假说? 只有在基础理论方面有了比较全面的认识和理解,CBT的治疗才更具有针对性、更有效。在前面的文献中,我们已经看到有关精神分裂症发病的病理心理机制研究不多,有关精神分裂症症状的心理学解释也不多。尽管在进行CBT时,有的学者进行了这方面有意义的尝试,但很多理解和解释仅仅是一种尝试,只是揭示了部分精神分裂症现象学的特点,有的还并不能自圆其说,所以,在这方面需要投入大量精力加以探索。

当然,精神分裂症CBT不仅涉及精神分裂症的理论研究问题,实际上也与CBT本身的理论有关。在CBT的理论假设中,主要是认知—情感—行为三角关系,三者之间互相影响,同时也和认知偏差、功能失调态度和认知图式有关。这些理论假设有的被研究所证实,有的是临床经验的总结,但总体来讲,CBT的理论让人感到比较简单、宏观,具体的、内在的有机联系我们尚不得而知。

12.7.2 精神分裂症CBT的研究方法问题

精神分裂症的CBT是联合药物治疗进行的,这在临床研究中带来了很大的困难。在已有的精神分裂症CBT研究中,有的研究没有设立对照组,只是自身治疗前后的对照研究。有些研究设立了对照组,但对照组和研究组所选用的治疗药物种类和剂量不同,疗效判定上带来很大的混淆。在病例的选择上,多是临床上就诊的患者,在临床选样上没有进行随机,而且有的研究中分组的随机也不严格。如果在选择和分组时没有随机选择病例,而是由研究者来选择病例,这种情况会使治疗的有效性增加30%—40%,会夸大研究的效果。

在精神分裂症 CBT 的效果评估上由于没有采用盲法评估,也有可能高估 CBT 疗效。在有关的研究报道中,在效果评估时未采取盲法,精神分裂症 CBT 的非盲法研究的结果似乎总是很乐观,ES 比盲法研究结果要高出 50％—100％。既往的大部分研究局限于评估 CBT 对精神症状的改善程度,而没有延伸到对生活质量、社会适应能力和工作成就等方面的研究。

精神分裂症的 CBT 研究中还涉及另外一个问题就是治疗的标准化问题。心理治疗效果评价中很重要的一个因素就是治疗的标准化,这样才可以进行比较。在既往的研究中大多数研究是以治疗师为主的治疗,没有 CBT 操作手册的指导。尽管有的研究使用了操作手册指导,但治疗师的个人因素也非常难以控制,如治疗师的专业背景、技术水平、敬业精神等对治疗的标准带来的影响。这也是任何有关心理治疗疗效研究所要遇到的问题。

12.7.3　精神分裂症 CBT 的适应证

在目前的临床研究和工作中,CBT 已用于除儿童外的所有人群,用于精神分裂症的不同阶段。但是,不同形式的 CBT 方案更适合怎样症状的精神分裂症? 对于共病(其他疾病)的精神分裂症患者 CBT 方案应该如何制定? 而且,已有的研究也证实,并不是所有的精神分裂症患者都会对 CBT 有良好的反应。那么,什么样的精神分裂症患者更适合进行 CBT,或者说,适合做 CBT 精神分裂症患者的指征如何? 这些问题都需要我们进一步研究(徐子燕和李占江,2007)。

在精神分裂症的 CBT 研究中,除理论研究外,很重要的研究方面就是临床干预研究,预防精神分裂症的发生或复发,减轻患者的症状,阻止社会功能受损,防止精神残疾和提高生活质量。所以,利用 CBT 对精神分裂症高危人群进行早期干预研究,是否可以阻止精神分裂症的发病,也是未来研究的一个方向。

12.7.4　精神分裂症 CBT 的文化适应性

在西方的研究中,CBT 对精神分裂症患者有效,在我国文化背景下如何呢? 所以,精神分裂症 CBT 具有文化适应性问题。文化适应性,包括两个层次。一是从整体上讲,CBT 是否适合于我国文化人群。另一个是在 CBT 具体的治疗方法上进行什么样的改造,让它更适合我国的精神分裂症患者。在国内已有个别零星报道,CBT 可以用于精神分裂症的治疗,而且具有一定的效果。但是,目前我国还未能把 CBT 作为一种有效的心理治疗手段来对精神分裂症开展治疗。关于这方面的研究,特别是在治疗手册指导下开展的治疗研究也相对欠缺。CBT 对我国精神分裂症患者的治疗效果还有待进一步研究证实,适合我国精神分裂症患者的 CBT 方案也要在研究中不断地摸索。在我们国家开展跨地区、多中心、大样本、不同分型、不同疾病阶段的 CBT 研究很有必要。

（李占江）

本章参考文献

Beck, A. T. , & Rector, N. A. （2000）. Cognitive Therapy of Schizophrenia: A New Therapy for the New Millennium. *American Journal of Psychotherapy*, *54(3)*: 291 - 300.

Davis, L. W. , Lysaker, P. H. , & Lancaster, R. S. （2005）. The Indianapolis Vocational Intervention Program: A cognitive behavioral approach to addressing rehabilitation issues in schizophrenia. *Journal of Rehabilitation Research & Development*, *42*: 35 - 46.

Dickerson, F. B. , & Lehman, A. F. （2006）. Evidence-Based Psychotherapy for Schizophrenia. *J Nerv Ment Dis*, *194*: 3 - 9.

Gaudiano, B. A. （2005）. Cognitive Behavior Therapies for Psychotic Disorders: Current Empirical Status and Future Direction. *Clinical Psychology: Science and Practice*, *12(1)*: 33 - 50.

Gould, R. A. , & Mueser, K. T. （2001）. Cognitive therapy for psychosis in schizophrenia: an effect size analysis. *Schizophrenia Research*, *48*: 335 - 342.

GulIlley, A. , & O'Grady, M. （2003）. Early intervention for relapse in schizophrenia: Results of a 12-month randomized controlled trial of cognitive behavioral therapy. *Psychological Medicine*, *33*: 419 - 431.

Haddock, G. , Tarrier, N. , & Morrison, A. P. （1999,）. A pilot study evaluating the effectiveness of individual inpatient cognitive-behavioral therapy in early psychosis. *Soc Psychiatry Psychiatr Epidemiol*, *34*: 254 - 258.

Jones, C. , Cormac, I. , Silveira, d. , & Campbll, C. （2004）. Cognitive behaviour therapy for schizophrenia. *Cochrane Database of Systematic Reviews*, p. Issue 4.

Pilling, S. , Bebbington, P. , & Kuipers, E. （2002）. Psychological treatments in schizophrenia: Ⅱ. Meta-analyses of randomized controlled trials of social skills training and cognitive remediation. *Psychol Med*, *32*: 783 - 791.

Pilling, S. , Bebbington, P. , & Kuipers, E. （2002,）. Psychological treatments in schizophrenia: Ⅰ. Meta-analyses of family intervention and cognitive behavior therapy. *Psychol Med*, *32*: 763 - 782.

Rector, N. A. , & Beck, A. T. （2001）. Cognitive Behavioral Therapy for schizophrenia: An Empirical Review. *The Journal of Nervous and Mental Disease*, *189(5)*: 278 - 287.

Tarrier, N. , & Wykes, T. （2004）. Is there evidence that cognitive behaviour therapy is an effective treatment for schizophrenia? A cautious or cautionary tale? *Behaviour Research and Therapy*, *42*: 1377 - 1401.

Temple, S. , & Beng-choon, H. （2005）. Cognitive therapy for persisitent psychosis in schizophrenia: a case-controlled clinical trial. *Schizophrenia Research*, *74*: 195 - 199.

Turkington, D. , Dudley, R. , & Warman, D. M. （2004）. Cognitive-Behavioral Therapy for Schizophrenia: A Review. *Journal of Psychiatric Practice*, *10(1)*: 5 - 16.

Wykes, T. , Steel, C. , & Everitt, B. （2008）. Cognitive Behavior Therapy for Schizophrenia: Effect Sizes, Clinical Models, and Methodological Rigor. *Schizophrenia Bulletin*, *34(3)*: 523 - 37.

Zimmermann, G. , & Favrod, J. （2005）. The effect of cognitive behavioral treatment on the positive symptoms of schizophrenia spectrum disorders: A meta-analysis. *Schizophrenia Research*, *77*: 1 - 9.

徐子燕,李占江.认知行为治疗精神分裂症的疗效[J].中国行为医学杂志,2007,16(2)：180 - 181.

徐子燕,杨清艳,李占江.精神分裂症的认知行为治疗[J].中国健康心理学杂志,2006,14(3)：352 - 354.

13　老年期精神障碍的心理治疗

13.1　引言 / 343

13.2　老年期的心理变化 / 344

　　13.2.1　一般性变化 / 344

　　13.2.2　明显的变化 / 344

　　13.2.3　病理性变化 / 344

13.3　早期表现及临床特征 / 345

　　13.3.1　早期心理行为表现 / 345

　　13.3.2　临床特征 / 346

13.4　躯体治疗的原则和方法 / 347

　　13.4.1　躯体治疗的原则 / 347

　　13.4.2　躯体治疗的方法 / 347

13.5　心理治疗 / 348

　　13.5.1　心理治疗原则 / 349

　　13.5.2　心理治疗特点 / 350

　　13.5.3　心理治疗方法 / 351

13.6　小结 / 357

13.1　引言

　　1980 年亚太地区第一届老年学学术会议规定 60 岁以上为老年人,西方国家一般以 65 岁以上为老年期。我国划分老年期的标准是 45—59 岁为老年前期(中年人),60—89 岁为老年期(老年人),90 岁以上为长寿期(长寿老人),超过 100 岁的长寿期老人又叫百岁老人。随着科学技术和物质文明的进步,人的平均寿命在不断延长。老龄人群在逐渐增大。中国是世界上拥有老年人口最多的国家,根据国际通用标准,65 岁以上人口占 7%,60 岁以上占 10% 称为进入老龄化社会。2014 年度中国老龄事业发展统计公报显示,我国全国 65 岁及以上老年人口达 1.188 3 亿,占总人口的 8.7%，我国已经进入并将长期处于人口老龄化社会，人口老龄化形势严峻。老龄问题是中国人口的主要问题，而老年人的生活质量和心理健康密切相关。

13.2　老年期的心理变化

随着年龄的增高，个体躯体各器官功能逐渐减退，新陈代谢延缓，脑组织也发生衰老，此时心理平衡能力减弱，情绪不稳，易伤感，忧郁悲观，感叹自己力不从心、不如以前等，从而产生心理老化现象。由此对外界环境各种应激的适应能力减退。老年人退休后因社会地位改变、经济收入减少，再加上人际关系、家庭关系发生了变化，这需要有一个再适应的过程。这个时期容易出现一些老年人独特的心理变化，如孤独、自卑及封闭自我等。由于上述生理、心理特点的存在，老年人易发生各种精神障碍，据统计，患病率可高达 15‰，明显高于普通人群。因此，加强老年期精神卫生的研究对提高老年人精神健康和生活质量水平具有重要意义。老年人的心理变化归纳起来大致可分为一般性变化、明显的变化以及病理性变化。这些变化又主要表现在智力、情绪、性格及行为的改变等方面。

13.2.1　一般性变化

在智力方面，韦氏成人智力检查表明，老年人的"感知—空间关系"及"抽象理解力"等减弱，因此老年人常说好忘事，记性不好，自觉精力不够，在回忆往事时既可能因不断追忆辉煌过去而感叹时光的流失，也可能因壮志未酬而羞愧不已。在性格上一些老人会变得固执，墨守成规。老年人的行为反应速度一般都有所减慢。

13.2.2　明显的变化

有一部分老年人出现情绪、思维及行为方面的变化。自我控制能力差，情绪容易波动，易出现焦虑、抑郁反应，兴趣日益减少，过分关注自身健康，容易怀旧，喜欢谈过去的情境。一些老人可能变得十分自私，好猜疑，总怕儿女算计自己，对周围人不信任。有的老年人心胸狭小，计较琐碎小事，容易生气，见到他人健康幸福而产生妒嫉心理，显得好挑剔。如果老年人在家中既无儿女，又无孙子女，不参加老年人的各种集体活动，他们会感到无依无靠，孤独、寂寞。还有的老人比较贪食，节制能力差，行为表现幼稚天真，出现所谓"返童现象"。

13.2.3　病理性变化

老年人由于机体功能衰退，或合并躯体疾病常引起神经精神病理性变化。如由于脑动脉硬化,以及脑部的其他疾病可以引起明显的定向障碍、记忆障碍、智能障碍、血管性痴呆、性行为异常、人格改变,甚至意识障碍,失语,失认,失用等神经病理性改变。而常见的精神病理改变有老年性抑郁、焦虑、恐惧、疑病,老年性痴呆,各种严重的幻觉、妄想、兴奋冲动,以及其他精神症状。

13.3 早期表现及临床特征

老年期精神障碍并非特定的精神疾病分类单元,是指老年期(60岁以上)各类精神障碍的总称。研究认为65岁以上的老年人中,阿尔茨海默病的患病率达5%—8%(Lobo等,2000;Brookmeyer,1998);老年期抑郁的患病率12%—17%,晚发抑郁的患病率随年龄增长而增加,亲属有躯体和其他疾病等严重问题是老年人发生抑郁的危险因素。存在认知损害可能会增加老年期患晚发抑郁的风险(Rajkumar等,2009;Mossaheb等,2009;Dotson等,2010)。此外,社区老年人群中有15%出现明显抑郁症状,长期养护机构中有17%—35%的老年人表现为轻型抑郁或典型的抑郁症状。老年人群的抑郁表现为存在更高的自杀风险,给患者、家庭带来极大的痛苦和负担。常见的老年期精神障碍有老年性痴呆、老年期抑郁症、老年期广泛性焦虑障碍。而诊断为精神分裂症的多数为衰退期、残留期或慢性分裂症患者。

13.3.1 早期心理行为表现

由于老年人独特的心理变化及其心理防卫能力及心理适应能力的减退,一旦遇到生活事件,易造成心理失衡,引起心身健康方面的问题,甚至发生精神障碍。随着我国人口平均寿命的延长,老年期精神障碍的发病率也有增高的趋势。老年期精神障碍的早期发现、早期干预具有重要意义。常见的老年期精神障碍早期心理行为表现如下。

生活作息 观察老人的生活是否和平时一样有规律的作息和丰富的内容。如每天是否按时起床、洗漱,睡眠有无变化、质量如何,能否操持家务及个人卫生、是否对周围事物感兴趣,生活自理能力上有无变化等。

言语活动 观察老人待人接物情况,对人是否有礼貌,能否主动与他人交谈,谈话内容是否恰当,有无谈话离题、过分啰嗦、答非所问的情况。

兴趣爱好 观察老人日常生活、兴趣爱好是否有改变,是否像平时一样关心自己的配偶及家中亲人;是否变得不关心亲人、终日无所事事、呆坐、打盹,甚至终日卧床,什么都不过问,以往的兴趣爱好全部消失。

情绪变化 观察老人的情绪有无改变,是否终日闷闷不乐、忧心忡忡、心绪烦乱、唉声叹气,甚至悲观绝望;是否脆弱、易伤感、情绪不稳;是否淡漠无情感反应、时哭时笑、呆呆傻傻;是否紧张、恐惧、顾虑重重。

性格改变 观察老年人性格方面的变化,是否变得易发脾气;或无端怀疑猜测,认为有人要害自己,或怀疑家中东西被盗,或怀疑爱人不忠,或怀疑自己身患绝症等;是否变得固执、任性、自私、无羞耻感,或收集杂物、垃圾等。

神志情况 观察老人神志是否清楚,能否自如正确地与人交谈,目光是否呆滞,对于当时所处的地点、时间及周围亲人是否能够正确辨识。

行为表现 观察有无明显的精神失常行为,如自言自语,无故骂人,似乎在对空讲话;或独自发笑;有无冲动伤人或自伤行为;或无端做出一些使别人不可理解及不安全的行为。

智能问题 观察老人有无记忆和智力方面的改变,比如老人很快忘记了刚刚做过的事,不记得刚才是否吃饭,不记得早晨吃了什么早点,甚至把几年前做过的事说成是最近发生的,或谈论些从来没有过的经历;忘记亲人姓名、年龄,甚至出门后迷路、找不到家门;原来熟悉的专业、技能也不会做了,一般常识也不知道了。

如果老年人出现了上述情况,家属应该及时咨询精神科医生,以便及时诊断和治疗。

13.3.2 临床特征

老年期精神障碍的临床特征一般有以下几个方面:

躯体不适主诉较多 躯体症状多相似,如自主神经症状,肌肉紧张性疼痛,视物模糊、发冷发热,心动过速、心悸、胸痛、血管跳动感,呼吸困难等。这些表现常被老年期患者误以为是躯体疾病而反复奔波各医院就诊。因此,临床医生要全面收集病史,详细听取发病经过及症状表现,并进行必要的检查来诊断和鉴别诊断。分辨清楚是功能性或器质性问题,早期正确的诊断对后续的治疗干预非常重要。

精神症状复杂多样 老年期精神障碍患者可出现神经症样症状群,如焦虑、抑郁、恐怖、强迫、疑病、睡眠障碍及记忆力减退等;也可出现心境障碍症状群,如情感高涨、思维联想加快、活动增多、夸大观念,抑郁、话少、消极、迟钝及自杀观念等;还可表现为精神病性症状群,如幻觉、妄想、兴奋、淡漠、懒散、无动机性行为等主要临床特点。

病程多迁延或反复波动 老年期患者因年龄及认知水平的改变,对治疗的依从性往往较差,同时因伴随躯体疾病较多,对负性生活事件的应对能力较差等原因,病程多迁延或反复波动,往往需要长期维持治疗,才会有较好的疗效和预后。

药物治疗的副反应问题 老年期患者往往合并躯体疾病较多,药物治疗时副反应的发生率较高,有些精神症状可能是由药物副反应引起的,如非典型抗精神病药物氯氮平如果加量过快,可以引起患者坐卧不宁、烦躁易怒,甚至使原有的精神症状加重,出现幻视、谵妄及意识障碍等;长期应用利血平治疗高血压的老年期患者,因单胺类神经递质的耗竭,可以引起情感低落、郁郁寡欢、悲观失望、活动减少,严重的会出现消极观念和行为等,临床上要注意鉴别。

老年期各类精神障碍的特点　老年期痴呆临床表现为患者在意识清醒的状态下出现持久全面的智能减退,表现为记忆、计算、理解、判断、注意、抽象思维及语言功能减退,情感和行为障碍,独立生活和工作能力丧失等;老年期抑郁主要表现为情绪低落、兴趣减少、思维迟缓、精神运动性迟滞和躯体不适等;老年期焦虑障碍主要表现为无原因的烦躁易怒、坐卧不宁、惶惶不可终日、似有大祸临头之感及躯体不适等,患者往往因躯体不适就诊于综合科医生;老年期原发性精神病性障碍,一般病史较长,表现为易敏感、情感不协调、行为紊乱、幻觉、妄想等;老年期睡眠障碍,包括失眠、嗜睡、昼夜睡眠节律障碍、异态睡眠和睡眠相关运动障碍等。

13.4　躯体治疗的原则和方法

13.4.1　躯体治疗的原则

安全性及不良反应　老年期精神障碍患者往往合并躯体疾病较多,对药物的耐受性较差,另外老年人内脏功能减退、胃肠道血流减少,药物代谢缓慢;加上抗精神病药物一般脂溶性较高,易蓄积于脂肪组织,停药后数周乃至半年后,尿中仍可检出其代谢产物,而多数老年期患者脂肪组织比例偏高,容易引起药物蓄积。因此临床用药应小剂量开始,缓慢加量,适当延长加量间期。根据患者的病情变化及时调整用药剂量。

注意药物间相互作用　老年期患者易合并多种疾病,如心、脑血管疾病及糖尿病等,常常服用多种药物,使用精神药物治疗时,要熟悉药物间的相互作用,尽量避免多种精神药物联合使用。

明确用药适应证及禁忌症　一般老年期患者对药物较为敏感,老年期患者临床药物治疗时,要根据老年人的病理生理特点,明确用药的适应证及禁忌症,用药时尽量选择半衰期短、抗胆碱能作用弱、锥体外系反应小及对心、脑血管及血糖影响较小的药物。

13.4.2　躯体治疗的方法

药物治疗　精神药物对改善老年期精神障碍,如睡眠障碍、抑郁、焦虑及认知功

能障碍等具有重要的作用。如老年性抑郁症的治疗常用 5 -羟色胺再摄取抑制剂
(serotonin reuptake inhibitors, SSRIs)(如氟西汀、舍曲林、帕罗西汀);5 -羟色胺和去
甲肾上腺素再摄取抑制剂(selective serotonin-norepinephrine reuptake inhibitors,
SNRIs)(如文拉法辛、度洛西汀);去甲肾上腺素能和特异性 5 -羟色胺能抗抑郁剂
(noradrenergic and specific serotonergic antidepressants, NaSSA)(如米安色林、米氮
平)等。对于老年期痴呆目前没有特效的治疗药物,一般只是对症处理以改善认知功
能、延缓病情进展,常用的有胆碱酯酶抑制剂(如石杉碱甲、多奈哌齐、卡巴拉汀);
NMDA 受体(N-methyl-D-aspartic acid receptor, NMDA)即 N -甲基-D -天冬氨酸受
体拮抗剂(如美金刚),研究显示美金刚能减少过度磷酸化的 tau 蛋白,而过度磷酸化
tau 蛋白与痴呆的发病机制有关。以上两类药物在一定程度上也可减轻痴呆伴发的
精神行为症状。当精神行为症状严重时,也可采用抗精神病药物、抗抑郁剂、抗焦虑
剂及心境稳定剂等药物。其他老年期精神障碍选择药物治疗时,与青壮年患者相比
无特异性,但要注意老年期患者的躯体治疗的原则。

物理治疗　研究认为老年抑郁患者电休克治疗(ECT)或改良无抽搐电休克治疗
(MECT)是非常有效的疗法,安全性和疗效与青壮年无差别,ECT 或 MECT 对老年
抑郁患者疗效确切,其总有效率超过 80%。尤其是对难治性抑郁,电休克治疗是一
种有效的选择。但要注意其不良反应如记忆减退、心脏并发症和谵妄等。重复经颅
磁刺激(rTMS)对老年期患者的疗效和安全性目前尚有争议,但较多研究持支持态
度,需要进一步对其疗效及安全性进行评估。祖国医学的针灸治疗方法可作为老年
期抑郁症患者的辅助治疗方法。

现在研究证明,在适当的药物治疗基础上辅以心理治疗,对老年期精神障碍的治
疗、康复和防复发至关重要。由于生活矛盾的增加,使心理治疗在这一年龄阶段成为
不可排除的必须考虑的措施。它关系到的不只是对不同临床症状的处理,而且也包
括对老年患者心理问题的管理和疏导。老年人心理治疗的重点常为支持、援助和交
往的方法,老年人更适用引导和支持性心理治疗,多种心理、行为治疗方法的联合应
用往往能取得满意的临床效果。因此心理治疗是治疗老年期精神障碍不可缺少的组
成部分。

13.5　心理治疗

随着社会的发展,人口老龄化问题越来越突出,老年期精神障碍患者数不断增
多,给社会和家庭带来沉重负担。由于老年期患者自身心理特点和受较多的心理社
会因素的影响,老年期精神障碍患者的精神卫生问题越来越引起学者的关注和重视。

目前,许多发达国家将危机干预、心理行为康复、健康教育等精神心理健康服务纳入到了社区老年精神卫生服务体系中,可见老年期精神障碍心理治疗需求的紧迫性和重要性。

13.5.1　心理治疗原则

支持性原则　指治疗者在充分了解老年期患者的病因之后,与患者进行言语与非言语的信息交流,给予其精神上的支持和鼓励,使患者建立起治愈疾病的信心。采用支持性原则进行心理治疗时,首先应对老年期精神障碍患者的病因与发病机制,给予科学解释、说明和指出正确的解决方式,在精神上给患者以支持和鼓励。在进行支持性心理治疗时可配合认知行为治疗及家庭疗法等。较少采用动力性心理治疗方法,因为让老年人过多的去面对自我的情结或欲望,不但对老年期患者帮助较少,有时还会增加其心理痛苦,产生心理负担,从而出现阻抗。

接纳性原则　重视与老年期患者建立良好的医患关系,要以接纳、理解、同情、关心的态度对待患者的痛苦和倾诉。接纳患者的体验是建立良好医患关系的基础。对所有的求治者,不论疾病的轻重、地位的高低,都要一视同仁,认真接待,耐心倾听,热情疏导。应详细了解老年期患者的病史,进行必要的体格检查和心理测验,明确发病的原因及病情轻重。要认真倾听老年患者的叙述和心理感受。避免接待患者时不认真、不耐烦,武断地打断患者的谈话,轻率地给予解释等,以免引起患者对治疗者的不信任,导致治疗失败。在整个心理治疗过程中,应善于应用"倾听"原则。真诚地倾听患者的叙述,本身就有治疗作用。如果患者对治疗者非常信任,可使患者将内心深处压抑已久的痛苦全部发泄出来,充分发挥患者的主观能动性,增强其治愈疾病的信心和决心,最终起到良好的治疗效果。

心理和社会因素评估　临床上大多数老年精神障碍患者有躯体症状,在进行心理治疗时要认真细致地收集病史,在确定精神症状是否与老年期患者的生物学因素有关之后,应尽早引入心理和社会因素评估的内容,医生应全面了解老年患者的病史、生活经历及当前表现,尽早地选择时机向患者提出心理社会因素与精神疾病关系的讨论,使患者认识到他们的疾病也可能与心理和社会因素有关。对于要求过多的患者,医务人员要避免过多的检查,以免强化患者的疾病行为。但必要的检查必须进行,这样一则可以避免误诊,二则可减轻患者焦虑不安的情绪,以便进一步明确疾病原因,进行有针对性的治疗。

重视家属作用　要充分重视患者家属的作用,因为家属在老年人的生活中扮演着重要的角色,他们既是亲人又是照料者,家属应及时了解老年患者的心理变化,如老年患者不同的个性特点、兴趣、爱好等,有针对性地进行生活照顾、心理护理及健康教育等,对其任性、固执、爱唠叨、情绪不稳定的特点要给予理解和体谅,以保持和谐稳定的家庭关系,并帮助老年患者早日回归社会愉快生活。同时家属要适当掌握与老年疾病相关的知识及发展规律,提高老年患者依从性和家属对患者的照顾能力。帮助老年患者及时治疗和康复,使老年患者的精神健康及生活技能不断恢复。

另外,老年期患者因合并躯体问题,可能服药种类较多,而很多药物可能会影响中枢神经系统功能,有时小剂量药物可能产生很大的副反应,因此,当老年精神障碍患者来进行心理治疗时,首先应问清患者最近口服药物情况,以排除药物副作用等混杂因素影响。

13.5.2　心理治疗特点

老年期年龄相关的特点　首先对老年期患者实施心理治疗,目的是为了改善其应对各种应激因素的能力,以提高老年患者的适应能力。通过长期生活磨炼,老年期患者的性格特点已经固化,很难改变,因此不要试图改变老年患者的心理行为特点。其次要重视患者的生活经历、文化层次及其所处的社会文化背景,这些因素对患者的心理行为问题都会有一定的修饰作用。第三从心理治疗层面讲应提示患者淡化过去,关注现在。但因老年患者躯体、心理、年龄因素等使其能力每况愈下力不从心,易沉浸在对往事的回忆之中,建议在心理治疗时可以聊往事的方式开始交流,逐渐诱导出心理治疗师想探讨的问题。最后有关患者心理治疗的时间,因老年人所经历的生活事件较多,且患者往往较为敏感,易受负性生活事件的影响,建议因人而异,不宜做具体规定。

老年期患者依从性问题　老年期患者对心理治疗依从性往往较差,常常重视躯体疾病而忽视心理问题。因此,在对患者进行心理治疗时,与患者及家属的沟通很重要,要动员家庭支持系统,争取家属理解、支持和配合。除对患者的心理问题进行干预外,还要注意发挥家庭成员的作用。可以给患者家人提供相关的医学知识或协助家属如何去应对亲人患病这一生活事件,如怎样处理照顾老人所带来的负担问题、对老人病情及预后的接受和认同等。当患者病情较重,患者或家属都很焦虑或绝望时,治疗师应采取积极的态度,消除抵触情绪,增强患者和家属对治疗的依从性,进一步解释治疗目标和计划,使心理治疗顺利进行。

老年患者心理动力学取向问题　运用心理动力学理论对老年患者进行心理治疗的特点有以下几个方面。首先是移情。对于体弱多病情感脆弱的老年人易发生父母式移情,如患者表现得弱小、无助和寻求保护,而心理治疗师则是强大和无所不能,这样转移过来的不是父母,而是子女;对于丧偶的老年患者,会无意识地将心理治疗师当作替代品,导致爱人式移情,可能会将爱慕、依赖或带有性色彩的情感转移过来,而老年患者性功能往往不佳,继之易对治疗师产生怨恨等不良情绪,认为治疗师不愿意也不可能解决他/她这方面的问题,在这样的背景下患者可能潜隐着失去自尊的苦闷和幽怨的情绪;对于行将就木的老年患者,对自我的终极归属会产生有意或无意的冲突,可能使老年患者把治疗师神化为有超凡能力的保护者,赋予父母、配偶或子女的性质,可以使个体远离那不可避免的死亡。如果治疗师不可能提供老年患者所需要的安慰、期望和保护,可使患者产生愤怒和不安的情绪。其次是反移情。就是治疗师有时会不自主地将老年患者当做自己父母似的对待、关怀和照顾,或无原因的厌烦、嫌弃和指责等,这就是反移情问题,应引起治疗师的关注并给予适当处理。有的治疗师不愿意或不想给老年患者做心理治疗,这种无意的回避是反移情问题,有意的观念是负性情绪反应。负性情绪反应包括认为老年患者反应迟钝、刻板、固执、难以改变、不易显效等。这些观念在临床实践中应引起高度重视。第三是阻抗。老年患者因其自身的特点易发生移情性治疗阻抗,他们往往以治疗师年轻没经验或不理解老年人为理由而不遵守治疗规则或终止治疗。然而产生这种阻抗的原因,常常是老年患者对更深的失去自尊的恐惧的防卫。当然也有老年患者以一个和蔼可亲的父母形象出现。然而不管表面上看到的是正性还是负性形象,一般均掩盖着老年患者的不安、无助及对功能减退的恐惧。

13.5.3　心理治疗方法

老年期患者的心理治疗,治疗师应重视对其躯体疾病、精神状态、社会生活能力进行全面评估和人文关怀,关注老年患者的内心体验;在全面分析患者病史及病情的基础上,综合考虑与患者相关的心理、社会及躯体生物学因素,提出适宜的心理治疗方案。老年期精神障碍的心理治疗方法应依据患者的具体情况确定。对于焦虑、抑郁、躯体形式障碍的老年患者,可采用认知疗法、认知行为疗法或认知应对疗法矫正其非理性的认知模式,以解决患者的内心矛盾和冲突;对于无认知损害的老年患者,根据个体化原则,可以采用各种特殊心理治疗方法;对于认知损害的痴呆患者等主要采用支持疗法、行为疗法及功能训练等,对其生活自理能力、社交能力及家庭生活能力进行指导,以保持其生活自理、交际及家庭生活能力等各种技能,有利于提高患者生活质量;对于情感脆弱的老年患者,支持性心理治疗、家庭治疗和环境调整等可帮助他们建立建设性的防御形式,动员各种支持系统,力争为患者提供一种温馨舒适的保护性环境,维持患者的自尊和尊严,并为陷入困惑中的家庭提供帮助。

支持性心理治疗　旨在加强老年患者对精神应激的防御能力,帮助患者控制混乱的思想和感情,重建心理平衡。其主要特点是运用治疗师与老年患者之间的良好关系,积极发挥治疗师的权威、知识与关心来支持患者,采用消除疑虑、说服劝慰、启发建议、激励鼓舞及消除应激因素等方式,如耐心地倾听老年患者的倾诉是建立良好关系的基础,带着对老年患者的温和、体贴和尊重与之讨论躯体和心理问题是对他/她最大的支持。目的在于发挥老年患者内在潜力,使其面对现实,协助患者渡过难关,避免精神崩溃。支持性心理治疗方法与其他心理治疗方法相比,除了依赖于"应激与适应"的基本观念外,并没有本身独特的理论依据,它主要运用心理治疗的基本原则来操作,支持患者应对躯体、心理行为问题,是最广泛最常用的心理治疗方法。

采用支持性心理治疗,要结合老年患者的心理特点,以问题导向解除患者当前面临的主要问题。指导患者的生活方式,如建议其参加力所能及的健身及社会活动,增加人际交往及丰富生活内容。善于利用实例启发患者生活的勇气,指导老年患者、家属学习相关知识以更好地面对疾病等。对于顾虑重重躯体不适主诉较多的老年患者,必要的澄清与解释可以缓解患者的种种顾虑,建议患者采用建设性的应对方式,转移注意力,避免患者沉浸在过分关注自我的负性体验之中。

对老年期痴呆患者,因该病往往是由于神经退行性病变、脑血管病变、感染、外伤、肿瘤、营养代谢障碍等多种原因引起的,认知功能缺损为主要临床表现。该病除表现有定向、记忆、学习、语言理解、思维等多种认知功能损害外,多数患者还表现有行为异常。认知功能缺损和行为异常终将导致患者的职业及社会生活功能下降或丧失。针对患者情况,保持良好的沟通与交流是实施心理治疗的关键。多支持、鼓励和表扬患者,维护患者的尊严。虽然该病是一个不可逆的过程,但支持性心理治疗能够合理的运用患者残存的智力及行为能力,尽量使患者的病情维持在一个较稳定的水平。中度以上痴呆患者往往不能理解医生的语言,也不能表达自己的内心体验,更多的只自顾自地诉说,治疗师在对这些患者做支持性心理治疗时要耐着性子倾听并不时与之对话交流,促进其思维的活跃。此外,老年痴呆患者的远事记忆损伤较慢且轻,患者常沉浸在远事记忆中,因此医生可以陪同患者共同翻阅其家中照片,回忆其中青年时期的时光、子孙的成长历程等,这样可以保持并巩固其现有的记忆能力。

对老年期抑郁、焦虑患者,通过支持、倾听、关心和适当的保证等营造良好的治疗环境。且注意耐心介绍关于抑郁、焦虑的性质和疾病相关知识,让患者对疾病有一定了解,缓解老年患者对健康的过分关注,增加信心,转移注意力,并取得与治疗师的配合,为下一步实施针对性的个体心理治疗奠定基础。

认知行为治疗　该方法主要通过对老年患者病情及主要生活信息的了解,分析患者目前存在的负性自动思维。老年患者的负性认知想法通常具有以偏概全、过度引申、主观臆断、内射性攻击、夸大或缩小、强求思维等特点。对老年患者进行认知行为治疗重点就是去发现这些不合理想法并通过认知重建、心理应对、问题解决等技术予以纠正。如老年患者认为自己身体不好给家人增加负担,觉得活着没意思。采用认知行为治疗的重点应放在如何纠正这一想法,帮助患者明白老年人躯体欠佳很常见,子女关心爱护老人天经地义,并不是身体不好给家人造成负担,而是消极的生活态度给家人添了更大的麻烦。通过对其病情作出全面评估,确定治疗方案,帮助患者找出其存在的问题,恢复自信,重新评价自我,改变其过去过分追求完美的不良认知。塔扎基等(Tazaki 等,2006)认为认知行为治疗包括:①对来访者的评估;②治疗理论的选择;③设置治疗程序;④对治疗过程的实时评价;⑤评价治疗效果。评估阶段的功能性分析是治疗成功的关键,即确定特殊刺激与结果间的联系。认知行为疗法不仅努力寻找是哪些事件导致了思维、情绪和行为问题,而且通过训练那些与当前问题直接有关的具体技能进行学习,矫正病态的认知行为模式,发展个体的学习能力和行为应对技巧,患者可运用获得的认知行为模式来应付生活事件,预防抑郁复发,保持已获得的疗效。

老年期抑郁症患者往往受较多社会心理因素的影响,存在不同程度的认知异常。CBT 的目的在于改变老年患者不良认知,以减轻或消除其抑郁情绪,使患者逐渐康复;通过对老年患者的病情和支持系统资源进行评估,协助其找出并改变非理性认知,重塑自我,恢复信心,逐步达到临床康复。近年来对于抑郁症的治疗主张认知行为治疗(CBT),临床实践中发现,CBT 对于老年抑郁症患者也十分有效。其主要目标是协助老年患者克服认知盲点、模糊知觉、不正确判断及改变其扭曲认知或不合逻辑的思考方式。治疗师的角色是协助患者探究和纠正思维中非理性的观念。国外一项有关老年期抑郁症门诊者三种短期疗法(认知、行为、精神分析疗法)的对照研究发现,三种疗法效果相当(总治疗有效率为70%,其中52%完全缓解,18%显著改善)。随访时,认知组、行为组患者疗效维持大于分析组患者。年龄高低不是疗效的预测指标,高龄老年患者与相对年轻的老人效果同样好。而疗效差者多为合并人格障碍或对治疗期待不强的老年抑郁症患者。

老年期焦虑障碍患者发病原因除与素质因素(如敏感、情绪不稳、严格要求自我及苛刻要求别人等)有关外,往往与来自躯体、心理及社会层面的各种应激因素有关。因患者对焦虑症状不了解,容易产生不正确的认识,治疗师应对其情感体验和躯体感受的原因给予合理解释,减轻或消除患者对疾病的过度紧张和害怕,从而改善患者的主观感受,使焦虑症状逐渐缓解。也可采用焦虑处置技术,通过启发患者回忆想象诱导出焦虑后,采用腹式呼吸或放松训练来减轻症状。同时进行认知重建,指导和帮助患者找出产生焦虑的深层次原因,纠正一些影响疾病过程的不合理观念,如在处理各层面应激问题时,要对自己的能力和处境有合适的评价,对超越自己能力范围的问题要学会放得下;要淡化别人的评价,注意采纳对自己有益的信息;不为取悦别人而改变自己;要善待自我,允许自己有不足;在自己努力范围内设置现实的期望和目标。

总之,老年精神障碍患者的非理性认知通常容易识别,但存在老年患者前意识里的功能失调性态度治疗起来难度较大。通常首先运用盘问追根技术,识别老年患者存在的功能失调性假设,然后引导其重新评估自己的观念和想法。老年患者的观念和想法大多根深蒂固难以改变,有时心理治疗师与患者共同设计一种行为作业以检验观念和想法的准确性,反而可达到较为理想的效果。

动力性心理治疗 对于自然老化、退休、离休或其他丧失引起心理障碍的老人,且有较强的治疗愿望,有内省和自我体察能力,能忍受痛苦而不过分退行,有一定的文化程度,且曾经有效地工作、学习、生活,并有能力与他人建立亲密关系,就是有足够自我力量的老人,可以进行动力性心理治疗,且往往可取得较好的疗效。

动力性心理治疗理论认为老年期焦虑、抑郁及躯体化相关症状的存在多是潜意识活动的结果。在正常情况下,有些精神历程,必待发展到患者在意识领域内明白才罢。假使不能顺利发展;或假使这些历程被阻而成为潜意识内容,那么相关症状便随之出现。因此,症状就是一种代替物。由此可见,动力性心理治疗的出路,就是使老年患者把含有症状意义的潜意识历程引入意识,那么焦虑、抑郁及躯体化症状就可能随之缓解。动力性心理治疗一般通过自由联想、克服阻抗、移情分析、梦的分析和解释等方法进行。精神动力学疗法揭露潜意识里冲突被广泛运用于治疗的临床实践中,对焦虑、抑郁及躯体化症状的疗效时有报道。动力性心理治疗的特定目标是:当应激因素引起过度的心理防御时,鼓励老年患者尽力表达因丧失而带来的悲伤,将能量再定向到功能的现实水平,重新审视定义人际关系并接受适度依赖,接受和应对由丧失而产生的冲突和恐惧,获得新的满足源。

弗洛伊德认为,本我中的本能欲望和冲动在力比多驱使下不断寻求自身的满足和表现,超我根据社会、道德原则的要求监控其表现,而自我同时要协调本我、超我及现实这三方的需求,必然对寻求满足的本能冲动加以监控。在自我足够强时,采用心理防御机制中的压抑可以获得成功。但当自我水平减弱时,压抑将无法成功,两种能量冲突的结果达到妥协,自我采用心理防御机制中的某些技巧,对寻求表现和满足的性冲动予以化装,使老年患者以焦虑、抑郁及躯体化相关症状表现出来。可见只要有压抑存在,只要有力比多与抑制力比多的冲突存在,焦虑、抑郁等症状就必然存在。

因老年患者焦虑、抑郁及躯体化相关症状往往是本我冲动、欲望与自我冲突的结果,又由于参与冲突的各方处于不同的意识层面,这种冲突本身又是无意识的,不能被患者觉察,所以患者虽明白自己有这样或那样的精神症状,但却不明白焦虑、抑郁等症状的意义以及造成症状的原因。因此,动力性心理治疗的焦点不应放在消除外显焦虑、抑郁等症状上,而应放在向患者揭示内在心理冲突的原因和冲突过程上。即将老年患者的无意识过程和材料经过分析、解释,使患者在意识层面得以了解和领悟。一旦患者领悟了自己患病的原因和过程,患者的焦虑、抑郁等症状便有了合理的解释,相关症状就会消失或减少。所以,动力性心理治疗原理可以概括地归结为促使患者无意识过程意识化。但在实际转化的过程中,由于致病冲突的潜意识内容不太容易通过有意回忆揭示出来,而治疗师也不知晓患者已经压抑的那些经验,同时,又由于焦虑、抑郁等症状满足了患者的潜意识欲望,使潜意识冲突得到变相虚幻解决,即受到压抑的力比多要求表现和宣泄,但因受到现实和超我的调控,自我只有通过心理防御机制把这些欲望化装为焦虑、抑郁等症状表现出来。有时患者会有意无意地"留在病中",而对治疗表现出矛盾态度。患者一方面由于焦虑、抑郁等现实症状的痛苦,积极求治想摆脱疾病的折磨;另一方面,在治疗进程中,又可能会出现消极、回避、不积极配合、不愿意采取行动练习新行为,乃至借故"误了"或"忘了"治疗时间等,出现治疗阻抗(resestance)现象。阻抗可以是有意识的,但大多数是无意识的。有意识阻抗容易消除,无意识阻抗则较难对付。在动力性心理治疗中,如果出现明显、强烈的阻抗,是分析接近问题症结的一个信号,它提示分析进入了实质性阶段,但也是最难的攻坚阶段。

在动力性心理治疗过程中与阻抗同样具有重要作用的现象是移情,在长时间动力性心理治疗过程中,患者会逐渐出现一种特殊表现,他不再关注自己的疾病,而对治疗师变得越来越有兴趣。他与治疗师的关系似乎变得越来越亲密,对治疗师表现出好感、顺从、崇拜,一段时间里病情也急速改善。这是患者对治疗师发生了移情。如脆弱的老人在与各种恐惧的抗争中,易发生父母式移情,在移情中患者表现得无助和弱小,而治疗师则强大和具有保护性。有时老年患者在失望时,可能会愤怒地拒绝治疗师,就像是被治疗师抛弃的孩子、父母和配偶。前者称为正向移情,后者称为负向移情。弗洛伊德认为移情实际是患者过去(多为幼年时期)对父母或他人情感经历的重演,只不过用治疗师替代了儿时的情感对象。也就是说,患者把治疗师当作其早年生活经历中与他有重要关系的人,把曾经投入给这些人的感情置换给了治疗师。一旦移情发展到相当强烈的程度,整个动力性心理治疗工作重心便发生转变。分析回忆过去经历退居次要地位,而对新出现的"移情"分析治疗占了主要地位。总之,动力性心理治疗是通过自由联想、克服阻抗、移情分析、梦的分析和解释等方法对老年期焦虑、抑郁及躯体化相关症状进行治疗的重要方法之一。

因老年患者所遭受的应激因素和压力较多,终止治疗有可能作为诱发事件,重新激起老年患者对死亡必然性的恐惧,从而出现焦虑、孤独及无助等负性情绪。因此,一般对老年期患者心理治疗的持续时间往往不加限定,根据不同的情况决定治疗次数。

家庭治疗 因老年期患者躯体健康每况愈下,身份、地位、人际关系等接连丧失,易出现孤独、消极、悲观、焦虑及抑郁等心理问题。家庭作为重要的支持系统来源,起着重要和不可替代的作用,家人对老年患者的尊重、关怀、安慰和鼓励,可提高患者的生活勇气和意义。相反,如果家人以嫌弃、抱怨和指责的态度对待他们,则可能使老年人出现焦虑、抑郁、消极等负性情绪。家庭治疗的目的是帮助改变老年患者家庭成员间存在不良的认知行为,增加他们对负性情绪的耐受能力;或改变家庭成员间不当的交谈方式,增强家庭成员之间的情感联系及亲密程度,重视家庭内部人际关系对老年精神障碍患者的影响,训练其应付危机和处理问题的能力。当配偶中一方出现焦虑、抑郁等精神障碍,且对药物及个体心理治疗疗效不佳时,应考虑到治疗效果不佳的原因可能与患者的婚姻及家庭环境有关。家庭是一个完整的系统,成员之间的关系是互动的,提高家庭成员间交流与沟通,找出存在的问题和隔阂,共同商讨合理的解决办法,可以帮助患者减轻或消除目前存在的精神症状。

另外,对有婚姻问题的老年患者可采用婚姻治疗。首先,进入退休及空巢期,老年夫妻朝夕相处,不免会有矛盾冲突。应注意增加夫妻间的沟通,找出存在的问题,从而共同讨论解决办法。其次,老年患者多有性格变化,容易出现固执、对立、自以为是等问题。如果因缺乏交流,互不理解产生了多疑、嫉妒等,矛盾就更多了。这时应根据婚姻治疗原则,鼓励老年患者不要纠缠在过去的是非之中,多看对方的长处,淡化对方的弱点和不足。第三,家庭心理治疗时可让老年患者回忆当初彼此相识时的美好情景和年轻时的幸福时光,增加彼此的情感联系。对配偶的不足要尽量理解和接受,不直接提出批评,以免伤害夫妻间的感情,可以换一种说法,委婉地提出希望,也许会引起对方的注意并加以纠正。最后,老年患者虽然没有了生殖功能,但对异性的要求还是存在的,适当的性生活可以满足这种要求。老年患者性功能随年龄增加而逐渐减退但不消失,性的欲望和兴趣可能会持续存在。但老年人因年龄因素,往往力不从心,建议双方的性生活目标应尽可能协调一致。除了生理上的性欲满足外,老夫妻相处时要注意适时亲热、拥抱、触摸或接吻等,以确认这份相濡以沫爱的感情,这也是老年人重要的表达彼此情感的方式之一。

回忆疗法 生命的意义和价值对个体来讲都是非常重要的,对老年人尤其如此。生命的意义来自各个层面,如事业成功、家庭幸福、人际和谐、价值取向和信仰问题等,老年人因自身躯体健康每况愈下,身份、地位、人际关系等接连丧失,易出现孤独、消沉、焦虑及抑郁等。回忆疗法有助于解决老年患者各层面问题,减轻负罪感,提高个体控制感及生活满意度,增强对现实环境的适应能力。

回忆疗法即回顾或缅怀生命的疗法,是一种从过去入手解决心理冲突,平衡目前生活状态的方法。通过对老人过去事件、情境及内在感受回顾的分析和评价,并将过去的生活给予新的诠释,协助老年患者实现自我整合以获得人生满足感及自我的肯定。康恩等(Conn等，2010)分析了需要长期家庭护理的老年期患者使用的心理治疗方法后发现，回忆疗法和CBT对老年期抑郁同样有效。但回忆疗法不适用于现实生活中罪恶深重或未能从过去的失望和丧失中解脱的老年患者。回忆疗法包括鼓励老年患者回顾自己的往事，写下或录记自传，回顾大事记，以及通过老照片、纪念物、与旧友相聚等方式来诱导患者的回忆，并试着做口头或书面的人生总结，通过这种方式期望诱发患者的正性情感反应，并强化患者对自我的认同和接纳。回忆疗法的要点是老年患者在回忆往事时是否能持开放、接纳自我的态度，去正视生命历程中的阴影，体验自己走出阴影的力量，从而整合、接纳自己生命的历程。

其他疗法 其他疗法包括中国特色心理治疗技术(如道家认知疗法及认识领悟疗法等)、催眠疗法、森田疗法、内观疗法、音乐疗法等，可根据情况适当选择。其中道家认知疗法具有中国文化特色，易于被老年患者接受，且操作过程系统化、规范化，研究认为对大多数老年患者疗效较好，值得在临床上推广应用。

13.6　小结

许多临床研究均支持不同的心理治疗形式对老年期患者是有效的。临床实践表明多种心理治疗方法综合运用往往比单一的心理治疗方法更有效。临床心理治疗师更关注的是能及时产生治疗效果的治疗方法，而不是流派归属问题。心理治疗的整合原则可发挥各种心理治疗技术的优势，以取得更好的临床疗效。在实施个体化心理治疗的同时，不排斥小剂量药物治疗。

针对老年期患者的心理治疗，除了注意整合原则以外，还要注意老年患者的个体差异。一般情况下，老年精神障碍患者间往往有不同的社会、时代与亚文化背景。具体来说，对于有不同生活经历与回忆的老年人(如农民、工人、干部等)，他们的价值体系往往也有差异。治疗师只有全面了解他们的过去，注意建立医患之间共情的桥梁，才能全面把握老年患者的心理特点，有针对性地开展不同形式的心理治疗。

（王长虹）

本章参考文献

Conn, D. K., Seitz, D. P. (2010). Advances in the treatment of psychiatric disorders in long-term care homes. *CurrOpin Psychiatry*, 23(6): 516 - 521

Dotson V. M., Beydoun M. A., Zonderman A. B. (2010). Recurrent depressive symptoms and the incidence of dementia and mild cognitive impairment. *Neurology*, 75(1): 27 - 34.

Lobo A., Launer L. J., Fratiglioni L., Andersen K., Di Carlo A., Breteler M. M., Copeland J. R., Dartigues J. F., Jagger C., Martinez-Lage J., Soininen H., Hofman A. (2000). Prevalence of dementia and major subtypes in Europe: A collaborative study of population-based cohorts. Neurologic Diseases in the Elderly Research Group. *Neurology*, 54(11 Suppl 5): S4 - S9.

Mossaheb N., Weissgram S., Zehetmayer S., Jungwirth S., Rainer M., Tragl K. H., Fischer P. (2009). Late-onset depression in elderly subjects from the Vienna Transdanube Aging (VITA) study. *J Clin Psychiatry*, 70(4): 500 - 508.

Rajkumar A. P., Thangadurai P., Senthilkumar P., Gayathri K., Prince M., Jacob K. S. (2009). Nature, prevalence and factors associated with depression among the elderly in a rural south Indian community. *Int Psychogeriatr*, 21(2): 372 - 378.

Tazaki, M., Landlaw, K. (2006). Behavioural mechanisms and cognitive-behavioural interventions of somatoform disorders. *Int Rev Psychiatry*, 18(1): 67 - 73.

李占江.临床心理学(第一版)[M].北京:人民卫生出版社,2014:100 - 305.

王长虹,丛中.临床心理治疗学(第二版)[M].北京:人民军医出版社,2012:491 - 510.

于欣,肖世富,王华丽.老年精神病学(第一版)[M].北京:北京大学出版社,2008:330 - 341.

于欣,王华丽.老年精神医学新进展(第一版)[M].北京:人民军医出版社,2011:13 - 153.

14　精神活性物质滥用者的心理治疗

14.1　精神活性物质使用的流行状况 / 360

14.2　精神活性物质依赖的成因 / 360

14.3　精神活性物质使用、滥用和依赖的心理行为理论 / 361

　　14.3.1　精神分析理论 / 361

　　14.3.2　行为理论 / 361

　　14.3.3　社会学习理论 / 362

14.4　精神活性物质滥用者的行为治疗 / 363

　　14.4.1　认知行为治疗 / 363

　　14.4.2　列联管理干预/动机促进 / 363

　　14.4.3　动机强化治疗 / 364

　　14.4.4　Matrix治疗模式 / 365

　　14.4.5　十二步骤建导治疗 / 365

14.5　物质滥用心理行为治疗的发展 / 366

14.6　我国心理治疗在治疗精神活性物质滥用者中的现状 / 368

14.7　面临的挑战 / 369

　　14.7.1　社会歧视和社会耻辱严重 / 369

　　14.7.2　治疗需求与治疗提供者之间的沟壑太大 / 369

　　14.7.3　治疗服务提供者缺乏规范化培训 / 369

　　14.7.4　没有以证据为基础的物质依赖治疗指南 / 370

　　14.7.5　精神活性物质依赖者的治疗动机不强以及治疗依从性太差 / 370

14.8　建议 / 370

　　14.8.1　政策倡导,减少歧视,建设支持性环境 / 370

　　14.8.2　增加对物质依赖治疗的投入 / 370

　　14.8.3　加大科学研究的力度 / 371

　　14.8.4　能力建设 / 371

14.1 精神活性物质使用的流行状况

精神活性物质指能够影响人类感觉、知觉、思维、记忆、情绪、情感、意志和行为，改变人的意识状态，并有依赖性潜力的一类化学物质。人们非医疗性使用这些物质，是因为这些化学物质可以给他们带来某些特殊的精神和躯体感受。精神活性物质包括：阿片类药物、可卡因、大麻、苯丙胺类兴奋剂、镇静催眠药、苯二氮卓类药物、致幻剂、有机溶剂、烟草、酒精和咖啡因等化学物质。2012 年,估计 15—64 岁的世界人口中有 3.5％到 7.0％,即 1.62 亿—3.24 亿人,在上一年至少使用过非法毒品一次,主要使用的毒品为大麻、阿片类药物、可卡因或苯丙胺类兴奋剂。问题药物使用者——即有规律的药物使用者和药物依赖者的人数保持稳定,介于 1 600 万—3 900 万人之间(UNODC, 2014)。截至 2013 年 12 月 31 日,中国共累计登记吸毒人员 247.5 万人,其中滥用阿片类毒品人员有 139.1 万人,滥用苯丙胺类兴奋剂人员为 108.4 万人。国家禁毒委员会办公室副主任刘跃进(2014)认为,按显隐比例估算,中国实际的吸毒人数可能超过千万。我国缺乏全国性的酒精使用流行病学调查,1993 年中国 7 地区精神疾病流行病学调查发现,酒依赖患病率为 0.68％(张维熙、李淑然和陈昌慧,1998)。郝伟(1994;2004)的研究报告显示,两次调查酒依赖患病率分别为 3.4％和 3.8％。若据此估计,中国酒依赖病人至少在千万以上。目前,全世界吸烟人数约有 13 亿,中国 2002 年的调查表明,全国约有 3.5 亿吸烟者,15 岁以上人群的吸烟率为 35.8％,男性吸烟率为 66.0％,女性吸烟率为 3.08％(杨功焕、马杰民、刘娜和周灵妮,2005)。本章重点讨论的是非法毒品依赖和酒依赖的心理治疗。

14.2 精神活性物质依赖的成因

随着生物科学的发展,越来越多的证据表明,精神活性物质依赖是一种慢性复发性脑疾病。这种疾病从物质的开始使用、滥用到形成依赖是精神活性物质、个体和社会环境交互作用的结果。例如：在毒品的"快感"、毒品容易获得、遗传基因缺陷、早年心理创伤、人格障碍、情绪调节障碍、社会化不足、家庭教育失当、同伴使用毒品、贫困、现代化和都市化的冲击、社会动荡等因素的综合作用下,精神活性物质使用者就有可能逐渐成为一名滥用者或者是依赖者。大量研究证据显示,一旦产生物质依赖,使用者的大脑结构和功能就发生了改变,这种改变在短时间内或者是在相当长的一段时间内是难以恢复的。因此,精神活性物质依赖者需要的是以证据为基础的、自愿的、知情的和权利平等的治疗,对他们的治疗应当像治疗糖尿病、高血压病和精神疾病一样,是长期的,甚至是终身的治疗而不是惩罚。

14.3 精神活性物质使用、滥用和依赖的心理行为理论

14.3.1 精神分析理论

早期的精神分析理论认为,物质依赖是本我在潜意识中对死亡的愿望和自我毁灭的倾向。许多这个时期的精神分析家认为,物质滥用是某种形式的"慢性自杀"(Khantzian, 1980),治疗的重点在于强调本我的倾向。而当代的精神分析家则倾向于将物质依赖视为一种自我匮乏的症状,他们相信物质滥用是一种深层人格问题的外在表现,对这类病人的治疗目标通常是以建立自我强度(ego strength)为主,只有这样才能够对本我的需求进行良好的管理。

根据维尔姆塞(Wurmser, 1974)的看法,在物质依赖的进程中,通常有两个因素在起作用,一个因素是"成瘾的寻求"(addictive search),这是一种对于整体活动的心理饥渴或者是内驱力,它虽然先于精神活性物质依赖的发展初期,它却会一直与依赖性行为随影随行,即便是在戒除毒瘾之后,它也依然存在。上述活动可能还包括强迫性赌博、暴饮暴食、性滥交、不可抗拒的暴力行为、强迫性偷盗行为、无节制的看电视以及逃避等,这些活动的特点是都能够为当事人提供一种外在的舒缓途径,让人内心的张力得到缓解。另外一个因素是"偶然的进入"(adventitious entrance),这里指的是精神活性物质被随机地引入到个人生活中,这些物质通常是通过朋友或是贩毒者引入,因为如果个人没有机会接触和尝试使用这些物质,显然他就不可能成为一个物质依赖者。

精神分析家的另一个观点认为,物质滥用本身就是一种心理防御机制。物质依赖者通过滥用酒精或者是毒品来避免自己不受到焦虑、抑郁、恐惧、自责自罪、羞愧、混乱等负性情绪的侵扰,使用这些物质的目的实际上是采用自我用药(self-medication)的方式来缓解内心的压力和解除心理的痛苦(Wurmser, 1974)。多数情况下,精神分析家并不会将当事人的负性情绪看作是物质滥用的结果,他们更愿意将这种状况视为是物质滥用的原因(Khantzian, 1980)。

14.3.2 行为理论

行为主义者认为,人类的行为都是学习而来的,这不仅仅只是适应行为,同时也包括了不良适应行为(例如吸毒成瘾、赌博成瘾等)。操作性条件强化学习理论是这样来解释成瘾行为的,条件强化分为正性强化(positive reinforcement)和负性强化(negative reinforcement)两种,物质使用给人带来的快感是正性强化的最主要的驱动

力,而使用它以后导致的心理压力释放、负性情绪舒缓、戒断症状消除和自卑感减轻等属于负性强化。物质使用者在药物正性强化和负性强化的交互作用下,物质使用行为逐渐受到强化和固化,最终演变为对药物有强烈渴求的、自我不能控制的、强迫性的用药行为。

14.3.3　社会学习理论

班杜拉(Bandura, 1977)是社会学习理论的开创者,他认为人类行为是认知、行为与环境等决定性要素之间不断交互作用的结果,而影响人类命运与自我导向(self-direction)的机会就潜藏在交互作用的过程中。在这样的理论框架下,投射于人的就不再是受外界控制的无能角色,也不再是可以为所欲为的自由体,人与环境乃是彼此之间相互作用的决定者。因此,人之所以使用、滥用和依赖精神活性物质,是人、毒品和环境交互作用的结果而非是某个个体没有是非观念、道德沦丧、缺乏意志力等所致。

威尔逊(Wilson, 1988)是这样来阐释社会学习理论的核心概念模仿(modeling)的：模仿属于替代的(vicarious)或者是观察的学习,人们通过对他人和事件的观察来获取知识,他不需要亲自从事该行为,并承担该行为任何的直接后果。替代学习可能来源于人们在目睹他人所进行活动的过程中,或是产生于人们置身的环境中、事件中,以及诸如文字及图片的符号中。例如,从同伴那儿学习到吸食"冰毒"的行为,或者是看到许多"粉丝"对所崇拜偶像的吸烟和饮酒行为倍加赞赏而开始尝试抽烟和喝酒。

社会学习理论的另外一个核心概念是自律(self-regulation),指的是人类通过内在标准和自我评估的方式来对个人行为进行规范的能力。在自律的过程中,如果我们认为自己的表现已达到了自我的内在标准,就会给予自我奖赏(自我惩罚)。而如果我们的内在标准与个人行为表现之间有差异,则会促使个人对自己的标准、行为或者二者进行改变。精神活性物质依赖者之所以上瘾并不是因为他们自身缺乏自律,而是由于社会(也可能是家庭)的因素才促使他们产生有问题的自律方式。如一些越轨行为的产生,是由于社会对于这些行为的奖励或者是惩罚出现了偏差,使得个体在校准自己的行为时无所适从。

在社会学习理论中,自我效能(self-efficacy)的概念对于复吸(relapse)的预防尤为重要,自我效能指"个体在其所面临的情境里,对于自己从事某种工作所需的有效处理能力的认知和评价"(Abrams 和 Niaura, 1987)。班杜拉(1982)认为,自我效能指个体感觉能有效地控制自己生活某些方面的能力或信心,如果成瘾者具有较高的自我效能感,就具有较强的改变动机。通常情况下,如果一个物质依赖者对于自己完成康复任务所需要的能力持有怀疑态度时,则复吸的概率便会极大地升高。

14.4 精神活性物质滥用者的行为治疗

精神活性物质依赖是一种慢性脑疾病,具有高复发(relapse)的特征。近年来的科学研究表明,对这类病人采用短期的、一次性的、内容单一的治疗是不够的,因此,对大部分病人来说,长期的、综合性的(药物、心理行为干预等)治疗服务,以及定期的监测管理才可能是帮助他们摆脱物质依赖的有效方法。针对精神活性物质依赖者的行为治疗方法在最近20年有了很大的发展,行为治疗的目的旨在激发、促进和强化病人的治疗动机,帮助他们改变与物质滥用相关的态度和行为;为他们提供生活技能训练,让他们能够明智地处理应激性环境和诱发他们复吸的情境,逐渐从依赖、治疗、复吸、依赖……这个恶性循环中走出来。循证医学证明有效的行为治疗以及它们的适应证如下。(NIDA, 2012)

14.4.1 认知行为治疗

适应证:酒精、大麻、可卡因、甲基苯丙胺、尼古丁依赖者。

认知行为治疗开始被用于治疗有酒精使用问题的病人,在此基础上经过不断的改进和发展,然后扩大运用到治疗可卡因成瘾的病人。认知行为治疗理论认为,在不良适应行为的形成中(如物质使用),学习过程起着十分关键的作用。个人在认知行为治疗中,通过应用不同的技能来解决物质使用问题,以及伴发的其他问题,学会认识哪些是问题行为并能够对此作出矫正。

认知行为治疗的核心要素是能够预见到病人可能出现的问题,并通过帮助他们发展有效的应对方式来提高自我控制能力。认知行为治疗还采用一些特殊技术来和病人共同探讨持续使用精神活性物质给当事人带来的正性和负性结果,学会自我监测渴求感的早期征兆,确定可能将其推向物质使用的危险情境,开发能够应对渴求感和避免高危险情境的策略。研究显示,接受过认知行为治疗的当事人即便是在治疗结束后,也能够把在治疗中学习到的技能保持下去。

14.4.2 列联管理干预/动机促进

适应证:酒精、兴奋剂、阿片类药物、大麻、尼古丁依赖者。

已有大量的研究证明,列联管理干预/动机促进(Contingency Management Interventions/Motivational Incentives)能够让病人在治疗过程中得到实际的奖励,从而使他的正性行为(如保持操守)得到强化。在美沙酮治疗项目和心理社会咨询治疗项目中的研究发现,以动机激励为基础的行为干预在增加病人的治疗保留率和提高操守率方面效果十分显著。

以代金券为基础的行为强化法(Voucher-Based Reinforcement, VBR)。在其他以社区为基础的治疗中,合并使用以代金券为基础的行为强化治疗能够提高疗效,尤其是对那些阿片类药物(特别是海洛因),或者是兴奋剂类毒品(特别是可卡因),或者是两者混用的使用者。在 VBR 治疗中,病人需要定期不定期的接受随机抽样进行尿液毒品检测,当他的尿检呈阴性时,病人即可获得一张代金券,用代金券可以兑换电影票、小食品,或者是其他物品及服务,目的是鼓励病人保持在不使用毒品的生活模式中。治疗开始时,代金券的价值比较低,但随着尿检阴性的增多,代金券的价值将随之加大,但如果病人尿液检测中又出现了毒品阳性反应,代金券的价值将会降低到治疗开始时的水平。对 VBR 的研究表明,在病人接受脱毒(detoxification)治疗后,VBR 能够有效提高病人阿片类药物或者是可卡因的操守率(abstinence)。

抽奖动机强化列联管理法(Prize Incentives CM, PICM)。PICM 的原理与 VBR 类似,区别仅在于用抽取现金奖励来代替代金券,干预项目周期至少 3 个月(每周有 1 次或者是多次抽奖的机会),当病人尿液毒品检测阴性,或者是吹气酒精检测阴性时,当事人可以获得一次从抽奖池中抽奖的机会,奖金额为 1 美金和 100 美金两种。同样,当事人如果完成了每周的预定活动和参加了辅导课程,他也可以得到抽奖的机会。尿液毒品检测阴性和参加辅导课程的次数越多,抽奖机会越多,反之,如果尿液检测出现阳性,缺席辅导课程,当事人将失去抽奖机会。许多研究证明,通过这样的行为干预,病人的正性行为会得到强化,保持不使用毒品的时间会显著延长。

14.4.3 动机强化治疗

适应证:酒精、大麻、尼古丁依赖者。

动机强化治疗(Motivational Enhancement Therapy, MET)是运用咨询的方法,鼓励病人解决他在治疗和停止使用物质的过程中产生的矛盾心理。治疗的目标是快速激发病人的动机和促进内部动机的改变,而不是引导病人逐步完成康复过程。MET 由初始的评估和 2—4 次的个别治疗组成,在第一次个别治疗中,治疗师通过反馈初始评估的结果,刺激和引导病人讨论他的毒品使用问题和他的自我动机状况。运用动机访谈的原理来强化病人的动机和制定行为改变的计划,与他们讨论应对高危险情境的策略。在后面几次的治疗中,治疗师要细心观察病人的行为改变情况,经常反思病人曾经采用过的策略,不断鼓励病人做出改变或者是保持不使用毒品的承诺。

对 MET 做了大量研究后给出的建议是,MET 的治疗效果取决于病人使用的毒品类型和治疗的目标。MET 对酒精成瘾的治疗是相当成功的,特别是在鼓励这些病人参与到治疗中和帮助他们减少问题性饮酒方面。MET 结合认知行为治疗,或者是与其他心理行为治疗方法组成综合性的治疗方法,能够有效地帮助大麻依赖者。研究显示,MET 也可用在滥用其他药物(如海洛因、可卡因、尼古丁)的人群中,以及多种药物滥用的青少年人群中。总体而言,MET 似乎在改变病人使用药物方面不如促进病人保持在治疗中更有效。

14.4.4　Matrix 治疗模式

适应证:兴奋剂依赖者。

Matrix 治疗模式(The Matrix Model)为兴奋剂滥用者(甲基苯丙胺、可卡因)提供一种框架结构的系统干预,鼓励当事人进入到治疗项目中,帮助他们保持摆脱毒品的控制。当事人在受过训练的治疗师的指导和支持下,探寻那些导致其成瘾和复吸的关键原因,通过自我帮助成长起来。在这种治疗模式中,治疗师的角色就像老师和教练,他与当事人建立起一种积极的、正性的和激励的关系,并运用这种关系去强化当事人的行为向正性方面改变。治疗师和当事人之间的交互作用应当是可信赖的和有指导性的,而不是对抗性的或是像父母关系那样的。治疗师提供的治疗主要是帮助当事人提高自尊、尊严和自我价值,治疗师和当事人之间的良好的治疗关系是促进当事人留在治疗中的关键因素。治疗内容包括预防复吸、家庭治疗和集体治疗、毒品教育、参与自助活动等。治疗活动有结构式的个别治疗、家庭教育小组、早期康复技能小组、复吸预防小组、综合治疗程序、尿液检测、十二步骤自助互助项目、复吸原因分析,以及社会支持小组。已有大量循证依据表明,接受过 Matrix 治疗的病人在减少毒品和酒精的使用量、心理学指标的改善、减少与艾滋病病毒(HIV)传播相关的高危险性行为方面有显著的统计学意义。

14.4.5　十二步骤建导治疗

适应证:酒精、兴奋剂、阿片类药物依赖者。

国外戒毒者自助互助小组已有半个多世纪的历史。匿名戒毒者协会(NA)就是这种自助互助小组的典型代表,匿名戒毒者协会从匿名戒酒者协会(AA)演变而来,这些自助互助协会都有自己的十二戒律和十二信条,每个入会的会员都会遵照执行这些戒律和信条来帮助自己摆脱毒品的控制。十二步骤建导治疗(12-Step Facilitation Therapy)就是基于十二戒律和十二信条发展起来的治疗方法,这儿"建导"一词的含义是指通过创造他人积极参与、形成一个活跃的氛围,从而达到预期成果的过程,总之,建导是一个积极引导他人主动参与的互动过程。十二步骤自助小组定期和不定期(每周一次至多次)召开小组会议,目的是想通过集体的力量,帮助物质依赖者从吸毒成瘾中走出来。十二步骤建导治疗有三个重要的理念:(1)接受:承认吸毒成瘾是一种慢性进行性疾病,个人对戒除毒瘾/酒瘾已完全丧失信心。生活在精神活性物质的影响下已经变得一塌糊涂,靠个人的意志力已无法解开这样的死结,完全戒除毒品成为了遥不可及的梦。(2)诚服:自己对吸毒成瘾已无能为力,因此要把自己交予一个更强的力量,要接受其他已康复成员的支持与帮助,按要求参与十二步骤建导治疗的康复活动。(3)会员要积极参与到十二步骤建导治疗的会议和相关活动中,在所有的康复活动中,每一个会员都应尽力帮助他人,在帮助他人的过程中自助和自救,会员之间要互帮互学、相互勉励,共同为戒除毒品而前行。

14.5 物质滥用心理行为治疗的发展

精神活性物质依赖是罪行,是行为适应不良,还是疾病?对此话题自古至今争论不休,正所谓仁者见仁,智者见智,对物质依赖者的治疗也伴随着这些论战在不断地探索、改进和发展。历年来对精神活性物质依赖者采用过的治疗方法有:棒责、鞭刑、囚禁、隔离、驱邪除魔、强制隔离戒毒、巫医、草药、传统医药、针灸、行为治疗、认知行为治疗、心理分析、家庭治疗、动机强化治疗、个别心理咨询、团体心理咨询、住院治疗、院外治疗、AA、NA、治疗集体(Therapeutic Community)、药物治疗(美沙酮、丁丙诺啡、丁丙诺啡与纳洛酮的复方制剂、可乐宁、纳曲酮、阿坎酸、戒酒硫等)、药物加心理行为治疗等。

从发展的角度看,心理行为治疗方法最早源于对物质依赖的治疗,如 AA、NA、治疗集体等,在这些形式的治疗中,包含了许多不同形式的集体治疗理念。针对物质依赖者的个别心理治疗是在治疗其他疾病中发展起来的,如心理分析治疗和心理动力学治疗是治疗大部分精神疾病的重要方法,后来逐渐被运用到了治疗物质依赖人群中。20 世纪 60 年代以前,个别心理治疗还没有成为针对物质依赖者的重要治疗方法,但随着十二步骤建导治疗、集体治疗、治疗集体、美沙酮维持治疗等方法的发展,以及行为技术的发展,以当事人为中心的治疗、认知行为治疗、动机强化治疗等方法作为特殊行为的矫正方法,逐步被引入到了治疗物质依赖人群中(Bruce 和 Kathleen, 1992)。

在 20 世纪 90 年代之前,几乎所有的心理行为治疗都是以完全戒除毒品/酒精为终极目标,遗憾的是,对治疗效果的研究表明,大部分治疗离实现完全戒除毒品/酒精的目标仍然有相当的距离。美国物质滥用和精神卫生管理局(SAMHSA, 1999)报告,从 1992 年至 1997 年,仅有 47% 的病人完成了药物依赖和酒精依赖治疗程序,另外有12％的患者转介到了其他治疗程序中(SAMHSA, 1999)。有研究显示,如果只考虑保持操守和行为节制这两个指标,完成整个治疗程序的病人只有20％—40％能够保持长期的疗效(Keso和Salaspuro, 1990)。赫尔泽和他的同事(Helzer等,1985)对四个以操守为目标的项目做了三年的疗效观察,参加治疗的患者均符合DSM-III酒依赖诊断标准,结果表明,他们中仅有15％患者保持操守,18.4％的病人保持没有问题的饮酒行为。迪特曼等人(Ditman, Crawford, Forgy, Moskowitz, 和MacAndrew, 1967)将301名被判缓刑的"慢性醉酒罪犯"随机分配到没有治疗组、AA小组和门诊治疗组中,将以饮酒导致的犯罪而重新被捕为主要评价指标,然后对他们进行了为期一年的随访,结果发现,门诊治疗组有68％的病人,AA小组有69％的病人,以及没有治疗组有56％的病人因饮酒犯罪遭到了重新逮捕,三组之间的差异无统计学意义。一项大规模的对照研究将1726名有酒精使用问题的人随机分组到十二步骤建导治疗(TSF)、认知行为治疗(CBT)或者是动机强化治疗(MET)中,他们都接受了12次的治疗,治疗成功的评价指标为接受治疗后一年的操守率,结果显示,TSF组有24％、CBT组有14％、MET组有15％的人保持了操守(NIAAA, 1999)。

实际上,上述这些标准化治疗在解决精神活性物质依赖病人伴随的严重情绪问题和社会经济问题时仍然是心有余而力不足。除此之外,全球有相当多的毒品使用者和有酒精使用问题的人从来也没有寻求过治疗。美国卫生和人类服务部(USDHHS)估计,1997年,美国有1500万成年人酒精依赖或者是酒精滥用。SAMHSA(1999)的统计显示,在1997年美国15 000个住院和院外治疗机构中,登记进入过治疗程序的共有2 207 375人,其中有相当一部分是重复治疗的病人,估计当年实际参加治疗的人数大约为200万,全国至少有接近85％有酒精使用问题的人没有获得治疗。这个数据支持美国国立医学研究所(Institute of Medicine, 1990)的估计,美国有80％的酒精依赖者从来没有接触过自助互助小组或者是专业治疗,以及美国国立酒精滥用和酒精依赖研究所(NIAAA, 1999)有1 000万酒依赖患者没有得到治疗的估计。

20世纪90年代中后期,循证医学研究发现,有效地治疗方法除了要能够帮助当事人停止物质滥用外,治疗目标还应当考虑到当事人的家庭、工作和社区功能。追踪研究显示,当事人只要能够坚持在治疗中一定长的时间,他们中大部分人是可以停止毒品使用行为,减少违法犯罪行为,职业、社会和心理功能会得到改善的。例如:在美沙酮治疗中增加当事人参与行为治疗的次数,既能够减少当事人的毒品使用,又能够降低他们的违法犯罪行为(NIDA, 2012)。

美国国立药物滥用研究所(NIDA, 1999)建议,对物质依赖者的治疗既需要药物,也需要心理行为干预,或者是两种治疗方法整合在一起进行(NIDA, 2012)。即便主要的治疗是采用药物治疗,心理治疗也会对当事人有重要的辅助作用,表现在:(1)在服用处方药物时强化当事人停止使用毒品的动机;(2)为当事人提供使用处方药物和管理副作用的具体指导;(3)在当事人最初停止使用毒品的时期促进他坚持使用处方药物的动机;(4)为当事人提供最基本的帮助以防止他过早地停用治疗药物;(5)帮助当事人发展一些技能去调适没有毒品的生活(Bruce 和 Kathleen, 1992)。在此基础上,以塔塔尔斯基(Tatarsky, 2002)为代表的心理治疗学家还发展出了减少伤害心理治疗(harm reduction psychotherapy)。塔塔尔斯基认为,精神活性物质滥用者由于个体自身的差异,他们使用物质的原因千差万别,对物质依赖的严重程度深浅不一,寻求治疗的目的也各不相同,加之不同的物质滥用者由于其成长经历、家庭环境、受教育水平、社会经济状况、文化背景不同,他们的认知能力、情绪状态、思维形式、人格特征等都有所差异,企图用一种所谓的全能治疗模式去满足这样一个复杂群体的万千需求是不现实的。减少伤害心理治疗就是让当事人在良好的治疗关系中认识到自己问题的根源所在,并能够与治疗师一起去面对自己的问题。减少伤害心理治疗的目的旨在帮助当事人减少与物质使用相关的危害,降低这些危害对当事人生活和其他方面的负性影响。

14.6 我国心理治疗在治疗精神活性物质滥用者中的现状

我国在 20 世纪 50 年代初期基本上禁绝毒品,之后 30 年对精神活性物质滥用的研究一直处于空白状态,教科书也缺失了相应的章节。80 年代初期,毒品问题在中国死灰复燃,阿片类毒品的使用逐渐从西南边境地区沿公路蔓延至内地乃至全国大部分省市,又从城市渗透到周边农村地区。1988 年,国家卫生部在云南省瑞丽市和澜沧县建立了药物依赖治疗康复指导中心,拉开了对药物依赖者治疗的序幕。初期的治疗项目同样是以完全戒除毒品、保持操守为目标,治疗多局限于药物(美沙酮、丁丙诺啡、可乐宁、纳曲酮等)脱毒治疗(Detoxification),治疗项目中鲜有心理治疗和行为治疗,故效果大多不理想,治疗后的操守率总体在 10% 以下。90 年代末期,逐渐有学者将心理治疗和行为治疗引入到精神活性物质依赖者的治疗中,团体心理咨询(施江玉,2002;张希范、袁俏芸和李凌,2007)、动机促进治疗(肖杨等,2012;邹露、谢青莲和曹秉蓉,2014)、认知行为治疗(李遵清、张仲荣和李四劝)、列联管理干预(Hser 等,2011;王军等,2012,)、治疗集体(陈蕾等,1999)、匿名戒酒者协会(AA)(王伟、张撰荣和吴康,2011;黄剑、李冰和位照国,2004)等治疗方法的研究越来越多地在文献中出现。治疗师的治疗目标也开始转到关注病人的情绪问题(焦虑、抑郁等)、应激问题、戒毒动机问题、治疗依从性问题、生命质量问题、多药滥用问题、预防复吸问题等方面,而不再单纯地以治疗操守率作为唯一的治疗目标了,对酒依赖病人的心理治疗也同样如此。近20年来,虽然在精神活性物质依赖的治疗领域内,我国的心理治疗和行为治疗有了可喜的进展,但从总体上来看,这些临床研究符合随机对照实验(RCTs)设计的不多,所获得的科学证据支持性力度不够。

14.7　面临的挑战

14.7.1　社会歧视和社会耻辱严重

全球近30年的科学研究证据表明,精神活性物质依赖(阿片、海洛因、可卡因、甲基苯丙胺、大麻、酒精、烟草等依赖)是一种慢性复发性脑疾病,也是精神卫生中的一个严重的医学问题和社会问题。物质依赖者由于长期使用精神活性物质,他们大脑的基本结构和功能受到了严重损害,导致他们出现非个人意志所能够控制的"偏常"行为。因此,精神活性物质依赖者在社会上长期以来被视为是"道德沦丧""违法犯罪"和"无可救药"的人群,他们普遍受到社会的歧视和耻辱、被社会边缘化和刑罪化,有的人甚至被自己的家庭所抛弃。另外,许多歧视性的政策,如一些医疗保险将精神活性物质依赖人群排斥在外,酒依赖病人的治疗没有被列入到医保范围内等,这些歧视性的政策对于物质依赖人群的治疗有着相当大的影响。物质依赖人群得不到精神卫生法的保护,他们无论是在躯体治疗方面,还是在心理康复层面,都越来越被边缘化。

14.7.2　治疗需求与治疗提供者之间的沟壑太大

正如前面所述,我国精神活性物质滥用者人数众多,仅只是非法毒品使用者和酒依赖病人估计就至少在3 000万以上,而治疗服务机构和服务提供者数量有限,完全不能满足治疗的需要,在现有的治疗服务机构和服务提供者中,能够为病人开展规范化心理治疗和行为治疗服务的治疗师更是寥寥可数。除此之外,受社会歧视和社会耻辱的影响,治疗服务提供者也逐渐被边缘化,这使得治疗服务提供者队伍不稳定,流动性大,职业倦怠严重(杨丽萍、张波、王华和李建华,2014)。

14.7.3　治疗服务提供者缺乏规范化培训

无论是强制隔离戒毒机构,还是自愿戒毒医疗机构,抑或是社区戒毒和社区康复,我们都需要大量的、经过系统培训的专业人员。但我国参与戒毒治疗工作的人员培训不足,在吸毒成瘾治疗机构中的医生只有一半接受过戒毒相关培训,超过三分之二的工作人员戒毒经验少于三年(Tang, Wiste, Mao,和 Hou, 2005)。研究显示,全国至少有十分之一的美沙酮维持治疗门诊工作人员没有接受过国家培训,五分之一的门诊存在业务骨干流失的现象(李建华、张锐敏、张波和张从斌,2013)。

14.7.4　没有以证据为基础的物质依赖治疗指南

由于我国物质依赖治疗起步较晚,特别是在针对物质依赖人群的心理治疗和行为治疗方面,我们缺乏大样本的随机对照实验研究,也少有人对现有的治疗研究文献进行元分析,并在循证研究的基础上制定符合本土文化的治疗指南。

14.7.5　精神活性物质依赖者的治疗动机不强以及治疗依从性太差

国际经验表明,物质依赖者难于参与或者是提前退出心理治疗的原因是多方面的,物质滥用后引发的焦虑、紧张、恐惧和抑郁情绪,不规律参加治疗,使用精神活性物质后导致的思维混乱,无钱支付治疗费用等都是致使病人治疗动机不强以及治疗依从性太差的原因(Bruce 和 Kathleen, 1992)。国内调查发现,除上述原因外,影响对物质依赖者心理治疗的因素还有,与毒品相关的法律法规和政策、治疗的可获得性和可及性、治疗师的非评判态度和共情心、治疗师与病人之间的治疗同盟关系、治疗师的技能、家庭成员的支持等。

14.8　建议

14.8.1　政策倡导,减少歧视,建设支持性环境

促进公民社会成长,开展公民教育,提高权利平等意识,不强化和固化传统的偏见和看法,逐步改变公民对物质依赖的传统观念,减少社会歧视和社会耻辱。要积极倡导尊重和保障物质依赖者的健康权利与生命权利,使他们能够与社会其他人一样平等享有科学进步带来的利益。要利用各种媒体宣传"物质依赖是一种慢性脑疾病"和"这种疾病可防可治"的科普知识,召开各种层次的工作会议和研讨会,向公众介绍以证据为基础的治疗和康复项目,逐步倡导政策发生改变。

14.8.2　增加对物质依赖治疗的投入

各级政府应根据相关法律法规(《禁毒法》和《精神卫生法》)加大对物质依赖治疗的投入,特别是心理康复和回归社会的投入,以减少对社会的危害和公共资源的占用。根据《精神卫生法》,建议自愿戒毒医疗机构应当由国家进行全额投入,病人的治疗费用应按比例由医疗保险负责承担。强制隔离戒毒所应从劳动康复治疗逐步转变为以社会心理康复治疗为主,政府要根据工作目标和实际需求对强制隔离戒毒所的

人力资源和资金进行等量的投入。要积极倡导商业性保险参与到物质依赖的医疗救治工作中。

对于社区戒毒/社区康复、居住者治疗(治疗集体)、NA、AA、善后照顾和重返社会等多种形式的服务,建议政府要以购买服务的形式,鼓励社会团体、社会服务机构、社会组织和志愿者团体积极参与到这些工作中来,要组织第三方(独立评估机构)对能够提供服务的机构和组织每财政年进行一次评估,按它们提供服务的量与质支付相应的费用。

14.8.3　加大科学研究的力度

目前在我国在精神活性物质滥用人群中运用较为普遍的心理治疗和行为治疗方法有：团体咨询、认知行为治疗、动机促进治疗、列联管理干预、十二步骤辅导治疗等,但对这些研究报告分析发现,它们中一部分研究样本太小,另一部分研究不符合随机对照实验原则,更鲜有质性研究的报告。建议加大对精神活性物质依赖心理治疗的科学研究,在循证医学的基础上,组织专家编制适合不同层次治疗服务提供者使用的物质依赖治疗指南,扩大和推进有效的物质依赖心理治疗方法。

14.8.4　能力建设

正如前面所讨论的,我国对非法毒品使用人群的治疗主要集中于强制隔离戒毒机构、美沙酮维持治疗门诊、自愿戒毒医疗机构、社区戒毒和社区康复程序中,他们中有一小部分人在出现因药物使用导致的精神障碍时会到精神卫生机构(精神病院、精神科)去寻求治疗,因此,在上述机构中工作的治疗服务提供者就都有可能成为心理治疗师或者是咨询师。在这个基础上,我们还需要对这些治疗服务提供者做一下专业细分：(1)精神卫生机构和自愿戒毒医疗机构的治疗服务提供者大多属于专业人员(心理治疗师、心理咨询师);(2)强制隔离戒毒机构的治疗服务提供者有少部分人获取了心理咨询师证书,其他的大部分为管理教育人员;(3)美沙酮维持治疗门诊的治疗服务提供者更加多样化,他们中有精神科医师、公共卫生医师、内科医师、儿科医师、外科医师、妇产科医师、医士、心理咨询师等等;(4)在社区戒毒和社区康复程序,以及在自助互助团体中的服务提供者有相当一部分人是社会工作者,也有心理咨询师和志愿工作者,还有同伴教育者。

能力建设需要分层分类对不同性质的治疗服务提供者进行专业培训,提高他们精神活性物质依赖及相关知识的水平,增强他们的心理治疗和行为治疗技能。

对已获得心理治疗资质和心理咨询资质的专业人员,要加强对他们的管理,了解他们工作中的困难和问题,及时为他们提供相关的服务。要鼓励他们积极参加继续教育,为他们提供专业的培训,以及定期对他们进行督导和评估,让他们做好这个领域的专业带头人。

对强制隔离戒毒机构和美沙酮维持治疗门诊的治疗服务提供者,要加强他们的系统化和标准化培训,改变他们依靠经验进行治疗的观念,促进他们开展以科学证据为基础的治疗。要组织专家将一些成熟的心理治疗方法改写为简化版,例如:把动机强化治疗方法简化,将干预的要素和步骤制作成标准化程序,然后对这些机构的服务提供者进行培训,提高治疗的成本效益和成本效果。

在社区戒毒和社区康复程序中工作的社会工作者、志愿工作者、同伴教育者大部分人欠缺物质依赖的基础知识和相关社会心理知识,他们中多数人有爱心、有热情,但缺乏如何帮助精神活性物质依赖者的技能,我们要积极为他们提供相关的知识和技能培训,尤其要加强心理咨询基本技能的培训。

研究资料:

我们的一项研究显示,在 2007 年,我国美沙酮维持治疗门诊有 49.3%是设在当地疾病预防控制中心,31.5%设在综合医院,精神疾病专科医院占 8.7%,还有少部分门诊开设在中医院、社区卫生服务中心或者是乡镇卫生院等机构,这些机构的服务提供者都是在 2004 以后进入到物质依赖治疗工作领域中的,许多人在参加这项工作前几乎都没有学习过精神活性物质依赖的相关知识。2008 年,我们开始加强对这些治疗服务提供者的社会心理干预培训,在设计培训课程时,我们除了为他们提供基本的药物治疗相关知识外,还着重为他们加强了下列课程的培训和实践:(1)门诊工作人员咨询的技能;(2)动机促进访谈技术;(3)美沙酮维持治疗门诊病人多药滥用及处理;(4)美沙酮维持治疗门诊病人常见的精神卫生问题及处理等(李建华、张锐敏、张波和张从斌,2013)。经过 4 年的连续培训,门诊工作人员的社会心理干预技能显著增强,门诊的服务质量有了明显的提高。对门诊数据的研究发现,参加治疗的病人在门诊中的平均治疗天数从 2004 年的 93 天上升到了 2011 年的 238 天;病人服用美沙酮的平均剂量从 2004 年的每天 47.2 毫克提高到 2011 年的每天 58.6 毫克(Li, Wang, 和 McGoogan, 2013)。

我们的这项研究提示,通过有针对性、连续性的培训,在一定程度上提高社会工作者、志愿工作者、同伴教育者的社会心理干预技能是完全有可能的。

建议采用培训者对培训者的培训(TOT)策略,首先,从各个省(市、自治区)挑选一些心理治疗和心理咨询领域的骨干人员,由国家级专家对他们进行骨干培训,培训考核合格后,由他们去组织自己省(市、自治区)的培训,培训应当是有针对性的、连续性的、能够满足培训者需求的。通过这样的培训,提高不同层次的服务提供者总体的社会心理干预技能,有效帮助精神活性物质依赖者改变危害健康的行为,鼓励他们逐步建立起健康的生活模式,向着没有毒品的生活目标迈进。

(李建华)

本章参考文献

Abrams, D. B., & Niaura, R. S. (1987). Social learning theory. In H. T. Blane, & K. E. Leonard, *Psychological theories of drinking and alcoholism*. New York: Guilford Press.

Bandura, A. (1977). *Social Learning Theory*. Englewood Cliffs, NJ: Prentice-Hall.

Bruce, J.R., & Kathleen, M.C. (1992). Individual psychotherapy for drug abusers. In H.L. Joyce, R. Pedro, & B.M. Robert, *Substance Abuse: A Comprehensive Textbook*. Baltimore: Williams & Wilkins.

Ditman, K.S., Crawford, G.C., Forgy, E.W., Moskowitz, H., & MacAndrew, C. (1967). A controlled experiment on the use of court probation for drunk arrests. *American Journal of Psychiatry*, 124(2): 64-67.

Hao, W., Su, Z., & Liu, B. (2004). Drinking and drinking patterns and health status in the general population of five areas of China. *Alcohol and Alcoholism*, 39: 43-52.

Hao, W., Young, D., & Xiao, S. (1994). Alcohol consumption and alcohol-related problems: Chinese experience from six area samples. *Addiction*, 94: 1467-1476.

Helzer, J.E., Robins, L.N., Taylor, J.R., Carey, K., Miller, R.H., Combs-Orme, T., & Farmer, A. (1985). The extent of long-term moderate drinking among alcoholics discharged from medical and psychiatric treatment facilities. *New England Journal of Medical*, 312: 1678-1682.

Hser, Y., Li, J., Jiang, H., Zhang, R., Du, J., Zhang, B., ... Zhao, M. (2011). Effects of a randomized Contingency Management Intervention on Opiate Abstinence and Retention in Methadone Maintenance Treatment in China. *Addiction*, 106: 1081-1089.

Keso, L., & Salaspuro, M. (1990). Inpatient treatment of employed alcoholics: A randomized critical trial of Hazelden-type traditional treatment. *Alcoholism: Clinical and Experimental Research*, 14: 584-589.

Khantzian, E.J. (1980). An ego/self theory of substance dependence: A contemporary psychoanalytic perspective. In D.J. Lettieri, M. Sayers, & H.W. Pearson, *Theories on drug abuse: Selected contemporary perspectives* (*DHHS Publication No. ADM84-967*). Washington, DC: U.S. Government Printing Office.

Li Jianhua, Wang Changhe, & McGoogan MJ. (2013). Human resource development and capacity-building during China's rapid scale-up of methadone maintenance treatment services. Bull World Health Organ, 91: 130-135.

NIAAA National Institute on Alcohol Abuse and Alcoholism. (1999). [Online] Available: http//silk. nih. gov/silk/niaaa/database/abdep1. txt.

NIDA Institute on Drug Abuse National. (2012). *Principles of drug addiction treatment* (Third edition).

SAMHSA, S. (1999). *The treatment episode data set (TEDS): 1992-1997 national administration to substance abuse treatment services*. Rockville, MD: : SAMHSA.

Tang, Y., Wiste, A., Mao, P., & Hou, Y. (2005). Attitudes, knowledge, and perceptions of Chinese doctors toward drug abuse. *Journal of Substance Abuse Treatment*, 29: 215-220.

Tatarsky, A. (2002). *Harm reduction psychotherapy*, *In Andrew Tatarsky* (Eds.). *Harm Reduction Psychotherapy-A treatment for drug and alcohol problem*. Lanham: Rowman & Littlefield Publishers, Inc.

UNODC United Nations Office on Drugs and Crime. (2014). *World Drug Report*.

Wilson, G.T. (1988). Alcohol use and abuse: A social learning theory analysis. In C.D. Chaudron, & A.D. Wilkinson, *Theories on alcoholism*. Toronto: Foundation, addiction Research.

Wurmser, L. (1974). Psychoanalytic considerations of the etiology of compulsive drug use. *Journal of the American Psychoanalytic Association*, 22: 820-843.

陈蕾,冯再昆,杨茂彬,马克坚,陈毅勇,刘亚雄.在海洛因依赖者的脱毒治疗中应用治疗社区技术[J].中国药物依赖性杂志,1999,8(2): 123-125.

黄剑,李冰,位照国.戒酒互助协会疗效随访[J].中国心理卫生杂志,2004,18(12): 865-866.

李建华,张锐敏,张波,张从斌.我国美沙酮维持治疗人力资源发展研究[J].中国药物依赖性杂志,2013,22(1): 65-69.

李遵清,张仲荣,李四劢.认知行为综合干预对戒毒者不良心理的作用[J].中华护理杂志,2006,41(11): 992-995.

施江玉.团体心理辅导在女性戒毒康复中的应用研究[D].云南师范大学硕士学位论文,2002.

王军,张怀惠,江海峰,杜江,董爱珍,王建国.行为列联管理在美沙酮维持治疗门诊应用效果的初步研究[J].中国药物依赖性杂志,2012,21(1): 41-44.

王伟,张撰荣,吴康.嗜酒者互诫协会对酒依赖患者的康复影响[J].中国实用神经疾病杂志,2011,14(21): 41-42.

肖杨,顾红,丁芳,钟瑞琳,韦威全,余金聪.动机—技能—脱敏—心理能量模式对戒毒人员慢性渴求和抑郁的干预效果[J].中国药物依赖性杂志,2012,21(3): 211-215.

杨功焕,马杰民,刘娜,周灵妮.中国人群2002年吸烟和被动吸烟的现状调查[J].中华流行病学杂志,2005,26(2): 77-83.

杨丽萍,张波,王华,李建华.美沙酮维持治疗门诊工作人员工作倦怠调查及其相关因素研究[J].中国药物依赖性杂志,2014,23(1): 60-64.

张维熙,李淑然,陈昌慧.中国七个地区精神疾病流行病学调查[J].中华精神科杂志,1998,31(2): 69-71.

张希范,袁俏芸,李凌.心理治疗在戒毒中的应用和体会[J].中国药物滥用防治杂志,2007,5: 286-290.

中国国家禁毒委员会办公室.中国禁毒报告[R].2014.

邹露,谢青莲,曹秉蓉.动机唔谈技术对苯丙胺类滥用者戒毒动机提升的研究[J].华西医学,2014,29(9): 1733-1735.

15　人格障碍的心理治疗

15.1　人格及人格障碍的定义 / 374

15.2　人格障碍的临床意义 / 375

15.3　人格障碍的治疗 / 376

　　15.3.1　咨询 / 377

　　15.3.2　支持性心理治疗 / 377

　　15.3.3　动力性心理治疗 / 377

　　15.3.4　认知治疗 / 377

　　15.3.5　教育和训练 / 378

15.4　不同类型人格障碍的心理治疗 / 379

　　15.4.1　偏执型人格障碍 / 379

　　15.4.2　分裂样人格障碍 / 380

　　15.4.3　分裂型人格障碍 / 380

　　15.4.4　反社会型人格障碍 / 381

　　15.4.5　边缘型人格障碍 / 381

　　15.4.6　表演型人格障碍 / 390

　　15.4.7　自恋型人格障碍 / 391

　　15.4.8　回避型人格障碍 / 394

　　15.4.9　依赖型人格障碍 / 394

　　15.4.10　强迫型人格障碍 / 395

　　15.4.11　其他人格障碍 / 396

15.1　人格及人格障碍的定义

　　人格(personality)或称个性(character)，是一个人固定的行为模式及在日常活动中待人处事的习惯方式，是全部心理特征的综合，包括性格、气质、才能、兴趣、爱好以及智能的总和，是一个人区别于另一个人的标志，它主要反映在对现实生活的态度、意志行为方式和情绪态度等方面。人格的形成与先天的生理特征及后天的生活环境均有较密切的关系。童年生活对于人格的形成有重要作用，且人格一旦形成具有相对的稳定性,但重大的生活事件及个人的成长经历仍会使人格发生一定程度的变化,说明人格既具有相对的稳定性又具有一定的可塑性。

人格障碍(personality disorder)是指从早年开始,逐渐形成的明显偏离正常且根深蒂固的行为方式,具有适应不良的性质,这种模式显著偏离特定的文化背景和一般的认知方式(尤其在待人接物方面),从而影响患者的社会功能和职业功能,由于这个原因,患者遭受痛苦和/或使他人遭受痛苦,或给个人、社会带来不良影响。人格障碍通常开始于童年、青少年或成年早期,并一直持续到成年乃至终生。部分人格障碍患者在成年后有所缓和。

人格障碍可能是精神疾病发生的素质因素之一。在临床上可见某种类型的人格障碍与某种精神疾病关系较为密切,如精神分裂症患者很多在病前就有分裂性人格的表现,偏执性人格容易发展成为偏执性精神障碍。人格障碍也可影响精神疾病对治疗的反应。

人格障碍与人格改变不能混为一谈。人格改变是获得性的,是指一个人原本人格正常,而在严重或持久的应激、严重的精神障碍及脑部疾病或损伤之后发生,随着疾病痊愈和境遇改善,有可能恢复或部分恢复。人格障碍没有明确的起病时间,始于童年或青少年且持续终生。人格改变的参照物是病前人格;而人格障碍主要的评判标准来自社会、心理的一般准则。

15.2　人格障碍的临床意义

人格障碍患者往往存在显著的人际关系问题及社会功能损害。他们在应对环境和生活改变时很难变通适应,面对应激时又很难恢复。相反,他们通常的反应倾向于固化和强化其人格问题。但是,对这些人而言,通常有个很明显的事实就是其人格造成了这些问题,而他们却可能会把自己的困难归罪于其他人或甚至完全否认他们自己存在问题。大量的研究将人格障碍的患者与不伴有人格障碍的患者,或者与轴 I 障碍的患者进行了比较,结果发现人格障碍的患者往往分居、离异或者单身,并且常常失业、变换职业或者是病休。且其工作能力、职业成就和满意度往往更低。在不同类型的人格障碍中,发现那些严重程度较重的人格障碍(如分裂型和边缘型)所导致的工作、社会关系及休闲娱乐中的功能损害要比严重程度较轻的类型(如强迫型)更为严重,也比不伴有人格障碍的轴 I 障碍(抑郁症)所造成的功能损害要严重。但是即使是相对损害较轻的人格障碍(如强迫型)患者也可能在功能的至少某一方面存在中到重度的损害(Skodol 等,2002)。因此,不同类型人格障碍患者之间不但在功能损害的严重程度上,而且在功能损害的范围上都有所不同。

人格障碍患者的功能损害往往是长期持久存在的(Seivewright 等,2005;Skodol 等,2005c)。由于人格障碍的病理心理通常是长期的,所以会在很长一段时间中扰乱个人的工作和社交(Roberts 等,2003)。人格障碍病状造成的"疤痕"或残留可能需要时间去抚慰或去战胜它。但随着时间的过去(和治疗),功能会得到改善。

人格障碍患者往往给他人带来麻烦、造成社会的负担。患者中的较多存在分居、离婚、家庭冲突、高危性行为、虐待儿童等,以及发生意外、被警察盘问、急诊、住院治疗、暴力及犯罪行为包括谋杀等、自伤行为、自杀企图、自杀。

最后,人格障碍的识别关系到对它们的治疗。在治疗中常常需要将人格障碍作为一个焦点,至少需要在治疗共病的轴 I 障碍时考虑到,因为它的存在往往影响到轴 I 障碍的预后和疗效。例如,当抑郁症、双相障碍、惊恐障碍、强迫障碍和物质滥用患者共病人格障碍时,对他们进行的药物治疗往往疗效欠佳。共病人格障碍的患者往往与药物治疗的依从性差有关。另外,人格障碍还预示了抑郁的加重或复发(Johnson 等,2005b),并且伴人格障碍的抑郁症(Grilo 等,2005)、双相障碍(Dunayevich 等,2000)、广泛性焦虑障碍患者(Yonkers 等,2000)往往更难缓解。正如大多数临床医生所充分意识到的,不管人格障碍是否为治疗的关注点,人格障碍患者的特点会在治疗关系中表露无遗。举例来说,有些病人可能会明显地依赖于临床医生,而另一些患者可能不会听从治疗建议,还有的可能对治好自己的病有明显的抵触。虽然人格障碍患者倾向于大量地使用精神卫生服务(Bender 等,2001),但他们更可能常常对所获得的治疗不满(Kent 等,1995)。

15.3 人格障碍的治疗

人格障碍是一种根深蒂固的观念和行为模式,这种模式在生长发育中逐渐巩固,从成年早期开始一直持续,因此他们习惯上被认为是很难改变的。而且有些人格障碍患者在一定程度上并没有认识到他们这种不恰当的人格特征是令人乐或者是需要改变的,这样的情况下,对他们进行治疗的效果是更为让人困惑的。既往对人格障碍患者的可治疗性通常存在顾虑,目前越来越多的研究表明,人格障碍在其病程中的确是可以改变的(Grilo 和 McGlashan, 2005),而且大多数比以往认为的更具有可塑性和可治疗性(Leichsenring 和 Leibing, 2003)。目前可能对治疗人格障碍有效的三种主要的精神科治疗方式有心理疗法、社会疗法和药物治疗,心理治疗仍然是治疗人格障碍的主流。在过去的 20 年里也已经开始了对人格病理的药物治疗进行探索。研究提示 5-羟色胺能药物对治疗冲动和攻击可能会有作用;5-羟色胺能药物、抗抑郁药、心境稳定剂对情绪不稳定可能会有作用;抗精神病药对精神病样体验有效

(Soloff, 2005)。主要的心理治疗方法如下。

15.3.1 咨询

解惑咨询(problem-solving counselling)可能有助于患者应付那些导致异常行为或痛苦情感的应激情景。将当前的困扰与过去的经历相结合的咨询,应选择性地的应用于人格障碍。这种方法最有可能帮助那些缺乏自信、有人际交往障碍或不能确定生活目标的年轻人。重要的是极力启发他们通过省视自己的态度和情绪去解决他们的问题。解惑咨询通常较非指导疗法更有助于改善人格障碍,特别是对边缘型人格和反社会人格者。

15.3.2 支持性心理治疗

心理支持常对人格障碍者有帮助,对某些人格障碍者经过数月心理支持治疗,即可取得一定的有效进展。而对反社会人格障碍者支持治疗可能需要数年之久。支持可由医生、社会工作者、精神科护士或监督官员进行。对于最初不愿接受治疗的反社会行为者,监管程序可能是有用的外来控制。

15.3.3 动力性心理治疗

人格障碍的精神动力性治疗与面向其他心理疾患的精神动力性治疗在侧重点上略有差异。针对人格障碍的精神动力性心理治疗更具有指导性,很少强调对既往事件的重建,而更注重如何与人交往,应付外在困难和处理个人内在感受的方式。移情和反移情的分析对于澄清存在于人际关系中的问题至关重要。精神分析的观点认为较持久的防御方式和认同过程是性格特征形成的主体。威廉·赖希(Wilhelm Reich, 1949)和另一些专家从这个角度出发,发展了性格分析和防御分析的概念。在这些分析的过程中,分析师要努力去通过关注适应不良在病人性格特征中的影响,来为那些顽固和对立的人寻找出路。同时在发展的还有一项由团体治疗经验改进来的技术。麦克斯韦·琼斯(Maxwell Jones, 1953)发现在团体设置中所传递的对抗的价值,这种对抗所导致的压力会迫使病人很难忽视其他人的反馈或离开团体(Piper 和 Ogrodniczuk 等, 2005)。这里,治疗的一个主要目的就是对患者人际和行为方式上比较自我却又适应不良的部分给予更多的变通,这个普遍的原则随后被其他各种社会治疗,特别是在住院环境和家庭治疗中所采纳。

15.3.4 认知治疗

治疗师集中于思维和信念模式,它是人格障碍的特征也是情感和行为问题的原因。他们试图以常规的认知治疗技术改变人格障碍者的认知。尽管有人认为这一治疗方法疗效甚好但还不曾通过对照试验对其疗效进行评估。认知分析治疗是将认知治疗和分析性心理治疗的技术结合起来。有人将这一治疗用于边缘型人格障碍,然而还未经临床试验确定其价值。应用认知行为的策略来治疗人格障碍可以算是一次重要的进展,这些策略往往比心理动力性治疗更有针对性和结构化。认知策略包括辨别患者特定的内在心理结构,正是这种心理结构使得患者误解了某些情境或他们自己,接着,了解如何去修正那些内部模式(Beck 等,2004)。对人格障碍进行认知治疗有独一无二的挑战性,这是因为其所表现出的人格病理特征(例如,认知和情感的回避,缺乏心理上的可塑性,问题渗透在各个方面,并且对是否存在问题并对此进行治疗的态度摇摆不定)比大部分轴 I 障碍更复杂。行为治疗的策略包括通过借助放松技巧、角色扮演练习以及其他行为治疗的技术,努力去减少性格中的冲动等特征或增加果断的特点。一种被称为辨证行为治疗的特殊认知行为疗法(Linehan, 1993)已发展为针对伴有边缘型人格障碍的自杀和自伤的一种治疗,并在最近得到广泛使用(Stanley 和 Brodsky, 2005)。

15.3.5　教育和训练

人格障碍特别是反社会性人格障碍患者往往有一些程度不等的危害社会的行为,收容于工读学校、劳动教养机构对其行为矫正有一定帮助。正常人格随年龄的增长会有一定的变化,有些人格障碍随年龄的增长也可能逐步缓和。如反社会性人格障碍在中年以后尽管仍存在人际关系冲突,但攻击行为大大减少,通过积极引导可进一步朝好的方向转化。

人格障碍治疗方面的重要进展包括多模态的使用、基于治疗结果的实证研究的增加,以及疗效的提高。综述心理治疗的结局研究,发现与人格障碍的自然病程相比,包括心理动力性或人际的、认知行为的、混合的和支持性的治疗在内的各种心理治疗都能显著加快患者的康复(Leichsenring 和 Leibing, 2003;Perry 等,1999)。虽然各种治疗方式在实际使用中还很不一致,但是治疗的虚无主义已经让步于流传广泛的各种有潜在治疗价值的治疗模式。可惜的是,每种人格障碍特有的人际方式问题必定会影响其与治疗师的同盟关系,而这种同盟关系恰恰是这些成功的治疗所需要的(Bender, 2005)。

15.4　不同类型人格障碍的心理治疗

15.4.1　偏执型人格障碍

偏执型人格障碍(paranoid personality disorder)是人格障碍的一种,一般人群中患病率约 1.25%—1.5%,多见于男性。他们很少求助于医生,如果配偶或同事伴其去治疗,他们多持否认或辩解的态度,使治疗者难以明辨真相。他们经常难以自拔,陷入难言的痛苦中。据调查资料表明,具有偏执型人格障碍的人数占心理障碍总人数的 5.8%,由于这种人少有自知之明,对自己的偏执行为持否认态度,实际情况可能要超过这个比例。当他意识到自己的这一问题时,自己也是很难改变。当向外界求助时,别人的指导难以维持太久,继而又陷入从前的状态。自己也经常以多种方式疏通自己,让自己走出困境,但是很难。

对偏执型人格障碍患者进行心理治疗的基本原理在于由心理咨询师针对来访者的症状用心理学的原理进行解释,协助患者能对自己的心理动态与病情,特别是压抑的欲望、隐蔽的动机,或不能解除的情结有所领悟与了解。治疗的范围要包括内在的精神、人际关系、现实的适应。其最终目标乃在促进自我性格的成熟。

(1) 认知治疗。由于患者对别人不信任、敏感多疑,难以接受任何善意忠告,所以首先要与他们建立信任关系,在相互信任的基础上交流情感,向他们全面介绍其自身人格障碍的性质、特点、危害性及纠正方法,使其对自己有一正确、客观的认识,并自觉自愿产生要求改变自身人格缺陷的愿望。这是进一步进行心理治疗的先决条件。家庭作业是认知治疗必不可少的一部分。在最后的咨询阶段,家庭作业应服务于预后和复发预防。

(2) 交友训练法。鼓励他们积极主动地进行交友活动,在交友中学会信任别人,消除不安感。交友训练的原则和要领是:①真诚相见,以诚交心;②交往中尽量主动给予知心朋友各种帮助;③注意交友的"心理相容原则"。

(3) 自我疗法。具有偏执型人格的人喜欢走极端,这与其头脑里的非理性观念相关联。因此,要改变偏执行为,偏执型人格患者首先必须分析自己的非理性观念。

(4) 敌意纠正训练法。偏执型人格障碍患者易对他人和周围环境充满敌意和不信任感,采取以下训练方法,有助于克服敌意对抗心理:①经常提醒自己不要陷于"敌对心理"的旋涡中;②要懂得只有尊重别人,才能得到别人尊重的基本道理;③要学会向你认识的所有人微笑;④要在生活中学会忍让和有耐心。

(5) 沙盘游戏法。可协助其整合人格、恢复心理健康。对患者进行潜意识的分析,有助于咨询师对患者制定有效的咨询方案。

偏执型人格障碍的经过是漫长的,有的终生如此,有的可能是偏执型精神分裂症的前奏。随着年龄增长,人格趋向成熟或应激减少,偏执型特征大多缓和。

15.4.2　分裂样人格障碍

分裂样人格障碍(schizoid personality disorder)大多开始于成年早期,主要表现为一种脱离社交关系、在人际交往时情感表达受限的普遍心理行为模式,存在于各种背景下,如既不想要也不享受密切的人际关系,几乎总是选择独自活动,很少或不感兴趣与他人发生性行为,很少或几乎没有活动能够感到乐趣,除了一级亲属外缺少亲密或知心的朋友,对他人的赞扬或批评都显得无所谓,表现为情绪冷淡、疏离或情感平淡。

分裂样人格障碍患者很少主动寻求治疗,他们倾向于认为任何关系形式,包括治疗关系,都是无意义、无价值的。患者往往被家人送来治疗。分裂样人格障碍的一些特征与精神分裂症的阴性症状类似,如快感缺失、情感迟钝及能量低下等,不典型抗精神病药物能够缓解此类症状。支持性心理治疗有助于改善患者的应对技能,提高并改善社交技能及自尊等。治疗联盟的建立可能是困难的,本德尔(Bender, 2005)指出,可以通过治疗师表现出感兴趣及照顾的态度来引导患者感受到对关系潜在的需要,治疗中应避免过早干预或面质。也有治疗师建议治疗中引入无生命的媒介,例如书法、艺术作品等,从而帮助患者在治疗关系中感到轻松。贝克(Beck, 2004)指出可以通过认知行为取向治疗,帮助患者逐渐增加可能有意义的社交活动。尽管许多此类患者不愿意参加团体治疗,但团体治疗可促进患者社交技能及社会关系的发展(Piper和Ogrodniczuk等, 2005)。

15.4.3　分裂型人格障碍

分裂型人格障碍(schizotypal personality disorder)是一种社交和人际关系缺陷的普遍心理行为模式,表现为对密切关系感到强烈不适和建立亲密关系的能力下降,且有认知或知觉的扭曲和古怪行为,始于成年早期,可表现为牵连观念,影响行为的古怪信念或魔幻思维,不寻常的知觉体验,古怪的思维和言语,猜疑和偏执观念,不恰当或受限制的情感,古怪、反常或特别的行为和外表,除了一级亲属外缺少亲密或知心的朋友,与偏执性害怕有关的过度社交焦虑等。

分裂型人格障碍患者往往由于存在明显的社交焦虑及一定程度的偏执观念通常会回避精神科治疗。当他们极度抑郁或过度病态时,可能会寻求治疗,或被家人送来治疗。同偏执型的患者一样,要与他们建立工作联盟非常困难,患者往往不能耐受强调解释或面质的探索性技术。支持性治疗有助于存在认知扭曲及自我界限问题的患者(Stone, 1985)。也可以采取教育取向,鼓励患者发展社交技能或在社交场合承担风险的行为。如果患者愿意参与,聚焦于社交技术的认知行为治疗以及高度结构化教育性团体也是有帮助的。

15.4.4 反社会型人格障碍

反社会型人格障碍(antisocial personality disorder)又称无情型人格障碍(affectionless personality disorder)或社会性病态(sociopathy),是对社会影响最为严重的类型。患病率在发达的国家为 4.3%—9.4%。反社会型人格障碍的特征是高度攻击性,缺乏羞惭感,不能从经历中取得经验教训,行为受偶然动机驱使,社会适应不良等,然而这些均属相对的。

目前对反社会人格障碍的治疗由原先的单一治疗逐渐转变为综合治疗。虽然长期心理治疗对某些类型的反社会型人格障碍患者有效,其人格特质会改变,但仅仅用心理治疗对于改善反社会型人格障碍症状而言是远远不够的。最好整合其他治疗方法,心理治疗才能发挥最大的作用。例如马丁斯(Martens)认为激动治疗不是一种孤立的心理治疗形式,如果与其他心理治疗、神经反馈或心理药物治疗相结合,那么更易取得成功。曾经有很长一段时间,治疗家们找不到研究来证明药物治疗对反社会型人格障碍患者有直接的治疗作用,现在这种格局被打破了。

反社会人格障碍一旦形成后趋持续进程,在少年后期达到高潮。随着年龄增长,一般在成年后期违纪行为即趋减少,情况有所缓和。

15.4.5 边缘型人格障碍

边缘型人格障碍(borderline personality disorder, BPD)是精神科常见人格障碍,主要以情绪、人际关系、自我形象的不稳定,并且伴随多种冲动行为为特征,是一种复杂又严重的精神障碍。边缘型人格障碍的典型特征有学者描述为"稳定的不稳定性",往往表现为治疗上的不依从,治疗难度很大。边缘型人格障碍的这个疾患从发现到确定为临床诊断名有一段很长的历史。最早可以追溯到 1801 年的皮内尔(Pinel)的观察,他发现有些精神病患者仍然保持着理性。1837 年,普里查德(Prichard)提出其实人们认为的很多"无理由的疯癫"的人其实是有精神疾患,只不过这种精神疾患主要以情绪、习惯、气质的不同体现出来。他们观察到的很多患者其实就是今天所说的边缘型人格障碍者。1890 年,美国人罗丝(Rosse)第一次使用"边缘"这个词来形容介于神经症和精神病之间的一组患者。1907 年,克雷佩林(Kraepelin)描述了边缘状态,并认为这种情况和体质性的病态人格性低劣有关。1909—1919 年,佩尔曼(Pelman)和克拉克(Clark)也分别讨论了边缘心理状态、边缘性神经症和精神病的关系。1921 年，克雷佩林提出，边缘状态介于疯癫和正常人的各种离奇表现之间。1928 年，赖希(Reich)强调，性格障碍，尤其是有冲动性格的人，都是边缘患者。1930 年，帕特里奇(Partridge)研究了"体质性病态人格低劣"中的社会病态人格(sociopathic personality)并提出排除这个诊断。同年，美国人奥本多夫(Oberndorf)注意到美国很多精神病学家在使用精神分析理论研究治疗边缘精神病的患者，而这种倾向其实是和当时的国际主流不一样的。1938—1957 年，精神分析家斯特恩(Stern)研究治疗了很多"边缘"患者，并且开始初步描述、总结了边缘人格的症状。1942 年，精神分析师多伊奇 (Deutsch) 描述了"好像"人格 (as-if personality)，其实便是今日所言的边缘人格。1949 年，霍赫与波拉廷 (Hoch 和 Polatin) 用"假性神经症性精神分裂症"来描述一组患者，后来施密德贝格(Schmideberg)把他们命名为"边缘"者。1954 年，奈特(Knight)结合精神分析自我心理学和客体关系的理论来描述、分析、治疗边缘患者。1955 年，格洛弗(Glover)也提出，性格障碍是一种边缘状态。这个时期，美国的精神病学家已经走在全世界研究边缘患者的前沿，而且他们主要是接受精神分析的观点来研究这些案例。从 50 年代末一直到 70 年代中期，对边缘状态的研究开始大规模展开，积累了很多的案例。精神分析师克伦贝格(Kernberg)总结了精神分析界的研究结果，提出了"边缘人格结构"(borderline personality organization) 术语，并且理清了其诊断要点。冈德森(Gunderson)等人把精神分析界的这些描述性案例经验工作进一步整理，变成了可操作的定义。边缘型人格障碍者的临床表现主要有以下几方面的症状。

第一，紊乱自我身份认同(self-identity)。缺乏自我目标和自我价值感，低自尊，对诸如"我是谁?""我是怎么样的人?""我要到哪里去?"这样的问题缺乏思考和答案。这种自我身份认同的紊乱往往开始于青春期，而边缘型人格障碍患者显然出现了自我身份认同的滞后，长期停留在混乱的阶段，其自我意象不连续一致且互相矛盾。这反映为他们生活中的各种矛盾和冲突。

第二，不稳定的、快速变化的心境。患者往往有强烈的焦虑情绪，很容易愤怒、悲哀、羞耻感、惊慌、恐惧，在兴奋感和全能感之间摇摆不定。往往会被长期的、慢性的、弥漫的空虚感和孤独感包围。心境状态有快速多变的特点。特别在遭遇到应激性事件时，患者极易出现短暂发作性的紧张焦虑、易激惹、惊恐、绝望和愤怒。但是其情绪往往缺乏抑郁症所特有的持久悲哀、内疚感和感染力，也没有生物学特征性症状如早醒、体重减轻等。

第三，显著的分离焦虑。他们被形容成"手拿脐带走进生活，时刻在找地方接上去"。非常害怕孤独和被人抛弃。对抛弃、分离异常敏感，千方百计地避免分离情景，如乞求甚至自杀威胁。对孤独非常害怕，缺乏自我安慰能力，往往需要通过各种刺激性行为和物质如饮酒、滥交、吸毒等来排遣空虚孤独感。

第四,冲突的亲密关系。他们在亲密关系中会在两个极端间摆动。一方面非常依赖对方,一方面又总是和亲近的人争吵。一会儿觉得对方天下第一,一会儿又把对方说的一钱不值。反复的关系破裂,人际关系中冲突不断。和他们相处的人经常会感觉很累,但是又无法抽身而出。

第五,冲动性。常见的冲动行为有酗酒、大肆挥霍、赌博、偷窃、药物滥用、贪食、淫乱等。50%—70%的患者有过冲动性的自毁、自杀行为,8%—10%的患者自杀成功,是一种高自杀率的疾病。突发性的暴怒、毁物、斗殴、骂人也是常见的冲动行为。

第六,应激性的精神病性症状。在应激情况下,容易出现人格解体,牵连观念,如短暂的或情景性的、似乎有现实基础的错觉或幻觉等,一般来说这些症状比较轻微,历时短暂,精神压力解除后能很快缓解,抗精神病药物也有效。

目前边缘型人格障碍的治疗模式以药物治疗和心理治疗为主。由于目前还没有开发出全面有效、针对性高的治疗边缘型人格障碍的药物,故心理治疗受到了精神病学界的广泛关注。边缘型人格障碍的心理治疗模式主要有心理动力学取向及认知行为取向治疗,也包括支持性治疗、家庭治疗、沙盘治疗等多种形式。

15.4.5.1　心理动力学取向治疗

心理动力学领域中,目前有较强循证医学证据(随机对照实验)支持的疗法有两种,心理化基础疗法(mentalization-based treatment,MBT)和移情焦点治疗(transference-focused psychotherapy,TFP),它们都进行了疗法的手册化工作和随机对照试验(Bateman 等,1999,2001;Clarkin 等,2001)。

1. 移情焦点治疗。移情焦点治疗是克恩伯格(Kernberg)发明的治疗人格障碍的动力学疗法,一开始的名字叫做表达性心理治疗。后来在 20 世纪 90 年代克拉尔金(Clarkin)等人把这种疗法系统化、手册化,便于临床操作,并且改名为移情焦点治疗,并作了疗效研究。从临床应用的角度上来看它分为四个部分:基础理论、治疗总策略、治疗战术和治疗技术。基础理论主要是克恩伯格等人有关边缘型人格结构(borderline personality organization,BPO)的精神分析理论以及相关的精神病学的理论。治疗策略(strategies of treatment)是关于整个治疗疗程的构架安排。治疗战术(tactics of treatment)是关于每次会面时间和内容安排。治疗技术(techniques of treatment)是在治疗师和患者对话过程中使用的技术。

基础理论主要介绍了边缘性人格结构理论以及对该人格结构的病理心理学理解。克恩伯格认为人格结构可分为三类:(1)神经症性人格结构(NPO)。身份认同稳定,现实检验能力好,原始防御机制不占主要地位,主要是防御机制以压抑(repression)为核心。多见于癔症型人格障碍,强迫型人格障碍,和抑郁(受虐)型人格障碍。(2)边缘性人格结构(BPO)。身份认同弥散,能够保持一定现实检验能力,但是在应激条件下可出现现实检验能力丧失,原始防御机制为主。包括了边缘人格障碍、自恋人格障碍、分裂样和分裂型人格障碍、偏执人格障碍、表演型人格障碍、反社会型人格障碍和依赖型人格障碍。(3)精神病性人格结构(PPO)。除现实检验能力丧失外,其他特点和BPO相同,包括精神分裂症等重型精神病患者。

TFP有关BPO患者的心理病理学原理简单总结起来有以下几点:(1)早年的创伤体验造成患者神经生化的改变,主要是神经递质系统的失调。从而使患者容易激活攻击性和抑郁情绪,以及对某些刺激过度敏感。这些生物学改变铸造了患者的气质基础,同时在此基础上,患者与重要养育者的攻击性客体关系被内化,形成了BPO患者的自体和客体表象。(2)内化的攻击性灌注的客体关系决定了患者前俄狄浦斯期的固着,并且主要使用分裂和投射认同等原始防御机制来保护好自体—客体不受到攻击性的损害,这样在心理发育过程中,逐渐形成了身份认同弥散的症状。(3)在此时此地的情景中,患者重复内化的病理性客体关系,从而造成了人际关系的困难。特别是在和治疗师的移情关系中表现出来,通过治疗师对移情的处理,患者能够整合那些分裂或投射出去的心理成分,从而获得康复。

治疗策略:TFP的总目标是聚焦于身份认同弥散和原始性防御机制的解决和整合。这主要是通过识别和修通移情情景中的原始成分,让患者逐渐整合,形成正常的身份认同。该目标在整个治疗流程中通过四个策略来保证实现。策略1:定义主要的客体关系。实现该策略包括四个步骤:第一步,体验并且忍耐移情中呈现出来的患者内心世界的混乱。第二步,识别主要的客体关系。在TFP的操作手册中总结了十个典型的患者—治疗师移情配对,分别是:破坏性的坏小孩—惩罚性的、施虐父母;被控制、被激怒的小孩—控制性的父母;没人要的小孩—不关心的、自我为中心的父母;有缺陷的、没价值的小孩—看不起人的父母;受虐待者—施虐的攻击者;被性侵害者—攻击者、强奸者;被剥夺的小孩—自私的父母;失控的、愤怒的小孩—无能的父母;调皮的、性兴奋的小孩—阉割性的父母;依赖的、满足的小孩—溺爱的、赞赏的父母。第三步,命名客体关系中角色的扮演者。第四步,注意患者的反应。策略2:观察和解释患者角色的逆转。策略3:观察和解释那些相互对立的客体关系配对的联系。如患者有时候和治疗师的关系是"依赖的、满足的小孩—溺爱的、赞赏的父母",有时候又是"受虐待者—施虐的攻击者"关系,这就需要解释这两种配对模式的关系。策略4:整合分裂出去的部分客体。整个策略是通过不断重复治疗干预达到其目标。

有六个指标说明患者出现了整合:(1)患者的陈述是对治疗师的解释工作的扩展或进一步的探索;(2)意识到憎恨的时候能够包容或忍受;(3)能够忍受幻想,并且开放过渡性空间,这一点主要体现为自由联想的流畅性;(4)能够忍受和整合对原始防御机制尤其是投射认同的解释;(5)修通移情中的病理性夸大自身;(6)主要移情范式的转移。

治疗战术,即单次会面的内容安排,包括七个策略。(1)选择优先主题。每次谈话都需要注意危机的优先性。(2)保护治疗的框架:消除次级获益及设定限制。治疗师要注意不要让治疗框架强化患者的次级获益,这主要通过在治疗初期的治疗合约来完成。患者出现付诸行动时,治疗师首先进行解释,解释无效则设定限制。(3)技术性中立及其有限性。治疗师作为中立的观察者存在,接近于患者的观察性自我。但是在危机和付诸行动的情况下不能保持中立性,需要采取限制性措施,然后再回到技术性中立。(4)在详细阐述歪曲的观点后,再开始对共享的现实事件的共同要素进行干预。(5)分析正性移情和负性移情。(6)分析原始性防御机制。(7)利用反移情。在 TFP 的单次会面中,治疗师还需要遵循两条基本原则:(1)由患者来决定谈话的内容是什么,治疗师自己不设定日程;(2)治疗师注意倾听指涉到治疗师本人的内容。

治疗技术,治疗过程中要注意患者主要通过三个渠道和治疗师沟通:(1)口头交流;(2)非口头沟通;(3)治疗师反移情。BPO 患者主要通过后两个渠道沟通。基本分析技术仍然是澄清、面质和解释三个步骤。解释要注意在澄清的背景下进行,要保证解释的针对性。解释的深度分为三个层次:第一层,解释付诸行动和原始防御如何被患者用来避免觉知到内在体验。第二层,解释当下的、激活的客体关系。描述配对中的自体和客体表象以及角色的反转。第三层,解释当下激活的客体关系用来防御对抗什么样的客体关系。解释过程中还需要注意以下几个方面:(1)早期解释移情;(2)解释患者觉知的缺乏;(3)描述冲突;(4)面质和解释各个沟通渠道间的矛盾性;(5)检查治疗师给与解释对于患者的意义;(6)评价解释的效果。在解释过程中,治疗师承担起主动解释的角色,主动澄清、面质和解释,同时注意保持中立性,避免角色偏移。TFP 的治疗师角色还有一个特点便是不对患者进行支持性治疗技术,因为认为此类技术破坏了对移情—反移情工作的效果,而且导致反移情付诸行动。

治疗阶段及总结:整个治疗过程分为以下几个阶段:评估患者,签订治疗合同,治疗初期,治疗中期,治疗后期。从症状和人格结构两个层面评估患者。要进行一个精神分析性的结构性访谈。签订治疗合同有两个成分,一个是普遍的对所有患者适用的成分,一个是针对某些特殊行为的成分。TFP 的治疗频率是一周两次会面。治疗初期主要是治疗师包容和处理患者的冲动性行为。治疗中期往往集中于对爱和性的解释和处理。治疗后期修通分裂的部分客体。治疗结束主要是对分离焦虑的处理。在这一点上,TFP 的治疗师在治疗早期就开始诊断和处理分离焦虑。同时 TFP 的一个特色是并不通过降低治疗频率来让患者对治疗结束脱敏,而是在保持原有频率的情况下直到治疗结束。

2. 心理化基础疗法。心理化基础疗法由福纳吉(Fonagy)等人于 20 世纪 90 年代后期发明,并进行治疗手册化操作和随机对照实验。MBT 的治疗目标在于提高患者的心理化功能(mentalization)。心理化功能是指人具有考虑自己和别人的心理状态的能力,能够意识到自己和别人的心理状态是相互独立而又互相影响的。治疗包括了提升心理化功能,包容患者的缺陷,利用移情,保持心理的亲近感,处理当前心理状态等成分。

MBT 的基础理论有三个基本概念:精神相等(psychic equivalence)、伪装模式(pretend mode)和心理化。这三个概念分别代表了婴儿心理发育过程中依次出现的三种心理模式。在精神相等模式中,人类会把外在事物和内在体验对等起来,体验不到它们的区别。在伪装模式中,人们会把外在事物和心理状态完全拆开,而体验不到它们的连续性,某些心理状态会和其他心理部分分离开。在精神相等模式中,体验变得太具有真实性,把人淹没。而在伪装模式中,体验又变得太不真实,是分离和孤立的。前者,人被情绪淹没,体验太多,患者体验到自身(self)的碎片感;而后者,又体验得太少,自身变得僵化,固着于幻觉性的稳定性中,缺乏意义、联系、对话和灵活性。对这两种模式的整合产生了心理化模式,这种模式中思维和感受能够被体验为表象,内在和外在的现实能够被看作是既相互联系又相互有所分离的,而不是要么把它们两者完全对等,要么把它们两者完全分离。心理化功能要求人们能够理解自己和他人的欲望、行为、情绪等各种心理状态的意义,能够区分心理事件,反思自己和他人的心理状态。这种能力在婴儿生活的头几年获得,需要在安全的照养关系的背景下获得。心理化模式的出现要求婴儿的父母能够提供完全的依附关系,以及交互性的过渡空间(Fonagy, Target, Gergely, 和 Jurist, 2002)。心理化能力及其依附背景是自身结构的基础,只有在和父母的镜像化的、交互主体性的互动中,婴儿才有机会"观察"到自己,从而形成并认识到内在状态,开始符号表象化过程(Gergely 和 Watson, 1999)。婴儿会把照养者内化形成自身表象,如果照养者充满了愤怒、仇恨和恐惧,婴儿内化了照养者这些部分后形成的就是一个"异化自身"(alien self)(Fonagy 和 Target, 2000)。异化自身会遭到自身结构的排斥,因为它是迫害性的,在此排斥、外化异化自身的过程中,对婴儿来说,会体验到外在世界是迫害性的,因为异化自身是被体验为在外的。异化自身的存在,让自我结构不稳定,加上童年创伤等因素的影响,造成了成年后的边缘型人格障碍。

边缘型人格障碍的核心问题在于心理化功能的缺损,从而导致认知和情绪功能的缺乏。边缘型人格障碍者需要通过行动来修补心理化功能,创造幻觉性的自我凝聚感。行动是保护脆弱的自身免于遭受内在的持续攻击和迫害的方法。患者必须把这种羞辱感和威胁外化,从而形成对外在客体的攻击性,否则自杀就是他所能选择的拯救自身的方式。异化自身被投射向外,认为是别人的一部分。对别人的攻击表达了患者对重新组织自身结构的希望。当外在人际关系发生变动尤其是分离情境发生时,异化自身回转到自身结构中,再次威胁到自身结构的稳定性(Bateman 等,2004)。

治疗方法:MBT 的心理治疗设置是每周两次,一次 50 分钟的个体治疗,一次 90 分钟的集体治疗。在 MBT 的治疗模式中,要求治疗师保持更多的开放性和合作性。治疗师必须变成患者需要他变成的样子,即成为异化自身的运载工具,同时,治疗师必须保持自身的清晰性和稳定性,在此两者之间保持平衡,有人称之为治疗师的心理化姿态(Bateman 和 Fonagy, 2003)。治疗师通过自问心理化指向的问题保持治疗的焦点在心理化功能,这些问题往往是:"为什么现在患者说这件事情?""为什么患者如此行事?""我做了什么事情可以用来解释患者现在的状态?""为什么我现在会有这样的感受?""最近治疗关系中发生了什么事情可以来解释现在的状态?"等。这种技术贯穿整个治疗过程。在集体治疗中,治疗师鼓励患者们考虑自己和其他人的心理状态及动机。治疗师不是要和患者去追寻复杂的无意识动机,而是运用"朴素心理学"(folk psychology),帮助患者来理解日常生活中的人际沟通。研究者相信,即便对专业临床心理学家来说,治疗中也是主要在运用朴素心理学而不是科学心理学(Allen 和 Fonagy, 2002)。MBT 注重的是当下的心理过程,而不是现在和过去的心理内容。当下的情绪在人际关系的情境中被标定、识别和探索。治疗师需要及时对自己的反移情进行同样的心理化过程,而不是把反移情付诸行动。治疗师不能预先假设边缘型人格障碍的患者具有处理冲突、通过口头语言表达情绪、使用比喻、克制行动以及反思的能力,但是治疗师往往会被边缘型人格障碍者的智力迷惑,在没有建立依附关系前对他们的能力作出错误的评估。一旦依附系统被激活,患者的心理化能力就表现出恶化的特质。所以在治疗过程中治疗师要注意留心患者的心理缺陷。

和 TFP 把移情解释作为治疗焦点不同的是,MBT 并不一开始就集中力量解释移情,其理念是认为患者必须先和治疗师建立起安全的依附关系,然后才会出现异化自身的投射,福纳吉(Fonagy)等认为,对移情的解释相当于让患者能够理解另外一个人的观点,移情的解释是根据患者的焦虑程度逐步进行的,过早的、直接的移情解释会让患者退回到伪装模式中。这和 TFP 一开始就对正、负移情进行解释的风格不同。

MBT 工作的焦点和主要工具不是移情关系,而是保持心理亲近性(retaining mental closeness)。保持心理亲近性通过准确地呈现患者的情绪和内在表象,而避免谈论和患者的信念、期望、情感无关的事件来完成。MBT 治疗开始的主要任务是稳定情绪的表达,通过识别和表达情绪达到控制情绪和冲动性的目的。治疗师要能够区分自己和他人的情绪,并且能够把这种区别向患者说明。属于治疗师自己的情绪不能归结给患者,并作如此解释。这会重复患者的创伤过程,即把照料者的体验内化为异己自身。

MBT 反对把治疗聚焦于过去,认为这会让患者进入精神相等或伪装模式中,混淆过去和现在的区别,不会带来治疗的益处,相反有很大的风险,故治疗的对话是强调当下此时此地的事件,而仅仅是关注过去对现在的影响。如果患者不断地回忆过去,治疗师要把患者从过去拉回现在。

MBT 认为解释的过程才是治疗的核心,而解释的内容是什么或者支持的风格都不是治疗的核心所在,对于边缘型人格障碍者来说,治疗师过早的、卖弄聪明的解释会诱发其伪装模式,从而开始"假治疗"。外在的解释内容只不过是工具而已,而内在的解释过程才是治疗真正的价值所在。

心理化,按照福纳吉的说法,综合了其他术语如共情、领悟、观察自我、内视(introspection)所描述的生理—心理过程。研究者们认为心理化是所有有效心理治疗的基础。

3. 其他动力学方法。精神分析学派内有丰富的治疗边缘型人格障碍的临床经验的总结。这些临床经验可以追溯到弗洛伊德当年对当时所谓"癔症"患者的研究。其作品《癔症研究》中某些患者可能是边缘型人格障碍者。从 20 世纪 60 年代起,有关边缘型人格的治疗经验的作品就一直出现于精神分析文献中。到 80—90 年代的时候关于边缘型人格障碍的动力学流派已经呈现出四种模型,分别是:(1)克恩伯格(Kernberg)的模型;(2)表象缺损/自身缺损模型,主要是布伊和阿德勒、科胡特、斯托洛洛夫(Buie 和 Adler, Kohut, Stolorow)等人的模式;(3)自我缺损模型,主要是布兰科和布兰科(Blanck 和 Blanck)的模式。(4)经典精神分析技术的调整模型,主要是阿本德、波德和威利克(Abend, Porder,和 Willick)的模式。

其中克恩伯格的模型如前所述,发展成后来的移情焦点治疗,这种模型整合了弗洛伊德派和客体关系学派的观点和技术。而表象缺损模型的几位代表人物都是来自自身心理学派,斯托洛洛夫(Stolorow)后来又创建了主体间学派,他们的观点对于福纳吉有一定的影响,在 MBT 中有一定的体现,同时 MBT 疗法的主要影响者还有温尼科特(Winnicott)为代表的英国客体关系学派,而鲍尔比(Bowlby)为代表的依附理论是 MBT 的基础理论的支柱,福纳吉本人便是当代依附理论的积极推动者。其他两个模型目前已经不是边缘型人格障碍的动力学治疗的主流。虽然这些作者的理论在精神分析其他领域仍然有较大的影响力。

另外,一些独立的学者也提出了自己的治疗的方法。如萨尔曼·阿克塔(Salman Akhtar)提出了一种新的对边缘型人格障碍的动力学方法,他认为边缘型人格障碍者的心理结构有三个进化的步骤,首先是患者呈现或体验到完全相反的精神状态,但是患者自己没有意识到其中的矛盾性;然后是观察、识别、修补这些分裂的成分;最后是发展出感受和接受矛盾性的能力。治疗师在治疗中要完成六个任务:(1)提供支持性环境;(2)使用肯定性的干预;(3)帮助患者不再掩饰自己的幻想并且解释防御;(4)对患者过分的希望不予关注;(5)重构这些过分希望或需要的早期模式;(6)谨慎注意反移情感受。这个方法其实整合了 TFP 和 MBT 的很多特质。但是临床经验没有上升为科研研究的结果(Akhtar,1998)。加伯德(Gabbard)的治疗取向也是整合式的,他提出了治疗边缘型人格障碍的几条原则:(1)避免僵化;(2)建立起治疗的前提条件;(3)容许变形为坏客体;(4)促进反思功能;(5)必要时设定限制;(6)建立并维持治疗同盟;(7)避免心理治疗和药物治疗之间的分裂;(8)帮助患者重新拥有被投射的自我部分(Gabbard,2001)。赖尔(A Ryle)的认知分析疗法(cognition analysis therapy,CAT),以杰夫·杨(Jeff Young)等人工作为基础的图式聚焦疗法(schema focused therapy,SFT),克莱曼和韦斯曼(Klerman 和 Weissman)等发明的人际疗法(interpersonal therapy,IPT)都是整合认知行为流派和精神分析的新型疗法,也是临床上用来治疗边缘型人格障碍的方法。虽然它们在理论基础上很大程度依赖精神分析,但是其技术操作主体却是认知行为风格的。CAT 目前仍然没有见到对边缘型人格障碍的疗效研究结果。IPT 有充足的随机对照实验的证据证明其对抑郁障碍的有效性,但是同样没有完成对边缘型人格障碍的随机对照实验(一个小样本的预实验中由于对照组脱落率高达 75%,导致无法完成随机对照实验),但是预实验显示 IPT 很有可能是未来可供选择的对边缘型人格障碍有效的疗法(Markowitz 等,2006)。

15.4.5.2 认知行为取向治疗

主要代表方法为辨证行为治疗(DBT)。DBT 是经过临床验证被认可的有效的 BPD 的心理治疗方法,针对 BPD 特有的情绪调节系统功能失调,将认知行为疗法的行为改变原理和社会心理学原理、来访者中心疗法及禅宗的接纳理论相结合,帮助患者认识自我,学会如何处理情绪创伤、调节负性情绪,建立有效的人际关系,学会如何忍受生活中不可避免的痛苦。

DBT 有四种治疗形式:(1)个人心理治疗。主要运用行为疗法使患者在两方面达到平衡,一方面接受自己和现实,一方面允许改变。(2)团体治疗。观察活动中患者的参与程度、防御方式、人际处理方式,训练患者在人际关系中冲突的处理技巧,情绪调节技巧,改善其混乱的人际关系,增强自尊。(3)电话指导。治疗师与患者保持电话联系,以便在患者需要时寻求帮助,强化患者在实际情景中运用学到的技巧,并给以支持和鼓励。(4)督导会议。治疗师们每星期举行一次会议,讨论分析疑难病例,交流经验,必要情况下接受督导。

15.4.5.3 家庭治疗

家庭治疗在 BPD 的治疗中应用渐多,有利于患者修复亲密关系,得到社会支持,减少自杀率。大多数治疗师都认为个别治疗结合家庭治疗可以明显改变 BPD 患者的病态认知和行为。但是对于家庭治疗的切入时机看法不同,有专家认为在治疗早期合并家庭治疗是非常有用的,一方面可以使一些无法处理的移情转换情景到家庭治疗中,另一方面利于治疗师保持客观,减轻对边缘青少年的反移情,利用自己的观察力带给家庭成员反思。但是马斯特森(Masterson)早在 20 世纪 70 年代尝试早期合并家庭治疗后认为这样会造成更大的冲突和被抛弃的感觉,造成患者进一步的付诸行动。

15.4.5.4 沙盘游戏治疗

目前已经有一些沙盘游戏治疗师应用这一技术成功治疗 BPD 的案例。精神分析学派对 BPD 心理病理机制的研究认为患者幼年时母子关系失衡即"母亲过分卷入"(over-involvement)和"母亲对孩子的需要的误解(misreading)及不适当的反应"导致 BPD 患者的病态心理,而在沙盘游戏中患者会自然而然、无意识地回到童年。沙盘游戏帮助游戏者接通意识与无意识的对话。大部分沙盘游戏治疗师都认为在治疗重症 BPD 患者时,为避免不必要的阻抗、倒退,最好不要在治疗初期就使用沙盘技术。

一般来说,在最初的几次沙盘游戏中,BPD 患者的沙盘传达出来的创伤性主题是隔离、威胁、限制,代表自己的人物显得很孤独(代表自己的人物可能是两个或更多),与热闹的人群离得很远;沙盘中有栅栏、树篱等用来隔离外界或守护自己的物件;可能有桥,但是起不到任何连接的作用。在发生阻抗或退行的时候还会有婴儿或者重现之前沙盘中出现过的创伤主题。

随着治疗的进展,受伤的主题越来越少,取而代之的是治愈的主题如连接、新生、对话等,在沙盘游戏的过程中治疗师只是陪伴性的观察与记录,沙盘游戏结束后陪同来访者深入体验沙盘世界,给出隐喻性或提问性的诠释,帮助患者自省。

15.4.6 表演型人格障碍

表演型人格障碍(histrionic personality disorder),又称寻求注意型人格障碍或癔症型人格障碍,女性较多见。男性癔症性人格表现与女性相似,但年龄多在 25 岁以下,此型人格障碍以人格的过分感情化,以夸张言行吸引注意力及人格不成熟为主要特征,患病率为 2.1%—3%。

表演型人格障碍是一种以过分感情用事或夸张言行以吸引他人注意为主要特点的人格障碍。具有表演型人格障碍的人在行为举止上常带有挑逗性并且他们十分关注自己的外表。常以自我表演、过分的做作和夸张的行为引人注意,暗示性和依赖性特别强,自我放任,不为他人考虑,表现高度自我中心,这类人情绪外露,表情丰富,喜怒哀乐皆形于色,矫揉做作,易发脾气,喜欢别人同情和怜悯,情绪多变且易受暗示,极端情绪化,易激动,思维肤浅,不习惯于逻辑思维,言语举止和行为显得天真幼稚。

个体心理动力学心理治疗包括精神分析仍然是治疗表演型人格障碍的基石。这种治疗直接让患者逐渐意识到:(1)他们的自尊是怎样不恰当地维系在他们获取注意的能力上,并因此浪费了发展其他技能的机会;(2)他们肤浅的人际关系和情感体验是如何反映了他们潜意识对真正定型的关系的恐惧。大部分这些意识的增强时出现在分析"这里和现在""患者和医师"的关系,而不是通过重建童年的经历。治疗师应该要注意到这样的患者带到治疗中的典型的理想化和色情诱惑是试探的材料,并且治疗师应该要意识到反移情的满足。

临床上应用最多的还是认知行为疗法。治疗集中在改善患者的人际交往上,并且教会他们如何表达他们的渴望与需要。目前尚无较好的具体治疗方法,但应持积极态度进行矫治。

15.4.7　自恋型人格障碍

自恋型人格障碍(narcissistic personality disorder)的基本特征是对自我价值感的夸大和缺乏对他人的共情。这类人无根据地夸大自己的成就和才干,认为自己应当被视作"特殊人才",认为自己的想法是独特的,只有特殊人物才能理解。在实际中,他们稍不如意,就又体会到自我无价值感。他们幻想自己很有成就,自己拥有权利、聪明和美貌,遇到比他们更成功的人就产生强烈嫉妒心。他们的自尊很脆弱,过分关心别人的评价,要求别人持续的注意和赞美;对批评则感到内心的愤怒和羞辱,但外表以冷淡和无动于衷的反应来掩饰。他们不能理解别人的细微感情,缺乏将心比心的共感性,因此人际关系常出现问题。这种人常有特权感,期望自己能够得到特殊的待遇,其友谊多是从利益出发的。他们的抑郁情绪、人际困难或不切实际的目标可能影响工作。但另一方面,他们对功利的追逐也可能使他们获得较高的工作成就。

科胡特(Kohut)认为自体的力比多投注是自恋型人格障碍的核心。他提到(1971):"痛苦的主要来源为精神内在无法调节自尊,把它维持在一个正常水平。"他采用了弗洛伊德受争议的原始性自恋的概念,并遵循驱力发展的自恋理论。他认为当孩子非常小时,他处于原始性自恋的平衡阶段。但这一理想状态会受到母亲看护过程中不可避免的损害。这时孩子必须发展出夸大和表现性自体,以补偿这一完美状态的丧失。但这还不够。孩子也把这种丧失的完美母亲客体投射至一个受崇拜的、全能的自体客体:理想化的父母形象。这两个机制从一开始就并存着。在恰当的发展条件下,原始的自大和夸大性自体会逐渐被驯服,意味着适应现实。于是这一结构整合到成人的人格中,提供驱动能量给自我适应行为和自尊的重要方面。同时,理想化的父母形象也被整合到成人的人格中,并成为人格的一部分。它是这样发生的:当孩子在被照顾时感到受挫,这很自然,因为没有母亲是完美的。如果这些挫折并不太大,只是较小的程度,那么孩子会渐渐撤回自己的投注。最重要的是,挫折不是巨大的。这样孩子可以被迫从令其失望的父母身上撤回所有的投注。如果挫折只是部分的,那么孩子可以内化母亲的功能——她的可以减轻躯体和精神紧张的能力——从客体到自体。科胡特称之为转化性内化(transmuting internalization)——这一正常的发展过程(过渡性客体)。但如果孩子的自恋受到母亲严重的伤害,那么夸大性自体无法在面对现实时被驯服。它以原始的形态保留下来,并要求实现它的夸大需求。如果孩子受到所崇拜的父母创伤性的挫败时,被理想化的父母形象也将以未经修饰的形式保存下来。它并不转化为一种降低张力的结构。它继续以原始的过渡性客体的形式存在着,以维持自恋的平衡。这些障碍也发生在移情情境中。夸大性自体被激活时,我们可以观察到称之为镜映化移情的情况。这种想法是"我是完美的,你意识到我是如何的完美",或者理想化自我客体被激活,产生理想化移情:"你是完美的,而我是你的一部分。"我们可以看到,科胡特把病理性自恋解释为一种成熟过程被阻碍的结果。

克恩伯格(Kernberg)对病理性自恋的理解不同。他把它看作为一种防御形式。他认为由于在生命第一年的巨大挫折、或由先天所致的巨大的攻击性、或也是由先天所致——忍受焦虑能力太弱,以致无法处理攻击性冲动,所有这些都作用于形成一种巨大的口欲期攻击。这必须被防御。这种挫折通常是父母由于自身的需求,错误地利用了孩子的需求。这样的结果是,孩子害怕进入更深的关系。也就是说:害怕出现依赖。这种防御形式阻止了两种危险——攻击和依赖,它是多元化自体和客体表象的融合:理想化自我、理想化客体和真实自体。真实自体是我认为自己是什么——我是谁。理想化自我是我想成为什么。理想化客体是我所崇拜的人。这三种形象或表象融合,形成一种新的结构,被称为夸大性自体。同时,自我所不能接受的部分被投射到外在世界的客体身上,并把后者贬低。这是一种去除内疚感和偏执性恐惧的方式。于是,可见克恩伯格眼中的自恋性人格障碍患者是这样的:"我是伟大的,我不必害怕被别人拒绝,因为我对他们没有任何期望。我是伟大的,可以实现所有期望。别人无法达到我这样完美的程度。这是为什么我完全不关心他们的原因。我唯一要做的事情,是抵御他们对我的嫉妒。"通过这样的防御方式,产生依赖的恐惧感被控制了。真实自体和理想化自我的差异,即我是谁和我想成为谁之间的距离没有被感受到。哀悼和内疚感没有上升到意识层面。结果是内在世界的贫乏。自恋性障碍患者不会说"对不起"或"谢谢你",因为这样意味着他们是不完美的。由于患者不能建立深层的关系,因此被别人体验为苍白的、不鲜活的。结果是导致内在的空虚感。在治疗自恋性障碍患者时,克恩伯格注意到其在自恋性夸大和难以接近与偏执性焦虑之间的交替。患者没有把治疗师视为一个独立的人。他不能从治疗师那儿得到好的东西。由嫉妒和内疚感产生的攻击性冲动会令患者无法承受。患者退回到"伟大的隔离"的世界,这样他不需要意识到,别人能激发他的某些感受。这就是为什么治疗和所有可能的进步都被贬低的原因。这种阻抗在治疗中长时间明显地存在着。患者告诉治疗师,他是多么的无能,治疗没有任何意义。但奇怪的是患者会规律和准时地前来治疗。

比较科胡特和克恩伯格的理论,我们发现有以下不同:科胡特认为病理性自恋是儿童期发展过程的一种固着,它在某种程度上被凝固了。而克恩伯格认为自恋性障碍是一种自我防御的过程。

包括精神分析在内的个体动力性心理治疗是治疗自恋型人格障碍患者的基本方法(Gabbard,2005)。由以上对病理性自恋的理解,我们可以明确患者的治疗应该是促进其真实自体的成熟,也就是说能与自身的感觉和冲突联结并接受它们。建立起来的假性自体(我是强大的、独立的和不会受到伤害的)是在对抗无能感、不被爱的感觉、不安全感和相应的愤怒。所以治疗师要接受来自患者的各种移情,理想化移情和镜映化移情。治疗师要像个善解的母亲一样,看到镜映孩子/患者的表现,同时治疗师要充分地意识到这种移情是一种防御方式,以抵御难以承受的感觉。这种防御的功能应该对患者指出。当镜映患者的感觉时,共情的反应总是有限的,结果是患者会感到受挫。这些挫折不能太大,以避免造成新的创伤。这样患者才有可能发展出更成熟的结构。对于克恩伯格来说,病理性自恋是种防御形式,他的治疗是不同的。他强调要注重攻击性的冲突。治疗师应该系统地诠释理想化和攻击这两部分。攻击可能表现的方式为沉默、迟到或拒绝任何的诠释……可以通过你的反移情来判断是否是攻击性行为。这一目标是让患者意识到他有两方面的冲动:理想化和贬低治疗师。这种贬低是为了防御愤怒和嫉妒感——治疗师会报复他。这是患者所害怕的:报复和内疚感,必须使其意识化。同时,害怕依赖的感觉体现为努力把治疗师处于自己的掌控之中,这样攻击似乎也被控制了。患者好像在说"要么你成为我需要你的样子,不然你就不用存在了"。所有这一切,对治疗师非现实的理想化和失望、自恋性撤退和贬低的多重动机必须被小心地分析。通过意识到自体的这些部分,并抱持和扩展它们,患者可以改变自体的负面形象,促进真实自体的成熟。

15.4.8　回避型人格障碍

回避型人格障碍(avoidant personality disorder)表现为缺乏自信,怀疑自身价值,敏感,特别是遭到拒绝和反对时。日常生活中对一些小事的不如意,或被拒绝即表现得很委屈,感觉受到了较深的伤害。逃避型人格障碍者从一开始就回避人际关系,要不就是无条件地接受他人意见。他们在生活中尽管有交往的需要,但大多数人仍与周围人保持一定距离。在丰富的情感世界中,他们很难同别人进行深入的感情交流。患者有很大的社会不安感,在那些需要大量接触他人的工作面前常常因羞怯而逃避。在家庭之外他们很少有亲密朋友和知己。患者的典型症状是他们很不愿意出风头,害怕暴露自己的内心感情,表现出羞愧、哭泣或不能回答问题。他们对熟人很亲热,而对生活中习惯和常规的任何改变会感到害怕。为了回避引起焦虑的情况,他们常寻找一些借口。有时他们对一些事物表现出恐惧,而且他们经常有抑郁症、焦虑和对自己生气的感觉。

米隆(Millon, 1981)认为回避型人格障碍的形成是由于父母的拒绝和责备,这可能会被同辈拒绝强化。心理动力学的理论认为回避行为可能源于早期生活经历所导致的过分渴望被接受或不能忍受批评。对回避型患者的童年经历进行研究发现了负性的童年回忆(例如孤立、拒绝)(Meyer 和 Carver, 2000);较差的运动表现,对兴趣爱好很少投入,不太大众化(Rettew 等,2003);以及父母的忽视(Joyce 等,2003)。

由于回避型人格障碍患者对拒绝和批评的过分恐惧并且不愿与人建立关系,因此他们可能很难接受治疗。治疗师利用支持性的技术、细心体谅病人的过分敏感,对患者这种防御性的回避给予温和委婉的解释,这样的做法可以让他们更容易地接受心理治疗。虽然在治疗早期病人可能仅仅能忍受支持性的技术,但到后期所有形式的心理治疗对他们都有效(Gabbard, 2005)。临床医生应该意识到诸如过分保护、踌躇于充分地反驳病人、对改变的过分期待等反移情反应的可能性。少量数据显示对病人的肯定和社交技能的训练会增加他们的自信,使得他们愿意涉险于社交场合。利用认知性的技术逐渐挑战患者的无所适从感和他们的病理性假设也是有用的(Beck 等,2004)。团体体验——特别是一些成员性质相同的强调发展社交技能的支持性团体——对回避型的病人而言被证明是可能有效的(Piper 和 Ogrodniczuk, 2005)。

15.4.9　依赖型人格障碍

亚伯拉罕(Abraham, 1927)提出的"口欲期"的性格是依赖型人格障碍(dependent personality disorder, DPD)主要的临床原型。这种性格类型被认为是由于固着于第一个性心理发展阶段(或口欲期)。费尼切尔(Fenichel, 1945)观察发现

"某些人在他们所有的客体关系中所充当的角色就像是正在哺育的母亲"。这种人格类型类似于霍尼(Horney)的"顺从"型(Millon，1981)。依赖型人格以过分地需要他人的照顾为特征，由此导致屈从和依赖的行为以及过分地恐惧分离。尽管这些人能够照顾好自己，但他们怀疑自己的能力和判断，并认为别人比他们更加强大、更有能力。由于低自尊及自我怀疑，使得其回避需要承担责任的职业，并尽量维持依赖关系，表现为过分被动和自我牺牲。当关系中止时，这些人会感到无助和恐惧，他们可能会不加区别地开始另一段关系，哪怕是虐待性质的关系，对他们而言可能比让他们自己一个人要好些。

依赖型人格障碍患者常常以抑郁或焦虑为主诉来寻求治疗，他们的抑郁和焦虑可能是因为一种依赖关系受到威胁时或已经终止后逐渐积累形成的。各种形式的个体治疗的治疗效果对这些人来说都较好。如果治疗中探讨病人对独立的恐惧可能会特别有用；利用移情去探索他们的依从；直接提高病人的自尊、价值感、决断能力以及独立能力。这些病人往往寻求一种与治疗师的过分依赖关系，这会导致反移情的问题，反而可能增强他们的依赖。例如，治疗师可能会过分保护或过分地指导病人，给出一些不恰当的保证和支持，或不必要地延长治疗。团体治疗（Piper 和 Ogrodniczuk，2005）和认知行为治疗（Beck 等，2004）目的在于增强其独立性，包括决断能力和社交技能的训练，这些可能对部分病人有所帮助。

15.4.10　强迫型人格障碍

强迫型人格障碍(obsessive-compulsive personality disorder)是人格障碍的一种类型，患者做事往往谨小慎微，希望所有事都能做到尽善尽美，如果症状不是十分严重，往往可在工作中取得比较大的成就，但有时会因过分注重细节、墨守成规，反而影响工作效率。在生活中患者常会用严苛的尺度衡量周围事物，使自己和身边的人陷入紧张、焦虑的氛围。大量研究认为强迫症与强迫型人格障碍间存在着某种特定联系，有数据显示约有三分之一的强迫症患者存在强迫型人格障碍。

强迫型人格障碍患者由于他们过分的理智化和难于表达情感使得对他们的治疗可能看上去有点难度。但是这些病人常常对分析性的心理治疗或精神分析反应良好(Gabbard 2005)。治疗师常常需要在治疗中相对活跃些。还应该避免让他们陷入感兴趣的却缺乏情感的讨论，因为这些可能对治疗无益。换句话说，治疗师与其让患者理智，不如将重点放在他们经常回避讨论的情感上。这种障碍的其他常用的防御方式还包括合理化、隔离、抵消和反向形成，这些防御也应该要识别和澄清。权力争斗也会出现在治疗中，这时是指出病人过分需要控制的机会。

认知治疗的方法也能用于减少病人过分地需要控制和完美(Beck 等，2004)。尽管病人由于对控制的需要可能对团体治疗有阻抗,但动力性取向的注重情感的团体可能对病人的内省和探索表达新的情感有所帮助。

15.4.11　其他人格障碍

其他三种人格障碍,考虑到它们的历史传统、临床实用性和/或实验室支持的证据,而收录于 DSM-IV 轴 II 的障碍。但它们被认为需要进一步的研究。比较明显的是这三种障碍涉及慢性的抑郁的人,这些人在直接表达他们的攻击上是有问题的。

(1) 抑郁型人格障碍。在所有的人格障碍中,抑郁型人格障碍(depressive personality disorder)可能有最长的临床历史,2000 年前希波克拉底(Hippocrates)就描述了"黑胆汁"或抑郁质的气质。克雷佩林(Kraepelin, 1921)也描述了这种气质,与希波克拉底所描述的类似,认为它是抑郁谱系障碍——是一种较严重的抑郁障碍所变异的和可以诱发抑郁障碍的气质特征。施耐德(Schneider, 1959)描述这类人格后被纳入 ICD‑9(世界卫生组织,1977)作为一种情感性的人格障碍。克恩伯格(Kernberg, 1988)从劳克林(Laughlin)的著作中进行了提取,强调这类人格类型的心理动力性的特征,包括严格的超我,冲突表达的受限,和一种过分的依赖,这是对独立的一种防御。因为这种障碍的历史传统、被 ICD‑9 收录以及一些实验室证据对它的支持,抑郁型人格障碍被列入 DSM-IV 的附录。

抑郁型人格障碍患者一直是压抑的、有负担的、担心、严肃、悲观以及不能享受和放松。他们也会倾向于内疚、自律、自我否定、被动、谦虚以及内向。他们的自尊较低并且对批评和拒绝过分敏感。尽管他们可能批评他人,但他们很难直接批评或对他人有任何形式的攻击,并且更易于批评他们自己。他们也是明显地依赖爱人和接受他人,但他们抑制这种依赖的表达并可能反而表现出不依赖。抑郁型人格障碍适合分析性心理治疗和精神分析治疗。

(2) 消极型人格障碍。消极型人格障碍(negativistic personality disorder)与被动攻击型人格障碍类似,它描述了一类表现为对社交和职业要求消极抵抗的广泛行为模式。但它还包括一种范围更广的否定态度和行为,诸如愤怒、悲观和愤世嫉俗;阴沉和好辩;批评其他人;对那些显得更幸运的人表现出忌妒。另外,这些人倾向于在武断地敌对和后悔屈从之间转换。一个因素分析的研究发现消极型人格障碍是一种通用的维度结构与自恋型人格障碍有关(Fossati 等,2000)。

(3) 自我挫败型人格障碍。自我挫败型人格障碍(self-defeating personality disorder)适用于那些表现出广泛模式的自我挫败行为,而不是仅仅出现在面对躯体、性或心理上的虐待时的反应或预期。这种障碍的人感到不值得被好好地对待,以至于刻薄自己,从而无形之中鼓励了他人折磨他们。例如,他们拒绝享乐的机会,选择那些让他们受虐或失败的人或处境,诱导别人对他们发火或拒绝他们。如果遇到善待他们的事情,他们会试图通过如变得抑郁或引起他们的疼痛来伤害自己。

这一障碍的治疗由于病人的自我挫败倾向而显得复杂;病人可能会因为他们感到不值得改善或得到幸福而在不知不觉中破坏了治疗和他们的进展。通过自省导向的心理治疗或精神分析来探索病人自我牺牲的需要以及使他/她沉浸的自我相斥的痛苦可能会有可喜的结果(Gabbard, 2005)。

(王兰兰　仇剑崟)

本章参考文献

Bateman, A. W., Fonagy, P. (2004). Mentalization-based treatment of BPD. *J Pers Disord.*, *18*(1): 36 - 51.

Beck, A. T., Baruch, E., Balter, J. M., Steer, R. A., Warman, D. M. (2004). A new instrument for measuring insight: the Beck Cognitive Insight Scale. *Schizophr Res.* 68(2 - 3): 319 - 329.

Bender, D. S., Dolan, R. T., Skodol, A. E., Sanislow, C. A., Dyck, I. R., McGlashan, T. H., Shea, M. T., Zanarini, M. C., Oldham, J. M., Gunderson, J. G. (2001). Treatment utilization by patients with personality disorders. *Am J Psychiatry.* 158(2): 295 - 302.

Bender, D. S. (2005). The therapeutic alliance in the treatment of personality disorders. *J. PsychiatrPract*, 11(2): 73 - 87.

Dunayevich, E., Sax, K. W., Keck, P. E. Jr., McElroy, S. L., Sorter, M. T., McConville, B. J., Strakowski, S. M. (2000). Twelve-month outcome in bipolar patients with and without personality disorders. *J. Clin Psychiatry.* 61 (2): 134 - 139.

Grilo, C. M., Sanislow, C. A., Shea, M. T., Skodol, A. E., Stout, R. L., Gunderson, J. G., Yen, S., Bender, D. S., Pagano, M. E., Zanarini, M. C., Morey, L. C., McGlashan, T. H. (2005). Two-year prospective naturalistic study of remission from major depressive disorder as a function of personality disorder comorbidity. *J. Consult Clin Psychol.* 273(1): 78 - 85.

Johnson, J. G., Cohen, P., Kasen, S., Brook, J. S. (2005). Personality disorder traits associated with risk for unipolar depression during middle adulthood. *Psychiatry Res*, *136*(2 - 3): 113 - 121.

Markowitz JC, Skodol AE, Bleiberg K. (2006). Interpersonal psychotherapy for borderline personality disorder: possible mechanisms of change. *J. Clin Psychol*, *62*(4): 431 - 444.

Piper, W. E., Ogrodniczuk, J. S., Lamarche, C., Hilscher, T., Joyce, A. S. (2005). Level of alliance, pattern of alliance, and outcome in short-term group therapy. *Int J. Group Psychother*, *55*(4): 527 - 550.

Sanislow CA, Grilo CM, Zanarini MC, McGlashan TH. (2005). Stability of functional impairment in patients with schizotypal, borderline, avoidant, or obsessive-compulsive personality disorder over two years. *Psychol Med*, *35*(3): 443 - 451.

Seivewright H, Tyrer P, Johnson T. (2005). Persistent social dysfunction in anxious and depressed patients with personality disorder. *Acta Psychiatr Scand*, 109(2): 104 - 109.

Skodol, A. E., Gunderson, J. G., McGlashan, T. H., Dyck, I. R., Stout, R. L., Bender, D. S., Grilo, C. M., Shea, M. T., Zanarini, M. C., Morey, L. C., Sanislow, C. A., Oldham, J. M. (2002). Functional impairment in patients with schizotypal, borderline, avoidant, or obsessive-compulsive personality disorder. *Am J Psychiatry*, 159(2): 276 - 83.

Skodol, A. E., Pagano, M. E., Bender, D. S., Shea, M. T., Gunderson, J. G., Yen, S., Stout, R. L., Morey, L. C., Yonkers, K. A., Dyck, I. R., Warshaw, M., Keller, M. B. (2000). Factors predicting the clinical course of generalised anxiety disorder. *Br J Psychiatry*, 176: 544 - 549.

16　心身性障碍的心理治疗

16.1　引言 / 398
16.2　心身性障碍的概述 / 399
16.3　心身性障碍的心理治疗实践 / 399
　　16.3.1　心脑血管疾病的心理治疗实践 / 399
　　16.3.2　糖尿病的心理治疗实践 / 401
　　16.3.3　功能性胃肠病的心理治疗实践 / 401
　　16.3.4　疼痛的心理治疗实践 / 402
　　16.3.5　外科疾病的心理治疗实践 / 403
　　16.3.6　肿瘤患者的心理治疗实践 / 403
　　16.3.7　心身性障碍的心理治疗实践总结 / 403
16.4　心身性障碍心理治疗中尚需要注意的若干问题 / 404
　　16.4.1　提供多层次、高质量的诊疗 / 404
　　16.4.2　心身性障碍心理治疗者等健康从业人员的
　　　　　　知识体系及其他要求 / 404
　　16.4.3　心身性障碍心理治疗的高水平研究 / 405

16.1　引言

1818 年德国精神病学家海因洛特（Johann Heinroth）最早创造了"Psychosomatic"一词,然而,直到 20 世纪,心身医学在德国才有了真正意义上的临床应用和发展。从 *Psychosomatic Medicine* 到 *Psycho-Oncology* 等杂志的不断出版,心身医学的概念在学术中得到越来越多的认识,也逐渐得到了专业人员的关注。20 世纪 70 年代,随着生物—心理—社会新医学模式的提出,健康领域工作者更加深入地探讨心身关系,并确认了心理社会因素在躯体疾病中的重要作用。经历了一个多世纪的发展,2000 年欧洲联络会诊精神医学和心身医学协会正式成立,2003 年美国精神科和神经科专科医师委员会正式将"心身医学"作为一门亚专业在美国医学院校进行授课和推广,这标志着心身医学在欧洲和美国的地位正式得到了认可(Novack 等,2007)。

也就是在 100 多年的发展中,心身医学逐渐具有了广义和狭义的定义(于欣,2009)。狭义而言,心身医学是一门临床学科,是正在兴起的临床实践专业。广义而言,心身医学是一门科学,正在成为"超越精神病学与综合医院各临床学科的医学思想体系"。如今,不只专科性较强的精神卫生机构对心身医学有深刻的认识,综合医院各临床学科也对心身关系有深入的体会和了解,甚至,2013 年我国卫生计生委对二级以上医疗机构提出了建立临床心理科或心身医学科的要求。在这种成熟的时机和条件下,对心身障碍进行心理治疗成为了医学学科、心理治疗学科发展中的必然趋势和要求。

16.2　心身性障碍的概述

狭义的心身医学是研究"心理生理疾患"的病因、病理、临床表现、诊疗和预防的学科,即其主要的研究对象就是心身性障碍(王高华,2008)。具体来说,心身疾病所包含的疾病谱是指心理社会因素在疾病的发生、发展过程中起重要作用的躯体器质性疾病和躯体功能性障碍,其范围较为广泛,几乎所有系统均有涉及,从心血管系统的冠状动脉粥样硬化性心脏病,到外科系统的器官移植后综合征等。目前,心身疾病的概念和精髓已渗透到了临床各科。

按照生物—心理—社会新医学模式,心身疾病的诊断、治疗要兼顾个体的生理、心理和社会三方面。对心身疾病实施心理干预要围绕三个目标:消除心理社会刺激因素,消除心理学病因和生物学症状,其中,特别强调心、身同治的原则。如,对于严重的急性心肌梗死患者,除了给予生物学处理的措施,更要对有抑郁、焦虑、恐惧的患者给予心理辅导,帮助其减轻负面情绪的症状,转变对事件的认知,纠正、消除不良的心理学因素,逆转其病理心理过程,使之向健康心理和行为模式发展。

因此,心理治疗的技术和干预手段,均可以用于心身障碍,可以根据不同层次、不同方法、不同目的而决定,一般性心理支持、放松训练、生物反馈、催眠治疗、认知行为治疗、音乐疗法等心理治疗法都可以选择使用。

16.3　心身性障碍的心理治疗实践

16.3.1　心脑血管疾病的心理治疗实践

心血管疾病患者往往共病较高比例的抑郁或焦虑,特别是心肌缺血患者,有报道称心肌缺血患者可伴有 7％—31％的抑郁症状（Thombs 等，2006），30％—40％的焦虑症状（Roest，Martens，Denollet，和 De Jonge，2010）。而抑郁、焦虑症状又可以作为心血管疾病的独立危险因素，使心血管病患者预后更差，导致 1.5—2 倍的不良后果，明显增加患者的死亡率和心血管事件的再发率（Barth，Schumacher，和 Herrmann-Lingenc，2004；Van Melle 等，2004；Nicholson，Kuper，和 Hemingway，2006）。同时，部分患者如原发性高血压、冠状动脉硬化性心脏病患者，有谨慎、好斗甚至是 A 型行为模式，也有吸烟、酗酒等不良的生活方式，这些都成为心血管疾病发生、发展的危险因素。因此，在给予心血管疾病处理的基础上，还需要给予患者相应的心理干预、健康教育、良好生活方式的培养等多种干预措施。

凯沃斯等（Keyworth 等，2014）采用冥想和意念干预的方法对心血管疾病合并糖尿病患者进行了 6 周的治疗，结果发现，90％的患者能接受 5 次以上的治疗，极大改善了睡眠、放松程度、对疾病和疾病体验的接受程度；当 6 周治疗结束时，焦虑、抑郁等也明显地减轻。

在布拉特等（Bradt 等，2009）的系统综述中，对 23 个研究、1 461 个患者进行了系统回顾后发现，听音乐可以减慢心率、呼吸频率，降低血压，但对所伴发的心理异常症状如焦虑等没有效果。

在 1 项包括了 7 个研究、共 673 个患者和家属的系统综述中，心理教育、各种类型的咨询、社会支持等心理干预方法可以显著改善患者的生活质量、血压、治疗满意度及家属的焦虑、治疗满意度，增加患者和家属的健康知识（Reid，Ski，和 Thompson，2013）。然而，由于心血管疾病的心理治疗研究普遍质量还不高，在这个系统综述中，无法进一步比较各种咨询、治疗方法间的差异。

随着疾病谱的变化，脑卒中成为了中老年患者甚至是青壮年中的多发病、常见病。而卒中后抑郁（PSD）是卒中后最常见的并发症之一，发病率在 40％—60％，不仅影响患者神经及肢体功能的康复，降低患者的生活质量，而且增加卒中的死亡率。PSD 的发生不是单一的生物学或心理学因素作用的结果，而是与生物—心理—社会模式中的诸多因素有关（张彤和王拥军，2008）。因此，在卒中的治疗中需要及时发现卒中后抑郁并给予相应的治疗。当前的研究发现，在抗抑郁药物治疗、康复训练的基础上，结合支持性心理治疗、认知行为治疗（Lincoln 和 Flannaghan，2003；王凤华，2014）、脑电生物反馈（崔燕等，2014）等方法可以改善患者的不良情绪，正确认识疾病，树立康复意识，积极主动配合进行康复训练，提高治疗依从性，从而促进疾病全面恢复。

16.3.2　糖尿病的心理治疗实践

2型糖尿病患者多伴发有抑郁、焦虑障碍,而糖尿病伴发的代谢综合征也往往共病抑郁、焦虑障碍。同时,抑郁、焦虑障碍、代谢综合征、2型糖尿病也常互为危险因素(Kahl等,2015)。除了抑郁、焦虑外,2型糖尿病患者的人格特征还表现为外倾个性、情绪不稳定、紧张不安等,自我评价减低(邵坤宁,2008)。因此,对患者进行心理干预将有助于减轻精神障碍,对糖尿病的治疗和预后有积极的促进作用。

施奈德等(Schneider等,2011)在对糖尿病患者随机分组后的临床实验中发现,当整合了情绪管理、运动等方法后,患者的血糖水平得到了有效的控制,不良的情绪也得到舒缓。艾利斯等(Ellis等,2008)也发现,在给予了包括家庭治疗、行为治疗等在内的多系统治疗后,1型糖尿病患者的血糖控制更好,抑郁情绪得到改善,再住院率降低,随访至第24个月时,疾病所导致的费用也进一步降低。

在我国的心身性障碍治疗中,随着对糖尿病的心身关系认识深入,心理治疗是应用较多的领域。目前,糖尿病健康教育、放松治疗、认知行为治疗、森田疗法、焦点解决短程疗法、意向对话疗法等方法(孙冰、班博、孙海玲、张秀平和解霜雁,2005;王少真、史亚男、徐延光和张金钟,2009;曹玉媛、王红梅和王志铭,2009)都被用于2型糖尿病的治疗,取得了较好的效果,不仅使患者的情绪改善,血糖水平、糖化血红蛋白、代谢综合征等都得到明显控制,患者的生活质量得到提高,再住院率降低。

16.3.3　功能性胃肠病的心理治疗实践

功能性胃肠病是一组表现为慢性或反复发作性的胃肠道综合征,临床表现主要是胃肠道(包括咽、食管、胃、胆管、小肠、大肠和肛门)的相关症状。患者常伴有失眠、焦虑、抑郁、头昏、头痛等其他功能性症状(Riedl等,2009),发病率高,占消化内科专科门诊30%—40%(邱德凯和马雄,2004)。其发病机制复杂,目前认为与多种病理、生理改变有关,如胃肠动力异常、内脏高敏感性、脑—肠轴调节异常、炎症、社会心理因素和应激等(Van Oudenhove和Aziz,2009)。近年来,多因素疾病模型较好地解释了功能性胃肠病的综合发病因素和机制。该模型认为,早期生活事件和日常的应激性事件影响了后来的心理社会体验,使患者的生理功能发生改变,同时对疾病的易感性增加。在这些因素中,应激体验明显地与症状的发生、症状的严重程度相关;而应激性生活事件、慢性社会应激、焦虑障碍、适应不良性的应对方式,情感、性或身体的虐待史等因素又可以影响疾病的体验、疾病观念和求医行为,甚至是治疗结果(Drossman,1999)。研究还发现,患者多伴有较高频率(52.4%)的抑郁、焦虑情绪(元静等,2013)。家庭成员支持少、家庭规则不明确者症状重,且焦虑、竞争性活动、缺乏识别情感和躯体感受的能力为危险因素(刘小彦等,2013)。同时,也发现患者存在述情障碍和神经质的人格特质(刘小彦等,2013)。

正是因为此类患者的发病机制中有心理社会因素参与,加之患者易伴发明显的抑郁、焦虑、躯体形式障碍等精神障碍(Ford, Talley,和 Schoenfeld, 2009),因此,心理治疗是其中较为有效的治疗方法之一。目前,催眠治疗 (Prior, Colgan, 和 Whorwell, 1990)、放松治疗、系统脱敏疗法(王驰、钟鹰和张晓风,2011)、认知行为治疗都被广泛应用于功能性胃肠病的治疗,而且已逐渐被证实是有效的治疗方法。

2008 年 Cochrane 数据库中,在纳入 6 个随机实验、10 篇文章、167 个研究对象的1 篇综述报道中,有 5 个实验都显示认知行为治疗对于儿童时期的复发性腹痛和肠易激综合征效果明显优于对照组、常规医学处理组(Huertas-Ceballos, Logan, Bennett,和 Macarthur, 2008)。

16.3.4 疼痛的心理治疗实践

汉语的"疼"是指余痛;"痛"是指病人身体内部的伤害性感觉。现代医学所谓的疼痛(pain),是一种复杂的生理心理活动,是临床上最常见的症状之一。基于心理因素在疼痛产生与防治上的影响,安慰剂、催眠、暗示、松弛训练和生物反馈等加强正性情绪活动的心理疗法,以及其他增强信心和减轻恐惧的任何药物或处理,均有助于缓解或减轻疼痛。甚至分娩的喜悦、注意的集中、激烈的战斗,以及某些特殊的仪式,均可在一定程度上缓解疼痛的感觉和痛苦。

多年来,心理治疗方法,如放松训练、催眠、应对技巧训练、生物反馈、认知行为治疗等都被广泛用于帮助疼痛患者管理疼痛、改善疼痛的不良后果。

在一项非心血管疾病的胸痛研究中,采用随机双盲对照的方法比较了疼痛的应对技巧训练(coping skills training, CST)、抗抑郁药物舍曲林和安慰剂的效应,在10—34 周的研究后,发现应对技巧训练合并舍曲林组的效果最好,而单一的应对技巧训练或舍曲林治疗均优于安慰剂组,因此证实了应对技巧训练在疼痛管理中具有较好的效果(Keefe 等,2011)。

2002 年,1 篇系统综述和元分析报道了儿童青少年慢性疼痛的随机双盲对照心理治疗研究。在由 28 个研究、123 篇文章形成的系统综述和元分析中,儿童青少年慢性头痛、复发性腹痛中,短程行为治疗、认知行为治疗是报道最多的心理治疗方法,给予心理治疗的 OR 值是 9.62,也就是说,接受心理治疗患者比不接受心理治疗患者,有至少 9 倍以上好转的可能性;同时,研究也发现所需要的治疗次数是 2.32 次(Eccleston, Morley, Williams, Yorke,和 Mastroyannopoulou, 2002)。

2009 年,埃克尔斯顿等(Eccleston 等,2009)又更新了关于心理治疗在疼痛治疗和管理中的系统综述,包括了 34 个随机双盲对照的心理治疗研究,共纳入了 1 432 个患者,分别研究了头痛、腹痛、纤维肌痛、镰状细胞病疼痛等。结果显示,在这个大样本的系统综述中,心理治疗对头痛具有较好的治疗效果,OR 值 = 5.51,即接受心理治疗的头痛患者比不接受心理治疗患者,有高达 5 倍多的效果。这样的效果在后期的随访时,仍然显示出良好的效果,OR 值 = 9.91,不仅充分证实了心理治疗在疼痛中的治疗和管理作用,而且进一步显示放松训练和认知行为治疗对于儿童青少年的慢性头痛、反复性腹痛、纤维肌痛具有更好的效果,可显著改善疼痛的严重程度和发作频率。

16.3.5　外科疾病的心理治疗实践

外科疾病多容易伴发并发症,博拉(Gregory Borah)等认为外科患者伴发抑郁障碍的比率比手术并发症的发病率还要高(Borah,Rankin,和 Wey,1999)。同时,外科手术对患者来说是个生活事件,甚至是创伤性的强应激性事件(Weatherall,2000)。因此,对外科疾病伴发有抑郁、焦虑患者给予心理治疗的干预,能及时解除不良情绪对疾病的影响,促进疾病的治疗和患者的康复。梅斌和郑凯(2006)对肝病患者在术前和术后给予了认知行为治疗、人本主义治疗后,患者的抑郁、恐惧、紧张等不良情绪有明显改善,疾病的预后和恢复较好。孙淑艳等(2010)采用团体心理治疗和常规康复治疗结合后,对颅脑创伤的患者进行了整合的干预,结果不仅改善了急性期的不良情绪,纠正神经功能紊乱,还具有远期效果。

16.3.6　肿瘤患者的心理治疗实践

各种肿瘤的发病机理至今仍不清楚,然而,临床研究长期以来观察到人格、应激、抑郁等不良情绪、应激性生活事件与肿瘤的发生有密切的关系。此外,不健康的生活方式也对肿瘤的发生增加了一定程度的危险因素。随后,肿瘤的发生对任何一个家庭和个体来说,都是一系列的负性应激事件。因此,对肿瘤患者和其家庭来说,给予适当的心理干预是必要的。

布拉特等(Bradt 等,2011)系统综述了音乐治疗对肿瘤患者的效果,在纳入了 30 个研究、1 891 个患者中,音乐治疗降低了焦虑的平均水平,减慢心率、呼吸频率,降低血压,中等程度的疼痛减轻,从而可以改善生活质量。

16.3.7　心身性障碍的心理治疗实践总结

在心身性障碍的心理治疗实践中,已有的研究,包括循证医学的证据已经表明,心理治疗方法和干预手段可以减轻症状、改善生活质量、调整患者对疾病的态度和看法,提高患者和家属的治疗满意度。因此,在临床中,应该以生物—心理—社会的医学模式为指导,对于病患积极开展一般性心理支持、放松训练、生物反馈、催眠治疗、认知行为治疗、音乐疗法等心理治疗方法。

16.4 心身性障碍心理治疗中尚需要注意的若干问题

16.4.1 提供多层次、高质量的诊疗

心身性障碍是个广泛的定义,其中有多种系统的疾病,每个系统的疾病有其自身的特点,不同疾病诊断的患者有不同的症状、不同的心理社会发展背景、不同的诊疗需求,所以并非对所有的心身性障碍患者都提供同样的治疗手段,而是要力求给予分层次、高质量、为患者所需要的诊疗活动。邵越霞等(2010)的调查发现,综合医院住院患者中约有72.8%患者对精神药物治疗感兴趣,57.3%的患者对心理社会治疗有兴趣;而心理社会支持的需求与两个因素有关,分别为"是否有焦虑症状""是否患者自己提出会诊申请"。所以,在心身性障碍的治疗中,必须要对患者进行深入访谈后,再根据其病情特点、是否有心理辅导的需求,决定是否进行心理治疗和选择什么样的治疗手段,即,专业人员必须提供患者多层次、高质量的诊疗,需要根据不同年龄、不同诊断、不同需求、不同场景等开展多层次的心理帮助服务。除了上述已有报道的心身性障碍外,还需要对其他的心身性疾病开展更多的心理治疗以帮助患者,同时,也在这样的实践操作中改变医学同行的诊疗思维,真正在临床实践中体现生物—心理—社会的医学模式。

此外,部分心身性疾病患者多为中老年患者,其对心理治疗的接受能力、在治疗中的参与程度等多方面与青年患者有所不同,因此,在心理治疗时必须要进行适当的调整以让患者适应和接受。

16.4.2 心身性障碍心理治疗者等健康从业人员的知识体系及其他要求

大多数心身性障碍患者多半就诊于综合性医疗机构,这对于心理治疗人员、精神科医生等都提出了一定的要求,即心理健康从业者需要掌握必备的、大量的医学亚专科知识,定期更新自己医学亚专科知识的进展。此外,随着生物医学的快速发展,心身性障碍的生物病因学也有了更深入的探究,如在功能性胃肠病的研究中,脑—肠轴的研究成为了新的热点研究领域。其中,心理因素与脑—肠轴的交互作用、神经递质、神经肽等多因素间的关系将对于理解该病有重要的作用,而心理治疗师若不及时更新这些知识的进展,也将难以使用心理治疗的技术和手段为患者提供良好的治疗和取得满意的效果。

其次,大部分心身性障碍患者就诊场所多为综合医院,而综合医院的患者数量

多、能提供心理干预的有资质的从业人员少、可提供的干预时间有限，因此，一对一的心理干预难以长时间开展。在这样的形式下，将心理治疗和其他有效的治疗方法进行整合，借助团体心理治疗的方法来实施心理干预将是一个必然的趋势和要求，比如糖尿病患者的整合治疗，包括了健康教育、体育运动、饮食控制和管理、放松治疗、认知行为治疗以及其他有效的方法。因此，如何有效地在团体心理治疗的平台上进行多种治疗方法的整合，将对医护人员和心理治疗师提出更高的要求。

第三，传统综合医院的人际交往中往往只有医—医、医—护、医—患关系的模式，而心身性障碍的整合治疗就要求所有的健康从业人员，需要在病患的一个诊疗平台上，整合不同的诊疗思路，要有统一的认识、统一规划的从业模式，甚至是相互支撑。因此，以往的人际交往模式要更进一步深入和复杂化。要在之前的人际互动模式上引入医—心理治疗师、护—心理治疗师、患者—心理治疗师的人际互动模式。所以，对于综合医院的从业人员来说，这既是心身性障碍的诊疗进步带来的压力，也将是个体、医疗机构的一个发展和变革。

16.4.3 心身性障碍心理治疗的高水平研究

虽然心理治疗流派和技术如雨后春笋般欣欣发展，然而，在心理治疗领域的研究特别是高质量的研究还有待开展，而作为心理治疗在心身性障碍中的研究就更少。未来，这样的研究大致可以从以下几个方面开展。

第一，心身性障碍心理治疗疗效的研究。不同的心身性障碍，哪些心理治疗技术和手段有效，短期和长期的疗效如何，几次治疗有效，不同治疗技术的疗效区别及适应证，有何不良反应，随机双盲对照研究的开展等。通过这些研究的开展，希望能得到不同心理治疗技术在不同心身性障碍中的规范化操作标准。

第二，心身性障碍心理治疗的有效要素及相关问题研究。针对不同的心身性障碍，各种心理治疗技术和干预手段的有效要素是什么，这些治疗技术的疗效、作用方式如何，与生物学、社会学因素等多种因素之间是否有相互作用等。通过这些研究的开展，可以为心身性障碍的病因学提供更多的不同层面的科学依据，为这些疾病的预防提供实证证据。

（杨建中）

本章参考文献

Barth, J., Schumacher, M., & Herrmann-Lingenc. (2004). Depression as a risk factor for mortality in patients with coronary heart disease: A meta-analysis. *Psychosom Med*, 66: 802-813.

Borah, G., Rankin, M., & Wey, P. (1999). Psychological Complications in 281 Plastic Surgery Practices. *Plast Reconstr Surg*(S0301-620X), 104: 1241-1246.

Bradt, J., & Dileo, C. (2009). Music for stress and anxiety reduction in coronary heart disease patients. *Cochrane database of systematic reviews* (*Online*), *12*(*2*): CD006577.

Bradt, J., Dileo, C., Grocke, D., & Magill, L. (2011). Music interventions for improving psychological and physical outcomes in cancer patients. *Cochrane Database Syst Rev*, *10*(*8*): CD006911.

Drossman, A.D. (1999). Review article: an integrated approach to the irritable bowel syndrome. *Aliment Pharmacol Ther*, *13*(*Suppl 2*): 3 - 14.

Eccleston, C., Palermo, M.T., WilliamsACDC, Lewandowsk, A., & Morley, S. (2009). Psychological therapies for the management of chronic and recurrent pain in children and adolescents. *Cochrane Database of Systematic Reviews*, CD003968.

Eccleston, C., Morley, S., Williams, A., Yorke, L., & Mastroyannopoulou, K. (2002). Systematic review of randomised controlled trials of psychological therapy for chronic pain in children and adolescents, with a subset meta-analysis of pain relief. *Pain*, *99*(*1 - 2*): 157 - 1.

Ellis, D., Narr-King, S., Templin, T., Frey, M., Cunningham, P., Sheidow, A., ... Idalski, A. (2008). Multisystemic Therapy for Adolescents With Poorly Controlled Type 1 Diabetes. *Diabetes Care*, *31*: 1746 - 1747.

Ford, A.C., Talley, N.J., & Schoenfeld, P.S. (2009). Efficacy of antidepressants and psychological therapies in irritable bowel syndrome: systemic review and meta-analysis. *Gut*, *58*(*3*): 367 - 378.

Huertas-Ceballos, A., Logan, S., Bennett, C., & Macarthur, C. (2008). Psychosocial interventions for recurrent abdominal pain (RAP) and irritable bowel syndrome (IBS) in childhood. *Cochrane Database Syst Rev*, *23*: (*1*): CD003014.

Kahl, K.G., Schweiger, U., Correll, C., Müller, C., Busch, M.L., Bauer, M., & Schwarz, P. (2015). Depression, anxiety disorders, and metabolic syndrome in a population at risk for type 2 diabetes mellitus. *Brain and behavior*, *21*: e00306.

Keefe, F.J., Shelby, R.A., Somers, T.J., Varia, I., Blazing, M., & Waters, S.J. (2011). Effects of coping skills training and sertraline in patients with non-cardiac chest pain: a randomized controlled study. *Pain*, *152*(*4*): 730 - 741.

Keyworth, C., Knopp, J., Roughley, K., Dickens, C., Bold, S., & Coventry, P. (2014). A mixed-methods pilot study of the acceptability and effectiveness of a brief meditation and mindfulness intervention for people with diabetes and coronary heart disease. *Behav Med*, *40*(*2*): 53 - 64.

Lincoln, N.B., & Flannaghan, T. (2003). Cognitive behavioral psychotherapy for depression following stroke: a randomized controlled trial. *Stroke*, *34*(*1*): 111 - 115.

Nicholson, A., Kuper, H., & Hemingway, H. (2006). Depression as an aetiologic and prognostic factor in coronary heart disease: A meta-analysis of 6362 events among 146538 participants in 54 observational studies. *Eur Heart J*, *27*: 2763 - 2774.

Novack, D.H., Cameron, O., Epel, E., Ader, R., Waldstein, S.R., Levenstein, S., ... Wainer, A.R. (2007). Psychosomatic Medicine: The Scientific Foundation of the Biopsychosocial Model. *Academic Psychiatry*, *31*: 388 - 401.

Prior, A., Colgan, S.M., & Whorwell, P.J. (1990). Changes in rectal sensitivity after hypnotherapy with irritable bowel syndrome. *Gut*, *31*: 896 - 898.

Reid, J., Ski, F.C., & Thompson, R.D. (2013). Psychological Interventions for Patients with Coronary Heart Disease and Their Partners: A Systematic Review. *PLoS ONE*, *8*(*9*): e73459.

Riedl, A., Maass, J., Fliege, H., Stengel, A., Schmidtmann, M., Klapp, F.B., & Mönnikes, H. (2009). Subjective theories of illness and clinical and psychological outcomes in patients with irritable bowel syndrome. *J Psychosom Res*, *67*(*5*): 449 - 455.

Roest, A.M., Martens, E.J., Denollet, J., & De Jonge, P. (2010). Prognostic association of anxiety post myocardial infarction with mortality and new cardiac events: A meta-analysis. *Psychosom Med*, *72*: 563 - 569.

Schneider, K.L., Pagoto, S.L., Handschin, B., Panza, E., Bakke, S., Qin, L., ... Ma, Y.S. (2011). Design and methods for a pilot randomized clinical trial involving exercise and behavioral activation to treat comorbid type 2 diabetes and major depressive disorder. *Ment Health Phys Act*, *4*(*1*): 13 - 21.

Thombs, B.D., Bass, E.B., Ford, D.E., Stewart, K.J., Tsilidis, K.K., Patel, U., ... Ziegelstein, R.C. (2006). Prevalence of depression in survivors of acute myocardial infarction: Review of the evidence. *J. Gen Intern Med*, *21*: 30 - 38.

Van Melle, J.P., De Jonge, P., Spijkerman, T.A., Tijssen, J., Ormel, J., van Veldhuisen, D.J., ... van den Berg, M.P. (2004). Prognostic association of depression following myocardial infarction with mortality and cardiovascular events: A meta-analysis. *Psychosom Med*, pp. 66: 814 - 822.

Van Oudenhove, L., & Aziz, Q. (2009). Recent insights on central processing and psychological processes in functional gastrointestinal disorders. *Dig Liver Dis*, *41*(*11*): 781 - 787.

Weatherall, M. (2000). A randomized controlled trial of the geriatric depression scale in an inpatient ward for older adults. *Clinical Rehabilitation*, *14*(*2*): 186 - 191.

曹玉媛,王红梅,王志铭.舍曲林联合心理治疗对糖尿病伴抑郁的疗效观察[J].中国实用神经疾病学杂志,2009,12(14): 8 - 10.

崔燕,元小冬,申健,张健,孟令民,邓宏亮,……王淑娟.脑电生物反馈对脑卒中后心理障碍及日常生活能力的影响[J].中国健康心理学杂志,2014,22(9):1326-1328.

刘小彦,李培凯,王敏,王嬬,苏萍,侯瑜,……杨建中.肠易激综合征患者的述情障碍及人格特征调查[J].国际消化病杂志,2013,33(3):197-200.

刘小彦,王嬬,王敏,李培凯,侯瑜,苏萍,……杨建中.肠易激综合征患者心理状态、家庭因素及患病危险因素分析[J].中华行为医学与脑科学杂志,2013,22(2):137-139.

梅斌,郑凯.肝病外科患者抑郁症状的心理康复治疗[J].中国康复,2006,21(4):259-260.

邱德凯,马雄.消化病特色诊疗技术[M].北京:科学技术文献出版社,2004.

邵坤宁.2型糖尿病心理障碍及其对糖尿病治疗效果的影响[J].中国糖尿病杂志,2008,16(5):301-303.

邵越霞,申远,骆艳丽,张旭,吴文源,李春波.综合医院住院患者对会诊联络服务的需求[J].临床精神医学,2010,20(2):82-84.

孙冰,班博,孙海玲,张秀平,解霜雁.糖尿病教育和心理治疗在2型糖尿病综合控制中的作用[J].中国临床心理学杂志,2005,13(4):483-485.

孙淑艳,于建敏,曹巍巍,蔡秀娟.颅脑创伤患者的团体心理治疗及康复效果研究[J].局部手术学杂志,2010,19(6):530-531.

王驰,钟鹰,张晓风.应用系统脱敏法治疗功能性胃肠病的研究[J].医学综述,2011,17(17):2719-2720.

王凤华.心理治疗在改善脑卒中患者抑郁状况及认知功能中的应用研究[J].中华临床医师杂志(电子版),2014,8(3):407-410.

王高华.心身疾病[M]//姚树桥,孙学礼.医学心理学.第5版.北京:人民卫生出版社,2008:163-168.

王少真,史亚男,徐延光,张金钟.胰岛素联合心理治疗对初诊2型糖尿病伴抑郁症状患者疗效观察[J].中国健康心理学杂志,2009,17(4):471-473.

于欣.心身医学:从概念到实践[J].中国心理卫生杂志,2009,23(7):470.

元静,刘小彦,王敏,王嬬,李培凯,苏萍,……杨建中.肠易激综合征与抑郁、焦虑障碍的关系[J].临床精神医学杂志,2013,23(4):233-234.

张彤,王拥军.卒中后抑郁的相关危险因素[J].中国卒中杂志,2008,3(9):682-685.

17　婚姻与性治疗

17.1　婚姻与性治疗的概念 / 409
　17.1.1　婚姻与性治疗的定义 / 409
　17.1.2　什么是性与性健康? / 409
　17.1.3　开展婚姻与性治疗的意义 / 409
17.2　婚姻与性治疗的治疗原则 / 410
　17.2.1　时间原则 / 410
　17.2.2　治疗人员安排 / 410
　17.2.3　治疗对象 / 410
　17.2.4　治疗地点 / 410
17.3　性治疗的理论与模式 / 411
　17.3.1　心理分析疗法 / 411
　17.3.2　行为主义治疗 / 411
　17.3.3　以人为中心治疗 / 411
　17.3.4　PLISSIT 模式 / 411
　17.3.5　性治疗的程序 / 412
17.4　婚姻与性治疗的研究方法 / 412
　17.4.1　研究过程 / 412
　17.4.2　研究方法 / 412
　17.4.3　性治疗有效的原理探索 / 412
17.5　婚姻与性治疗的生物学基础 / 412
　17.5.1　静止期的生殖器 / 412
　17.5.2　性反应的神经控制 / 413
17.6　婚姻与性治疗的主要技术 / 413
17.7　性功能障碍的病因学 / 414
　17.7.1　疾病对性欲的影响 / 414
　17.7.2　药物对性欲的影响 / 414
　17.7.3　性功能障碍的心理决定因素 / 414
17.8　性功能障碍的治疗 / 415
　17.8.1　性欲低下 / 415
　17.8.2　性厌恶障碍 / 416
　17.8.3　性欲旺盛/性成瘾 / 416
　17.8.4　男性勃起障碍 / 416
　17.8.5　早泄 / 417
　17.8.6　女性性高潮障碍 / 419
　17.8.7　性交疼痛障碍 / 419

婚姻与性治疗是当代我国和世界各国都在面临的一个亟待研究与发展的心理治疗问题。作为最大的发展中国家,我国的学者有必要对这一领域的问题给予关注,作出我们的贡献,发出我们的声音。本文将结合我国学者的临床实践,并经过一系列的研讨,特别是经过国家科技部支撑计划的项目论证,提出我国学者对这一新型心理治疗领域的思考。

17.1 婚姻与性治疗的概念

17.1.1 婚姻与性治疗的定义

婚姻与性治疗也称为婚姻与性心理治疗,或简称性治疗,是指针对婚姻、性及其功能障碍,以心理治疗为主要方法的治疗。

17.1.2 什么是性与性健康?

《新华字典》中性是指男女或雌雄的特质。《性百科全书》中,性健康是指生殖器官的解剖结构正常并无疾病,性生理功能、性心理功能正常,并有健康的性观念和性行为。

性具有三个层面的观察点或者说是研究角度。一是生物学层面:包括性反应系统所涉及的解剖学、生理学、生物化学、免疫学;二是心理学层面:包括性的同一性、性取向、性角色和个性;还有思维、感情、行为和性关系;三是社会文化层面:包括性的知识、态度、伦理、文化的影响。

17.1.3 开展婚姻与性治疗的意义

(1) 观念的转变。"谈性色变"是传统的观念,开展婚姻与性治疗将能打破其观念,使人类走向性的健康。

(2) 全球性问题的解决。艾滋病与性病对人类的威胁已成为全球性的问题。中国制定的人口法中明确了性的健康教育要成为我国的重要战略。婚姻与性治疗的开展无疑对于防治性病和艾滋病是重要的推进手段之一。

(3) 社会的需要。人的一生,可以说从零岁到百岁都离不开性的问题。因此可以肯定地说,人人离不开性,人人都要懂得性本身。婚姻与性治疗就是要研究这个规律,为人类造福。

(4) 政府的关注。各国政府均在关注性问题在国家与国民中的影响,包括形象。例如"红灯区"是否设立,是否合法化,历来是各国政府与立法的一个难题。婚姻与性治疗的推进为此立法与否的思路是个影响因素与相关因素。

可以说,婚姻与性治疗是当代我国和世界各国都在面临的一个研究与发展的问题。作为最大的发展中国家,我国的学者有必要对这一领域的问题给予关注,并作出我们的贡献,发出我们的声音。本文将提出我国学者的思考。

17.2　婚姻与性治疗的治疗原则

17.2.1　时间原则

夫妇治疗持续的时间长短不一,平均在一个月里治疗 3—4 次,一般的问题需要 3 个月到半年的时间。

首次接诊的治疗,一般需要 1 个小时。以后复诊的治疗的时间长短不等,若进展顺利,30 分钟即可,但通常需要更长一些的时间。

17.2.2　治疗人员安排

马斯特斯和约翰逊大力倡导两人(男女各 1 人)一组。其优越性是在两个治疗者的情况下,男女双方均可提出各自的观点,也容易减少治疗者与患者之间出现的冲突。

我国的学者认为合作者的选择很关键。我们的建议也是两个人,可以是老师加学生,这是最常见的模式;或医生加护士也很好;两位医生最好,但往往难以做到。

17.2.3　治疗对象

一般说来,需要夫妻双方来,一起谈。但在会见时,需要分别会见夫妻某一方。特别是在有证据表明存在性"秘密"时;或有某些材料可能会对夫妻另一方产生有害影响甚至损害他们的关系而必须处理时,更要求单独会见。如果某些症状的治疗要求将重点放在夫妻中的某一方,这时"分离"也是有效的,即一方来即可。无论如何,夫妻双方的配合,是治疗成功的关键。

17.2.4　治疗地点

最常见的方式是,夫妻双方来诊室治疗。而练习则回到自己家中。

我国某些学者尝试建立了性感集中训练室,即在医院的某诊所设立夫妇双方生活的房间,让夫妻执行指定的任务,作为医师的治疗师在室外对其活动进行必要的干预与指导,并与夫妇讨论他们的感受与反应。这种做法,要得到夫妇双方的知情同意,并一定是具有医师资格的心理治疗师来进行。

17.3　性治疗的理论与模式

性心理治疗,离不开心理治疗的基本理论。在众多的心理治疗方法中,以下的方法是使用最多的方法。当然也不排除其他有效方法的使用。

17.3.1　心理分析疗法

弗洛伊德的心理分析方法是使用得较多的方法,特别是采用自由联想的方法,对于有性问题的来访者很有成效。弗洛伊德的潜意识、心理结构与性欲论均是在性治疗中起到重要依据的理论。

17.3.2　行为主义治疗

巴甫洛夫与斯金纳的反应性与操作性条件反射理论,对于性问题的解决很有帮助。系统脱敏疗法、厌恶疗法、社会技能训练等多种方法,在性治疗中常常采用。

17.3.3　以人为中心治疗

罗杰斯的同感、真诚、尊重的方法,在性治疗中,用得非常多,这是心理治疗的基本方法,因此,在性治疗中也是最为基础的方法。

17.3.4　PLISSIT 模式

国际上,目前最为公认的方法属于此模式。其步骤分为四个方面,不同的患者,所需要的是不一样的。

(1) 提供承诺(permission):对于某些患者,仅仅是告知基本信息,有些就是对或错,患者即可高高兴兴地离开。

(2) 有限信息(limited information):对于某些患者,还需要更进一步的信息,虽然比某些简单的承诺要复杂些,但仍然容易使患者比较满意地离开。

(3) 特殊建议(specific suggestion):对某些患者,不仅需要更进一步的信息,还需要有具体的建议,特别是要有家庭作业与不同的练习,才能取得疗效。

(4) 强化治疗(intensive therapy):大约有20%的患者需要强化治疗,这就意味着,需用心理治疗的特殊方法,或性治疗技术的特殊训练,才能完成。这在性治疗中,所占的人数是不多的。

17.3.5　性治疗的程序

(1) 建立病历：性治疗也与其他的医学治疗一样,需要建立好病历,记录基本的信息包括主诉、现病史等,同时要收集有关家庭、性欲、性活动有关的信息。

(2) 体检与评估：相关的男科或妇科的检查是必要的,这其中应包括生殖器的相关检查。心理方面的评估也不应放弃,包括 MMPI、性生活质量、性成瘾等相关的量表问卷,均应作好相应的测查,以获得更为准确的判断。

(3) 性治疗的实施：①明确问题：找到来访者的最主要的问题;②分析问题：了解该患者产生问题的根本原因;③解决问题：与患者讨论解决的办法;④总结问题：最后整理本次治疗的过程,必要时留有家庭作业。

17.4　婚姻与性治疗的研究方法

17.4.1　研究过程

(1) 明确研究问题(可能基于个人兴趣或经验、社会关注,也可能基于研究的资助者的兴趣,诸如政府机构或私人企业)。

(2) 查阅文献。

(3) 构想一个假设(两个或两个以上假设)。

(4) 操作变量。

(5) 收集数据。

(6) 分析数据以验证假设。

17.4.2　研究方法

使用的研究方法有：调查法、实验法、观察法、问卷法、个案法。

17.4.3　性治疗有效的原理探索

性治疗是建立在心理治疗基础上的治疗方法,因此,心理治疗的有效证据,均可作为性治疗有效的参考依据。目前国内外的一系列研究也表明,性治疗取得了有效的进展。特别是甄宏丽博士的论文报告,比较全面地反映了其方法的科学依据。

17.5　婚姻与性治疗的生物学基础

17.5.1　静止期的生殖器

静止期的女性生殖器　阴道：干燥而塌陷;子宫：在盆腔的正常位置;阴蒂：向

腹侧悬挂。

静止期的男性生殖器 阴茎松软的阴茎海绵体;尿道海绵体:内血液相对较少;静止期睾丸:处于正常的低位置;膀胱与耻骨。前列腺和精囊的解剖关联;耻尾部和球海绵部肌肉。阴茎:长 4.5—8.6cm,平均 6.55cm;最长 10.6cm,最短 3.7cm;问题:小于5cm,无勃起。精液的颜色:半透明灰白色:正常;黄色:可能有炎症;淡红:损伤、前列腺精囊炎;射精量与射精次数:一般男性,每次射精量为 2—6 ml;射精次数:因人而异。

17.5.2 性反应的神经控制

(1) 外周。临床证据显示:勃起最低级反射中枢位于脊髓的骶节,局部副交感神经的流出在此进行组织。特别是对第二、三、四个骶部的刺激会使阴茎血管的扩张从而产生勃起。引起射精的中枢应该是位于颈腰部脊髓,本质上是交感神经。如果没有调节影响在这些反射中枢汇集,如脊髓被切断的病人,一定数量的来自阴茎刺激的感觉输入通常就会引发勃起和射精。

(2) 中枢。射精区位于脊髓丘脑束的沿路,其接收站位于丘脑和某些丘脑投射区。

根据希斯(Heath)的观点,勃起中枢位于边缘系统的三个皮层下皮层分支。第一支从海马投射到中隔、丘脑前部和下丘脑。第二支位于帕帕兹环(边缘系统环路),具有支配情绪行为的功能。第三支位于额叶皮层,特别是中额眶回及其与丘脑连接处。麦克莱恩(MacLean)推断丘脑前部和额叶皮层隔区的特定区域是勃起的节点。

(3) 避孕方法。①抗排卵;②抗生精;③抗受精(安全套);④抗着床;⑤其他:抗早孕,紧急避孕药(72 小时);抗发育。

17.6 婚姻与性治疗的主要技术

性感集中训练法 主要步骤:(1)非生殖器性感集中训练;(2)生殖器性感集中训练;(3)阴道容纳;(4)抽动训练。

舞动能量法 这是一种中西结合的训练,相互羡慕,相互触摸,能量与爱的交流,在美国已成为一种又快又好的独特的训练技术,很受欢迎。

肌肉训练法 这是一个训练盆腔肌肉的很好的训练,男性、女性均可进行,不仅对于阴道肌肉的弹性、阴茎周围肌力的保持,而且对于相关器官功能的维护,例如前列腺的保护均起到有益的作用。

音乐暗示法 这是在性感集中训练法基础上产生的新方法。主要是加上音乐与暗示治疗,使许多女性更好地进入性生活的实践中,摆脱了疼痛、痉挛等一系列问题。

穴位按摩法 中医讲究双脚踝周围是性敏感点,按摩其周边组织可起到按摩性器官、促进性和谐的作用。

辅助工具法 目前在我国市场上,有众多的性辅助器械的研究与创造产品。有一些是有肯定疗效的,可以在性治疗中,起到辅助的作用。

视频资料法 为了符合中国的法律要求,我们在国家支撑项目下,研发了一个适合中国的性治疗视频资料,完全用动画来表现真人,既说明了问题,又避免了不合适的镜头的出现。

17.7 性功能障碍的病因学

17.7.1 疾病对性欲的影响

抑郁、应激和疲劳都能深刻地损害性欲。有些疾病在非常早期就抑制了性欲。例如,肝和肾病,能够损伤解毒作用、新陈代谢产物的排泄和雌激素的分泌,特别是伴随产生的性欲下降。食欲、性欲丧失是肝炎的很敏锐的指征。糖尿病也能在早期影响男性勃起反应,一般是在其他指征和症状出现之前。同样,阳痿和射精问题可能是多发性硬化的症状。相反,肉芽肿感染特别是麻风和结核病病人能一直保持性欲和性能力直到晚期,这一发现受到很大关注。

17.7.2 药物对性欲的影响

催欲药:这些"催情药"依靠的只能是安慰剂效应。酒精是作用于中枢的物质,并长期被人们认为是一种催欲剂。"糖不错,酒更快。"(Candy is dandy, but liquor is quicker.)实际上酒精是一种全面的大脑抑制剂,它并不同时对整个大脑相同程度地抑制,而是对脑产生一系列特定的影响。长期滥用镇静药可能总体上降低性欲。雄激素能对外周性器官和大脑性中枢产生影响。雄激素是现有物质中唯一能真正提高性冲动而不改变意识的药物。它能恢复由雄激素缺乏而丧失的性能力和性欲。副作用的影响,包括男性第二性征出现,如女性多发症、粉刺、前列腺癌恶化。

17.7.3 性功能障碍的心理决定因素

诸多的心理原因是性功能障碍的形成与影响因素的重要方面。

17.8　性功能障碍的治疗

美国 DSM-IV 中的性及其身份障碍诊断：(1)性欲障碍；(2)性兴奋障碍；(3)性高潮障碍；(4)性交疼痛障碍；(5)躯体疾病(注明)所致性功能障碍；(6)性欲倒错(性变态)；(7)性身份识别障碍。

17.8.1　性欲低下

性欲低下(sexual hypoactivity)指成年人持续存在性兴趣和性活动的降低甚至丧失，性活动不易启动，对配偶或异性缺乏性的要求，性思考和性幻想缺乏。性欲缺失是本障碍的首要问题，只要是性生活的接受能力障碍或初始性行为水平降低，性活动不易启动，而非继发症状，诊断即可成立。鉴别性欲减退为器质性或功能性常很困难，一般而言，处境性性欲减退为心理社会性的，而引起性欲减退的多数生物性因素常有顽固性和持续性的特点。一般人群中性欲减退的比例不明，据文献报道，男性约为16%—20%，女性约为20%—37%。从20世纪20年代到90年代的发展趋势来看，性欲低下的发病率有所增加，而且男性的比例上升很快。性欲减退不等于性能力低下。一些性欲减退者性反应能力未受到影响，可有正常的阴茎勃起和阴道润滑作用，性交时仍可体验到性高潮。

(1) 心理治疗。当性欲低下是长期存在的消极信念和经历等因素的产物时，治疗必须集中在这些重要背景因素的来源和对它们的反应。要使患者对这些影响因素有所理解和领悟，不少患者会说："我也知道这样做不对。""我从书上看到过这种说法。"但他们并未真正领悟这些，没有达到茅塞顿开、豁然开朗的地步。单纯的认识很难导致任何积极变化，只有经过彻悟及积极体验之后，才会建立起不断增强的性欲。视频资料治疗：视频材料又可以称为动情材料，它是对性关系相互作用的一种描述，是有一定教育意义的，它与色情物有着根本的区别。手淫训练也具有一定的教育和指导作用，目的在于最大限度地提高积极的性感受程度。

(2) 药物治疗。利用睾酮治疗女性性欲低下和无性反应的第一篇学术论文的发表已过去半个多世纪了。国外采用氯哌三唑酮(Trazodone)治疗性欲低下，它是一种抗抑郁药。非三环类抗抑郁药丁胺苯丙酮(Bupropion)也具有类似作用，它能增加多巴胺的分泌而抑止泌乳素的分泌，这均有助于性欲和性反应的改善。类似的抗抑郁药还有氟苯氧丙胺(Fluoxetine)。

17.8.2　性厌恶障碍

当个体厌恶并主动回避与伴侣的生殖器性接触,将之视为令人焦虑、恐惧和作呕时,就可以诊断性厌恶障碍。这种厌恶可能集中于生殖器分泌物、气味或插入,也可能是对所有性刺激的普遍反感,包括接吻、拥抱、抚摸等。主要治疗方法有认知调整、系统脱敏。

17.8.3　性欲旺盛/性成瘾

(1) 定义:过度的性欲望。

(2) 病因:①女性体内雄激素水平过高;②颞叶损伤(Peck 氏病、老年性痴呆、头部损伤、单纯性疱疹、脑炎);③脱抑制药物:酒精、安非它明、可卡因;④精神病(尤其是躁狂状态);⑤人格障碍;反社会型、自恋型、表演型、边缘型。

(3) 诊断:①强迫性疾病;②性行为脱控制;③大多数是异性恋男性,他们有多种成瘾性;④成瘾者可能在童年期被身体虐待、性虐待和/或情感虐待(包括隐性乱伦);⑤家庭中有一个成员有物质滥用或性虐待表现。

(4) 治疗:认知调整、厌恶疗法。

17.8.4　男性勃起障碍

(1) 定义:国际性功能障碍学会:性交时阴茎勃起强度不足以插入阴道;勃起维持时间不足以达到性高潮。

(2) 病因:①化学性或器质性因素(原认为该原因占 5%—10%,现认为该原因占 90%);②心理性或功能性因素(原认为该原因占 90%—95%,现认为该原因占5%—10%)。

常见的心理因素:①虚弱;②太专注;③飞机时差;④饮酒过量;⑤被伴侣苛责;⑥对伴侣厌烦;⑦没有吸引力的伴侣;⑧担心早泄;⑨害怕疾病或怀孕;⑩对手淫的罪恶感;⑪同性恋反应;⑫不贞的罪恶感;⑬与期望中的表现相关联的焦虑;⑭被阻扼的性欲望。

(3) 心理治疗。治疗目标:指向减轻或消除与达到性接触途径有关的焦虑。①减轻焦虑;②让患者了解他并不孤独;③大多数男人都可能在生命中的某些时刻出现不能勃起的现象;④建议来访者告知其伴侣他所学到的东西,并获得伴侣的合作与耐心。

注意力转移法:①驱散"只有阴茎在阴道中才是性生活唯一正常或自然的方式"的迷信;②他依旧可以使用他的手指、腿、嘴、舌,任何一种或几种的组合都可能对他的伴侣极具刺激性,可能达到高潮;③自慰、口交;④理论基础:注意力转移的方法有时有效是因为当他把注意力集中于其他活动时,他自然的唤起系统再一次开始发挥作用,他可以达到勃起。

提醒:当勃起发生时,他并不一定要"应用"它,因为总会有下一次机会的。

填塞法:①因为他暂时勃起有困难,所以他不能继续享受阴道容纳所带来的独特的愉快感受。②在某些时刻,当他放松并可能部分地唤起时,他或他的伴侣可以将他的阴茎填塞到阴道中去。③告诉他:享受这种感觉,以让他感觉最愉快的方式移动,无论多么缓慢。移动可以增加触感而停止会减少触感。④除了为双方带来愉快外,没有其他的目的。⑤如果他发现达到了勃起状态,他可以享受它,但只要感到哪怕最轻微的一点焦虑,他就要停止性交,总会有下一次机会的。

分阶段性反应法:患者被告知要进行双向的性方面的赞扬,尽量频繁,可以采用任何一种他和他的伴侣双方都喜欢的方式,但一旦出现焦虑征兆立刻停止。他可以:①放松;②和伴侣拥抱;③分享一杯葡萄酒或啤酒;④一起沐浴;⑤做任何他们喜欢做的事,在焦虑的第一个征兆出现时,他应当停止他正在做或正想做的任何事情,回到先前没有焦虑出现的地步;⑥他应当避免在两次练习之间间隔时间过长;⑦指导患者始终尝试超越上一次练习所达到的程度;⑧然而一旦开始焦虑,他就应当停下来,记住总会有下一次机会的。

自我刺激法:①当没有伴侣时;②对那些报告偶然的自我刺激尝试只能轻微地或根本不能达到唤起的患者;③让自己参加任何一种对他有性唤起作用的活动如:电影、阅读书籍、图片、幻想;④如果他形成一种条件反射,即在阴茎软弱或半勃起状态下达到高潮。

连续接近法:①对于那些伴侣不能插入的女性,在以下情境中刺激男性可以消除对表现的担忧:游泳、进餐时在桌子下面、汽车里、教室里;②她应当鼓励那些不需要生殖器性交的性活动;③刺激方法——针对双方:a)半勃起的阴茎如果被向下牵拉,压力和刺激会增加,勃起程度提高;b)挤压阴茎根部;主要血管上压力增加,会留住血液;c)在女性下位:应用枕头或垫子抬高阴道的水平,一旦插入完成,她可以向前下滑动,从而增加对阴茎向后的压力促进勃起;d)女性上位:即使在阴茎部分勃起的情况下也可以插入且阴道的握持力更大;她可以提供绝大多数初始的运动刺激。

常见作业:①告诉夫妇在接下来的几个月不断找机会进行性感集中训练:每晚1小时的时间来探索彼此刺激的方式;②告诉他们要裸体进行,并且应用手、脚、乳液、油、嘴、振动器、舌、羽毛,以及他们愿意应用的任何东西;③唯一的限制是不要进行生殖器性交。

17.8.5 早泄

(1) 类型:①持续型;②获得性;③一般性;④情景性。

(2) 对早泄的治疗

① 调查显示,在那些反应较快的和反应比较慢的患者中,存在着很小的触觉敏感度差异。

② 金赛(Kinsey)报告:存在着正常的和自然的快速射精的概率。a)文化问题:有些文化认为快速的射精是雄性阳刚的标志;b)75%的男性在进入阴道的 2 分钟之内出现射精(Kinsey, Pomeroy, Martin, 1948);c)性交的时间中间值是 10 分钟(Hunt, 1973)。

③ 自我治疗。注意非性的事物、咬嘴唇或嘴、掐自己、使用三个或更多的避孕套、在两个避孕套之间加一个棉花层、麻醉性的药膏。

④ 学习理论。告诉患者以下的行为会导致早泄:所有缺乏性教育的男人,性兴奋过强,长时间的勃起,与性宣泄的管道长期隔离、紧张。

⑤ 改变独特调情的注意力。改变节奏、改变姿势、改变调情方式。许多男人表示更加愉悦了且射精推迟了。

⑥ 放松和呼吸。a)在骨盆向前挺的时候呼气;b)在学习射精控制时,臀部和肛门在返回前的放松是非常有效的。

⑦ 建议对性交体位进行改变。a)男上位更可能引发射精,因此改为女上位;b)插入和抽出:保持比较深的插入;更缓慢地进行一个循环;当男性觉得马上要射精时,让自己的性伴侣了解是时候休息了。

⑧ 提高性行为的频率。早泄可能会形成一种恶性循环:早泄—不接触—接触—早泄。

⑨ 自我刺激。a)手淫:增加手淫的频率,当他觉得快要射精的时候就停止,直到那种感觉平息下去;在达到高潮前,在指导下做最少三次这样的练习。b)性幻想:(幻想)与伴侣进行生殖器性交,然后在到达可以满意的时候使用润滑剂去达到最近似阴道所产生的刺激;在达到高潮前最少做三次;生殖器性幻想继续进行。

⑩ SEMAN 疗法。1956 年,詹姆斯·希曼(James Seman),一位泌尿科医师,发展了一种相对简单的刺激技巧,一般被称为"停顿—开始"技巧。疗法的目的是通过培养患者对伴随着强烈性兴奋所产生的调情过程的了解和提高患者对这种感觉的忍受度来达到让患者更容易地学习自觉控制射精。患者只被建议对他的性感情全神贯注而不要尝试"后退":a)伴侣手淫——停止——刺激——停止;b)可以用润滑剂;c)女上位。

⑪ 挤压技巧。在射精就要逼近的时间点:a)女性将她的拇指放在阴茎的包皮系带,她的食指放在阴茎的边上,然后开始施加 3—4 秒钟比较强的压力;b)然后她可以放松阴茎 15—30 秒;c)男性应告诉她挤压的强烈程度是多大。**警告:只能用于已经**

勃起的阴茎。

17.8.6　女性性高潮障碍

（1）诊断依据：①持续或频繁的与兴奋相伴的性高潮延迟或缺乏；②性高潮的触发刺激的范围的变化；③在同年龄、同样性经验及同样性刺激下，被临床医师诊断为性高潮明显降低；④存在障碍引起的忧虑或人际交往困难；不能被归因于其他原因，并且排除药物、疗法及医疗条件的影响。

（2）分型：①持续型；②获得型；③普通型；④情景型；⑤心因型；⑥多因素型。

（3）治疗方法：①海伦·辛格·卡普兰（Helen Singer Kaplan）的治疗方法：手淫、Kegel 练习、震荡器、心理分析、性幻想、丈夫配合。②约瑟夫和 W·查尔斯（Joseph 和 W. Charles）的治疗方法：步骤 1：学着观察自己的裸露的身体并去欣赏它美的方面，可以洗个热水澡放松身体，并用一面小镜子观察自己的生殖器，做 Kegel 练习。步骤 2：患者加入对自己生殖器的触觉探索，手淫的行为。步骤 3：继续对其生殖器的视觉和触觉刺激，体验到愉悦的敏感区域。步骤 4：全部集中于那些可引起快感的区域。步骤 5：将继续手淫直至其发生性高潮，也可以通过观看色情影片或阅读性爱文学激发性欲。步骤 6：被指导使用的振荡器，并配以润滑剂和色情材料。步骤 7：由她的丈夫刺激发生。在丈夫面前进行手淫，丈夫学会如何激发妻子的机会。步骤 8：丈夫用妻子的方法去对待她，可以亲自完成或是使用振荡器。步骤 9：双方就可以开始互动的过程了，女上位、侧卧位或后入位均可被接受。

17.8.7　性交疼痛障碍

（1）性交疼痛

定义：性交时，男性生殖器疼痛或女性的阴道、外阴及小腹疼痛。

分类：原发性、完全性、境遇性。

（2）阴道痉挛

定义：在阴道内插入阴茎或其他替代物时，围绕近阴道口的 1/3 段阴道及肌肉包括肛提肌及大腿的内收肌群发生不随意反射，以致性交不能进行。

分类：原发性阴道痉挛、继发性阴道痉挛。

治疗方法：①扩张器——系统脱敏；②性交——女上位、润滑剂。

（胡佩诚）

本章参考文献

APA. (1994). *Diagnostic and Statistical Manual of Mental Disorders*（DSM‑Ⅳ）, American Psychiatric Publishing Inc. ,

Arlington.

Kinsey, A. C. , Pomeroy, W. B. , Martin C. E. (1948). *Sexual Behavior in the Human Male*, Philadelphia, PA: W. B. Saunders, 1948. ISBN 0 - 253 - 33412 - 8.

Kinsey, A. C. , Pomeroy, W. B. , Martin, C. E. , Gebhard, C. E. (1953). *Sexual Behavior in the Human Female*, Philadelphia, PA: W. B. Saunders.

甄宏丽.阴道痉挛诊疗新进展[J].中国计划生育和妇产科,2016(2): 11 - 13.

甄宏丽,胡佩诚,陶林,何胜昔.女性主观性唤起状态下的听觉事件相关电位研究[J].中国心理卫生杂志,2011,25 (05): 018.

18　家庭暴力的系统综合干预

18.1　家庭暴力概述 / 421
　　18.1.1　家庭暴力的概念 / 421
　　18.1.2　我国家庭暴力的现状 / 422
　　18.1.3　家庭暴力相关心理社会因素 / 422
18.2　家庭暴力的干预 / 424
　　18.2.1　家庭暴力的干预需要社会的多系统协同
　　　　　 / 424
　　18.2.2　心理干预者进行家庭暴力相关工作时需要
　　　　　 具备的技能 / 425

18.1　家庭暴力概述

18.1.1　家庭暴力的概念

　　联合国于 1993 年 12 月 20 日世界人权大会上通过《消除对妇女暴力行为宣言》，指出：家庭暴力是"在家庭内部，发生在家庭成员之间的，以殴打、捆绑、禁闭或其他手段对家庭成员从身体、精神、性等方面进行伤害和摧残的行为"。我国最高人民法院在《关于适用中华人民共和国婚姻法若干问题的解释（一）》（2001 年）中规定，家庭暴力是指行为人以殴打、捆绑、残害、强行限制人身自由或其他手段，给其家庭成员的身体或精神方面造成一定伤害后果的行为。2014 年 11 月，《中华人民共和国反家庭暴力法（草案）》（征求意见稿）指出，"家庭暴力是指家庭成员之间实施的身体、精神等方面的侵害"，其中家庭成员包括配偶、父母、子女以及其他共同生活的近亲属。

　　一般认为，家庭暴力具有以下几个特点：

　　（1）对象和主体的特定性：施暴者多为家庭成员中固定的一方。受害者多为妇女、儿童和老人，其中妇女是主要的施暴对象，施暴者多数为男性。

(2) 隐蔽性和复杂性：家庭暴力形式多种多样,包括肉体上的伤害、精神上的伤害和性暴力,具体到行为表现方式上就更加多样。家庭暴力的隐蔽性首先在于该行为发生的环境主要是在自己的家庭里,而传统的"家丑不可外扬"的观念,增加了外来力量介入或干涉的难度。

(3) 持久性和循环性：受暴力侵害的人往往不是受到一次、两次的伤害,而是经常性地受侵害,并呈现循环特点,即既有暴力阶段,也有缓和甚至亲密阶段。受害者对施暴者一时表现的愧疚、悔恨常满怀希望,但绝大多数情况是,暴力仍将再次降临。

夫妻之间的暴力行为,会对受暴者产生许多负面影响,致使受暴者产生情绪—行为—认知等问题。针对家庭暴力的女性受暴者的调查显示,受暴组抑郁程度高于对照组,抑郁发生率也高于对照组,且遭受暴力的次数越多,抑郁程度越重(麻超、赵霞、毋嫘和洪炜,2013)。

夫妻之间的暴力行为也会对子女产生不良影响。目睹父母间冲突与儿童的行为问题有显著关系。无论儿童自身是否遭受过暴力对待,只要目睹父母之间的冲突,就有可能对儿童的行为产生不良影响(苏英、洪炜和崔轶,2013)。

18.1.2　我国家庭暴力的现状

2000 年中国法学会"反对针对妇女的家庭暴力对策研究与干预项目"(反对家庭暴力网络/研究中心的前身)对我国东中西部三省(浙江、湖北、甘肃)九市县家庭暴力现状进行调查,结果显示家庭暴力的发生率是 34.7%。

2012 年,国家科技支撑计划课题"我国家庭、婚姻、亲子关系问题的综合筛查评估与干预示范研究"子课题"家庭暴力的现状调查、预警评估与干预模式研究"采用国际通用的家庭暴力评估工具《冲突策略量表(简版)》的修订版(CTS - 2S)对 7 省市 8 地区 2 810 位处在或曾经处在亲密关系(婚姻、同居)中的个体进行定量调查评估,结果显示：生理暴力的发生率 34.8%,年内发生率为 31.6%,其中躯体攻击的发生率最高(25.8%);精神暴力的发生率 55.6%,年内发生率为 52.4%,其中心理侵犯的发生率最高(41.7%)(崔轶、洪炜、苏英和刘晓柳,2012)。

家庭暴力常常是多种形式并存,性强迫是以性为目的的躯体暴力,躯体暴力和性强迫通常伴有言语攻击,言语攻击可能升级为躯体暴力,暴力形式互相重叠、互相转化。另外,由于家庭暴力这一话题本身的敏感性、测量工具的局限性、样本容量的限制等诸多因素,实际发生率应该大于调查结果。

18.1.3　家庭暴力相关心理社会因素

家庭暴力发生与个人病理性特征、家庭成长环境、社会认知等综合因素密切相关。以下主要介绍 2012 年"家庭暴力的现状调查、预警评估与干预模式研究"的一些相关结果。研究显示,家庭暴力的发生是个人、家庭、社会多层面因素综合作用的结果(毋嫘、洪炜、任双成和麻超,2013)。从个人层面因素来看,施暴者曾经违法乱纪、酗酒、人格障碍诊断高分与发生家庭暴力行为显著正相关。从家庭层面因素来看,家庭有经济压力、夫妻权利分配为一方专权、施暴者曾目睹父母动手、童年期遭受虐待与发生家庭暴力行为显著正相关。从社会层面因素来看,施暴者持有纵容家庭暴力的观念、对伴侣角色有偏差性认知与发生家庭暴力显著正相关。总体而言,分析显示,目睹父母动手、酗酒、违法乱纪、经济压力、夫妻一方专权、人格障碍诊断高分、伴侣角色认知高分、情感虐待高分情况的个体,发生严重躯体暴力行为的可能性更高。

从家庭暴力的类型来看,躯体暴力和精神暴力施暴的影响因素不同。影响精神暴力施暴的因素有 10 个:年龄、吸烟、人格因素、童年负性经历、觉察压力水平、个体对暴力的态度、婚恋满意度、对伴侣的行为控制和经济控制以及居住地。影响家庭暴力躯体施暴的因素有 6 个:饮酒、人格因素、童年负性经历、个体对暴力的态度、对伴侣的行为控制和经济控制。对伴侣行为控制与经济控制越多,对伴侣施暴的可能性就越大。个体对暴力持赞同态度的程度越强烈、性别角色观念越刻板,对施暴行为计划影响越正向,从而增加施暴行为发生的可能性(麻超,2013)。

个人层面:与对照组相比,施暴组中更多个体曾违法乱纪。有违法乱纪行为的施暴者家里实施暴力家外违法犯罪,反映出此类人群对反社会行为持纵容态度,一旦发生家庭暴力往往频繁甚至威胁生命。

施暴组有更多个体人格障碍诊断总分划入高分组,具有不良个性倾向的人数明显高于对照组,表现为情绪和行为不稳定,多有易激惹、难以控制愤怒、抑郁焦虑、人际关系敏感、多疑偏执,易受冲动影响发出攻击(毋嫘和洪炜,2012)。

酒精滥用常常增加家庭暴力发生的风险,除了单个作为预测家庭暴力的影响因子外,酒精滥用还常常与社会心理因素以及生活应激事件合并,共同导致家庭暴力。

家庭层面:个体成长于家庭之中,其个性养成和行为方式与其成长环境和早期经历密不可分。与对照组相比,施暴组中有更多个体曾目睹父母动手,童年创伤经历总分更高。孩童时期目睹父母动手或者遭受身体或情感虐待的个体,在成年后倾向于以暴力方式解决问题,暴力代际传递现象不容忽视。

与对照组相比,施暴组中有更多家庭有经济压力,夫妻间权利分配更多是一方专权(绝大多数是丈夫专权)。家庭中夫妻双方权利和地位失衡,更容易令暴力成为解决冲突、获得掌控的重要手段。家庭中面临经济困难通过引发关于经济负担的争论和指责,增加个体心理症状和亲密关系张力,从而引发暴力行为。

社会层面:社会法律政策、文化习俗时刻影响着生活在其中的个人和家庭。施暴组个体对家庭暴力的偏差性认知、对伴侣角色的偏差性认知的得分确实高于对照组,但仅仅指责施暴者,忽视受暴者的视角和实践都不能完全有效解决家庭暴力问题。文化对女性传统角色的定义以及由此带来的期望,观念层面对于暴力的默许和纵容,是引发家庭矛盾和个人攻击行为的社会根源。

家庭暴力发生在一个家庭中两个伴侣之间,受暴者对婚姻有种种依赖和顾虑。受暴者主观依赖婚姻的最主要因素是经济方面,其次是情感孤独和父母亲朋不悦。此外,夫妻关系是一种亲密关系,伴有许多感情成分,即使婚后被对方殴打也还是有一个犹豫反复的过程。受暴者常常采取幻想、自责、退避等消极应对方式,在忍受暴力的同时责备自己或幻想"这次是偶然,下次不会了"。

家庭暴力的特点是私人性和隐蔽性。任何有效干预和介入的前提是家庭暴力被揭露出来,此时受暴者的认知和应对方式十分重要,在家庭暴力发生初期就果断采取求助和解决问题的态度和方式,能最大程度上避免身心伤害。

18.2 家庭暴力的干预

18.2.1 家庭暴力的干预需要社会的多系统协同

如上所述,家庭暴力的发生不仅和施暴者、受暴者的个人因素有关,也和家庭与社会的各种因素密不可分。因此,家庭暴力的预防和干预,不仅需要针对施暴者和受暴者进行个体水平的干预,更需要在社会层面进行整体的干预。

社会干预在防治家庭暴力整体机制中担负着"事先预防、事中制止、事后服务"的全方位功效。社会干预应是国家机关、社会团体、企业事业单位和其他组织通过特定的方式依法开展的预防和制止家庭暴力的各项工作,包括为预防和制止家庭暴力所采取的宣传、教育、劝阻、制止、调解等各种干预措施,为救助、保护家庭暴力受害人而提供的投诉、庇护、医疗救治、法律援助等各类救助服务等,是一个由行政干预、司法干预和社会干预等共同组成的、主体广泛多元、职能复杂交错、相互衔接补充的整体框架。整个社会大系统的有序运转,各个相关部门的共同关注和密切配合,各司其职、相互协作,才能使家庭暴力干预工作取得事半功倍的效果。

"家庭暴力的现状调查、预警评估与干预模式研究"根据现状调查和访谈一线干预人员的结果,结合各地"反家暴"相关机构的实际工作经验,制定了"家暴预警干预0—1—2—3模式":

0——社会对家庭暴力的零容忍态度。

1——在对家庭暴力零容忍态度的基础上,提倡1个理念,即系统干预理念,将系统家庭的概念扩展到整个社会大系统当中,以此为背景开展反家暴工作,体现在多机构合作机制的建立：设立反家庭暴力委员会，协调多机构合作机制，确立社会干预机制，构筑多元化防治体系和服务网络，明确法律责任，构建系统的家庭暴力责任体系。

2——要求家暴干预者要做到2个责任：首接负责，及时转介。

3——各家暴干预组织要建立健全3个机制：家暴预警机制、回访监控机制、多机构合作机制。

为更好地发挥社会干预的独特功效，实现家庭暴力防治途径多元化，确立社会干预机制，使之成为家庭暴力整体干预机制中的核心环节，是家庭暴力整体干预工作的重点。

18.2.2 心理干预者进行家庭暴力相关工作时需要具备的技能

18.2.2.1 心理干预在家庭暴力预防和干预中的作用

家庭暴力的发生，和施暴者与受暴者的个人因素有密切关系，而家庭暴力发生后，受暴者的心理健康状况会受到不同程度的影响，因此心理干预是家庭暴力干预系统中的一环。心理干预者需和其他反家暴机构建立良好关系，密切合作。

心理干预可以针对施暴者和/或受暴者进行。为了有效干预，心理干预者首先要对家庭暴力有正确的认识，对施暴者和受暴者都能够理解。开展心理干预前，干预者需要首先评估家庭暴力发生风险和受暴者面临的危险程度，将当事人的安全放在首要位置，必要时首先转介，满足当事人最迫切的需求。在保证当事人安全的条件下，再展开心理干预工作，针对施暴者和受暴者的实际情况，运用心理学的干预手段，提供有效的帮助。

18.2.2.2 对家庭暴力危险的有效评估

尽早发现家庭暴力发生的危险性，能够将家庭暴力解决于萌芽阶段，降低严重后果发生的可能性。因此，对家庭暴力进行有效预警至关重要。

家庭暴力危险评估分为发生施暴行为的危险因素评估、再犯危险评估、致命危险评估及安全评估等类型。"家庭暴力的现状调查、预警评估与干预模式研究"修订了两个评估量表，一个侧重于致命危险的评估，一个侧重于危险评估。

危险评估量表（dangerousness assessment，DA）是应用最为广泛的家庭暴力危险评估量表之一，该量表最初版本是由约翰·霍普金斯大学的坎贝尔（Jacquelyn Campbell）于1985编制，共有15题，由受暴妇女填写，用来预测婚姻暴力危险性。该量表以评估致命危险为主，也可作为再犯预测之用。修订后的危险评估量表DA—R包括两个部分，第一部分由九个条目组成，评估者可根据被试在此部分得分的高低判断危险程度的高低；第二部分由判断有无致命性行为的两个条目组成。在评估过程中，不管被试在量表第一部分九个条目中所得总分高与低，只要第二部分的两条中的一条上有得分,即判定为高危者,其心理干预方案可参考第一部分各条目的得分情况施行。

DA—R量表是自填问卷,仅需简单的指导便可由被试独立完成,具有较好的信效度,且条目数少,在临床及科研中较访谈问卷有更好的可操作性,尤其是对于干预家庭暴力的一线工作人员在接待此类案件时作为快速、简捷且可靠的评估工具有着更强的实用性。此外,填写此量表的过程同时也是一个风险沟通的过程,受暴者通过填写该问卷可增强她们对自身所处危险的意识,从而提高她们的自我预防意识和对干预的依从性,对其进行预防教育和管理是非常有利的。有效的风险沟通有助于暴力预防。不少家庭暴力致命性事件的研究均指出,在家庭暴力杀人案件中,许多危险指标都有表现,遗憾的是,这些危险信息并没有记录和及时传达给那些需要知道的人,如受暴者、惩教机构、警察等。最后,对受暴者进行危险分级,对相关工作人员确定相应的干预措施及对现有资源进行合理有效配置是非常有利的。

亲密伴侣暴力评估量表 B-SAFER(brief spousal assault form for the evaluation of risk)是加拿大司法部与英国哥伦比亚学院反家暴研究所共同开发的一套可供刑事司法人员对亲密伴侣暴力进行危险评估和风险管理的工具,目的是加强刑事司法人员在伴侣虐待案中评估危险的能力,帮助刑事司法人员获得评估危险所必需的信息。

B-SAFER 是一种结构化临床判断的评估工具,兼具科学性和实用性。该量表为危险评估提供了具体的程序化的指导,修订后的该量表具有良好的信效度和可操作性,体现了科学性。另一方面,该量表允许评估者以来访个案为中心,对危险因素的权重和危险程度的评估不强加限制,允许依据具体情况酌情判断,同时基于 10 项危险因素和危险评估可依据个案情况制定个性化危险管理计划,体现了实用性。B-SAFER 评估量表与使用说明配套使用,可以为一线工作人员对家庭暴力的危险评估提供具体指导和可靠依据。

18.2.2.3　针对家庭暴力实施干预的心理干预者需要具备的条件

为家庭暴力的施暴者或受暴者提供有效干预工作,心理干预者首先需要是合格的心理治疗师,具备心理治疗的基本态度和通用技能,还需要接受相关的培训,对家庭暴力有正确的理解,具备家庭暴力评估干预相关的知识和技能。面对家庭暴力的施暴者和/或受暴者,心理干预者要根据干预目标等实际情况和现实条件,选择不同的干预方式,如个体治疗、夫妻治疗或团体治疗。无论采取何种方式,心理干预者要坚持心理治疗的基本原则,并将自己的态度和技能与当事人的现实需求密切联系起来。除了参加相关的专业培训之外,现已出版的一些书籍和干预手册,如《走出婚姻暴力的阴影:对受暴力伤害妇女的心理咨询与治疗》,以及研究文献,也可以为有需要的心理干预者提供帮助和指导。

另外,针对这个群体实施干预是一项复杂的工作,心理干预者应当关注自己的身心健康,寻求团队支持和帮助,避免单独进行相关工作。

本章参考文献

崔轶,洪炜,苏英,刘晓柳.七省市家庭暴力现状调查及影响因素报告[J].中国临床心理学杂志,2012,20(3):360-362.

麻超.新疆地区家庭暴力现状及其心理社会影响因素研究[D].北京大学博士研究生学位论文,2013.

麻超,赵霞,毋嫘,洪炜.亲密伴侣暴力中女性躯体受暴者抑郁状况[J].现代预防医学(网络出版),2013,5(2):21-23.

苏英,洪炜,崔轶.目睹父母间冲突与儿童行为问题[J].中国临床心理学杂志,2013(3):486-489.

毋嫘,洪炜.婚姻中严重躯体施暴者人格类型及特征分析[J].中国公共卫生,2012,8(12):1618-1620.

毋嫘,洪炜,任双成,麻超.婚姻中严重躯体暴力行为的个人—家庭—社会因素[J].中国心理卫生杂志,2013,27(4):58-62.

19 家庭暴力的心理干预

19.1 家庭暴力的定义 / 429

19.2 家庭暴力的流行学数据 / 429

19.3 家庭暴力的发生因素 / 430

    19.3.1 家庭暴力发生的倾向因素 / 430

    19.3.2 家庭暴力发生的促发因素 / 430

    19.3.3 家庭暴力发生的强化因素 / 430

19.4 施暴者与受虐者的社会心理学特征 / 431

    19.4.1 施暴者社会心理学特征 / 431

    19.4.2 受虐者社会心理学特征 / 431

19.5 夫妻暴力心理治疗的主要理论 / 432

    19.5.1 认知行为疗法 / 432

    19.5.2 女权主义理论 / 432

    19.5.3 愤怒控制策略 / 432

    19.5.4 心理教育 / 433

    19.5.5 夫妻情感集中疗法 / 433

19.6 家庭暴力的危机干预 / 433

19.7 家庭暴力"三结合"心理干预模式 / 434

19.8 针对新婚夫妻暴力"两教育三训练"干预 / 435

    19.8.1 两教育 / 435

    19.8.2 三训练 / 436

19.9 有儿童虐待史抑郁症患者的针对性"3R"心理治疗 / 436

    19.9.1 "3R"心理治疗技术的理论假设 / 436

    19.9.2 "3R"心理治疗技术的实施步骤 / 437

19.10 家庭暴力的异质性团体心理干预 / 438

    家庭是社会的细胞,本应是人们栖息的温馨港湾,然而对某些人而言,家庭可能是噩梦的源泉,家庭暴力给家庭提供了不和谐音符。家庭暴力不仅直接导致受虐者躯体伤害,还可能给受虐者、家庭其他成员,乃至施暴者带来严重的心理健康问题,他们均需要接受心理治疗和心理干预。本章将从家庭暴力的定义、流行学数据、家庭暴力的发生因素、施暴者与受虐者的社会心理学特征等几个方面为家庭暴力的心理干预提供参考资料;并详细介绍家庭暴力心理干预的几种常用理论及方法。

19.1　家庭暴力的定义

何谓家庭暴力(domestic violence, DV),目前的研究尚缺乏统一的"金标准"。为给家庭暴力下一个比较准确、比较严谨、比较公认、又便于操作的定义,参照国内外相关文献,并根据我国的国情,将家庭暴力定义为:"家庭暴力是指对家庭成员进行伤害、折磨、摧残和压迫等人身方面的强暴行为,其手段包括殴打、捆绑、残害、拘禁、折磨(限制衣食住行、超强度劳动)、凌辱人格、精神摧残、遗弃以及性虐待等。"

19.2　家庭暴力的流行学数据

家庭暴力作为一个全球性现象,早在20世纪70年代便受到了国际社会的关注。1975年,美国首次进行了全国性的流行病学调查,发现28%的夫妇曾经经历过家庭暴力。美国五个主要城市的调查结果也显示,大约有10%以上的家庭曾发生过家庭暴力,施暴者大多是男性,而受害对象绝大多数是女性、儿童和老人。因家庭暴力所致凶杀案占美国当年所有凶杀案件的12%,造成妇女受伤的人数超过交通事故、抢劫和强奸而受害的妇女人数的总和。

我国对家庭暴力的研究起步相对较晚,直至1995年第四届世界妇女大会在北京召开,我国政府才首次正式提出反对家庭暴力的声明。随后,相关的研究也在增加。据有关部门统计,我国家庭暴力呈逐年上升趋势。90年代与80年代相比,家庭暴力上升了25.4%。《中国妇女白皮书》指出,全国2.67亿个家庭,每年有40万个家庭破裂。而在这些破裂的家庭中,起因于家庭暴力的占25%。零星资料显示,北京市1994年婚姻质量调查反映,2 118户被调查的家庭中,妻子被打的占21.3%。陕西省某法院1998年上半年对离婚案件进行抽样调查,发现50%涉及家庭暴力。但上述有关家庭暴力发生率的资料缺乏科学调查。

张亚林课题组等采用多级分层抽样方法进行家庭暴力现况调查,共调查湖南省9 451户家庭,涉及32 720人。其中男性18 421人(56.3%),女性14 299人(43.7%);年龄为5—88岁;家庭人口数为1—14人,平均每户3.5人。调查发现,DV的总发生率为16.2%,一年内发生DV共1 098户,其发生率为11.6%。按照当事者的家庭角色来划分,将DV分为夫妻暴力、虐待儿童和虐待老人三种类型。其中夫妻暴力的总发生率为10.2%,年内发生率为5.0%;虐待儿童的总发生率为7.8%,

年内发生率为4.6%;虐待老人的总发生率为1.5%,年内发生率0.9%。从另一角度看,夫妻暴力以城市为突出,虐待儿童以工业区最多见,而虐待老人以农村较为多见。按照地区划分,城市、农村和工厂的DV总发生率分别为17.3%、5.8%和24.9%;年内发生率分别为12.1%、4.2%和18.1%。以上结果显示,城市和工业区家庭暴力的危险度分别是农村的3倍和5倍。

虽然本调查所报告的发生率不算太高,但在拥有3.5亿家庭、平均每个家庭人口为3.4人的当今中国,保守的估计至少也有5千多万个家庭、近2亿人口遭受家庭暴力之苦。

19.3 家庭暴力的发生因素

如前言所述,家庭暴力不仅是一个社会问题,同时也是一个医学问题和精神卫生问题。究其原因,自然离不开生物、心理、社会、文化等诸多因素的共同作用。

19.3.1 家庭暴力发生的倾向因素

所谓倾向因素,是指个体本身持续存在的容易产生暴力行为的潜在倾向,它似乎时隐时现、扑朔迷离,但却始终能感受到它的存在与力度。一方面,儿童早期的心理创伤和成长经历与暴力行为有关联;另一方面,除了社会学习理论以外,人类的暴力攻击行为可能还有其生物学倾向因素。

19.3.2 家庭暴力发生的促发因素

常见的促发因素归纳为:家庭经济问题、子女教育问题、夫妻感情问题、工作问题、人际纠纷问题、施暴者个人的问题(如嗜烟酒赌、脾气不好或有病)、受虐者个人的问题(如嗜烟酒赌、脾气不好或有病)、承袭或模仿以及其他问题。根据施暴者与受虐者的报告结果显示,两组对家庭暴力促发因素的排序有所差异。施暴组回答的前三位因素依次是:子女教育问题、家庭经济问题和施暴者的问题;而受虐组则是:施暴者的问题、子女教育问题和家庭经济问题。

19.3.3 家庭暴力发生的强化因素

最初,家庭暴力可能会如同"暴风骤雨"一触而发、一发而过,不一定反复,不一定持续。但如果遇上强化因素,家庭暴力则有了得以长期生存的土壤。文献显示,家庭暴力的强化因素总结起来,大体可分为:文化的包容、社会的纵容以及受虐者的宽容。

家庭暴力的长期存在自有其深厚的历史文化根源,"男尊女卑"的思想源远流长。随着社会经济的不断发展,文明程度的不断提高,这些封建的观念虽然在人们的脑海中逐渐淡化,但至今还是挥之未去。这些传统文化影响的深远,为家庭暴力提供了长期滋生的沃土。左邻右舍对家庭暴力视而不见、乡规民约也常疏漏,这种默许,实际上纵容了家庭暴力的生生不息。家庭暴力的频繁发生,还与部分受虐者的宽容与接纳有关。那些备受家庭暴力侵害的人,可能在传统文化观念的影响之下,对施暴行为习以为常、逆来顺受,致使施暴者有恃无恐,使家庭暴力频繁发生。

19.4 施暴者与受虐者的社会心理学特征

19.4.1 施暴者社会心理学特征

成年施暴者以男性居多,受虐者大多是女性,男性施暴的危险度是女性的5.0倍。国外研究亦显示施暴者大多为男性,女性遭受配偶暴力的危险性是男性的5—8倍。施暴组精神疾病患病率明显高于对照组,施暴的危险度是正常者的6倍之多,其精神疾病患病率为6.9%,其中以精神分裂症位居第一,其他还有心境障碍、器质性精神障碍、精神发育迟滞以及神经症患者等等。所以说,精神疾病患者是家庭施暴的高危人群。除精神疾病之外,施暴者还可能有一系列的心理健康问题。他们普遍行事较强迫,情绪易抑郁、焦虑,待人敏感、偏执、富有敌意,有恐惧感,而且还可能有饮食或睡眠问题。此外,施暴者大多具有神经质即内向和情绪不稳定的个性特征,他们焦虑抑郁、紧张易怒,对外界刺激反应强烈,情绪易于发动而又难于平静,施暴者的心理症状与这种人格特征呈正相关;并且他们的行为具有激进性。施暴者遭遇更多的负性生活事件,正性生活事件却较少。

19.4.2 受虐者社会心理学特征

患有边缘型人格障碍者、精神发育迟滞者容易成为家庭暴力的受虐者。有精神卫生问题的成员给家庭带来的经济负担和精神负担均有可能增加受虐的可能性。受虐者的精神卫生问题不仅可能是受虐的促发因素,也可能是受虐的直接后果。受害者报告受虐后出现一系列的心理健康问题,症状多涉及抑郁、焦虑、恐惧、强迫以及头痛失眠等等,有些受虐者甚至还出现PTSD症状,反复重现受虐场景。受虐者的上述心理健康问题除了是家庭暴力本身产生的直接后果之外,有研究发现还可能与受虐者本身的个性和应对方式有关。受虐者多具有神经质的个性特征,遇事容易焦虑紧张,情绪欠稳定,而且往往采取消极的应对方式。受虐者对家庭暴力持可以或视情况而定者超过半数,对施暴行为习以为常、逆来顺受,且以农村地区为多。家庭暴力的频繁发生与这部分受虐者的宽容与接纳有关,特别在农村,可能受传统文化观念的影响更大,这无疑强化了施暴者暴力行为的再次发生。所以,改善受虐者的家庭暴力认知态度、提高受虐者对家庭暴力的识别将是家庭暴力心理干预的一个不可忽视的环节。

19.5 夫妻暴力心理治疗的主要理论

19.5.1 认知行为疗法

认知行为疗法在夫妻暴力中得到广泛应用,是以丈夫对妻子暴力行为的行为认知理论为基础的,这些模式视殴打为获得性行为。接受行为认知训练的治疗者主要是教导施暴者控制情绪的技能,及沟通和解决冲突的技巧。例如,有学者把218例社区家庭暴力的男性施暴者随机分成两组,分别进行基于女权的认知行为治疗和过程——精神动力治疗,共有136例完成了治疗,其中79%完成了治疗后两年的暴力行为报告,结果发现两组治疗后疗效没有差异,指出只有依赖人格的男性对精神动力治疗反应较好,而反社会人格的男性对认知行为治疗的反应较好。也有研究认为认知行为治疗无效,如把861对海军暴力夫妻随机分成4组:男性施暴组、夫妻共同治疗组、严格监控组、对照组。在完成12个月的认知行为治疗后,发现男性施暴组和夫妻共同治疗组暴力情况的各项评估指标没有明显改变。

T·J·奥法雷尔(T. J. O'Farrell)和C·M·墨菲(C. M. Murphy)对酒精滥用导致的家庭暴力应用了行为婚姻治疗(behavioral marital therapy, BMT),发现可以减少家庭暴力。如有学者应用BMT理论对75对因丈夫酒精滥用向妻子施暴的夫妻进行了为期两年的治疗,治疗一年后发现丈夫对妻子暴力的发生降低了22.7%,治疗两年后发现暴力的发生降低了61.3%。

19.5.2 女权主义理论

基于女权主义者对婚姻暴力的理论疗法。如彭斯(Pence, 1989)根据女权主义理论设计了针对暴力型男性的治疗方案,治疗主要是让施暴者认识到社会是如何禁止他们控制妻子的这些手段,强调社会对治疗夫妻暴力的支持。治疗中关键因素是权利和控制,通常使用教导的方法帮助男性探讨虐待行为的社会政治含义。暴力性丈夫应为其行为负责。

19.5.3 愤怒控制策略

主要使施暴者能自我检测到逐渐升级的愤怒情绪和痛苦体验;采用时间中断法,

向配偶示意言语交战必须告一段落;向配偶征询意见请求撤离;双方分开以便回避激战;冷静并恢复对愤怒的控制,然后返回到可控制的言语交战中,引导施暴者讨论暂停法的使用方法。这种策略对降低暴力的发生有一定的效果。

19.5.4　心理教育

针对受虐妇女主要讲解一些如"沃克暴力循环理论"和"后天无助理论"等。"沃克暴力循环理论"反映了丈夫对妻子的暴力往往呈现出阶段循环式特征。依次为暴力事件、蜜月阶段、冲突累积阶段、逐渐升级的愤怒、逐步升级的行为(辱骂、破坏财务等),直至暴力事件的重蹈覆辙。向受虐妇女强调,暴力时间随着时间的发展,周期会越来越短,程度也会越来越重,以使她们认识和识别与暴力循环的五个环节相对应的特定行为,学习阻断暴力循环的行为技能。还有"后天无助理论"用来解释受虐妇女的心理瘫痪状态。告知受虐妇女自己的消极互动如何成为虐待链中引发暴力行为的环节,帮助受虐妇女意识到积极的行动和抗衡可以取代消极的互动,提高受虐妇女的自尊感,增强自主性。针对施暴者主要是要求为其虐待性行为负责,并且有义务停止暴力行为。

19.5.5　夫妻情感集中疗法

主要针对一些轻度到中度暴力的夫妻,帮助他们作好彼此的情感联系、如何更好地沟通和交流、维持亲密的关系等。

19.6　家庭暴力的危机干预

若受虐者无法处理家庭暴力所带来的影响,认知、情感和行为的功能出现或将要出现失调时,需要对其进行危机干预。

所谓"危机",是指当事人认为某一事件或境遇是个人的资源和应付机制所无法解决的困难。除非情况及时缓解,否则会导致当事人的认知、情感和行为的功能失调。家庭暴力常常会发生这种情况。

所谓"干预",是指帮助处于危机状态中的人脱离危险、重建信心、发挥潜能、恢复心理平衡的方法。

专门针对家庭暴力的危机干预大约始于1974年的英格兰。他们建立了世界上第一家正规的妇女庇护所,为受虐的家庭妇女提供保护、支持和简单的治疗。继而,美国在这方面积累了较多的经验,建立了多种危机干预的理论与模式。

对于绝望、惊恐、狂怒、走投无路或行为失控的受害者,危机干预是最重要的、最适合的,而且应该及时、就近、简单、紧扣重点。以下是危机干预常用的"六步法"。

第一步:明确核心问题。必须非常迅速地确定致使当事者陷入危机的核心问题是什么? 是什么"压力"促使他产生如此急剧的反应? 分析必须完全从当事者的角度出发。如果医生发现的原因和所认识的危机境遇并非患者所认同,即使医生的认识并不错误,也应暂时依顺当事人。不要讨论,不要辩论,更不要试图说服当事者。否则,其干预就很难达到预期效果。

第二步:保证当事者安全。这里把保证当事者的安全放在第二步,仅仅是因为逻辑顺序和描述的方便。实际上在干预过程中,保证当事者的安全应为首要目标。所以首先应帮助他尽快脱离家庭暴力的现场或不利处境,尽快脱离危险。在整个危机干预的过程中,患者的安全问题都应该得到自始至终的重视。

第三步:提供情感支持。给当事者以尽可能全面的、充分的理解和支持。不管使他陷入危机的原因是别人的过错,还是他自己的责任;也不管他当前的感受可以理解还是不合常理,一律不予评价。并应该提供机会,通过沟通与交流,让当事者表达和宣泄自己的情感,给他以同情、支持和鼓励,使他明确感觉到"有人在关心我"。

第四步:开发应对资源。陷入危机的人,其思维往往处于被抑制状态,很难判断什么是最佳选择,甚至觉得没有选择、无路可走。因此,第四步是开发患者的应对资源,即帮助患者认识到还有哪些变通的应对方式可供选择。可建议当事者从不同的途径思考变通方式:如对外可开发环境资源,可引导他从自己身边的亲朋好友中去寻找支持和帮助;对内可开启心理资源,可试探新的、积极的、建设性的思维方式,以改变自己对处境的看法,从而减轻反应的严重程度。

第五步:制定康复计划。根据当事者的具体情况制定一个帮助他康复的节目表和时间表。虽然大多数人都不会反对医生替他们制定计划,但这样做很可能是越俎代庖。所以,计划的制定应该让当事者充分地参与,使他们感到自己的权利、自尊没有被剥夺;使他们感觉到这是他自己制定的计划;使他们感觉到既然是自己制定的计划,自然就应该而且也能够付诸实施。

第六步:当事者的承诺。一定要得到当事者的明确承诺,比如让他亲口陈述:"我保证按照××计划实施。"在继续关心支持当事者的同时,要用理解、同情和建设性的方式去询问、检查和核实他实施计划的情况,并给予中肯、恰当的强化、支持和鼓励。

19.7 家庭暴力"三结合"心理干预模式

总结近年来国内外对于心理治疗的一些尝试和实践,有学者在防治家庭暴力研究课题中总结经验,认为"群体的心理教育—家庭的心理咨询—个体的心理治疗"这种三结合的心理干预模式可以实现施暴者、受虐者及家庭成员心理干预全覆盖。其效果已在防治家庭暴力的大样本研究中得到进一步验证。

三结合心理干预模式主要包括以下三个方面:(1)群体的心理教育,主要针对社区或相关群体成员,采用我讲你听的宣讲方式,以防治家庭暴力的《心理健康教育读本》为教材,进行心理健康教育,主要内容是普及个体心理卫生和群体心理卫生的有关知识;(2)家庭的心理咨询,以家庭为单位,采用你问我答的咨询方式,协助每个家庭成员解决各种心理问题,主要内容是改善家庭成员之间的互动模式;(3)个体的心理治疗,主要是针对当事者,对施暴者和受虐者分别进行心理治疗,重点是情绪控制、行为矫正、精神应激与应对方式,以及沟通技能的训练。

19.8 针对新婚夫妻暴力"两教育三训练"干预

19.8.1 两教育

婚姻心理健康教育,包括四个方面:(1)使新婚夫妻了解婚姻的内涵;(2)了解婚姻中最重要的五个因素:忠诚、负责任、体贴、能干、给对方全力的支持;(3)婚姻美满的好处;(4)婚姻不和睦的弊端。

家庭暴力知识的教育包括:(1)家庭暴力的定义。家庭暴力是指对家庭成员进行伤害、折磨、摧残和压迫等人身方面的强暴行为,其手段包括殴打、捆绑、残害、拘禁、折磨(限制衣食住行、超强度劳动)、凌辱人格、精神摧残、遗弃以及性虐待等。(2)家庭暴力的三种形式。精神暴力、躯体暴力、性暴力。(3)家庭暴力常见的危险因素。不良嗜好,如赌博、嗜酒烟等;双方的个性问题;应对方式问题;情感联系的问题;对家庭暴力的态度问题;经济问题;工作问题;娱乐或业余爱好问题;人际纠纷的问题;心理问题等等。(4)怎样预防和降低家庭暴力的发生。在面对第一次躯体暴力时,我们要说"不",坚决予以抵制;尽量避免或降低家庭暴力危险因素的发生;要通过参加婚姻的辅导训练,学会在婚姻问题和冲突发生之前就改善相互的关系;要加强夫妻双方的沟通与交流;要学会控制自己的不良情绪等。(5)家庭暴力的不良后果。对家庭产生家庭不和睦、家庭破裂和经济损失的后果;对施暴者产生在家中受孤立、自责自罪、受处分或受治安处罚的后果;对受虐者产生出走、仇视或报复、精神伤害、身体损伤、身体致残的后果;对社会造成危害。(6)了解家庭暴力的循环阶段。依次为暴力事件;蜜月阶段;冲突累积阶段;逐渐升级的愤怒;逐步升级的行为,直至暴力事件的重蹈覆辙。

19.8.2　三训练

其理论与方法借鉴了国外的预防和促进关系教程(the prevention and relationship enhancement program, PREP)70％的理论。在实践应用的过程中,根据我国的文化习惯稍作改动。PREP主要是用来预防婚姻裂痕和危机,目标是帮助夫妻在问题发生之前就改善他们的关系,目的是防止关系恶化所导致的苦恼与争执,甚至于最后的婚姻破裂。包括：交流技巧的训练;解决夫妻之间矛盾冲突的训练;明确夫妻关系中潜在的问题和期望。

干预的程序主要分为三个阶段：(1)干预开始阶段包括治疗关系的建立及婚姻心理健康教育(2次)。(2)干预中间阶段主要包括家庭暴力知识和防止家庭暴力的教育、交流技巧的训练、解决夫妻之间矛盾冲突的训练,和明确夫妻关系中潜在的问题和期望的训练(3—4次)。每次干预时间为90—120分钟。(3)干预结束阶段(1次)主要是干预的总结,做好随访。共3—4个月的时间完成心理干预。

19.9　有儿童虐待史抑郁症患者的针对性"3R"心理治疗

19.9.1　"3R"心理治疗技术的理论假设

针对有儿童受虐史的抑郁症患者的心理治疗技术的核心内容包括以下几方面：(1)增加亲情关爱(relative care);(2)重点强调通过重塑患者家人的认识(reconstructed cognition of relative and visitor)来影响和改变患者的认知模式;(3)松弛技术(relaxation technique)等的运用。因其理论的核心内容的英文以三个R为首(relative care, reconstructed cognition, relaxation technique),故简称"3R"心理治疗技术。

(1)亲情关爱理论。几项评估啮齿类动物的父母关爱程度与垂体肾上腺对应激反应相关性的研究发现,父母的关爱程度与垂体肾上腺对应激反应的降低呈明显的正相关。分子生物学的证据表明,增加对受虐隔离幼鼠的父母关爱,可以增加海马内的糖皮质激素的受体数目并提高糖皮质激素的合成,减少CRFmRNA在下丘脑的表达,同时减少CRF受体数目,增加突触前膜的α_2的数目和杏仁核及扣带回的CBZ受体数量。总之,这些研究以无可非议的事实证明了受虐个体的应激反应过度的生物学机制及基础在父母的再次关爱下,是可以被重塑的。良好与及时(年龄越小越好)的关爱能加速这种重塑的程度,而受虐程度越重和受虐时间越长,效果则越相反。人类的临床资料也显示,儿童受虐可引起CRF神经环路的持续敏感。

(2)认知重建理论。认知疗法对抑郁症,已被证实是一个有效的方法,尤其是在结合药物治疗的基础上,认知疗法可以加速病情的缓解和提高治疗的效果。认知疗法是通过改变患者不良的认知观念和模式,来改善因不良的认知所致的情绪障碍等症状。戈德(Gold)等人早就指出虐待,尤其是言语性虐待,常伴随着对儿童消极的评价和贬低的认知,这些认知潜移默化地影响了儿童对自我的认知评价,易造成对自我价值否定贬低、偏激、以偏概全等消极的认知模式,而易于出现抑郁症状。而更早更有名的心理治疗家多纳德·H·梅琴鲍姆(Donald Herbert Meichenbaum)的自我指令理论(self-instructional training, SIT)就已经认为,自我指令性语言是在童年时内化形成,不良的因素可使指令性语言在形成过程中产生错误,因而导致不良的情绪障碍。

19.9.2 "3R"心理治疗技术的实施步骤

"3R"治疗技术的实施在药物治疗 2—3 周后开始。因为该阶段药物将逐步起效,病人合作性和心理治疗效果均会较起病阶段有很大的改善。"3R"治疗技术可以分为治疗和维持治疗两个阶段进行。

治疗阶段分为五步进行(每周做 2—3 次,共做 6—10 次)。

第一步(1 次)确立良好的治疗关系和对受虐情况及其影响的再评估。对患者的儿童受虐待情况再进行较为详细的了解,其性质、发生的具体时间、持续时间和影响性等等。

第二步(1—2 次)针对有较强的焦虑紧张情绪的患者,可以教其学会松弛技术的方法,如放松训练、生物反馈、气功等等。为了统一治疗方法,我们仅采用雅各布森(Jacobson)逐步放松技术,待患者掌握该技术后,嘱咐患者今后每天练 2 次,每次 15 分钟。

第三步(2—4 次)认知重建。对家庭成员(如父母或配偶)的不良认知的剖析及重建,可采用家庭作业方式的三栏技术法,将父母或配偶对待患者的包含有不良认知态度的言语记录下来,并对其错误进行剖析,共同讨论正确的语言和态度。例如,父亲以往经常对患者讲,"你真笨,长大也没用",错误之处在于凭情绪化推理,并将该错误认知加于患者头上,合理的思维应该是"这个问题你做错了,可能是你的努力不够,你并不笨,只要努力你会做好的,将来也会有出息的"。又如父亲以往曾对患者讲"这么简单的考试都考不好,你完蛋了",错误之处在于以偏概全,一次考试失败,并不能代表一辈子就不行了。患者的认知剖析、重建,也可采用三栏技术法。例如,患者思维是父亲常说自己笨,没出息,可能我就不行了吧;合理的思维是,父亲只是恨铁不成钢,并不是真的认为我不行了。在治疗师的协助下,由家庭成员帮助患者重建认知。例如,患者说"我没本事,这辈子完了",治疗师说:"你们(指家庭其他成员)怎么看呢",在治疗师的暗示下,父亲讲,"我以前也讲过这话,其实我本来的意思并不是说你不行,而是一时的气话,可能是恨铁不成钢吧"。

第四步(1—2 次)营造家庭关爱气氛。与家庭各成员一起讨论如何营造家庭的关爱气氛,如控制自己的不良情绪,避免伤害性的言语,增加积极鼓励性的言语,保持家庭和谐气氛,保证家庭与患者一定的交流时间、组织家庭集体活动或集体娱乐旅行等活动、鼓励孩子参与社会活动。

第五步(1次)布置家庭作业,为维持治疗做准备。内容包括: 家庭成员及患者都要采用"三栏技术"对各自的不良认知进行剖析和重建;家庭成员注意控制自己的不良情绪,避免伤害性的言语,增加积极鼓励性的言语,保持家庭和谐气氛,保证家庭与患者交流时间,要求每天2小时左右,最低保证1个小时的时间,每周至少一次的家庭集体活动(如共同到餐厅进餐、看电影、旅行等)、鼓励孩子参与社会活动(学校的活动,拜访亲人等)。

维持治疗阶段(每月做1次,至少持续半年以上),主要是检查家庭作业的完成情况,进一步强化患者的认知重建,对治疗中出现的问题的讨论和解决及评定患者疾病恢复情况。

19.10 家庭暴力的异质性团体心理干预

团体心理咨询是一种在团体情境下提供心理帮助与指导的咨询形式。团体成员通过互动,共同商讨、训练、引导,在相互交流、相互作用、相互影响下解决成员共同的发展或共有的心理问题。因为团体心理咨询以真实的社会生活情境为背景,拉近了咨询与生活的距离,增强了实践作用,也使得咨询成果明显、较易迁移到日常生活中而得到巩固。团体心理咨询多方位的互动和多元文化交流的效果已经显示出其人性化的独特魅力。它既是一种有效的心理治疗,也是一种有效的教育活动。以往大多数社会工作者和心理工作者在进行家庭暴力干预时,在"同路人"的理念下进行设计与开展团体心理咨询活动,往往选择的是同质性团体,对单一的受害者进行心理危机干预。但面对家庭暴力这种特殊的咨询团体,异质性封闭式团体咨询活动更为恰当。

异质性团体是在模拟社会场景下进行干预,即该团体活动中由无家庭暴力家庭成员和有家庭暴力的家庭成员一起构成。在社会关怀下,成员的互动和主持者的及时启发,人群能习得其他人的行为、经验,改变认知水平,从而有效地预防和制止家庭暴力发生。受虐者和施暴者以及无家庭暴力成员共同参与,由于不同个体人格、职业及文化程度不一,其认知水平和对家庭暴力发生的状况、爆发、制止皆不相同。无家庭暴力家庭成员在团队中充当了榜样的作用,提供了心理支持和行为矫正的模拟对象,有良好的效果。异质性团体心理咨询不仅仅救助和帮助了受害者,还对施暴者进行了认知、行为等方面的矫正,能有效地对暴力家庭和社区民众实施大面积干预。

具体活动的实施安排如下。

（1）团体构成：每个团体可以由 10 个左右的家庭(至少是两个人)构成，其中"问题家庭"要求施暴者与受虐者同时参加，而"幸福家庭"必须有两家以上参与，团体中配指导者 3 人(有心理学背景的教师和医生)、义工 3 人(经过培训的大学实习生最好)和居委会干部 1—2 人。

（2）活动安排：一般要有 6—8 次团体活动，每周一次。每次活动都有一个比较明确的主题。力求每次活动都使成员有一些情绪、理念和行为，甚至是人格方面的变化。促进成员"认知改变—情绪体验—行为控制"环节的步步渐进。

（3）干预内容：重点在健康知识与策略的讲座、一般心理支持、认知疗法、行为疗法(如理性情绪疗法、人际沟通技巧、放松术等)以及对施暴者施暴前的行为控制训练；而针对受虐者则将重点放在如何防止激化矛盾、回避矛盾，有效地减少暴力的发生等，以建立良好的家庭人际关系，与家人和社会共同阻遏家庭暴力的发生开展活动。如"人生旅途"活动(增加对夫妻、他人的信任感)；"心有千千结"游戏(角色转换技巧——体会人生旅途的困境和难题，学习借家庭的智慧和力量渡过人生的坎坷)；"优点轰炸"策略(学习人际交往技巧)；"脑力激荡"讨论(在调查归总的基础上，提出 2—3 个最容易导致家庭暴力发生的原因，并就其展开讨论——暴力对我及家人的伤害是什么？回忆、倾诉伤害的情景和感受，如何理解所受到的伤害？如何避免与控制家庭暴力的发生？发挥集体的力量，探索并交流成员的知识与经验，寻求最有效的解决办法和途径，如怎样防止教育小孩时动粗？或当工作中有不顺心和人际矛盾时，应当如何对待？回家后自己应当怎样及时转换心情？家人应当怎样识别、关心，以便提高认知水平及家庭生活质量？另外，家有精神病人时，在保证其人身安全的同时，如何对待和救治他们?)；生活情节剧(通过角色扮演——整天打麻将输钱的男人回家后还殴打妻子的情节，再现生活中的实际。团体成员就打麻将、赌博的负面问题展开讨论，并提出建议)；专家讲座——健康、幸福家庭的模式、认知理论等，并以讨论、家庭作业(三栏笔记使成员学会了辨析自动思维，用良性自我对话提高了认知和对事物的辩证思想)等形式深化；请"幸福家庭"代表演讲"幸福家庭"，团员谈收获，在咨询员的总结和祝福中"笑迎未来"。

（4）体会：在应用异质性团体心理咨询进行家庭暴力干预时获得心得的颇多——在情感支持、治疗以及发展性教育诸方面有着特殊的效果：指导者个人智慧的局限性被团体动力产生的集体智慧所替代；团体成员间的互动、彼此接纳催生了更多的信心；成员间信息的交流和分享拓展了个人生活的视野；团体成员的身体情绪、观念、行为方面有较大改进，绝大多数能够主动、积极地面对自己的困境(如对受虐者的心理支持——宣泄、认知重建和回避性行为训练使受虐者的痛苦情绪明显减轻，社会支持感和利用度增加，积极应对方式增强，能面对现实并勇敢地开始新生活；而施暴者在共情中,认知与行为也得到了一定的修炼);成员之间达成了共识——成功的团体和幸福的家庭中,每位成员不仅要承担自己的义务,还要准备随时承担更大的领导责任,才有生命力,才能繁衍、生息下去。

活动中不管是无家庭暴力的家庭成员还是有家庭暴力的家庭成员,无论是施暴者还是受虐者,关爱自己、关爱他人、相互交流经验、相互感情支持……成员间相互支持的网络有了雏形,和谐、文明的幸福之家在团体的互动中潜移默化。

异质性团体心理咨询增添了社区新功能。本项目组在活动中发现,大多数人已接受家庭暴力不是私事的观念,团体的有效干预也使得成员懂得:发生家庭暴力时需要某种力量去介入和干预,而且大多趋向请亲友、社区干部这种与他们生活有某种关系的人,以及懂得心理干预策略的人去完成。因此,从咨询活动以及前期的研究结果中均获悉家庭暴力需要强有力的社会支持,而社区支持是社会支持系统的最重要组成部分。

总之,家庭暴力不仅是一个社会问题,同时也是一个医学问题和精神卫生问题。究其原因,离不开生物、心理、社会、文化等诸多因素的共同作用。只有对其诸多因素有充分认识,对其心理干预方法有充分了解和把握,才可能对其进行有效干预,并提高心理干预的强度和技巧,建立预防干预系统。

(杨　岠　曹玉萍)

本章参考文献

(美)Acoboson, N., Gurman, A. 夫妻心理治疗与辅导指南[M]. 贾树华,等,译. 北京:中国轻工业出版社,2001.

Dunford, F. (2000). The San Diego Navy experiment: an assessment of interventions for men who assault their wives [J]. *J. Consult Clin Psychol*, 68(3): 468 - 476.

Fartuzzo, J., Boruch, R., Beriama, A. (1997). Domestic violence and children. Prevalence and risk in five major U.S. Cities [J]. *J Am Acad. Child Adolesc Psychiatry*, 36(1): 112 - 116.

Flisher, A., Kramer, R., Hoven, C. (1997). Psychosocial characteristics of physically abused children and adolescents [J]. *J. Am Acad Adolesc psychiatry*, 36(1): 123 - 131.

Gilliland, B., James, R. (1997). *Women battering: Crisis intervention strategies*. Books/Cole Publishing Company.

Straus, M. A. (1980). Behind Closed Doors: Violence in the American Family. *New York: Anchor*, 1980.

Tj O'Farrell, V Van Hutton, May C. Domestic violence before and after alcoholism treatment: a two-year longitudinal study. *J. Stud Alcohol*, 60(3): 317 - 321.

曹玉萍,张亚林,孙圣琦,等. 湖南省家庭暴力的流行病学调查总体报告[J]. 中华流行病学杂志,2006,27(3): 200 - 203.

曹玉萍,张亚林,王国强,等. 家庭暴力施暴者的心理学特征以及罹患精神障碍的研究[J]. 中华精神科杂志,2008,41(1): 37 - 40.

巫昌祯. 关注家庭暴力,保障妇女心身健康[J]. 心理与健康,2001,50: 4 - 6.

张亚林,曹玉萍. 家庭暴力现状及干预[M]. 人民卫生出版社,2011.

张亚林,曹玉萍. 家庭暴力与精神卫生[J]. 中国临床心理学杂志,2002,10(3): 233 - 234.

张亚林,曹玉萍,杨世昌. 湖南省家庭暴力的流行病学调查——研究方法与初步结果[J]. 中国心理卫生杂志,2004,18(5): 326 - 328.

邹韶红,张亚林,曹玉萍,等. 湖南省郴州市夫妻间暴力的社会心理学特征[J]. 中国心理卫生杂志,2007,21(5): 338 - 342.

邹韶红,张亚林,党海红,等. 家庭暴力与抑郁症患者自杀的相关性研究[J]. 中华精神科杂志,2003,36(4): 238 - 241.

apie. GW, Bd 12, S 183 - 194.

附录

附录1 《中华人民共和国精神卫生法》与心理治疗、心理咨询相关的内容

摘编

《中华人民共和国精神卫生法》于 2012 年 10 月 26 日第十一届全国人民代表大会常务委员会第二十九次会议通过。该法多个章节有与心理治疗、心理咨询相关的内容。为方便引用，特将这些内容中摘录于下。(编者注："总目录"、"第一章　总则"及"第二章　心理健康促进与精神障碍预防"全部摘录，其他章节选择性摘录，被省略的内容以"……"代替；粗体字为编者所加)

目录

第一章　总则

第二章　心理健康促进和精神障碍预防

第三章　精神障碍的诊断和治疗

第四章　精神障碍的康复

第五章　保障措施

第六章　法律责任

第七章　附则

第一章　总则

第一条　为了发展精神卫生事业，规范精神卫生服务，维护精神障碍患者的合法权益，制定本法。

第二条　在中华人民共和国境内开展维护和增进公民心理健康、预防和治疗精神障碍、促进精神障碍患者康复的活动，适用本法。

第三条　精神卫生工作实行预防为主的方针，坚持预防、治疗和康复相结合的原则。

第四条　精神障碍患者的人格尊严、人身和财产安全不受侵犯。

精神障碍患者的教育、劳动、医疗以及从国家和社会获得物质帮助等方面的合法权益受法律保护。

有关单位和个人应当对精神障碍患者的姓名、肖像、住址、工作单位、病历资料以及其他可能推断出其身份的信息予以保密；但是，依法履行职责需要公开的除外。

第五条　全社会应当尊重、理解、关爱精神障碍患者。

任何组织或者个人不得歧视、侮辱、虐待精神障碍患者，不得非法限制精神障碍患者的人身自由。

新闻报道和文学艺术作品等不得含有歧视、侮辱精神障碍患者的内容。

第六条　精神卫生工作实行政府组织领导、部门各负其责、家庭和单位尽力尽责、全社会共同参与的综合管理机制。

第七条　县级以上人民政府领导精神卫生工作，将其纳入国民经济和社会发展规划，建设和完善精神障碍的预防、治疗和康复服务体系，建立健全精神卫生工作协调机制和工作责任制，对有关部门承担的精神卫生工作进行考核、监督。

乡镇人民政府和街道办事处根据本地区的实际情况，组织开展预防精神障碍发生、促进精神障碍患者康复等工作。

第八条　国务院卫生行政部门主管全国的精神卫生工作。县级以上地方人民政府卫生行政部门主管本行政区域的精神卫生工作。

县级以上人民政府司法行政、民政、公安、教育、人力资源社会保障等部门在各自职责范围内负责有关的精神卫生工作。

第九条　精神障碍患者的监护人应当履行监护职责，维护精神障碍患者的合法权益。

禁止对精神障碍患者实施家庭暴力，禁止遗弃精神障碍患者。

第十条　中国残疾人联合会及其地方组织依照法律、法规或者接受政府委托，动员社会力量，开展精神卫生工作。

村民委员会、居民委员会依照本法的规定开展精神卫生工作，并对所在地人民政府开展的精神卫生工作予以协助。

国家鼓励和支持工会、共产主义青年团、妇女联合会、红十字会、科学技术协会等团体依法开展精神卫生工作。

第十一条　国家鼓励和支持开展精神卫生专门人才的培养，维护精神卫生工作人员的合法权益，加强精神卫生专业队伍建设。

国家鼓励和支持开展精神卫生科学技术研究，发展现代医学、我国传统医学、心理学，提高精神障碍预防、诊断、治疗、康复的科学技术水平。

国家鼓励和支持开展精神卫生领域的国际交流与合作。

第十二条　各级人民政府和县级以上人民政府有关部门应当采取措施,鼓励和支持组织、个人提供精神卫生志愿服务,捐助精神卫生事业,兴建精神卫生公益设施。

对在精神卫生工作中作出突出贡献的组织、个人,按照国家有关规定给予表彰、奖励。

第二章　心理健康促进和精神障碍预防

第十三条　各级人民政府和县级以上人民政府有关部门应当采取措施,加强**心理健康促进和精神障碍预防工作**,提高公众心理健康水平。

第十四条　各级人民政府和县级以上人民政府有关部门制定的突发事件应急预案,应当包括**心理援助**的内容。发生突发事件,履行统一领导职责或者组织处置突发事件的人民政府应当根据突发事件的具体情况,按照应急预案的规定,组织开展心理援助工作。

第十五条　用人单位应当创造有益于职工身心健康的工作环境,关注职工的心理健康;对处于职业发展特定时期或者在特殊岗位工作的职工,应当有针对性地开展**心理健康教育**。

第十六条　各级各类学校应当对学生进行精神卫生知识教育;配备或者聘请心理健康教育教师、辅导人员,并可以设立心理健康辅导室,对学生进行心理健康教育。学前教育机构应当对幼儿开展符合其特点的心理健康教育。

发生自然灾害、意外伤害、公共安全事件等可能影响学生心理健康的事件,学校应当及时组织专业人员对学生进行心理援助。

教师应当学习和了解相关的精神卫生知识,关注学生心理健康状况,正确引导、激励学生。地方各级人民政府教育行政部门和学校应当重视教师心理健康。

学校和教师应当与学生父母或者其他监护人、近亲属沟通学生心理健康情况。

第十七条　医务人员开展疾病诊疗服务,应当按照诊断标准和治疗规范的要求,对就诊者进行**心理健康指导**;发现就诊者可能患有精神障碍的,应当建议其到符合本法规定的医疗机构就诊。

第十八条　监狱、看守所、拘留所、强制隔离戒毒所等场所,应当对服刑人员,被依法拘留、逮捕、强制隔离戒毒的人员等,开展精神卫生知识宣传,关注其心理健康状况,必要时提供**心理咨询和心理辅导**。

第十九条　县级以上地方人民政府人力资源社会保障、教育、卫生、司法行政、公安等部门应当在各自职责范围内分别对本法第十五条至第十八条规定的单位履行精神障碍预防义务的情况进行督促和指导。

第二十条　村民委员会、居民委员会应当协助所在地人民政府及其有关部门开展社区心理健康指导、精神卫生知识宣传教育活动,创建有益于居民身心健康的社区环境。

乡镇卫生院或者社区卫生服务机构应当为村民委员会、居民委员会开展社区心理健康指导、精神卫生知识宣传教育活动提供技术指导。

第二十一条　家庭成员之间应当相互关爱，创造良好、和睦的家庭环境，提高精神障碍预防意识；发现家庭成员可能患有精神障碍的，应当帮助其及时就诊，照顾其生活，做好看护管理。

第二十二条　国家鼓励和支持新闻媒体、社会组织开展精神卫生的公益性宣传，普及精神卫生知识，引导公众关注心理健康，预防精神障碍的发生。

第二十三条　心理咨询人员应当提高业务素质，遵守执业规范，为社会公众提供专业化的心理咨询服务。

心理咨询人员不得从事心理治疗或者精神障碍的诊断、治疗。

心理咨询人员发现接受咨询的人员可能患有精神障碍的，应当建议其到符合本法规定的医疗机构就诊。

心理咨询人员应当尊重接受咨询人员的隐私，并为其保守秘密。

第二十四条　国务院卫生行政部门建立精神卫生监测网络，实行严重精神障碍发病报告制度，组织开展精神障碍发生状况、发展趋势等的监测和专题调查工作。精神卫生监测和严重精神障碍发病报告管理办法，由国务院卫生行政部门制定。

国务院卫生行政部门应当会同有关部门、组织，建立精神卫生工作信息共享机制，实现信息互联互通、交流共享。

第三章　精神障碍的诊断和治疗

第二十五条　开展精神障碍诊断、治疗活动，应当具备下列条件，并依照医疗机构的管理规定办理有关手续：

（一）有与从事的精神障碍诊断、治疗相适应的精神科执业医师、护士；

（二）有满足开展精神障碍诊断、治疗需要的设施和设备；

（三）有完善的精神障碍诊断、治疗管理制度和质量监控制度。

从事精神障碍诊断、治疗的专科医疗机构还应当配备从事心理治疗的人员。

第二十六条　精神障碍的诊断、治疗，应当遵循维护患者合法权益、尊重患者人格尊严的原则，保障患者在现有条件下获得良好的精神卫生服务。

精神障碍分类、诊断标准和**治疗规范**，由国务院卫生行政部门组织制定。

第二十七条　精神障碍的诊断应当以精神健康状况为依据。

······

第二十九条　精神障碍的诊断应当由精神科执业医师作出。

······

第三十条　精神障碍的住院治疗实行自愿原则。

诊断结论、病情评估表明,就诊者为严重精神障碍患者并有下列情形之一的,应当对其实施住院治疗:

(一)已经发生伤害自身的行为,或者有伤害自身的危险的;

(二)已经发生危害他人安全的行为,或者有危害他人安全的危险的。

第三十一条　精神障碍患者有本法第三十条第二款第一项情形的,经其监护人同意,医疗机构应当对患者实施住院治疗;监护人不同意的,医疗机构不得对患者实施住院治疗。监护人应当对在家居住的患者做好看护管理。

……

第三十七条　医疗机构及其医务人员应当将精神障碍患者在诊断、治疗过程中享有的权利,告知患者或者其监护人。

第三十八条　医疗机构应当配备适宜的设施、设备,保护就诊和住院治疗的精神障碍患者的人身安全,防止其受到伤害,并为住院患者创造尽可能接近正常生活的环境和条件。

第三十九条　医疗机构及其医务人员应当遵循精神障碍诊断标准和治疗规范,制定治疗方案,并向精神障碍患者或者其监护人告知治疗方案和治疗方法、目的以及可能产生的后果。

……

第四十七条　医疗机构及其医务人员应当在病历资料中如实记录精神障碍患者的病情、治疗措施、用药情况、实施约束、隔离措施等内容,并如实告知患者或者其监护人。患者及其监护人可以查阅、复制病历资料;但是,患者查阅、复制病历资料可能对其治疗产生不利影响的除外。病历资料保存期限不得少于三十年。

……

第五十条　县级以上地方人民政府卫生行政部门应当定期就下列事项对本行政区域内从事精神障碍诊断、治疗的医疗机构进行检查:

(一)相关人员、设施、设备是否符合本法要求;

(二)诊疗行为是否符合本法以及诊断标准、治疗规范的规定;

(三)对精神障碍患者实施住院治疗的程序是否符合本法规定;

(四)是否依法维护精神障碍患者的合法权益。

县级以上地方人民政府卫生行政部门进行前款规定的检查,应当听取精神障碍患者及其监护人的意见;发现存在违反本法行为的,应当立即制止或者责令改正,并依法作出处理。

第五十一条　心理治疗活动应当在医疗机构内开展。专门从事心理治疗的人员

不得从事精神障碍的诊断,不得为精神障碍患者开具处方或者提供外科治疗。心理治疗的技术规范由国务院卫生行政部门制定。

……

第四章　精神障碍的康复

……

第五章　保障措施

……

第七十一条　精神卫生工作人员的人格尊严、人身安全不受侵犯,精神卫生工作人员依法履行职责受法律保护。全社会应当尊重精神卫生工作人员。

县级以上人民政府及其有关部门、医疗机构、康复机构应当采取措施,加强对精神卫生工作人员的职业保护,提高精神卫生工作人员的待遇水平,并按照规定给予适当的津贴。精神卫生工作人员因工致伤、致残、死亡的,其工伤待遇以及抚恤按照国家有关规定执行。

第六章　法律责任

……

第七十三条　不符合本法规定条件的医疗机构擅自从事精神障碍诊断、治疗的,由县级以上人民政府卫生行政部门责令停止相关诊疗活动,给予警告,并处五千元以上一万元以下罚款,有违法所得的,没收违法所得;对直接负责的主管人员和其他直接责任人员依法给予或者责令给予降低岗位等级或者撤职、开除的处分;对有关医务人员,吊销其执业证书。

……

第七十六条　有下列情形之一的,由县级以上人民政府卫生行政部门、工商行政管理部门依据各自职责责令改正,给予警告,并处五千元以上一万元以下罚款,有违法所得的,没收违法所得;造成严重后果的,责令暂停六个月以上一年以下执业活动,直至吊销执业证书或者营业执照:

(一) 心理咨询人员从事心理治疗或者精神障碍的诊断、治疗的;

(二) 从事心理治疗的人员在医疗机构以外开展心理治疗活动的;

(三) 专门从事心理治疗的人员从事精神障碍的诊断的;

(四) 专门从事心理治疗的人员为精神障碍患者开具处方或者提供外科治疗的。

心理咨询人员、专门从事心理治疗的人员在心理咨询、心理治疗活动中造成他人人身、财产或者其他损害的,依法承担民事责任。

……

第八十一条　违反本法规定,构成犯罪的,依法追究刑事责任。

第八十二条　精神障碍患者或者其监护人、近亲属认为行政机关、医疗机构或者其他有关单位和个人违反本法规定侵害患者合法权益的,可以依法提起诉讼。

第七章　附则

第八十三条　本法所称精神障碍,是指由各种原因引起的感知、情感和思维等精神活动的紊乱或者异常,导致患者明显的心理痛苦或者社会适应等功能损害。

本法所称严重精神障碍,是指疾病症状严重,导致患者社会适应等功能严重损害、对自身健康状况或者客观现实不能完整认识,或者不能处理自身事务的精神障碍。

本法所称精神障碍患者的监护人,是指依照民法通则的有关规定可以担任监护人的人。

……

附录2 《心理治疗规范》（2013年版）

《心理治疗规范》是与《中华人民共和国精神卫生法》配套的两个行政规范文件之一（另一个为《精神障碍治疗指导原则》），于2013年5月1日生效。以下为该规范的全文。

为加强医疗机构心理治疗的规范化管理，提高医疗质量，保证医疗安全，根据中华人民共和国《精神卫生法》、《执业医师法》、《医疗机构管理条例》、《医疗技术临床应用办法》、《预防医学、全科医学、药学、护理、其他卫生技术等专业技术资格考试暂行规定》及《医疗机构临床心理科门诊基本标准（试行）》等有关法律、法规和规章制度，制定本规范。

第一章　总则

一、心理治疗的定义

心理治疗是一类应用心理学原理和方法，由专业人员有计划地实施的疾病治疗技术。心理治疗人员通过与患者建立治疗关系与互动，积极影响患者，达到减轻痛苦、消除或减轻症状的目的，帮助患者健全人格、适应社会、促进康复。心理治疗要遵循科学原则，不可使用超自然理论。

二、心理治疗的人员资质

以下两类人员可开展心理治疗工作：

（一）精神科（助理）执业医师并接受规范化的心理治疗培训；

（二）其他符合《预防医学、全科医学、药学、护理、其他卫生技术等专业技术资格考试暂行规定》并取得心理治疗师资格的卫生技术人员。

三、心理治疗的对象和场所

（一）心理治疗的服务对象是心理问题严重、需要系统性心理治疗的人员，以及符合精神障碍诊断标准《国际疾病分类（ICD-10）精神与行为障碍分类》的患者。

心理治疗的适应证包括：

1. 神经症、应激相关以及躯体形式障碍；

2. 心境(情感)障碍;

3. 伴有生理紊乱及躯体因素的行为综合征(如进食障碍、睡眠障碍、性功能障碍等);

4. 起病于儿童与少年期的行为与情绪障碍;

5. 成人人格与行为障碍;

6. 使用精神活性物质所致的精神和行为障碍;

7. 精神分裂症、分裂型障碍和妄想性障碍;

8. 心理发育障碍及器质性精神障碍等。

在针对以上各类精神障碍的治疗中,心理治疗可以作为主要治疗方法,也可以作为其他治疗的辅助手段。

心理治疗的禁忌证包括:

1. 精神病性障碍急性期患者,伴有兴奋、冲动及其他严重的意识障碍、认知损害和情绪紊乱等症状,无法配合心理治疗。

2. 伴有严重躯体疾病,无法配合心理治疗。

(二)心理治疗属于医疗行为,应在医疗机构内开展。

(三)医疗机构应该按照心理治疗工作的需要,设置专门的心理治疗场所。

四、心理治疗的伦理要求

(一)心理治疗人员应具有责任意识,在自身专业知识和能力限定范围内,为服务对象提供适宜、有效的专业服务。如果需要拓展新的专业服务项目,应接受专业培训和能力评估。应定期与专业人员进行业务研讨活动,在有条件的地方应实行督导制度。当自身的专业能力以及所在场所条件不能满足服务对象需要时,应及时转介。

(二)心理治疗人员应当具有关系及界限意识。尊重服务对象(包括患者及其亲属),按照专业伦理规范与服务对象建立治疗关系,促进其成长和发展。

1. 应平等对待患者,不因患者的性别、民族、国籍、宗教信仰、价值观等因素歧视患者。

2. 应对自己的专业身份、所处的位置对患者可能产生的潜在影响有清楚的认识,努力保持与患者间客观的治疗关系,避免在治疗中出现双重关系,不得利用患者对自己的信任或依赖谋取私利。当治疗关系超越专业界限时,应采取适当措施终止治疗关系。

(三)应当尊重服务对象的知情同意权,让服务对象了解服务的目的、主要内容及局限性、自身权益等信息,征得服务对象同意后提供服务。

(四)应当遵循保密原则,尊重和保护服务对象的隐私权;向接受治疗的相关人员说明保密原则,并采取适当措施为其保守秘密。法律、法规和专业伦理规范另有规定的除外。

1. 以下情况按照法律不能保密,应该及时向所在医疗机构汇报,并采取必要措施以防止意外事件的发生,及时向其监护人通报;如发现触犯刑律的行为,医疗机构应该向有关部门通报:

(1) 发现患者有危害其自身或危及他人安全的情况时;

(2) 发现患者有虐待老年人、虐待儿童的情况时;

(3) 发现未成年患者受到违法犯罪行为侵害时。

2. 心理治疗人员应该参照《病历书写基本规范》,对心理治疗病案进行文字记录。对治疗过程进行录音或录像,需由患者书面同意。在因专业需要进行案例讨论,或采用案例进行教学、科研等工作时,应隐去患者身份相关信息(在得到患者书面许可的情况下例外)。

3. 心理治疗病案及相关资料需妥善保管,无关人员不得翻阅。

(五) 心理治疗过程中应避免下列行为:

1. 允许他人以自己的名义从事心理治疗工作。

2. 索贿、受贿或与患者及其亲属进行商业活动,谋取不正当利益。

3. 与患者发生超越治疗关系的亲密关系(如性爱关系)。

4. 违反保密原则。

5. 违反法律、行政法规的其他行为。

五、法律责任

心理治疗以治疗疾病、促进健康为目的。违反国家有关法律规定,使患者或他人造成损失的,依法承担法律责任。

第二章 心理治疗的分类

心理治疗的理论流派和临床技术众多,按学术思想分类可分为精神分析及心理动力学心理治疗、人本主义治疗(或咨客中心治疗)、认知行为治疗和系统式治疗;按治疗对象分为个别治疗、夫妻治疗或婚姻治疗、家庭治疗和团体治疗等;按言语及非言语技术使用情况分为言语性技术和非言语性技术;按心理干预的强度、深度、紧急程度分为一般支持性治疗、深层治疗和危机干预。此外,还可按照文化背景进行分类。

本规范以上述各种传统分类方法为基础,根据临床用途、实施范围、对治疗师的技术要求等主要指标,选取13种心理治疗技术作为医疗机构内的适宜技术进行推广,并实施规范化管理。这些心理治疗技术可分为三组:

一、基本心理治疗技术。指综合上述各个流派的基本共性特点,在临床工作中对多数患者,尤其是对程度较轻的心理问题具有普遍实用性的一般性心理治疗技术。

主要包括建立治疗联盟的关系技术、用于心理健康教育及解决一般心理问题的支持—解释性心理治疗等。属于心理治疗人员必须熟练掌握、运用的通用技术。

二、专门心理治疗技术。指针对有适应证的患者,根据一定的流派理论进行的较有系统性、结构性的特殊心理治疗,包括精神分析及心理动力学治疗、人本主义治疗、认知行为治疗、系统式家庭治疗,以及催眠治疗、危机干预、团体治疗、表达性艺术治疗等。心理治疗师应受过相应技术的专门训练。

三、其他特殊心理治疗技术。指在本土传统文化基础上融合现代心理学原理和技术,在相应的文化群体中有成功应用经验的某些心理治疗理论和方法,以及一些基于传统的或创新的心理学原理开发的治疗技术。对于这些心理治疗方法,宜进行充分的科学探索,在严格规范管理下谨慎使用,经充分论证后加以推广。

第三章　心理治疗的操作技术

一、支持性心理治疗与关系技术

(一)概述。支持性心理治疗与关系技术指心理治疗人员在医疗情境中,基于治疗的需要,在伦理、法律、法规和技术性规范的指导下,与患者积极互动而形成支持性、帮助性工作关系。治疗关系不等同于日常发生的社会行为,是心理治疗操作技术的有机组成部分,其本身具有向患者提供心理支持的作用,在精神卫生领域的临床工作中作为各种心理治疗的共同基础性技术。关系技术适应于各类心理治疗的服务对象,无绝对禁忌证。

(二)操作方法及程序。

1. 进入治疗师的角色。心理治疗人员要以平等、理性、坦诚的态度,设身处地理解患者,建立治疗联盟,避免利用性、操纵性的治疗关系。

2. 开始医患会谈。建立让患者感到安全、信任、温暖、被接纳的治疗关系。

3. 心理评估与制定治疗计划。在了解患者的病史、症状、人格特点、人际系统、对治疗的期望、转诊背景等基础上,进行心理评估,与患者共同商定治疗目标,制定可行的治疗计划。

4. 实施治疗。采用倾听、共情与理解、接纳与反映、肯定、中立、解释、宽慰、鼓励、指导等技术实施心理治疗。

5. 结束治疗。简要回顾治疗过程,评估疗效,强化治疗效果,帮助患者与治疗人员完成心理分离,鼓励患者适应社会。

(三)注意事项。

1. 使用支持、保证技术时,要尊重患者自主性,注意自我保护,承诺须适当,不做出过分肯定、不留余地的担保与许诺。

2. 在鼓励患者尝试积极行为时,避免根据治疗人员自己的价值观代替患者做出人生重大决定。对于具有攻击行为、妄想观念等症状的患者，要慎用鼓励的技术。

二、暗示—催眠技术

（一）概述。暗示是不加批判地接受他人情感和思想影响的现象。暗示疗法是运用暗示现象获得疗效的治疗方法。催眠是持续地对患者进行暗示，以诱导催眠状态、达到催眠治疗目的的技术。本条所述规范限于临床专业人员针对特定问题，旨在诱导意识状态改变而有意地、系统地使用的暗示及催眠技术。

催眠是心理治疗的基础技术，可以单独使用以达到镇静、降低焦虑水平、镇痛的目的，也可以与其他技术联合使用。

按照使用暗示治疗的用途，可以分为直接暗示和系统催眠治疗，应用于广泛的精神障碍及部分躯体问题。

（二）操作方法及程序。

1. 前期准备。评估暗示性及合作意向：通过预备性会谈、暗示性实验或量表，检验受试的个体性反应方式，评测接受暗示的程度，以及有无过度紧张、怀疑、犹豫、不情愿等负性情绪或态度，避免出现副作用。

2. 直接暗示。在排除器质性障碍，或确认器质性病变基础与当前症状、体征不甚符合时，可以利用业已建立的医患关系及医师的权威角色，营造合适氛围，直接使用言语，或借助适当媒介，如药品、器械或某种经暗示即能诱发的躯体感觉，实施直接针对症状的暗示，而不一定刻意诱导意识改变状态。

3. 催眠诱导。

（1）建立关系。运用关系技术，建立信任的关系。

（2）注意集中。请患者盯视某点，同时用讲故事或强化躯体感觉的方法诱导内向性注意集中，促进入静。

（3）使用合适的语音模式，如节律性同步、重复、标记、困惑、分离和批准等。

4. 判断催眠程度。通过观察感觉、认知、运动、生理四个方面变化，判断催眠的程度。

5. 治疗阶段。入静达到合适深度后，进一步做催眠性治疗。主要包括：催眠后暗示；促进遗忘；重新定向。

（三）注意事项。

1. 以下情况不宜做催眠治疗：早期精神病、边缘型人格障碍、中重度抑郁；急性期精神病；偏执性人格障碍。对抑郁障碍患者有可能加重病情，包括自杀倾向。

2. 分离性障碍患者及表演性人格障碍者慎用。

3. 在滥用的情况下，在医疗机构之外实施的群体性催眠，有可能使具有依赖、依恋、社会不成熟、暗示性过高等人格特征的参与者发生明显的退化、幼稚化，损害社会功能,加重原有问题。

4. 注意处理副作用:少数患者可能出现失代偿、头痛、激越等副反应。

5. 治疗师必须接受过规范、系统的催眠技术培训,并在督导师指导下治疗过患者。

6. 在患者暗示性极低、医患关系不良情况下,不宜使用。

7. 不是对于器质性疾病的对因治疗方法。

8. 对儿童要慎用。

9. 不推荐采用集体形式的催眠治疗;不应在医疗机构外以疗病健身术名义,使用群体性暗示技术有意或无意地诱导意识改变状态。

三、解释性心理治疗

(一)概述。解释指对心理、行为及人际情境中的关系或意义提出假设,促使患者用新的词汇、语言及参照系,来看待、描述心理和行为现象,以帮助患者澄清自己的思想和情感,以新观点看待和理解病理性问题与各种内外因素的关系,获得领悟,学习自己解决问题。

该疗法适用于以下情况:

1. 增加患者对自身人格发展、当前临床病理问题及其处理策略的认识,改变功能不良的信念、态度和思维方式。

2. 健康教育,指导康复。

3. 临床其他专业领域参考、借用于日常医患交流,保障患者知情同意及知情选择权,增加依从性。

(二)操作方法及程序。根据施用于患者时引发的感受、干预的力度和发挥作用的时间不同,解释分为以下四个层次:

1. 反映。治疗师给患者的解释信息不超过公开表达的内容。

2. 澄清。稍微点明患者的表达中所暗含、暗示但自己未必意识到的内容。

3. 对质。治疗师利用患者呈现的情感和思想作为材料,提醒病人注意暗含的,但没有意识到或不愿承认的情感和思想。

4. 主动阐释。按照与当前临床问题有关的理论,治疗师直接导入全新的概念、意义联系或联想。

5. 隐喻性阐释。通过利用譬喻、象征的方法进行交流,以促进患者及其相关系统产生自己对问题的理解。

(三)注意事项。

1. 重视对方反应,注意其接受力,避免说教式的单向灌输。

2. 注意避免过多指责、批评患者。

3. 对有意识障碍、明显精神病性症状和中重度精神发育迟滞、痴呆的患者不适用。

4. 对心理分化程度低,自我强度弱,缺乏主见,暗示性、依赖性高的患者,引导、干预力度较高的解释宜配合其他旨在促进自我责任能力的疗法使用。

四、人本心理治疗

(一)概述。人本心理治疗是一组体现人本心理学思想的心理疗法的总称,主要包括以人为中心疗法、存在主义疗法、完形疗法等,其中以人为中心疗法的影响最大。本条仅涉及罗杰斯所代表的以人为中心疗法。该疗法可用作一般的发展性咨询和精神疾病的心理治疗。

(二)操作方法及程序。

1. 确定治疗目标。加深自我理解,在整合现实的方向上,达到自我重组、发展更自在和更成熟的行为方式。

2. 建立治疗关系。核心要素是真诚一致、共情、无条件的积极关注。

3. 实施治疗过程。以如何对待个人感受为指标,分阶段进行循序渐进的互动、访谈,使患者从僵化且疏远地看待自己及内心活动,直至其内心不受歪曲、束缚,达到自由的状态,实现以人为中心疗法去伪存真的治疗目标。

(三)注意事项。

1. 患者表现出依赖治疗师或其他人的倾向时,应帮助当事人为自己接受治疗负起责任,进而担负起解决问题的责任。

2. 在患者陈述自己的问题,并表达相关负面情绪的过程中,应鼓励患者自由地表达出与问题有关的情感,接纳、承认和澄清其消极情感。

3. 当患者对可能的决定和行动进行澄清时,帮助澄清可能会做出的不同选择,并认识到个体正在经验的恐惧感和对于继续前进的胆怯,但不督促个体做出某种行动或者提出建议。

4. 患者逐渐感到不再需要帮助时,应该鼓励结束治疗。

五、精神分析及心理动力学治疗

(一)概述。精神分析及心理动力学治疗是运用精神分析理论和技术所开展的心理治疗活动。精神分析指高治疗频次的,以完善人格结构、促进心理发展为目标的经典精神分析疗法;心理动力学治疗由经典精神分析疗法发展而来,是相对短程、低频次的治疗方法,通过处理潜意识冲突,消除或减轻症状,解决现实生活情境中的问题。

(二)操作方法及程序。

1. 治疗设置。精神分析的设置为长程、高频次的精神分析,每周3—5次,每次

45—50分钟。

心理动力学治疗的设置为低频,通常为每周1—2次,每次45—50分钟,治疗疗程相对灵活。

2. 治疗联盟。治疗联盟为患者与治疗师之间形成的非神经症性的、现实的治疗合作关系。

3. 初始访谈与诊断评估。通过心理动力学访谈,对患者的人格结构、心理防御机制、心理发展水平、潜意识的心理冲突、人际关系等进行评估和动力学诊断,确定治疗目标。

4. 治疗过程与常用技术。将移情与反移情、阻抗作为探索潜意识的线索和治疗工具,通过自由联想、梦的分析、肯定、抱持、反映、面质、澄清、解释、修通、重构等技术达到治疗目标。

心理动力学治疗在不同程度上使用经典精神分析的基本概念和技术,但方法较为灵活;治疗过程中更关注现在与现实,注重开发患者的潜能和复原力,促进人格完善与发展。

5. 结束治疗。回顾治疗过程,评估疗效,强化治疗效果,帮助患者与治疗人员完成心理分离,促进患者适应社会。

(三)注意事项。

1. 处于急性期的精神病患者、有明显的自杀倾向的抑郁患者、严重的人格障碍患者,不宜做精神分析或心理动力学治疗。

2. 精神分析及心理动力学治疗是一类以追求领悟和促进心理发展水平为主要目标的疗法,对患者智力、人格、求助动机和领悟能力等要求较高。对于心理发展水平较低、人格结构有严重缺陷的患者,要避免使用经典精神分析技术。要注意克服过度理智化的过程在患者方面引起的失代偿,促进认知与情感、行为实践的整合。

3. 治疗关系与技巧同样重要。防止治疗师过分操纵、以自我为中心。

4. 注意民族文化背景的影响。

六、行为治疗

(一)概述。行为治疗是运用行为科学的理论和技术,通过行为分析、情景设计、行为干预等技术,达到改变适应不良行为、减轻和消除症状、促进患者社会功能康复的目标。

(二)操作方法及程序。

1. 行为治疗基本原则:建立良好的治疗关系;目标明确、进度适当;赏罚适当;激活并维持动机。

2. 常用技术。

（1）行为的观测与记录。定义目标行为：准确辨认并客观和明确地描述构成行为过度或行为不足的具体内容。

（2）行为功能分析。对来自环境和行为者本身的，影响或控制问题行为的因素作系统分析。以分析为基础，确定靶行为。

（3）放松训练。①渐进性放松：采取舒适体位，循序渐进对各部位的肌肉进行收缩和放松的交替训练，同时深吸气和深呼气、体验紧张与放松的感觉，如此反复进行。练习时间从几分钟到30分钟。②自主训练：有六种标准程式，即沉重感；温暖感；缓慢的呼吸；心脏慢而有规律的跳动；腹部温暖感；额部清凉舒适感。

（4）系统脱敏疗法。①教患者学会评定主观不适单位（SUD）。②松弛训练：按前述方法进行放松训练。③设计不适层次表：让患者对每一种刺激因素引起的主观不适进行评分（SUD），然后按其分数高低将各种刺激因素排列成表。④系统脱敏：由最低层次开始脱敏，即对刺激不再产生紧张反应后，渐次移向上一层次刺激的放松性适应。在脱敏之间或脱敏之后，将新建立的反应迁移到现实生活中，不断练习，巩固疗效。

（5）冲击疗法。又称为满灌疗法。让患者直接面对引起强烈焦虑、恐惧的情况，进行放松训练，使恐怖反应逐渐减轻、消失。治疗前应向病人介绍原理与过程，告诉患者在治疗中需付出痛苦的代价。

（6）厌恶疗法。通过轻微的惩罚来消除适应不良行为。对酒依赖的患者的治疗可使用阿朴吗啡（去水吗啡）催吐剂。

（7）自信训练。运用人际关系的情景，帮助患者正确地和适当地与他人交往，提高自信，敢于表达自己的情感和需要。

（8）矛盾意向法。让患者故意从事他们感到害怕的行为，达到使害怕反应不发生的目的，与满灌疗法相似。

（9）模仿与角色扮演。包括榜样示范与模仿练习。帮助患者确定和分析所需的正确反应，提供榜样行为和随时给予指导、反馈、强化。

（10）塑造法。用于培养患者目前尚未做出的目标行为。

（11）自我管理。患者在行为改变的各个环节扮演积极、主动的角色，自己对改变负责任。

（12）行为技能训练。结合使用示范、指导、演习和反馈，帮助个体熟悉有用的行为技能。

（三）注意事项。从条件化作用的角度对精神病理现象做出过分简单化的理解和处理，可能导致存在复杂内心冲突的神经症患者产生"症状替代"的效应，在消除某些症状的同时出现新的症状。

部分患者不能耐受冲击疗法引起强烈的心理不适。尤其对于有心血管疾病的患者和心理适应能力脆弱者,要避免使用。厌恶疗法的负性痛苦刺激可能有严重副作用,应慎用,且必须征得患者、家属的知情同意。

七、认知治疗

(一)概述。认知治疗认源自理性—情绪治疗和认知治疗。焦点是冲击患者的非理性信念,让其意识到当前困难与抱持非理性观念有关;发展有适应性的思维,教会更有逻辑性和自助性的信念,鼓励患者身体力行,引导产生建设性的行为变化,并且验证这些新信念的有效性。

认知治疗使用许多来自其他流派的技术,特别是与行为治疗联系紧密,以致二者现在常被并称为认知行为治疗。

(二)操作方法及程序。认知治疗强调发现和解决意识状态下所存在的现实问题,同时针对问题进行定量操作化、制订治疗目标、检验假设、学习解决问题的技术,以及布置家庭作业练习。

1. 识别与临床问题相关的认知歪曲。

(1)"全或无"思维;

(2)以偏概全,过度泛化,跳跃性地下结论;

(3)对积极事物视而不见;

(4)对事物作灾难性推想,或者相反,过度缩小化;

(5)人格牵连;

(6)情绪化推理。

2. 识别各种心理障碍具有特征性的认知偏见或模式,为将要采用的特异性认知行为干预提供基本方向。

3. 建立求助动机。

4. 计划治疗步骤。

5. 指导病人广泛应用新的认知和行为,发展新的认知和行为来代替适应不良性认知行为。

6. 改变有关自我的认知:作为新认知和训练的结果,患者重新评价自我效能。

7. 基本技术。

(1)识别自动性想法。

(2)识别认知性错误。

(3)真实性检验(或现实性检验)。

(4)去注意。

(5)监察苦恼或焦虑水平。

（6）认知自控法。

（三）注意事项。有明显自杀倾向、自杀企图和严重思维障碍、妄想障碍、严重人格障碍的患者，不宜接受认知治疗。

认知和行为达到统一最为关键。应避免说教或清谈。在真实性检验的实施阶段，患者易出现畏难情绪和阻抗，要注意在治疗初期建立良好的治疗关系。

八、家庭治疗

（一）概述。家庭治疗是基于系统思想，以家庭为干预单位，通过会谈、行为作业及其他非言语技术消除心理病理现象，促进个体和家庭系统功能的一类心理治疗方法。家庭治疗有多种流派，如：策略式或行为家庭治疗、结构式家庭治疗、精神分析、系统式家庭治疗及家庭系统治疗等。

各流派共同的理论观点主要是：

1. 家庭是由互相关联的个体和子系统，以复杂方式自我组织起来的开放系统和因果网络。

2. 患者的异常心理及行为与生理功能、人际系统处于循环因果关系之中。它们不仅是作为后果发生于个体内部的过程，还受到人际系统内互动模式的影响，而且其本身也是对于系统过程的反应或干预调节。

（二）操作方法及程序。

1. 一般治疗程序

（1）澄清转诊背景，重点评估以下方面特点：

① 家庭动力学特征；②家庭的社会文化背景；③家庭在其生活周期中的位置；④家庭的代际结构；⑤家庭对"问题"起到的作用；⑥家庭解决当前问题的方法和技术；⑦绘制家谱图：用图示表现有关家庭信息。

（2）规划治疗目标与任务，旨在引起家庭系统的变化，创造新的交互作用方式，促进个人与家庭的成长。

（3）治疗的实施。每次家庭治疗访谈历时 1 至 2 小时。两次座谈中间间隔时间开始较短，一般为 4 至 6 天，以后可逐步延长至一月或数月。总访谈次数一般为 6 至 12 次。

2. 系统家庭治疗的言语性干预技术。

（1）循环提问；

（2）差异性提问；

（3）前馈提问；

（4）假设提问；

（5）积极赋义和改释；

（6）去诊断。

3. 非言语性干预技术。

（1）家庭作业。为来访的家庭布置治疗性家庭作业。常用的有：

①悖论（反常）干预与症状处方；②单、双日作业；③记秘密红账；④角色互换练习；⑤厌恶刺激。

（2）家庭塑像、家庭"星座"，以及其他表达性艺术治疗技术。

（三）注意事项。与个别治疗相比，家庭治疗的实施有以下特殊问题要加以重视：

1. 治疗师须同时处理多重人际关系。保持中立位置或多边结盟很重要。

2. 干预对象和靶问题不一定是被认定为患者的家庭成员及其症状。此点可能产生阻抗。要在澄清来诊背景基础上，合理使用关系技术中的"结构"和"引导"。

3. 部分干预技术有强大的扰动作用，应在治疗关系良好的基础上使用，否则易于激起阻抗，甚至导致治疗关系中断。

4. 家庭治疗适应证广泛，无绝对禁忌证。在重性精神病发作期、偏执性人格障碍、性虐待等疾病患者中，不首选家庭治疗。

九、危机干预

（一）概述。危机是个体面临严重、紧迫的处境时产生的伴随强烈痛苦体验的应激反应状态。危机干预是对处于困境或遭受挫折的患者予以关怀和短程帮助的一种方式。常用于个人和群体性灾难的受害者、重大事件目击者，尤其是自杀患者和自杀企图者的心理社会干预。强调时间紧迫性和效果，在短时间内明确治疗目标并取得一定成效，即：围绕改变认知、提供情感支持，肯定患者的优点，确定其拥有的资源及其已采用过的有效应对技巧，寻找可能的社会支持系统，帮助患者恢复失衡的心理状态。

精神病性障碍的兴奋躁动、激越，严重的意识障碍，不属于单独使用心理治疗性危机干预的范畴。

（二）操作程序及方法。

1. 危机干预的一般目标：

（1）通过交谈，疏泄被压抑的情感；

（2）帮助认识和理解危机发展的过程及与诱因的关系；

（3）教会问题解决技巧和应对方式；

（4）帮助患者建立新的社交网络，鼓励人际交往；

（5）强化患者新习得的应对技巧及问题解决技术，同时鼓励患者积极面对现实和注意社会支持系统的作用。

2. 特殊心理治疗技术。根据患者情况和治疗师特长,采用相应的治疗技术,包括综合性地运用关系技术、短程心理动力学治疗、认知治疗、行为治疗、家庭治疗、催眠、放松训练,配合使用抗焦虑或抗抑郁药物、建议休养等。

主要分为三类技术:

(1) 沟通和建立良好关系的技术。

(2) 支持技术。旨在尽可能地解决目前的危机,使患者的情绪得以稳定。可以应用暗示、保证、疏泄、环境改变,以及转移或扩展注意等方法。如果有必要,可使用镇静药物或考虑短期住院治疗。

(3) 解决问题技术。使患者理解目前的境遇、他人的情感,树立自信,引导设计有建设性的问题解决方案,用以替代目前破坏性的、死胡同式的信念与行为;注意社会支持系统的作用,培养兴趣、鼓励积极参与有关的社交活动,多与家人、亲友、同事接触和联系,减少孤独和隔离。

3. 危机干预的步骤。

(1) 第一阶段。评估问题或危机,尤其是评估自杀危险性,评估周围环境——家庭和社区。

(2) 第二阶段。制定治疗性干预计划。针对即刻的具体问题,考虑社会文化背景、家庭环境等因素,制定适合患者功能水平和心理需要的干预计划。

(3) 第三阶段。治疗性干预。首先需要让有自杀危险的患者避免自杀的实施,认识到自杀只是一种解决问题的方式,并非将结束生命作为目的。

(4) 第四阶段。危机的解决和随访。渡过危机后,应及时结束干预性治疗,以减少依赖性。同时强化、鼓励应用新习得的应对技巧。

(三) 注意事项。在治疗初期注意保持较高的干预力度与频度,以保证干预效果逐步巩固,不致问题反弹。特别要防范已实施过自杀行为的人再次自杀;非精神科医师在紧急处理自杀行为的躯体后果(如中毒、外伤、窒息)后,应提供力所能及的心理帮助,或申请精神科会诊。

如危机当事人因经历创伤性应激事件,经危机干预后仍持续存在某些心理或行为问题,应建议患者继续接受专业的创伤治疗,以促使患者进一步康复。

十、团体心理治疗

(一) 概述。团体心理治疗是在团体、小组情境中提供心理帮助的一种心理治疗形式。通过团体内人际交互作用,促使患者在互动中通过观察、学习、体验,认识自我、探讨自我、接纳自我,调整和改善与他人的关系,学习新的态度与行为方式,发展生活适应能力。

团体治疗的理论依据有多种,如心理动力学理论、系统理论及认知—行为治疗理论。

现代团体治疗主要有三种：心理治疗、人际关系训练和成长小组。心理治疗的重点是补救性、康复性的,组员可以是患者,也可以是有心理问题的正常人。社交行为障碍明显者,以及治疗师担心个别治疗会加剧患者依恋的情况,比较适合团体治疗。后两种团体是成长和发展性的,参加者是普通人,目的是为了改善关系,发挥潜能,自我实现,广泛应用在医院及其他场所,适于不同的人参加。

(二)操作程序及方法。

1. 形式。由 1 至 2 名心理治疗师担任组长,根据组员问题的相似性组成治疗小组,通过共同商讨、训练、引导,解决组员共有的发展课题或相似的心理障碍。团体的规模少则 3—5 人,多则 10 余人,活动几次或 10 余次。间隔每周 1—2 次,每次时间 1.5—2 小时。

2. 治疗目标。

一般目标：减轻症状、培养与他人相处及合作的能力、加深自我了解、提高自信心、加强团体的归属感、凝聚力等。

特定目标：每个治疗集体要达到的具体目标。

每次会面目标：相识、增加信任、自我认识、价值探索、提供信息、问题解决等。

3. 治疗过程。团体心理治疗经历起始、过渡、成熟、终结的发展过程。团体的互动过程会出现一些独特的治疗因素,产生积极的影响机制。

(1)起始阶段。定向和探索时期,基本任务是接纳与认同。

(2)过渡阶段。协助组员处理他们面对的情绪反应及冲突,促进信任和关系建立。

(3)工作阶段。探讨问题和采取有效行为,以促成组员行为的改变。

(4)终结阶段。总结经验,巩固成效,处理离别情绪。

4. 组长的职责。注意调动团体组员参与积极性;适度参与并引导;提供恰当的解释;创造融洽的气氛。

5. 具体操作技术：

(1)确定团体的性质,如结构式还是非结构式,小组是开放式还是封闭式,组员是同质还是异质。

(2)确定团体的规模。

(3)确定团体活动的时间、频率及场所。

(4)招募团体心理治疗的组员。

(5)协助组员投入团体。

(6)促进团体互动。

（7）团体讨论的技术，如：脑力风暴法；耳语聚会；菲力蒲六六讨论法；揭示法。

（8）其他常用技术，尤其是表达性艺术治疗的方法。

（三）注意事项。团体心理治疗对于人际关系适应不佳的患者有特殊作用。但应注意其局限性：

1. 个人深层次的问题不易暴露。

2. 个体差异难以照顾周全。

3. 有的组员可能会受到伤害。

4. 无意泄露在团体心理治疗过程中获得的患者隐私，会给患者带来不便。

5. 不称职的组长带领团体会给组员造成负面影响。因此，团体治疗不适用于所有人。

6. 有以下情况者不宜纳入团体治疗小组：有精神病性症状；有攻击行为；社交退缩但本人缺乏改善动机；自我中心倾向过分明显、操纵欲强烈。这些情况有可能显著影响团体心理动力学过程。若在治疗过程中才发现以上情况，需及时处理。

7. 在团体治疗中使用表达性艺术治疗技术时，必须注意艺术性、科学性原则的结合，注意伦理界限。要防止出现强烈的情感反应失控、非常意识状态（或意识改变状态）；避免在治疗师与被治疗者之间发展不恰当的崇拜、依恋关系；不可引入超自然和神秘主义的理念和方法；避免不恰当的身体接触。

十一、森田疗法

（一）概述。森田疗法是融合了东西方文化中的医学和哲学思想与技术的一种心理治疗方法。具体操作程序与方法包括：

1. 准备。选择有适应证及神经质个性特征的患者，建立治疗关系。

2. 实施。住院式森田疗法可分为绝对卧床期、轻作业期、重作业期和社会康复期4个阶段，共40天。在家庭式环境中进行住院治疗。

十二、道家认知治疗

（一）概述。道家认知治疗是在道家哲学思想的引导下，通过改变患者的认知观念和调整应对方式来调节负性情绪、矫正不良行为和达到防病治病的目的。

（二）操作程序与方法。可分为五个基本步骤：

1. 评估目前的精神刺激因素。

2. 调查价值系统。

3. 分析心理冲突和应付方式。

4. 道家哲学思想的导入与实践。让患者熟记32字保健决，并理解吸收。先向患者简单介绍老庄哲学的来龙去脉，以及儒道两家哲学的互补性。然后逐字逐句辨析解读道家认知疗法的四条原则，即32字保健诀，与其现实事件或处境相结合：

①利而不害，为而不争；②少私寡欲，知足知止；③知和处下，以柔胜刚；④清静无为，顺其自然。

5. 评估与强化疗效。

（三）治疗时间与疗程。道家认知治疗的标准疗程分五次完成，每次60—90分钟，每周可安排1—2次。

（四）注意事项。道家认知治疗是基于我国悠久的传统文化，结合现代认知治疗理念发展而来的新型治疗方法，要求治疗师对传统哲学有深刻理解，并且对当代社会竞争性生活方式、工作方式的利弊有丰富的体会和反思。要在鼓励患者进取、勤奋、合群、执着探索精神的前提下，发展均衡、全面、达观、灵活的心态和心理能力，避免鼓励消极避世的人生态度，防止过度使用应对挫折及冲突时的"合理化"心理防御机制。

十三、表达性艺术治疗

（一）概述。表达性艺术治疗简称为表达性治疗或艺术治疗，是将艺术创造形式作为表达内心情感的媒介，促进患者与治疗师及其他人交流、改善症状、促进心理发展的一类治疗方法。其基本机制是通过想象和其他形式的创造性表达，帮助患者通过想象、舞蹈、音乐、诗歌等形式，激发、利用内在的自然能力进行创造性表达，以处理内心冲突、发展人际技能、减少应激、增加自我觉察和自信、获得领悟，促进心理健康、矫治异常心理。表达性艺术治疗适用于大多数人群，包括一般人群、适应困难者和多数精神障碍患者。

表达性艺术治疗包括很多形式，常见的如绘画治疗、戏剧治疗、音乐治疗、舞蹈治疗、沙盘治疗、诗歌治疗、园艺治疗等。

表达性艺术治疗可采用个别治疗方式或团体治疗方式进行。

由于表达性艺术治疗的异质性，没有明确统一的禁忌症。精神障碍急性发病期，兴奋躁动、严重自伤和自杀倾向的患者，一般不宜接受表达性艺术治疗。

（二）操作程序及方法。

1. 表达性艺术治疗的主要形式。根据不同的理论取向，表达性艺术治疗有多种形式。

（1）舞蹈治疗。利用舞蹈或即兴动作的方式治疗社会交往、情感、认知以及身体方面的障碍，增强个人意识，改善个体心智。舞蹈治疗强调身心的交互影响、身体—动作的意义。

（2）音乐治疗。在音乐治疗过程中，治疗师利用音乐体验的各种形式，以及在治疗过程中发展起来的治疗关系，帮助被治疗者达到健康的目的。可分为接受式、即兴式、再创造式音乐治疗等不同种类。

（3）戏剧治疗。系统而有目的地使用戏剧、影视的方法，促进心身整合及个体成长。戏剧疗法通过让被治疗者讲述自己的故事来帮助患者解决问题、得到宣泄,扩展内部体验的深度和广度,理解表象的含义,增强观察个人在社会中的角色的能力。

（4）绘画治疗。通过绘画的创作过程,让绘画者将混乱、困惑的内心感受导入直观、有趣的状态,将潜意识内压抑的感情与冲突呈现出来,获得抒解与满足,而达到治疗的效果。

（5）沙盘游戏治疗。采用意象的创造性治疗形式,通过创造和象征模式,反映游戏者内心深处意识和无意识之间的沟通和对话,激发患者内在的治愈过程和人格发展。

（6）其他方法。应用表达性艺术治疗的原理,还可以结合其他的创造性、娱乐性方法,如陶艺、书法、厨艺、插花艺术等,为患者提供丰富多彩的心理帮助。

2. 表达性艺术治疗的过程。多数表达性艺术治疗分为四个阶段:

（1）准备期。热身、建立安全感。

（2）孵化期。放松,减少自主性意识控制。

（3）启迪期。意义开始逐渐呈现,包括积极方面和消极方面。

（4）评价期。讨论过程意义,准备结束。

四个阶段是从理性控制到感受,再到理性反思的过程。

（三）注意事项。

1. 表达性艺术治疗师需要接受专门训练。

2. 对于严重患者,表达性艺术治疗有时仅作为其他治疗的补充,治疗师需要和其他专业人员一起合作。

3. 注意艺术性、科学性原则的结合,注意伦理界限。实施表达性艺术治疗应强调身心灵一体,防止出现强烈的情感反应失控、非常意识状态（或意识改变状态）;避免在治疗师与患者之间发展不恰当的崇拜、依恋关系;不可引入超自然和神秘主义的理念和方法;避免不恰当的身体接触。

4. 根据不同对象选择合适的表达性艺术治疗种类。

附录3　关于国外及港台地区心理健康服务管理现状的报告

本文基于一份详细的调研报告,集中介绍几个发达国家及我国台湾、香港地区心理咨询与治疗管理的现状。选择考察对象时侧重考虑有借鉴意义的国家和地区,譬如德国、美国、英国、澳大利亚、日本和我国台湾地区。主要内容包括:

1. 心理健康政策的理论背景;

2. 心理健康服务提供的各方以及服务内容和流程;

3. 心理健康各类人员的培养、认证、管理;

4. 资金及其他保障渠道等。

一、宏观背景介绍:心理健康在"大健康、大卫生"中的地位

1. "心理健康""精神卫生"及"心理健康服务"的概念

这两个概念原本无差别,在国际上就是一个意思,指 mental health。但二者在中文中被赋予不同的内涵,前者含义较积极,较易被普通人接受;而后者常被理解为范围较窄的精神医学领域,被部分大众甚至部分专业人员理解时含有贬义。其中原因是我国曾经在较长时期里没有开展心理学的研究和应用工作,精神卫生服务的有限资源集中于以生物精神病学的诊疗方法来处理重性精神障碍,没有向患病率远远高过精神病性障碍的其他心理疾患及普通大众提供心理学服务。所以,社会上对"精神"二字有忌惮,而积极、正面、涉及一般人群的"心理健康"概念较为欢迎。

本文按照《中华人民共和国精神卫生法》提倡的"大精神卫生观",将"心理健康"与"精神卫生"等同使用。但使用"心理健康服务"概念时,采用的是较具体的操作性概念,主要是从社会管理层面,重点介绍部分国家及地区以心理学理论和技术为主要内容的精神卫生服务模式,也即心理咨询、心理治疗及心理健康教育。不过,也并不是要孤立地讨论精神医学以外的心理学问题。

2. 心理健康工作的广度、深度及重要性

精神卫生横向空间维度涉及广泛的社会生活领域和众多学科,纵向的时间维度贯穿群体和个体的发生、发展全过程;其内涵和外延已经远远超出传统的精神病学的

范围,包括了心理健康的促进和疾病的防治、康复两大方面。推动精神卫生工作,需要用系统的思维方式,既从横向也从纵向的角度,全方位、多层次地看问题,用历史的和发展的观点看问题,用综合、整体的措施解决问题。

作为医疗保健体系中出现较晚的一个领域,精神病学于 19 世纪后半叶从神经病学分化出来,形成以研究脑部疾病、精神障碍为主的传统;随着弗洛伊德精神分析学说的流行和临床心理学的发展,以心理学理论为指导的心理治疗、心理咨询于第二次世界大战前后在欧美蓬勃发展。两种潮流互相砥砺,有时竞争、斗争,有时合作、共赢。二者间的关系,一直是大多数国家在进行行业管理时需要均衡处理的重要问题。上世纪六七十年代以来,心理健康成为“大健康”的重要组成部分,而相关领域——心理学、行为科学、精神医学、预防医学、神经科学等——之间日益加强合作、融合,形成“大精神卫生”学科群,在“大卫生”格局中起到了举足轻重的作用。

世界卫生组织、发达国家和地区对心理健康服务的重视,基于长期以来对心理障碍的科学研究,以及对心理健康与社会治理之间关系的深刻认识。100 多年以来积累的大量临床观察、流行病学调查、实验研究的事实与证据,基本证实了精神障碍的发生、发展、转归与诸多生物、心理、社会因素相关,因而提示精神卫生的关注对象不再只是局限于临床患者的精神病理问题,而是要扩展到一般人群的心理健康。这些科学认识不断加强世界各国对心理健康服务必要性、可行性的理解,也增强了国家对心理健康问题实施科学、人道、有效的干预和治理的信心。

在这样的认识指导下,世界卫生组织于 2007 年前后提出“没有心理健康就没有健康”(No health without mental health)。有国家(比如英国)积极响应,在开展全国性的心理健康服务促进工作中直接使用这个口号。2016 年,世界卫生组织和世界银行从可持续发展角度,高度强调心理健康与社会和谐及经济发展的关系,并且推荐一个基于大型实证研究而提出的“为精神卫生花 1 美元,可以产生 4 美元价值”的经济学公式。

3. 心理健康服务的价值取向与国际发展趋势

近几十年来心理健康领域的发展与变革,很大程度上是基于以下观点:

(1) 精神卫生与每个人有关,与各行各业有关,与人生全过程有关。心理健康要从胚胎期开始抓起;要在生命早期、儿童少年期提供良好的养育环境和亲子关系;在青年期、中年期和老年期,既要注重个体的精神障碍、心理健康,又要提倡社会的健康、人际系统(尤其是家庭系统、工作机构)的心理健康。

(2) 人的全面发展取决于一个个体在生物、心理、社会几个方面的协调发展;心理健康是个人良好发展、适应及贡献于社会的重要条件,而提供有利于心理健康的社会、文化和物质条件,是社会文明进步的重要指标。

因此,心理健康服务的发展要与医学模式的转变相适应,要从单纯的生物医学模式转向"生物—心理—社会"医学模式。与此相应,精神卫生工作的价值取向与工作重心要发生改变:

(1) 从注重病理心理学扩展到强调积极心理学;

(2) 从关注缺陷发展到重视适应性、弹性和努力利用资源;

(3) 从矫治病态扩大到提前预防、维持良好功能;

(4) 从专注于个体,扩展到考虑生态和社会—文化环境对心理健康的重要影响。

在应对精神卫生挑战过程中,很多国家都在发展自己的应对策略,同时也形成一些国际共识和联合倡议或行动。2011 年,《自然》杂志刊登的一篇研究报告,凝聚了全球 422 位有代表性的重要专家(包括我国专家)的意见,高度概括近年来精神卫生领域的研究成果,对今后工作有指导价值。这项研究归纳了六大目标——确定深层病因、危险及保护因素;发展、实施预防及早期干预措施;改进治疗,扩大服务可及性;提高对疾病负担的知晓度;人力资源建设;卫生系统改革和政策响应。其中,专门提出心理健康服务领域的几项优先事项:

(1) 支持有利于终身促进躯体及心理健康的社区环境;

(2) 发展有文化敏感性的早期干预,缩短未治期;

(3) 减少童年期社会经济地位低下引起的对认知能力和心理健康的长期不良影响;

(4) 针对一定范围的心理障碍开展循证一级预防干预;

(5) 因地制宜,消除儿童虐待,加强儿童保护。

4. 我国心理健康服务待解决的焦点问题

根据《中华人民共和国精神卫生法》,心理健康服务的内容主要由第二章"心理健康促进和精神障碍预防"及第三章"精神障碍的诊断和治疗"进行规范。但对于该法"关于心理治疗师必须在医疗机构中从业的规定",心理学界一直持不同意见。他们认为,这样的规定未见于其他国家的精神卫生法。相反地,在欧洲、北美和南美、澳洲的国家中,心理治疗师从业的主要场所不限于医疗机构,而更多是私人开业或合作开业。这被证明是非常有利于人民群众方便地接受到心理治疗服务的一个机制。

2013 年《精神卫生法》实施以来,该项规定直接导致国内在大学、研究所的心理咨询或心理治疗机构从业的心理工作者不能开展心理治疗,而这些机构恰恰是专业水平相对较高的。与此同时,医疗机构因为现行人事制度的制约,其实并未聘用心理学专业人员,而医生因为在专业训练中缺乏心理治疗训练,就业后又承担繁重的临床工作压力,并不具备做心理治疗的条件。这样的情况被形容为:"会做的不让做,让做却不会做。"

上述情况在《精神卫生法》的起草及宣传、培训过程中，其实已经被有关机构、人员反复讨论过；还对几个主要国家及我国台湾地区的有关文献进行过研究，曾经组织有关人员到国外专题考察过，公开发表或向原卫生部呈报过考察报告，有些建议得到了采纳，但最关键的问题悬而未决。制定这项以医疗机构为区分心理治疗、心理咨询工作界限的规定，主要原因在于：

1. 我国的心理学发展水平较低，一直没有确立心理学及心理学工作者的职业地位，而现有的专业及业余人员队伍学科及职业背景复杂、水平参差不齐，提供的心理健康服务五花八门。在专业的医务人员、心理学工作者和业余心理学爱好者之间，既缺乏学术共识，又没有形成清晰的职业界限和身份认同。

2. 没有明确的政府主管部门归口管理，政出多门与管理盲区共存。

欲解决上述情况，根本办法是制定一整套法律、法规，扶持一个有明确工作内容、人力资源队伍而又有相对清晰边界的行业。本文拟介绍可资借鉴的国外及台湾地区的做法。

二、心理健康服务的管理策略与模式

境外对心理咨询和心理治疗领域进行管理的主体可分为政府、行会和第三方机构三类。政府管理的方式有制定与执行法律、认定机构资质和个人资格；行会管理的方式有参与或影响立法、制定行会章程规则、制定和维护伦理守则、认定机构资质和个人资格；第三方机构参与管理的方式则主要是独立评鉴第三方机构进行科学评定或保险公司设立付费要求。

在实际管理过程中，政府和行会相互协作，各有侧重。

1. 法律制定与执行

立法是政府对心理咨询与治疗行业进行管理的最直接的方式。根据立法的行业针对性，各国和地区可分为以下三类。

一类是政府直接针对心理咨询与治疗行业立法，譬如奥地利(1990年，系世界上第一个为心理治疗立法的国家)、德国、芬兰、匈牙利、意大利、荷兰、瑞典和我国台湾地区等。在这些国家和地区，心理咨询与治疗行业发展相对成熟，政府以行业立法的形式承认心理咨询师或治疗师的独立职业身份，界定相关的从业标准和培训标准，设定从业人员和机构的准入门槛和行为规范，为行业管理提供法律依据。在具体立法形式方面，有些国家和地区为独立立法，例如德国、奥地利、瑞典以及我国台湾地区；有些则在增补法案或公共卫生法等法案中对心理治疗有所规定，例如法国和匈牙利。

第二类是政府间接对行业立法，譬如比利时、俄罗斯、希腊等。政府并不承认心理咨询师或治疗师的独立职业身份，而将其视为心理学家等专业人员的某种"副业"或"专业技能"，并在对此类专业人员的立法中涉及心理咨询和治疗，例如希腊的心理咨询与治疗领域的从业者中大约一半左右是心理学家,政府针对心理学家立法,从而管理半壁江山。

第三类是其他法律中涉及心理治疗、心理咨询,譬如德国和澳大利亚。德国的社会保障法要求所有联邦公民都需要进入社会保障体系,其体系中的医疗保险涉及心理治疗。澳大利亚推行全国统一的卫生健康专业工作者(health practitioner)注册制度,精神科医生和心理学家可被法律认定为"受保护的卫生健康专业工作人员称号"。

作为管理方式,第一类立法由政府制定全国统一的行业标准,避免了行业协会林立、标准各异的情况。现以我国台湾地区和德国为例,详细介绍心理师法的内容。

台湾地区心理师法于2001年颁布,属于行政—福利部—医事目。内容分为六章,分别如下:

(1)总则:界定临床心理师和咨商心理师及其认定标准(主修临床或咨商心理课程;实习至少一年;成绩及格;硕士以上学位;通过相关考试)、界定主管机关(卫生行政部门、市政府、县市政府)。

(2)执业:心理师的管理,涉及执照、业务范围、执行业务的记录要求、转诊义务、保密义务、专业伦理要求。

(3)开业:心理治疗所或咨商所的管理,涉及成立要求、记录保存、收费标准、广告内容限定。

(4)罚则:界定违规行为及其罚款金额或措施(停止或废止执照)。

(5)公会:临床心理师公会或咨商师公会的权限、区域、人员结构及任期、章程内容要求。

(6)附则:外国人/华侨或法律颁布前的从业人员考试资格。

德国的心理师法全称为"心理学心理治疗师和儿童青少年心理治疗师法",仅适用于心理治疗领域。除了从业许可的管理、培训和国家考试、收费标准等,德国心理师法还规定了培训机构的条件和科学认证机构。德国将心理咨询定位于不准收取费用的社会公益、慈善事业,由政府机构、教会、企事业机构及慈善组织无偿提供。

虽然各国立法的主体是中央政府、立法机关,但实际立法过程都有专业人士参与,或由专业人士发起,或受到行会的影响。例如美国各州的执照审批制度都受到美国心理学会关于州立法(state legislation)的指导原则的影响。在目前尚无立法的国家,专业人士也积极推动,希望心理咨询师与治疗师可以得到法律认可的职业身份,譬如日本在2005年的国会上提出了由国家认定临床心理士和医疗心理士的议案。

2. 培养方案认证

培养方案认证的标准制定有两种情况。

一是中央政府在立法中确立培训机构的条件,并由地方政府进行机构审核和发放许可,例如德国的心理师法明确规定培训机构需要满足六项条件,包括患者接受的心理治疗方法获得科学认证、有足够数目和种类的心理疾病患者、合适的设施和专业图书馆、足够数量的培训师、按计划完成规定培训内容、监督和指导下的实习工作。

二是行会在章程中规定培训项目认证条件,并由下属委员会进行审核,例美国心理学会（American Psychiatrist Association, APA）、美国咨询协会（American Counseling Association, ACA）、澳大利亚心理学会（Australian Psychological Society）负责本国的学历教育和继续教育的项目认证,制定了严格的认证标准和流程,并设立专门的下属委员会负责执行。

例如美国的**临床或咨询心理学硕士或博士培养方案**（training programs for master or doctor degree in clinical or counseling psychology）：指在高校心理学或相关专业的研究或培训机构中设置的临床心理学或咨询心理学硕士或博士学位培养系统,其目的是为了培养临床或咨询心理学专业硕士或博士；通常一个培养方案应包括一个稳定的、分工明确的师资团队和一个完整而可实施的培养流程及培训手册。行业学会通过对培养方案的认证,制定培养课程或机构合格与否的鉴别标准(一般都依据一个具有共识性的专业人员"胜任力模型"),并依据该标准对特定课程或机构进行审核,从而向公众保证该项目提供的心理咨询或治疗专业课程(包括硕士或/和博士培养过程)的教育质量,通过对专业人员的培养流程的质量认证间接地认可完成该项目的个体专业从业者的专业能力(或胜任力)。

虽然具体细节有差异,但一国之内不同学术组织和机构提出的鉴别标准,在内容和鉴别流程上大同小异。以美国心理学会(APA)为例,其下属的资质鉴定委员会(committee on accreditation, COA)认证的专业主要包括临床心理学、咨询心理学和学校心理学,认证的课程包括心理学博士课、博士水平的临床实习课程和博士后高级训练课程。COA严格规定了每种课程的主办机构、课程内容、学时长度、研究实习、督导训练等。以博士水平的课程为例,APA要求课程的主办机构为国家认可的高等教育机构(大学或研究所),提供心理学专业博士水平的教育和培训(包括实践开业准备)。课程需要提供3学年完整的研究生学习,并在获得博士学位前完成实习,且至少有2—3年在研究机构,有1年必须全年住校。对于课程内容,APA要求分为基础部分和专业部分。基础部分包括行为的生理基础、行为的认知—情感基础、行为的社会和多元文化基础、发育和生命全程发展、个体差异、心理学历史和体系、研究方法设计及数据分析和测量。专业部分是跟不同专业相关的课程,例如咨询心理学课程需要开设治疗理论和技术、课程实习和临床实习、咨商、督导和训练、伦理法律问题等。

对于初次申请资质鉴定者,COA的流程如下：(1)申请人提交课程自我审查报告；(2)COA派人根据专业心理学项目认证指南和条例（guidelines and principles for accreditation of programs in professional psychology, G&P)的标准审查申请报告；(3)审查后作出两种选择：进行实地考察(或者延迟进行实地考察，在此期间要求课程申请人就某些资料进一步澄清)，或者拒绝实地考察(相当于拒绝课程认证)；(4)考察小组进行实地考察，并提交实地考察报告；(5)课程对实地考察报告做出回应，并向COA提交报告；(6)COA作出认证决定。

3. 从业人员个人资格的认证

从业人员个人资格认证指评定个体是否达到既定的职业标准和开业规定要求。根据严格程度和法定效力，可以分为注册、认证和执照三类。

注册(registration)由个人自愿进行，没有法律效力。个人向政府或非官方委员会或提供姓名、地址和专业，或正式提交包括训练、经验和考试情况的档案。

认证(certification)由个人自愿进行，由非官方协会实施，是一种资格认可，但没有法律效力。各国和地区的心理学会均可进行资格认可，认定申请者达到一定的从业标准，可以使用咨询师或心理师的称号。

执照(license)是最严格的资格认证，是一项法定制度，由政府授予。个体需要达到开业要求的最低标准，例如完成培训项目、通过相关考试等。由于执照制度与立法相关，需政府立法承认心理咨询师或治疗师的独立职业地位，故只有德国、美国、中国台湾地区等有心理师立法的国家和地区推行执照制度，其他国家和地区则只有认可和注册。

根据专业细分程度，个人资格认证可分为一般认证和专门认证。一般认证指认证个体达到咨询师或治疗师的从业标准(类似于"通科医生"或"一般内科医生")；专门认证则是个体达到某一细分领域的从业标准(类似于"专科医生"或"具有某具体专业技能的专家")。专门认证的情况可分为两种，一种是通过一般认证后再申请专门认证，例如美国全国咨询员认可委员会(national board of certified counselors, NBCC)的认证，申请者可以首先申请一般咨询员，之后再申请成为特殊专业的咨询员，例如家庭辅导员、学校辅导员；另一种是直接申请专门认证，例如韩国的国家资格证本身就细分为多种类型(精神保健临床医师、专门咨询教师、青少年指导师、职业咨询师、社会调查分析师、青少年咨询师)。

近年来，欧盟成立了欧盟心理学协会(Europe Federation of Psychologists' Association, EFPA)，积极推动一体化的欧洲心理师认证(The European Certificate)。此制度目前正处于试办阶段，目前已有六个欧盟国家加入，包括芬兰、德国、匈牙利、意大利、西班牙与英国，意味着前述德国"重心理治疗，轻心理咨询"的状况正在改变。

要取得欧盟心理学会所认证的心理师，需要经过六年的训练，其中包括一年被督导的实务训练。完成训练、取得资格者称为"Euro Psy"(欧洲心理师)。当心理师取得认证并向欧盟心理学协会注册时,该协会会将心理师粗略分为三个类别:教育、临床与健康(clinical & health),以及组织与工作(organization & work),而不属于这三个领域的心理师则隶属于第四个其他类别。取得证书的心理师需要每隔七年办理更新的工作,更新的标准包括执业时数、继续教育、个人专业成长等等。

4. 行会会员管理

行会对会员的管理一般是通过会员资格管理和从业伦理监管,二者紧密联系并相互支持。行会指特定领域的从业者自愿发起组成的专业协会。就心理咨询和治疗领域而言,行会有全国性的,例如美国心理学会、澳大利亚心理学会,也有地方性的,例如德国各州均成立了心理治疗师行会;有跨流派的,例如欧洲心理治疗协会(European Association for Psychotherapy, EAP)、欧洲心理咨询协会(European Association for Counseling, EAC),也有特定流派的,例如欧洲格式塔治疗协会(European Association for Gestalt Therapy, EAGT);有强制加入的,例如德国、中国台湾地区的心理师法规定心理师必须加入所在地区的行会;也有自愿的,例如美国、澳大利亚等国的从业者大都会加入心理学会,从而获取继续教育的机会和行业支持,但该行为并非强制。

行会都会颁布章程规则,规范会员的行为。但实际执行过程中,最有力度的方式是认证及审核更新会员资格(一般由注册委员会管理)、制定及维护伦理守则(一般由伦理委员会管理)。

会员资格认证属于上文提到的"认可",各国和地区心理学会提出的认证标准不同,但均要求会员完成一定的学历教育、督导下实习,并提交案例等申请材料。澳大利亚推行"4+2"培养模式(4年大学心理学学士+2年在已注册心理学家指导下的工作经验)或6年培训模式(4年大学心理学学士+2年硕士训练),没有额外考试要求。德国、中国台湾地区的会员资格跟执照对接,只有完成培训项目、通过相关考试,获得执照后,才能具备会员资格。

由于心理咨询和治疗从业者需要持续成长,行会大都会每隔一段时间重新审核会员资格,例如欧洲心理学的心理师资格每7年重新审核,标准包括执业时数、继续教育、个人专业成长等。日本和美国心理学家的执照或认可每5年重新认证一次,要求会员完成一定学时的继续教育。

各国的行会均制定了伦理守则,为会员行为提供可操作的规范要求。各行会的伦理守则细节有差异,但总体原则均涉及责任、能力、保密、福祉等基本伦理要求,并对心理测量、督导培训、研究、研究结果报告和发表等具体行为有详细规定。譬如欧洲心理学会的伦理守则由序言和九大原则组成,后者分别为责任、能力、道德和法律标准、保密性、顾客的福利、专业关系、公共声明、测评技术和研究。澳大利亚心理学会颁布的伦理规范法典提出三个原则,分别是(1)责任(responsibility),即会员应该对其所作的专业化决策负责;(2)能力(competence),即会员应该具备适当的技能并在其专业实践中继续学习;(3)规则(propriety),即来访者及公众的福利、职业的完整性应该高于会员及其上司和同事的利益。

除了制定伦理法则,行会还设立专业伦理委员会,负责伦理教育,并接受来访者投诉,处理违反伦理规范的行为,保障从业者的学术资质和伦理水准。德国各州的心理学会甚至有自己聘请的律师。

5. 科学评定

科学评定是德国对心理治疗进行管理的特殊方式,跟该国的医疗保险体系紧密相关,获得心理许可的心理治疗学派进入医疗保险系统。德国心理师法授权德国联邦科学顾问委员会负责心理治疗学派的科学许可工作。科学顾问委员会采用多种科学指标进行衡量,包括该学派对各种心理障碍病因的解释、治疗的理论及科学的实证性研究的证据。实证性研究要求至少三项,且需要同时符合随机对照、有清楚的治疗过程、采用真实病人、有干预后的随访等条件。到目前为止,委员会只批准了4个学派,分别是精神分析治疗和心理动力学治疗、行为治疗、人本主义心理治疗和系统家庭治疗。

6. 财经政策

心理健康服务的可持续发展需要坚实、稳定的经济基础。除了立法和培训机构资质鉴定,外国政府及台湾当局除了直接管理诊疗资格之外,还通过价格、保险支付和资助政策等财经杠杆,对心理咨询和治疗行业进行间接管理。

德国、澳大利亚等国将心理治疗服务纳入保险体系,保险公司通过设定付费要求,对心理师的心理治疗服务进行监控。以德国的个体门诊治疗为例,心理治疗师在1998年《心理治疗法》实施前必须经过精神科、心身医学科医生转诊才可以对患者进行心理治疗,其经济收入受制于精神科医生的转诊。1998年以后,他们可以直接接诊寻求心理健康服务的咨客或患者,但必须对每一个接待的病人进行系统评估,完成评估和诊断报告,说明自己的治疗计划及方法,并将报告交给保险公司;保险公司将报告转给独立的资深心理治疗师进行评估;经专家评估合格,申请获准后,心理治疗师给病人进行的心理治疗才能获得保险公司的付费。

德国只有通过科学认证的心理治疗学派的心理服务可以获得保险公司付费,相形之下,澳大利亚的保险体系更加灵活,调控指向性更强。该国的更好地获得心理保健保险(the better access to mental health care)体系引入了新的心理健康医疗保险项目,使患有心理障碍的人可以获得包括心理学家在内的较大范围的心理健康工作者的服务。新的保险项目分为两类,一类只提供给临床心理学家,另一类则针对所有的已注册心理学家。另外两种保险则非常有指向性,孕期咨询医疗保险(pregnancy support counseling)为有怀孕焦虑的女性提供非指导性的咨询,健康与牙科联合医疗保险(allied health and dental care)针对有慢性疾病且需心理服务的人群。

资金资助方面,澳大利亚心理学会鼓励"实践者＋研究者"培养模式,因而一些政府资金政策和奖学金规范只是针对那些具备研究性质的培养方案。该国的教育科学培训部(department of education, science and training, DEST)负责区分鉴定一个学位是否满足研究性质的要求。不符合要求的课程项目只能通过让学生支付巨额学费等方式来承担项目培训成本。

7. 国家推行强力、高效的系统工程

英国的心理治疗推广计划是一个典型范例,说明国家的意志如果与体现科学、人道、法制精神的卫生政策相结合,可以在较短时间内创造心理健康服务模式改变的巨大业绩。

21 世纪初,英国政府面临国内抑郁障碍与焦虑障碍高发的挑战,认识到心理健康关乎人民生活质量、经济成功,与改进教育、培训、就业成效,以及应对许多威胁英国社会的长期问题——如无家可归、暴力、虐待、毒品滥用、犯罪——的成败密切相关,所以将精神卫生工作作为国家战略的核心议题进行推动。2010 年,由卫生部发表的《公共卫生白皮书:健康生活,健康人民》第一次提出同等对待心理健康和身体健康的公共卫生策略;2011 年卫生部又发表《心理不健康就没有健康》(no health without mental health)蓝皮书及其面对大众的简略版,广泛宣传全民心理健康促进的理念;2010 年启动了国家医疗服务体系(NHS)心理治疗普及项目(the improving access to psychological therapies, IAPT)。

心理治疗普及项目包含对各类精神疾病患者的治疗与对心理治疗师的培训,双管齐下,解决精神卫生领域的挑战。项目启动以来成就斐然:五年内培训了约 4 000 多名合格的治疗师;2011 年,项目提供的服务覆盖英国全人口的 60％;项目启动至 2012 年,68 000 名患者接受了心理治疗服务,接受治疗的病人达到了预期的康复率;项目实施两年内有超过 72 000 人从抑郁和焦虑障碍中康复,近 14 000 病人恢复了工作和生活;2015 年,985 000 人获得项目支持的心理治疗,其中 596 000 人完成治疗,超过 213 000 人康复,超过 39 000 人已重返工作岗位;项目为英国国家医疗服务体系节省 2.72 亿英镑,进而为更广意义上的公共部门节省近 7 亿英镑。

心理治疗普及促进项目的初步成功得益于以下几方面的保障:

1. 政府支持:英国政府提出了提高国民的心理健康和幸福感的战略,承诺英国国家医疗服务体系将在 2011 年 2 月至 2014 年 5 月完成全国范围内推广改善心理治疗的项目。

2. 立法支持：2012 年英国健康与社会保健法案的通过，从法律和政策上允许国家医疗服务体系为项目提供更多的资源支持。

3. 资金支持：得益于立法支持，项目第一阶段的资金就高达 1.73 亿英镑，2010—2015 年预计花费 4.33 亿英镑，其中包括对教育、培训，及受训治疗师的薪酬支持等(项目为治疗师提供培训工资，一旦完成受训，也会为治疗师安排工作)。

4. 专家委员会的指导：为保障项目的专业性，依托专业的执业机构与高校的专家委员会，进行针对各种心理障碍治疗的专项研究，并将成果应用于 IAPT 项目中。同时，专家委员会也承担培训治疗师的工作。

5. 受训人员构成：近 4 000 名合格的治疗师中，既有来自医学机构的精神科医师，也有心理咨询师和社会工作者，整合了分布在社会中各个地方的能够提供心理健康服务的人群，形成了多学科专业工作队伍。

总结

从本文的介绍和比较中可发现，国际上对心理健康服务的管理经历了漫长的探索过程，在依然存在不同模式的同时，也逐渐形成了比较稳定的共识，可以供我国借鉴，以免无谓地重走弯路。核心的经验是：**境外管理较为成熟的国家和地区，对心理咨询与治疗的管理主要是法制化之下的政府管控和行业自律结合。**其主要特点如下：(1)针对行业的立法是政府管理的最直接有效的方式；(2)通过行会对个人资格进行认证和从业伦理监管则是行业内部约束的最有力的方式；(3)管理的规范程度与行业成熟程度、相关法律成熟程度相辅相成。德国、美国、英国等国的心理咨询和治疗行业发展较早，管理制度健全；日本、韩国等国发展相对较晚，到目前仍缺乏全国统一的心理咨询师或治疗师认证标准。

相形之下，我国的行业管理，现在主要依赖相关部门的行政管理，但这种管理缺乏系统的顶层设计，缺乏深入人心的理论基础，是比较不完全的，就事论事、事后被动监管式的，政出多门与大量盲区并存。与此同时，行业自律还很弱，只有部分学术组织和专业人员意识到要从法律、伦理层面进行自律，但他们发现，现在法律体系欠缺，与政府管控之间难以建立联系。例如，中国心理学会临床与咨询心理学专业机构和专业人员注册系统为可进行从业人员、实习机构和继续教育项目的认证，但非医学人员连更基本的职业身份都没有法律保障，这个系统本身也没有对口的行政管理部门可以汇报。在具体的工作内容层面，缺乏对培训项目的认证，缺乏对心理咨询和心理治疗学派的正式认定，以致互相竞争的机构、流派林立，甚至不科学的疗法也竭尽全力谋求地位、吸引专业人员及大众。

在从业人员层面,缺乏以上各种保障和体系支撑,对心理健康服务适当定价,纳入不同层面的保险体系则尚待时日。这就导致心理健康服务成为一个无法使从业人员合法获得适当收入的领域。

凡此种种,均提示我们亟需虚心向这个领域里的先进国家和地区学习。

（赵旭东　钟杰　钱铭怡　严俊　肖泽萍　江光荣　谢斌　施琪嘉　高隽　夏勉　王倩　樊富珉　吉沅洪　祝卓宏　韩岩　黄宣颖　王丽斐　简华妧　赖念华　王婷婷　赵艳丽）

附录4 心理治疗的中国故事：精神科医生的见闻和人类学家的观察*

作为一个从医35年的临床精神科医生,本人是心理治疗的爱好者、实践者,还因为参加编写各种专著、教科书、诊疗指南、法规文件等的缘故,写过不少关于心理治疗概念、理论、技术等内容的正式文字。此次讨论,拟漫谈比较个人化的经验和想法。

总体来讲,与我们上一代精神科医生前辈所处的时期相比,心理治疗在当下的处境已经得到非常大的改善,很大程度上可以说是天翻地覆的变化,已经"登堂入室",成为精神卫生事业的重要部分。然而,若论其应得的地位、应有的作用与贡献,则仍不尽如人意。

这样一个纵向和横向的比较,是近年参与写于欣主编的《精神卫生65年》一书时总结的。该书尚未出版,本文主要内容为两位作者参与编写的章节中提取的部分。

一、新中国心理治疗发展的"故事"

1949年前,舶来品心理学上不了台面,几乎没有心理治疗专业人员,只有几个近年来才发现的稀有的例外:一个例子是戴秉衡博士,抗战前在北京协和医院做为临床心理学家工作,培养了丁瓒等人。丁瓒先后在北京协和医院、南京精神病防治院(现南京脑科医院)从事临床心理学工作。他后来担任中科院心理所副所长,创办医学心理学组,招募了包括李心天在内的一批科研人员。另一位是上海的黄嘉音。据王祖承、俞承谋主编的《黄嘉音心理治疗文集》介绍,他被粟宗华医生聘为虹桥疗养院的心理治疗师。

---

* 摘引自:《心理学通讯》2018年第1卷第2期,p.93-99.

（一）20 世纪 50 年代到 70 年代，社会急剧变化，心理治疗继续寂静无声

在 1949 年至改革开放的年代，心理治疗在急剧的社会变革中也不重要。那时的精神卫生工作的重点难点太多，资源都没有放在这个方面。

新中国精神科事业的奠基人夏镇夷、刘昌永，分别在 1947 年、1948 年赴美国和加拿大进修。他们二位应该学习过精神动力学性的心理治疗，后来因为苏联式的精神病学占了主流，就没有大规模传播过。而前面提到的心理治疗师黄嘉音，1957 年建议开设心理治疗诊所，当年就被打成"右派"，随后受到公开批判。

苏联心理学的核心理论是巴甫洛夫的高级神经活动学说。经典条件反射理论符合唯物主义哲学原理和自然科学范式，是 20 世纪五六十年代用来理解和解释人类精神活动的重要理论。不过，那个时期的心理学家极少，与社会服务、临床诊疗距离遥远。与此相应，弗洛伊德精神分析学说长时期被当作资产阶级的思想和文化受到批判。

在当时条件下，精神科医生、心理学家开展过一些心理治疗的工作。据李心天教授介绍，这个时期的精神科纯粹就是生物学取向，心理学受到打击、排斥。1958—1976 年，心理学研究曾被贴上了"形而上学""唯心主义""反科学""伪科学"等标签。他与李从培等人发展了"快速综合疗法"，曾用于处理大量的神经衰弱的患者。

不过，那时整个精神科都不景气，生物精神病学也受到批判。在心理学受批判的情况下，医务人员就没有开展系统化、规范化的心理治疗工作了。但一些专家其实仍在全国各地悄悄地做心理治疗。他们的故事在改革开放以后才开始为人所知。例如，钟友彬医生与王景祥医生一起对强迫症和恐怖症病人进行了试验性治疗。80 年代以后，钟友彬医生的《中国心理分析：认识领悟心理疗法》一书出版。这个疗法也被人称为中国式心理分析。杨华渝医生在"文革"结束后不久出版科普著作《癫狂梦醒》一书。从书中可以看出，他们这代精神科医师中也不乏关注心理问题，并且能够进行深入分析和干预的专家。

德国心理治疗师 Margarete Haass-Wiesegart（中文名：马佳丽）女士曾于 1976 年 8 月来北京大学留学，见证了 70 年代心理治疗领域的状况。当时北大没有了心理学系，想去精神专科医院实习、参观都被婉拒。也正是由于这段经历，她把帮助发展中国心理治疗变成了毕生的事业。美籍华裔精神病学家曾文星教授也提到过，他作为改革开放后最早通过 WHO 安排来中国的外籍精神病学家之一，在 70 年代末进行学术交流时感到接待方和听众似乎还对讲授心理治疗、文化精神医学之类的内容有顾虑。曾文星于 2012 年去世，此前经常到国内来举办讲习班、临床示教，在国内出版了多种心理治疗书籍，选拔了多位中青年医师到美国进修学习。

(二) 80 年代的酝酿、八仙过海——心理咨询与治疗春天来了?

1978 年,心理学得以恢复作为一个科学领域的地位。大学心理学系开始招本科生,研究所恢复科研工作;心理学与医学,尤其是与精神医学的结合成为可能;医学领域也开始快速地与国际社会接触和交流,开始打破精神科封闭、沉闷、单调的格局。因此,心理治疗进入较快发展的时期。由于一批医学教育家、心理学家、伦理学家、精神科医生的热情介绍,美国医生恩格尔 1977 年提出的新医学模式,即"生物—心理—社会医学模式"的概念,从此成为医学界的"口头禅",也成为呼吁各级领导大力支持发展医学心理学、心身医学、行为医学、社会医学及社会精神病学等交叉边缘学科的理论依据。对当时的年轻人比较有影响的"鼓吹者",包括彭瑞聪、李心天、阮芳赋、何慕陶、王效道、王极盛等人。

自那时起,中国的心理学者、精神科医生开始走出国门。他们多是以震惊或震撼后的困惑来形容他们的初期反应。1980 年前后,学术资料奇缺,懂外语的精神科医生极少。当时的学科带头人、骨干于是从编撰参考书、办学术期刊入手,介绍与国际水平接轨的知识与技术。其中较重要的有 1980 年沈渔邨主编的《精神病学》,1982 年夏镇夷主编的《中国医学百科全书·精神病学》,以及由四川医学院担任丛书主编,联合湖南医学院、北京医学院、上海精神病防治院及南京神经精神病防治院作为各卷主编,1981—1986 年间陆续出版的《精神医学丛书》1—3 卷。在这几种专业参考书中,均有心理治疗的内容。何慕陶是后两种文献里写心理治疗条目最多的编者。还有,左成业多年主持《国外医学:精神病学分册》杂志,内容丰富,其中包括不少心理治疗的内容。那时对国外心理治疗,尤其是认知行为治疗认识和传播较早的还有上海的徐俊冕、徐韬园医生。

那时的文献有如下特点:(1)术语"心理治疗"像是个新词,与习惯用词"精神治疗"交替使用。(2)条目少,内容简单,所用篇幅在书中比例极小。主要是介绍支持性心理治疗、精神分析、行为治疗、催眠治疗、工娱治疗、生理—心理治疗及家庭—婚姻治疗、集体治疗、森田疗法等。(3)介绍西方心理治疗,尤其是精神分析时不忘进行一定的批评,有时还要与政治思想工作的异同进行比较。

1987 年《中国心理卫生杂志》创刊,随后成为发表心理治疗文献最多的杂志。到 1997 年创刊 10 周年时,该刊邀请曾文星对 10 年间刊出的约 130 篇心理治疗主题的论文做了分析,提出了加强系统化培训、扩大治疗范围、注重研究方法、推动理论性研究等建议。

从 80 年代开始,国内几个核心精神卫生机构培养以临床心理学、行为医学、跨文化精神病学、社会心理学等与社会人文学科关系密切的研究方向的硕士研究生,较多涉及心理治疗、心理咨询,但仅有少数人以心理治疗做学位论文主题。80 年代在个别医学院校或医疗机构,比如华西医院精神科的培训教学中,已有较丰富的心理治疗内容。该科当时有专职心理学者马渝根老师上课,开设了开放式的神经症病房,心理治疗是重要的工作内容。刘协和等上级医师查房时常强调心理治疗的必要性,会介绍他们在美国、英国等处进修的见闻。

在改革开放的形势下,心理治疗爱好者厚积而薄发。许又新教授在查房、教学培训活动和撰写的著作中,既显示了对精神病理学的精深把握,又对心理治疗的操作原则、要点了然于胸。各种自创的疗法涌现出来。钟友彬、李心天发展起来的疗法,通过传播而声名远扬。鲁龙光医生于 1984 年创立心理疏导疗法,并于 1987 年荣获国家科技进步奖。

中医学界也对传统医学中的心理治疗进行了整理。王米渠于 1985 年出版了《中医心理学》一书,介绍情志学说,以及心理治疗的医案。1988 年出版的《中医精神病学》,也收录了大量中医典籍里的医案。

但是,上述专业活动其实影响还是有限。相比之下,既非心理学工作者又非精神科医生的一些社会人文学科的人士,大量翻译了心理学著作,尤其是弗洛伊德、弗洛姆、荣格、阿德勒、罗洛·梅、马斯洛、卡内基等人的书,在中青年知识分子中掀起了心理学热潮。当时这些书是与一大批哲学社会科学的书先后隆重上市的。这个不太专业的热潮在一定程度上催生了心理咨询、心理治疗领域在日后的发展。

另一个热潮虽然是非专业的、民间的,但是值得一提,因为它从一个侧面反映了大众在急剧的社会文化变迁中对心理健康的渴求,那就是"气功热",一定程度上可以说是被滥用了的心理疗病术。这个热潮持续十多年,直到 21 世纪初受到遏制。

上海在心理治疗事业的复苏、振兴方面起到了很好的示范效应。上海市精神卫生中心 1988 年在严和骎担任院长期间,开始筹建心理咨询门诊大楼,1995 年在顾牛范院长任期内建成。这栋富有"海派文化"特色的大楼于 1998 年投入使用,是国内面积最大、功能最齐全、服务项目最丰富的专用心理治疗大楼。该院随后在王祖承、肖泽萍两位擅长心理治疗的精神医学专家的领导下,成为全国心理治疗的"旗舰"式单位。

赵旭东先后服务的两个大学,通过在综合医院开展精神卫生服务而对心理治疗实践作出贡献。1988 年,昆明医学院(现昆明医科大学)附一院开设了全开放的精神科病房。支撑这种大胆尝试的主要理念和手段,包括了提供心理治疗服务技术。1992 年,原铁道医学院甘泉医院,现同济大学附属同济医院,在吴文源教授主持下开设了国内第一个以"心身医学科"命名的开放化管理科室,把心理治疗融入了日常诊疗常规。

(三) 从 1988 年到新世纪初，对外开放，国际化培训启动："中德班"的故事

1988 年是心理治疗规范化发展的新起点。德国人马佳丽和美籍华人曾文星，居然不约而同，在同一个月份里，分别在中国的昆明和北京举办心理治疗讲习班，成为了后来影响巨大的标杆性项目的先声。走到这一步，距离"文革"结束已经 12 年。改革开放以后，心理学界、精神病学界与国际上的交往逐步增多，尤其是与英语国家联系最为紧密。但最早"手把手"教会中国同事做规范心理治疗的，是一批严谨、执着且善于团队工作的德国人。

1983 年、1985 年来华的德国人阿尔夫·格拉赫(Alf Gerlach)和伊丽莎白·特罗耶(Elisabeth Troje)属于较早以讲习班和工作坊形式讲授精神分析、心身医学的心理治疗家。马佳丽 1982 年再度来华留学，成为恢复不久的北大心理学系第一个外国留学生。这一次，在陈仲庚、张伯源、夏镇夷、徐韬园等的帮助下，她被允许参访北京、上海、成都的精神科门诊和病房。但在去昆明时，她作为外国人还是遇到了没有获准进入精神病院的尴尬。她在宾馆里与万文鹏首次见面，发现万先生虽然身居边陲，但学养极高，而且对国际上的学术进展有惊人的了解！1985 年，在另一位北大德国留学生 Ann Kathrin Scheerer(中文名：席佳琳)女士赞助下，她邀请万文鹏、沈德灿、杨华渝、张伯源四位教授访问德国，并敲定了开展心理治疗培训的合作计划。1988 年，首次中德心理治疗讲习班终于在昆明举办，正式拉开了持续至今的公益性合作的序幕。首次讲习班德方教员阵容强大，但对当时的中方学员来说，万文鹏邀请来的许又新、刘协和、左成业、徐韬园、杨华渝、张明园、陈仲庚、张伯源、沈德灿等中方翻译更具吸引力，他们都是国内精神医学、心理学界的翘楚。

"中德心理治疗讲习班"于 1990 年、1994 年先后在青岛、杭州举办了第二次和第三次，系统引入了精神分析、行为治疗、来访者中心和系统家庭治疗四个主要流派。在项目持续的几年间，席佳琳的基金会资助了 6 名年轻精神科医生到美国和德国深造，其中有两名回国服务。这个项目还催生了国内第一个心理治疗的学术团体，即 1990 年成立的"中国心理卫生协会心理治疗与心理咨询专委会"，由陈仲庚担任首任主任委员。

1996 年，马佳丽再次邀请万文鹏、杨华渝、张伯源、钱铭怡、赵旭东访问德国，以刚成立的"德中心理治疗研究院"为平台，制定了为期三年的"中德高级心理治疗师连续培训项目"的计划。1997 年，该项目在马佳丽、万文鹏、赵旭东作为协调人的领导下，以昆明医学院附一院为基地，以北京大学、上海市精神卫生中心、同济医科大学、华西医院为承办单位，开始实施。这个被简称为"中德班"的项目在业界和社会上影响较大，成为心理治疗在东西方之间跨文化移植的范例。

"中德班"至今还在举办。自 2000 年以来，三大流派分开举办——肖泽萍将精神动力学性心理治疗基地移往上海,唐登华、赵旭东将家庭治疗基地移至北大六院、同济大学,钱铭怡、张宁将行为治疗基地移往北京大学、南京脑科医院。后来,方新牵头举办催眠治疗项目。迄今为止,四个项目累计培养近3 000名学员。

"中德班"的成功引起了国内外的关注,其他国家的同道纷纷效仿,前来举办系列或连续培训。比较重要的有"中英班""中挪班""创伤与EMDR项目""欧盟Asia-Link心身医学与心理治疗项目"等。

在引进西方心理治疗的同时,有人尝试发展中国本土的心理治疗。杨德森、张亚林等创立了道家认知治疗。源自日本的森田疗法、内观疗法也作为体现东方文化的心理治疗得到推广。

二、我们正处于"心理热"中! 高潮迭起,顶点何在?

本文作者之一(黄宣颖)在哈佛大学师从Arthur Kleinman(凯博文)攻读医学人类学博士期间,选取"中国的'心理热'"作为研究课题。在采访了很多与心理咨询、心理治疗和精神科相关的人士,基于大量的素材完成的学位论文中,使用了包含"心理咨询"的广义"心理治疗"一词,主要观察发现:

- 新世纪初至今的十几年内,心理治疗在中国经历了世界范围内少见的蓬勃发展,无论是在从业人员、培训课程与机构、接受服务的人群,或是媒体与社会上的影响力来说,都称得上是一股巨大的"心理热"风潮。在此之前的20多年里,心理治疗大致上是精神病学或心理学中新兴、发展较初步的分支,相关培训、人员与服务主要存在于体制内的卫生与高校体系,和日趋商业化或市场化的社会有所区隔。这个区隔后来在一连串变化中消解,心理治疗于是跟上经济发展的脚步,无论在声势或实质力量上都快速壮大起来。
- 有关心理治疗的兴起,近年最流行的说法大概是从需求面来解读:一方面精神卫生与心理卫生问题逐渐受到重视。……可以推论出心理治疗(当然,也包括其他疗法)的市场需求惊人的庞大。此外,心理治疗作为一种花费心力、也因而比较"奢侈"的服务,一般被认为和消费能力的提高,与中产阶级的兴起有关联,这也和改革开放以来的趋势吻合。
- 2008年的汶川地震给了崛起中的心理治疗事业相当好的发展契机,有些人因而把它称作是"心理元年"。某种程度上这是对心理圈的一次"总动员",同时也是对心理治疗这项新生事物的特大型宣传。2008年之后的几年里,可以看到心理圈的热度不断增加。
- 与此同时,"乱"也成为许多人对这圈子的共同印象,"江湖"也因此成为一个相当流行的比喻。这个圈子被分成学院派和江湖派,或者是三分法的学院派、医院派和江湖派。……体制内具领导地位的是重要的学会或协会,例如中国心理卫生协会底下的心理咨询与心理治疗专委会(往后又分出了精神分析、认知行为治疗等专委会)和中国心理学会下的临床与咨询心理专委会。其中对于行业的"专业化"进程意义特别重大的是心理学会下由钱铭怡牵头、集合心理学与精神病学在心理治疗方面的重要人物在 2006 年底成立的注册系统,系统一开始便制定了水平相当高的注册标准与伦理守则。

- 有关行业乱象与专业化的讨论,稍后终于随着 2011 年 6 月精神卫生法草案的首度公布,以及 2013 年 5 月法案的正式实施而白热化。法案将"心理治疗"与"心理咨询"这两个长年被交替使用的词区分开来,尽管没有对它们直接做定义,却限定"心理治疗"只能在医疗机构中进行,这立刻引起广大心理咨询师持证者的紧张,连高校体系的心理学家也觉得法案独尊医学,对心理学这个长年和精神病学并肩奋斗的伙伴不公平。从实际状况来考虑,心理治疗在精神医学内的地位仍旧相当弱势,住院医师训练并不包含心理治疗,除了少数心理治疗的重镇之外,受过良好训练的医师数目并不多,不可能负担太多服务量。

三、新世纪的曙光:心理治疗步入法制化、专业化、规范化时代

2006 年,卫生部在疾控司设立精神卫生处。首任处长严俊积极推动精神卫生的专业化、规范化管理。该处成立后,加速推进《精神卫生法》的制定。这部法律自 1985 年由华西医科大学刘协和牵头起草开始,历经 27 年,于 2012 年 10 月获得全国人大常委会通过,2013 年 5 月 1 日开始实施。其中,第二章"心理健康促进和精神障碍预防"将心理治疗、心理咨询归为"心理健康促进"服务技术,其中将心理治疗定义为一类在医疗机构开展的医学技术。这是我国首次在法律中确立心理治疗的专业地位。同时,该法从社会管理,而非专业角度,将心理咨询规定为在医疗机构以外开展的服务。

与《精神卫生法》配套的首批技术规范是《精神障碍治疗规范》和《心理治疗规范》。后者综合考虑国情和国际潮流,选择了首批 13 种心理治疗,向医疗机构推介:
(1)支持性心理治疗与关系技术;(2)暗示—催眠技术;(3)解释性心理治疗;(4)人本心理治疗;(5)精神分析及心理动力学治疗;(6)行为治疗;(7)认知治疗;(8)家庭治疗;(9)危机干预;(10)团体心理治疗;(11)森田疗法;(12)道家认知治疗;(13)表达性艺术治疗。

继 2001 年劳动与社会保障部开设"心理咨询师证书考试"之后,卫生部也于

2002 年开始了"心理治疗师职称考试"。该项人事制度原先是欲向医学、心理学两种学历背景的人员开放的。但各地在具体执行过程中多是把心理学人员排除在外。因为该项考试并非执照考试,而是职称考试,即医疗机构的专业技术职务晋升考试,前提是报考者已经在医疗机构工作。而医院出于医学模式、经济利益方面的局限性,极少录用心理学人员,心理学背景的专业人员其实在医疗机构就职的极少。此外,该项新设的考试是属于"卫生专业技术人员系列(技师)"的"中级职称"考试,没有初级考试,没有形成从初级、中级、副高、正高的层次,报考人员的背景要求、工作范围、权利与义务皆不清晰。

在十多年经验的基础上,2015 年国家卫生和计划生育委员会开设了"心理治疗师(初级)考试",在报名条件中明确载明"医学、心理学"两类人员可以报考。截至2015 年底,有 4 596 人考取中级职称,632 人考取初级职称。

与医疗机构的"高门槛"现象相映成趣的是,至 2017 初,心理咨询师证书考试已经向 130 万人次发放了证书!对此巨大差异,有的专业人士忧心忡忡,认为应该提高心理治疗与心理咨询人员的入门门槛,加强培训、督导和行业管理。这样的"热潮"与"乱象",显然已经引起高层的重视。在国家整顿各种资格考试的大背景下,"心理咨询师资格证书考试"于 2017 年被废止。目前,国家有关部门正在准备新的替代政策。

四、一个精神科医生的理想:用心理治疗来改进精神卫生服务模式

中国的现代心理治疗发展历程充满艰辛,步履蹒跚。不过,砥砺奋进几十年,终于进入了一个很好的时代。心理治疗再也不是舶来品,而是逐步融入了中国社会文化,在为全体中国人服务了。

依据我们的经验,心理治疗在中国大有前途,应该有良好的社会效益及经济效益。而目前的精神卫生服务过于生物学化,急需大幅度增加心理治疗。需要解决的最重要矛盾,是"让做却不会做"的问题——要求、鼓励精神科医生学习心理治疗,以及"会做的不让做"的问题!——通过合理解释现有法律、法规,制定具体落实、执行的法规,允许有资质的心理学人员相对独立于医生的督导即可开展心理治疗。

毋庸讳言,虽然法律授权精神科医师做心理治疗,但很少精神科医师能够或愿意做心理治疗。医学教育、培训和日常管理制度中,没有规定他们须接受足够的心理治疗培训,提供真正的心理治疗服务。学历教育中心理治疗内容极单薄;住院医师规培中缺乏合格的临床督导来提供高质量的心理治疗培训,也很少有医院将心理治疗培训作为合格精神科医师的资质要求。今年数目已达 3.4 万名的精神科医生,客观上因工作负荷繁重而没有时间、精力做心理治疗;在片面重视躯体治疗的情况下,医

生主观上对心理治疗比较藐视。不但自己不做,还不认可心理学工作者的价值。具体措施可以如下:

(一)增加学历教育、毕业后教育及继续教育中的心理治疗内容。要求所有精神科医师接受正规、有督导的心理治疗培训,以此作为执业医师培训的有机部分。鼓励精神科医师及心理学人员在综合医院、社区卫生中心及其他非精神科领域或机构提供心理治疗服务。

(二)让合格心理学人员无需医师督导即可做心理治疗的权利、权益合法化。目前,专职的心理治疗师太少。心理治疗师考试制度在实际操作层面对心理学人员仍有阻碍;考取以后晋升通道是"断头路"。现有心理治疗师,多是兴趣浓厚、受过心理治疗培训的精神科医生,而心理学出身的人极少。

(三)制定合理的心理治疗收费价格,让心理治疗师可以自食其力。不论是精神科医师还是心理学人员所做的心理治疗,都要求医疗保险报销心理治疗费用。如果医保覆盖面及支付能力有限,应该鼓励开展反映市场供需关系的自费心理治疗项目。目前心理治疗在多数地方属于经济上不能生存发展的技术。心理治疗师在医院里工作,其收入、地位很低。价格极低是医院及医生不愿做心理治疗的重要原因,

(四)在人事制度方面,建立心理治疗师职业发展通道,建立包括从初级到正高完整的心理治疗师职称系列。在临床及经济管理制度中,建立多学科团队工作的机制,使精神科医师、心理治疗师能够合理地分工合作。

约100年前,现代心理治疗的鼻祖弗洛伊德就在《精神分析之道》一文中说过:"总有一天,社会的良知会苏醒过来,警告大家——穷人也有获得心理帮助和服务的权利,就像他们现在对拯救生命的外科所拥有的权利那样。"(Freud, 1919)

有自然科学、社会科学支撑,有中华文化的丰厚养分,有国家法律确立的专业地位,有了当代中国强大的国力,有巨大的社会需求,心理治疗在中国的稳健、快速发展指日可待!

(赵旭东 黄宣颖)

本章参考文献

湖南医学院.精神医学丛书这[M].长沙:湖南科学技术出版社,1981.
李清付,刘渡丹.中医精神病学[M].天津:天津科学技术出版社,1989.
全国人大常委会法制工作委员会行政法室.《中华人民共和国精神卫生法》释义及实用指南[M].北京:中国民主法制出版社,2012.
沈渔邨.精神病学[M].北京:人民卫生出版社,1980.
王米渠.中医心理学[M].天津:天津科学技术出版社,1985.
王祖承,俞承谋,潘祥根,范庭卫.黄嘉音心理治疗文集[M].上海:上海交通大学出版社,2015.
夏镇夷.中国医学百科全书.精神病学[M].上海:上海科学技术出版社,1982.
杨华渝.癫狂梦醒:精神病漫话[M].北京:人民卫生出版社,1986.
曾文星.从《中国心理卫生杂志》发表论文看国内目前心理治疗发展趋势及几点建议[J].中国心理卫生杂志,1997(1):6-

8.

赵旭东,张宁,吴琼.精神卫生事业：共同努力,明天会更好——写在《精神卫生法》实施一周年之际[J].心理与健康,2014
(6)：16‐18.

钟友彬.中国心理分析：认识领悟心理疗法[M].沈阳：辽宁人民出版社,1988.

左成业.《国外医学精神病学分册》创刊30年的回顾[J].国外医学：精神病学分册,2004(2)：65.

Freud, S. (1919). Wege der psychoanalytischen Therapie. GW, Bd 12, S 183‐194.